Fisiologia e Bioquímica
do Exercício

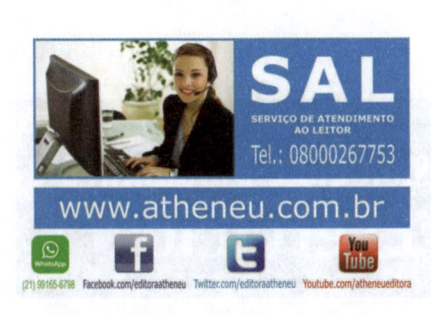

Fisiologia e Bioquímica do Exercício

Estélio Henrique Martin Dantas

Bacharel em Ciências Militares pela Academia Militar das Agulhas Negras. Graduado em Educação Física pela Escola de Educação Física do Exército. Mestre em: Operações Militares (Escola de Aperfeiçoamento de Oficiais). Educação Física pela Universidade Federal do Rio de Janeiro (UFRJ). Educação Física pela Universidade do Estado do Rio de Janeiro (UERJ). Doutor em Treinamento Desportivo pela UERJ. Livre-Docente em Educação Física pela Universidade Federal Fluminense (UFF). Pós-Doutorado em Psicofisiologia pela Universidade Gama Filho (UGF). Pós-Doutorado em Fisiologia pela Universidad Católica San Antonio de Murcia, Espanha (UCAM). Pós-Doutorado em Biofísica pela Universidad de Valencia, Espanha (UV). Professor Titular da Universidade Tiradentes (UNIT) e da Universidade Federal Rural do Rio de Janeiro (UFRRJ) (aposentado). Professor Permanente do Programa de Pós-Graduação *Stricto Sensu* em Enfermagem e Biociências (PPgEnfBio). Doutorado pela Universidade Federal do Estado do Rio de Janeiro (UNIRIO) e do Programa de Pós-Graduação *Stricto Sensu* em Saúde e Ambiente (PSA) da Universidade Tiradentes (UNIT) – Aracaju/SE. Professor da Academia Brasileira de Treinadores (ABT), do Instituto Olímpico Brasileiro (IOB), do Comitê Olímpico Brasileiro (COB). Atuou como Preparador Físico e/ou Fisiologista de diversos atletas e equipes esportivas brasileiras, como, por exemplo, Ginástica Artística, Vôlei, Futebol, Tênis, Automobilismo, Golfe etc. Pesquisador da Academia Paralímpica Brasileira. Autor de mais de 550 artigos na íntegra em periódicos científicos, 760 trabalhos em anais de congressos, proferiu 750 conferências ou cursos e registrou 6 patentes. Ao longo de sua carreira formou 7 pós-doutores, 57 doutores e 13 mestres. Publicou 33 livros, 71 capítulos de livros (diversos no exterior), dentre os quais se destacam: *A Prática da Preparação Física* (7 edições) e *Alongamento, Flexibilidade e Flexionamento* (6 edições). Presidente de Honra da International Human Motricity Network.

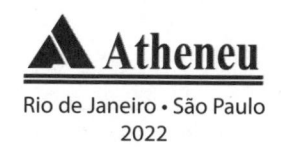

Atheneu

Rio de Janeiro • São Paulo
2022

EDITORA ATHENEU

São Paulo —	Rua Maria Paula, 123 – 18º andar
	Tel.: (11) 2858-8750
	E-mail: atheneu@atheneu.com.br
Rio de Janeiro —	Rua Bambina, 74
	Tel.: (21) 3094-1295
	E-mail: atheneu@atheneu.com.br

CAPA: *Equipe Atheneu*
PRODUÇÃO EDITORIAL: *Adielson Anselme*

CIP-BRASIL. CATALOGAÇÃO NA PUBLICAÇÃO
SINDICATO NACIONAL DOS EDITORES DE LIVROS, RJ

D211f
    Dantas, Estélio Henrique Martin
      Fisiologia e bioquímica do exercício/Estélio Henrique Martin Dantas. — 1. ed. — Rio de Janeiro: Atheneu, 2022.
      340 p. : il. ; 23 cm.

      ISBN 978-65-5586-509-7

      1. Exercícios físicos — Aspectos fisiológicos. 2. Metabolismo energético. 3. Bioquímica. I. Título.

22-75745

CDD: 612.044
CDU: 612.766.1

Meri Gleice Rodrigues de Souza — Bibliotecária — CRB-7/6439

28/01/2022   31/01/2022

DANTAS, E.H.M.
Fisiologia e Bioquímica do Exercício

Colaboradores

Adalberto Corrêa Júnior

Pesquisador do Núcleo de Aptidão Física, Informática, Metabolismo, Esporte e Saúde (NAFIMES). Mestrado em Educação Física pela Universidade Federal de Mato Grosso (UFMT). Subtenente da Polícia Militar de Mato Grosso (PMMT).

Aida Carla Santana de Melo Costa

Fisioterapeuta pela Universidade Tiradentes (UNIT-SE). Pós-Graduada em Fisioterapia Neurofuncional pela Universidade Gama Filho (UGF-RJ). Socorrista pela American Heart Association (AHA). Mestre em Ciências da Saúde pela Universidade Federal de Sergipe (UFS). Doutora em Ciências da Saúde (UFS). Fisioterapeuta Estatutária do HUSE (Internamento Pediátrico e Pronto-Socorro Infantil). Professora Titular da UNIT. Docente de Pós-Graduação do Instituto Especializado em Saúde (IES). Docente de Pós-Graduação da Faculdade Estácio (FASE). Docente de Pós-Graduação da Faculdade INSPIRAR (SE). Coordenadora do Projeto de Humanização Hospitalar "Risos da Fisio". Coordenadora da Liga Acadêmica de Fisioterapia na Saúde da Criança (LAFISC). Membro do Conselho Científico da *Revista Brasileira de Queimaduras* (RBQ). Membro do Conselho Científico da Revista *Feridas*.

Almir de França Ferraz

Doutor em Educação Física pela Universidade São Judas Tadeu (UST-SP) (bolsista), cuja linha de pesquisa é voltada para a prevenção e promoção da saúde, fisiologia do exercício, cinesiologia e escola, atuando no treinamento físico, fisiologia do exercício, cinesiologia e biomecânica. Mestre em Educação Física, possuindo especialização em Educação Física Policial Militar. Pós-Graduado (*Lato Sensu*) em Gestão em Segurança Pública – Curso de Aperfeiçoamento de Oficiais da Polícia Militar do Mato Grosso (PMMT) e Curso Superior de Polícia. Bacharel em Segurança Pública. Possui cursos voltados à Saúde e Fisiologia do Exercício, bem como, cursos nacionais na área de Segurança e Gestão Pública. Professor em Cursos de Graduação e Especialização desde o ano de 2011. Integra o Corpo Docente da IES PMMT, fazendo parte da Coordenadoria Pedagógica da PMMT. É professor Universitário das principais Universidade da baixada cuiabana. Possui publicações em revistas. Atualmente é Tenente-Coronel da Polícia Militar e exerceu as funções de Operacionais e Administrativas na PMMT no Interior do Estado e Capital. Integra os quadros da PMMT desde 27 de outubro de 2003, nos postos de 2º Tenente PM, 1o Tenente PM, Capitão PM e Major PM. Experiência nas áreas de Educação Física, Defesa e Gestão Pública.

Anita Nishiyama

Mestre em Bioquímica pela Universidade Estadual de Maringá (UEM). Doutora em Fisiologia pela Universidade de São Paulo (USP). Professora Associada da Universidade Federal do Paraná (UFPR). Membro do Programa de Pós-Graduação em Fisiologia da UFPR. Professora de Tópicos Especiais de Fisiologia Endócrina para o Curso de Educação Física da UFPR.

Antônio Carlos Leal Cortez

Graduado em Licenciatura Plena em Educação Física pela Universidade Estadual do Piauí (UFPI). Especialista em Gestão da Atividade Física, Nutrição e Saúde, com Habilitação em Docência do Ensino Superior pela Faculdade Ademar Rosado (FAR). Mestre em Alimentos e Nutrição, na área de Nutrição e Saúde pela UFPI. Doutorando em Biociências (PPGENFBIO), pela Universidade Federal do Estado do Rio de Janeiro (UNIRIO). Professor e Coordenador dos cursos de Licenciatura e Bacharelado em Educação Física do Centro Universitário Santo Agostinho (UNIFSA). Coordenador do Curso de Pós-Graduação (*Lato Sensu*) em Fisiologia do Exercício e Treinamento Personalizado do Centro Universitário Santo Agostinho (UNIFSA). Pesquisador do Laboratório de Biociências da Motricidade Humana (LABIMH-UFRJ). Pesquisador do Comitê Paralímpico Brasileiro (APB). Pesquisador do Laboratório de Biociências da Motricidade Humana (LABIMH-UNIRIO). Fisiologista da Confederação Brasileira de Atletismo (CBAt). Fisiologista da Confederação Brasileira de Badminton (CBBd). Conselheiro do Conselho Regional de Educação Física (CREF – 15).

Camila Pasa

CP, PhD. Programa de Pós-Graduação em Ciências da Saúde pela Universidade Federal de Mato Grosso (UFMT).

Camila Ferreira Vorkapic

Bióloga Especializada em Neurobiologia e Professora de Educação Física pela Universidade Federal do Rio de Janeiro (UFRJ). Mestre em Psiquiatria e Saúde Mental pelo Instituto de Psiquiatria (UFRJ) (Bolsista CNPq). Doutora em Psicologia pelo Instituto de Psicologia (UFRJ) (Bolsista FAPERJ Nota 10). Pós-Doutorado em Ciências da Saúde (ênfase em Neurofisiologia) da Universidade Federal de Sergipe (UFS) (Bolsista FAPITEC/CNPq). Coordenadora da linha de Pesquisa em Neurociências e Saúde Mental, no Laboratório de Biociências da Motricidade Humana na Universidade Tiradentes (UNIT-SE). Professora de Neuroanatomia e Neurociências, Departamento de Medicina da Universidade Tiradentes. Autora dos livros *Neurociência e Budismo: o Melhor de Dois Mundos para a Saúde Mental* e *Mindfulness, Meditação e Yoga: um Guia de Uso Pessoal e Profissional*, duas vezes premiada com o Prêmio João Ribeiro de Divulgação Científica (Fundação de Amparo à Pesquisa do Estado de Sergipe – FAPITEC).

Carlos Alexandre Fett

Fundador do Núcleo de Aptidão Física, Informática, Metabolismo, Esporte e Saúde (NAFIMES), que tem marca registrada pela Universidade Federal de Mato Grosso (UFMT), Produtividade em Desenvolvimento Tecnológico e Extensão Inovadora (DT). Professor

Associado Nível 3 da Faculdade de Educação Física, Coordenador do Mestrado em Educação Física. Orienta no Doutorado em Ciências da Saúde e no Mestrado em Inovação Tecnológica (PROFNIT) da UFMT. Mestre em Ciências Biológicas (Biologia Celular e Molecular) pela Universidade Estadual Paulista Júlio de Mesquita Filho. Doutorado em Medicina (Clínica Médica) pela Universidade de São Paulo (USP). *Fellow* na Escola de Medicina da University of Washington in St. Louis (EUA), em Estudos de Metabolismo e Doenças Crônicas, com ênfase em Obesidade, Envelhecimento de Aids e Pós-Doutorado pela Universidade Federal do Rio de Janeiro (UFRJ), em Nutrição Esportiva em Atletas de Alto Rendimento. Experiência na área de Educação Física, com ênfase em Exercício Resistido e Lutas, atuando principalmente nos seguintes temas: Composição Corporal, Hipertrofia Muscular, Metabolismo Energético, Nutrição Esportiva, Tecnologias Antienvelhecimento. Ex-Atleta e Dirigente de Judô, *Kick Boxing, Jiu-Jitsu, Tae Kwon Do* e Boxe. Campeão Brasileiro de *Jiu-Jitsu* e *Kick Boxing* e Vice-Campeão Brasileiro de Judô, tendo participado do Campeonato Aberto dos Estados Unidos de Judô.

Dalva Teresinha de Souza Zardo Miranda

Graduada em Educação Física pela Universidade Federal de Mato Grosso do Sul (UFMS). Mestre em Biologia Celular e Molecular pela Universidade Federal do Paraná (UFPR) e Doutora em Biologia Celular e Molecular pela UFPR. Professora EBTT do Instituto Federal de Educação, Ciência e Tecnologia de Mato Grosso do Sul (IFMS). Experiência na área de Educação Física, com ênfase em Fisiologia e Fisiologia do Exercício, atuando principalmente nos seguintes temas: Aptidão Física Relacionada à Saúde, Metabolismo, Inflamação, Diabetes.

Érika Ramos Silva

Graduada em Fisioterapia pela Universidade Tiradentes (UNIT). Mestre em Ciências da Saúde pela Universidade Federal de Sergipe (UFS). Doutora em Ciências da Saúde pela UFS. Professora Efetiva do Departamento de Fisioterapia da UFS – Campus Lagarto.

Estélio Henrique Martin Dantas

Bacharel em Ciências Militares pela Academia Militar das Agulhas Negras. Graduado em Educação Física pela Escola de Educação Física do Exército. Mestre em: Operações Militares (Escola de Aperfeiçoamento de Oficiais). Educação Física pela Universidade Federal do Rio de Janeiro (UFRJ). Educação Física pela Universidade do Estado do Rio de Janeiro (UERJ). Doutor em Treinamento Desportivo pela UERJ. Livre-Docente em Educação Física pela Universidade Federal Fluminense (UFF). Pós-Doutorado em Psicofisiologia pela Universidade Gama Filho (UGF). Pós-Doutorado em Fisiologia pela Universidad Católica San Antonio de Murcia, Espanha (UCAM). Pós-Doutorado em Biofísica pela Universidad de Valencia, Espanha (UV). Professor Titular da Universidade Tiradentes (UNIT) e da Universidade Federal Rural do Rio de Janeiro (UFRRJ) (aposentado). Professor Permanente do Programa de Pós-Graduação *Stricto Sensu* em Enfermagem e Biociências (PPgEnfBio). Doutorado pela Universidade Federal do Estado do Rio de Janeiro (UNIRIO) e do Programa de Pós-Graduação *Stricto Sensu* em Saúde e Ambiente (PSA) da Universidade Tiradentes (UNIT) – Aracaju/SE. Professor da Academia Brasileira de Treinadores (ABT), do Instituto Olímpico Brasileiro (IOB), do Comitê Olímpico Brasileiro (COB). Atuou como Preparador Físico e/ou Fisiologista de diversos atletas e equipes esportivas brasileiras, como, por exemplo, Ginástica Artística, Vôlei, Futebol, Tênis, Automobilismo, Golfe etc. Pesquisador da Academia Paralímpica Brasileira. Autor de mais de 550 artigos na íntegra em periódicos científicos, 760 trabalhos em anais de congressos, proferiu 750 conferências ou cursos e registrou seis patentes. Ao longo de sua carreira formou 7 pós-doutores, 57 doutores e 13 mestres. Publicou 33 livros e 71 capítulos de livros (diversos no exterior), dentre os quais se destacam: *A Prática da Preparação Física* (7 edições) e *Alongamento, Flexibilidade e Flexionamento* (6 edições). Presidente de Honra da International Human Motricity Network.

Estevão Scudese

Doutor em Ciências pela Universidade Federal do Estado do Rio de Janeiro (UNIRIO). Pesquisador Visitante do Departamento de Fisiologia Humana na Universidade Estadual de Iowa (ISU-EUA). Mestre em Educação Física pelaUniversidade Federal do Rio de Janeiro (UFRJ). Pós-Graduado em Musculação e Treinamento de Força pela Universidade Gama Filho (UGF).

Eugênio Fonseca da Silva Júnior

Acadêmico de Biomedicina da Universidade Tiradentes (UNIT-SE).

Fernanda Oliveira de Carvalho

Mestre em Ciências da Saúde pela Universidade Federal de Sergipe (UFS). Doutoranda em ciências da Saúde pela UFS. Pós-Graduada em Fisioterapia em Terapia Intensiva pela Faculdade Redentor – RJ. Fisioterapeuta do Hospital Universitário (UFS/EBSERH).

Flávia Maria Campos de Abreu

Graduada em Fisioterapia pela Universidade do Estado de Minas Gerais (UEMG). Mestre em Ciência da Motricidade Humana pela Universidade Castelo Branco (UCB). Possui 18 anos de Experiência na área de Fisioterapia e Docência, com ênfase em Fisioterapia Geriátrica e Gerontológica. Autora do livro *Fisioterapia Geriátrica* e coautora de diversos livros, incluindo *Manual de Avaliação do Idoso, Atividade Física em Ciências da Saúde* e *Exercício, Maturidade e Qualidade de Vida*.

Gilmar Weber Senna

Pós-Doutorado em Ciências pela Universidade Federal do Estado do Rio de Janeiro (UNIRIO). Doutor em Ciências pela UNIRIO. Mestre em Educação Física pela Universidade Federal do Rio de Janeiro (UFRJ). Pós-Graduação em Treinamento de Força pela Universidade Gama Filho (UGF). Graduação Plena em Educação Física pela Universidade Católica de Petrópolis (UCP).

Grace Barros de Sá

Doutoranda do Laboratório de Atividade Física e Promoção da Saúde pelo Laboratório de Atividade Física e Promoção da Saúde (LABSAU), no Programa de Pós-Graduação em Fisiopatologia Clínica e Experimental da Faculdade de Ciências Médicas da Universidade do Estado do Rio de Janeiro (UERJ). Mestre em Ciências Cardiovasculares pela Faculdade de Medicina da Universidade Federal Fluminense (UFF). Especialista em Fisiologia Humana e do Exercício pela Faculdades Integradas Maria Thereza (FAMATH) e Especialista em Planejamento, Implementação e Gestão de Ensino a Distância (PIGEAD) pela UFF. Graduada no Curso de Licenciatura Plena em Educação Física pela UERJ. Gestora do Curso de Educação Física na Modalidade Semipresencial da Universidade Salgado de Oliveira (UNIVERSO). Membro do Comitê de Ética de Pesquisas em Seres Humanos da Universidade. Docente do Centro Universitário UNIGAMA, docente de cursos de diversos cursos de Pós-Graduação. Fundadora da Empresa "VIP Saúde", que atua com Consultoria Esportiva, Capacitação e Treinamento Personalizado.

Jani Cleria Pereira Bezerra

Doutorado em Ciências pela Universidade Federal do Estado do Rio de Janeiro (UNIRIO). Graduada em Licenciatura Plena em Educação Física pela Universidade do Estado do Rio de Janeiro (UERJ). Mestrado em Ciência da Motricidade Humana pela Universidade Castelo Branco (UCB). Doutorado em Medicina do Esporte pela Universidad Catolica Nuestra Senora de La Asuncion (UCNSA). Doutorado em Saúde Pública pela Universidad Internacional Tres Fronteras (UITF). Atua como Pesquisadora no Laboratório de Biociências da Motricidade Humana (LABMH – UNIRIO). Autora dos Capítulos "Treinamento da RML na Autonomia e na Qualidade de Vida de Idosos" In: *Exercício, Maturidade e Qualidade de Vida*; "*Fitness*, Saúde e Qualidade de Vida" In: *Personal Training & Condicionamento Físico em Academia*; "A Composição Corporal na Senescência" In: *Exercício, Maturidade e Qualidade de Vida*; "*Fitness*, Saúde e Qualidade de Vida" In: *Em Busca do Corpo: Exercícios, Alimentação e Lesões*; "Atividade Física e Qualidade de Vida: Panorama e Perspectivas" In: *O Exercício Reflexivo do Movimento: Educação Física, Lazer e Inclusão Social*; "Condicionamento Físico do Geronte" In: *Atividade Física e Envelhecimento Saudável*; e "*Strength Training Intervention in Cancer* In: *Muscle Strength Development, Assessment and Role in Disease*; e diversos artigos em periódicos nacionais e internacionais.

Josiana Kely Rodrigues Moreira da Silva

Graduada em Licenciatura Plena em Educação Física pela Universidade do Estado do Pará (UEPA). Graduada em Nutrição pela Universidade Federal do Pará (UFPA). Mestre em Desenvolvimento e Meio Ambiente Urbano pela Universidade da Amazônia (UNAMA). Doutoranda em Enfermagem e Biociências pela Universidade Federal do Estado do Rio de Janeiro (UNIRIO). Pesquisadora do Laboratório de Nutrição Baseado em Evidências (LANUBE). Professora Substituta do Curso de Licenciatura em Educação Física da Universidade do Estado do Pará (UEPA). Nutricionista da Results Assessoria Esportiva. Professora Colaboradora do Laboratório de Exercício Resistido e Saúde (LERES/UEPA).

Júlio César Camargo Alves

Bacharel em Educação Física pelo Centro Universitário de Rio Preto (UNIRP). Especialista em Fisiologia do Exercício pela Universidade Federal de São Carlos (UFSCar). Mestre em Educação Física pela Universidade Estadual de Maringá (UEM). Doutor em Ciências pela Universidade Federal do Estado do Rio de Janeiro (UNIRIO). Membro do Laboratório de Biociências da Motricidade Humana (LABIMH). Docente da Universidade do Estado de Minas Gerais (UEMG). Coordenador do Curso de Educação Física da UEMG, Unidade Ituiutaba. Docente da Faculdade Triângulo Mineiro (FTM).

Luana Godinho Maynard

Mestre e Doutora em Ciências da Saúde pela Universidade Federal de Sergipe (UFS). Graduação em Fisioterapia pela Universidade Tiradentes (UNIT). Especialização em Fisioterapia Cardiorrespiratória pelo Centro de Ensino Superior de Maringá (CESM). Mestrado em Ciências da Saúde pela UFS. Professora Adjunta da UNIT.

Luiz Claudio Pereira Ribeiro

Doutor. Programa de Pós-Graduação em Infecção HIV/AIDS e Hepatites Virais (PPGHIV/HV – UNIRIO). Laboratório de Biociências da Motricidade Humana (LABIMH). Laboratório de Pesquisa em Imunologia e Aids (LAPIA). Hospital Universitário Gaffrée e Guinle (HUGG), Universidade Federal do Estado do Rio de Janeiro (UFRJ).

Marcela Fernandes Marcondes

Graduada em Psicologia pela Universidade Federal de Sergipe (UFS). Graduada em Direito pela Universidade Tiradentes (UNIT-SE). Graduanda em Medicina pela UNIT-SE. Psicóloga da Diaverum/Brasil.

Marcus Vinicius Santos do Nascimento

Nutricionista Clínico e Esportivo. Mestre em Educação Física. Professor de Graduação e Pós-Graduação. Membro do Núcleo de Pesquisa e Alimentos em Nutrição Humana (NUPANH). Membro do Laboratório de Estudos em Nutrição e Exercício (LENEx).

Michelle Jalousie Kommers

Núcleo de Aptidão Física, Informática, Metabolismo, Esporte e Saúde (NAFIMES) da Universidade Federal de Mato Grosso (UFMT). Discente da Faculdade de Medicina Programa de Doutorado em Ciências da Saúde da Universidade Federal de Mato Grosso (UFMT).

Paula Paraguassú Brandão

Graduação em Nutrição pela Universidade do Estado do Rio de Janeiro (UERJ). Mestrado e Doutorado em Ciências pelo Programa de Pós-Graduação em Fisiopatologia Clínica e Experimental (FISCLINEX-UERJ). Especializações em Nutrição Esportiva pela Universidade Federal do Rio de Janeiro (UFRJ); Gastronomia Funcional pela UniSUAM e Fitoterapia pela Universidade Estácio de Sá (UES). Pós-Doutorados pelo Programa Avançado de Cultura Contemporânea (PACC-UFRJ) e pelo Programa de Pós-Graduação em Enfermagem e Biociências (PPGENFBIO-UNIRIO). Ex-Professora Visitante do Programa de Doutorado PPGEnFBio/UNIRIO. Professora da Universidade Celso Lisboa (UCL) e da Universidade Estácio de Sá (UNESA) e de pós-graduações pela Faculdade Integrada da Amazônia e a Faculdade Conhecimento e Ciência (FINAMA/FCC/PA); Universidade Tiradentes (UNIT/SE); Universidade Candido Mendes (UCAM/RJ) *online*; UFRJ/EEFD. Coordenadora de Curso de Graduação em Nutrição da Universidade Estácio de Sá do Campus da Presidente Vargas. Foi Nutricionista e Encarregada de Saúde na Marinha do Brasil; Clube Ginástico Português. Nutricionista da Equipe Amazonas Bike de Ciclismo. Nutricionista e Diretora de Saúde da Federação de Ciclismo do Estado do Rio de Janeiro (FECIERJ). Pesquisadora Integrante do LaNuBE e do LABIMH/UNIRIO. Pesquisadora Colaboradora (PPGEnFBio/UNIRIO), *International Human Motricity Network*, Rede Acadêmica Dialogos en Mercosur. Experiência na área de Nutrição, com ênfase em Nutrição Clínica e Esportiva, atuando principalmente como pesquisadora nos seguintes temas: Controle de peso, Nutrição Esportiva de alto rendimento, Transtornos Alimentares.

Richard Halti Cabral

Médico formado pela Faculdade de Medicina da Universidade de São Paulo (FMUSP). Cirurgião Cardiovascular pelo Instituto do Coração (InCor-HCFMUSP). Doutor em Ciências Morfofuncionais: Estrutura e Ultra-Estrutura pelo Departamento de Anatomia do Instituto de Ciências Biomédicas da Universidade de São Paulo (ICB-USP). Docente do Curso de Medicina de Bauru (FOB-USP). Coordenador do Curso de Medicina da Universidade Tiradentes (UNIT-SE). Ex-Presidente da Sociedade Brasileira de Anatomia. Secretário da International Federation of Associations of Anatomists (IFAA).

Rosilene Andrade Silva Rodrigues

Núcleo de Aptidão Física, Informática, Metabolismo, Esporte e Saúde (NAFIMES) da Universidade Federal de Mato Grosso (UFMT). Secretaria do Estado de Saúde de Mato Grosso (SES-MT). Discente da Faculdade de Medicina Programa de Doutorado em Ciências da Saúde da Universidade Federal de Mato Grosso (UFMT).

Ruberlei Godinho de Oliveira

Pós-Doutorado na área de Microbiologia e Biologia Molecular, Doutorado em Biotecnologia. Mestre em Ciências da Saúde (Área Farmacologia) ambos na Universidade Federal de Mato Grosso (UFMT) e graduado em Farmácia pela Universidade de Cuiabá (UNIC). Profissional de Nível Superior do SUS – Farmacêutico do Hospital e Pronto-Socorro Municipal de Várzea Grande (HPSMVG), no qual atua como Coordenador do Projeto de Reestruturação dos Hospitais Públicos em parceria com o Hospital Alemão Osvaldo Cruz (HAOC/PROADI/SUS). Orientador de Mestrado com Pesquisas Clínica no Núcleo de Aptidão Física, Informática, Metabolismo, Esporte e Saúde (NAFIMES-UFMT) no PPG em Educação Física e no PPG em Ciências Aplicadas a Atenção Hospitalar do Hospital Universitário Júlio Müller (HUJM) da UFMT. Pesquisador colaborador no grupo de Diagnóstico Microbiológico e Molecular de Doenças Infecciosas (PPGVET-FAVET-UFMT). Experiência como docente na graduação e especialização. Na Pesquisa Básica, atuou com Farmacologia de produtos naturais, Biotecnologia, Microbiologia e Biologia Molecular de doenças infecciosas, com ênfase imunológica e inflamatória, bem como toxicologia de produtos naturais e sistemas organoides intestinais. Na Pesquisa Clínica, atuou como Farmacêutico não cego no ensaio clínico multicêntrico fase III, que avaliou a eficácia e segurança da vacina da Dengue pelo Instituto Butantan (IB-DEN-03). Membro Permanente da Comissão de Infeção Hospitalar e da Comissão de Farmácia e Terapêutica do HPSMVG e convidado do Núcleo de Avaliação de Tecnologias em Saúde (NATS) do HUJM-UFMT.

Tássia Virgínia de Carvalho Oliveira

Fisioterapeuta. Professora Adjunta I da Universidade Tiradentes (UNIT). Fisioterapeuta do Hospital Universitário (HU/Ebserh/SE). Ex-Professora Substituta da Universidade Federal de Sergipe (UFS). Especialista em Fisioterapia Traumato-Ortopédica pelo Conselho Federal de Fisioterapia Ocupacional (COFFITO). Especialista em Fisioterapia em Gerontologia (COFITTO). Pós-Graduada em Ortopedia e Traumatologia (UGF-RJ). Pós-Graduada em Educação em Saúde (Sírio-Libanês – SP). Mestre em Saúde e Ambiente (UNIT). Doutora em Saúde e Ambiente (UNIT). Membro do Grupo de Estudos em Fisioterapia (GEFIS). Laboratório de Produtos Naturais e Biotecnologia (UNIT).

Waléria Christiane Rezende Fett

Líder do Núcleo de Aptidão Física, Informática, Metabolismo, Esporte e Saúde (NAFIMES) no CNPq, que é uma marca registrada da UFMT. Graduação em Educação Física pela Universidade Federal de Mato Grosso (UFMG). Mestrado e Doutorado em Clínica Médica (Investigação Biomédica) pela Faculdade de Medicina de Ribeirão Preto da Universidade de São Paulo (USP). Professora da Faculdade de Educação Física e Orientadora no Programa de Mestrado em Educação Física da UFMT e Tutora do Grupo PET – Educação Física. Experiência na área de Atividade Física, Gerontologia, Saúde e Qualidade de Vida, atuando principalmente nos seguintes temas: envelhecimento, capacidade funcional, doenças crônicas de agravos não transmissíveis, testes físicos e composição corporal.

Apresentação

natomia, Fisiologia, Bioquímica, Cinesiologia e Biomecânica. Disciplinas importantíssimas na formação acadêmica de todos os profissionais da área de saúde. Fundamentais e pré-requisitos básicos para uma adequada compreensão e prescrição do exercício físico e nutrição.

Na Universidade Estadual de Campinas, onde me formei, tais disciplinas eram pré-requisito para cursar a tão esperada disciplina de Treinamento Esportivo. No início da graduação, todos os que desejavam trabalhar com a prescrição do exercício ansiavam em poder estudar o treinamento de força, potência, *endurance* e, por final, saber elaborar um planejamento de treino. Entretanto, no primeiro dia de aula, a grade curricular foi apresentada. Surpreendentemente, constatamos que a disciplina de Treinamento Esportivo seria ministrada apenas no 5º semestre, ou seja, no 3º ano da faculdade. Os dois primeiros anos do curso seriam destinados ao estudo das disciplinas básicas. Dentre elas, Anatomia 1, Neuroanatomia (Anatomia 2), Fisiologia 1, Fisiologia 2, Bioquímica do Exercício, Cinesiologia e Biomecânica. A reprovação em Anatomia 1, impossibilitava cursar Anatomia 2. A reprovação em Anatomia 2 impossibilitava cursar Fisiologia 1, e assim por diante. A grade foi assim elaborada por nossos Professores, pois, sabiamente, consideravam que nenhum profissional da área de saúde deveria prescrever exercícios e dietas se não tivessem bem consolidados os conhecimentos das disciplinas básicas.

Seguindo o que aprendi com meus professores na Unicamp, considero a presente obra de suma importância para todos os profissionais da área de saúde, pois ela aborda os conteúdos mais fundamentais à sua formação, os conteúdos ministrados nas disciplinas básicas.

A primeira parte versa sobre os Fundamentos Biofísicos necessários para uma adequada compreensão do trabalho mecânico da contração muscular. Destaque para os processos de transformação da energia química estocada nos alimentos, para a devida mudança conformacional das proteínas intramusculares que, então, possibilitam o nosso movimento.

A segunda parte versa sobre a Fisiologia e Bioquímica do Corpo Humano, abordando elegantemente os sistemas respiratório, circulatório, renal e endócrino. Os capítulos finais discutem sobre a neurociência do exercício e a saúde mental e o tecido gorduroso, destacando o adipócito e o tão importante papel endócrino desse tecido. A terceira parte aborda a Fisiologia e Bioquímica do Esporte e do Exercício. O capítulo de nutrição esportiva, escrito pela minha amiga, a professora Josiana Kely Rodrigues Moreira da Silva, inicia com grande maestria essa etapa. Posteriormente, ainda temos os capítulos de avaliações, respostas inflamatórias e imunológicas ao exercício, fadiga e sua consequência à motricidade humana, terminando com o capítulo sobre suplementação e recursos ergogênicos.

Como podemos constatar, os assuntos aqui abordados não são triviais. São abordados em inúmeras aulas de graduação e pós-graduação, podendo levar semanas, meses, ou até anos, para sua total compreensão. Esse aspecto faz com que este livro não seja somente para leitura, mas sim para constante estudo e consulta. Entretanto, vivemos atualmente em uma sociedade carente por informações rápidas. Muito sucesso fazem os infográficos que, com poucas figuras e frases, mostram as conclusões das pesquisas. Resumos rápidos, conclusões diretas, respostas simples e objetivas para perguntas complexas, que levaram anos de pesquisa para serem respondidas. Estamos na era da divulgação científica, mas, infelizmente, também na era da INformação científica. Digo infelizmente pois, INformação é aqui colocada como significado de Não Formação. Hoje, estamos criando uma sociedade de profissionais INformados.

Nobres, são os Professores. Profissionais que tanto se preocupam em formar os seus alunos, proporcionando a base educacional de uma sociedade. Os Professores se orgulham de possuir alunos, estudantes, orientandos, e não apenas seguidores. Os Professores são aqueles que trabalham e lutam em prol da formação acadêmica e científica daqueles que os procuram.

A presente obra foi escrita por Professores. Seu conteúdo é um pré-requisito básico, que contribuirá para a sua formação acadêmica, científica, profissional e, consequentemente, para uma melhor educação e evolução da nossa sociedade.

Muito obrigado, Professores.

Bernardo N. Ide

Sumário

Parte 1

Fundamentos Biofísicos

capítulo 1

Fisiologia Celular

Rosilene Andrade Silva Rodrigues
Michelle Jalousie Kommers
Almir de França Ferraz
Ruberlei Godinho de Oliveira

Carlos Alexandre Fett
Waléria Christiane Rezende Fett
Paula Paraguaçú Brandão
Estélio Henrique Martin Dantas

Objetivos do estudo

- Compreender os principais mecanismos de homeostasia e possíveis distúrbios.
- Entender a fisiologia celular e as características e mecanismos específicos à nível celular.
- Descrever os processos de trocas iônicas durante o movimento humano.
- Entender a neurotransmissão muscular e associar sua importância durante a prática de exercício físico.

Palavras-chave

- Homeostase
- Célula
- Sinapse de membrana
- Trocas iônicas
- Potencial de ação
- Neurotransmissores
- Atividade física

Introdução

Este capítulo tem o objetivo de conceituar e relembrar ao aluno sobre a fisiologia celular do corpo humano, considerando os fatores físicos e bioquímicos responsáveis pela funcionalidade, desenvolvimento e progressão da vida. As células passam por fases de divisão celular e aspectos morfofuncionais que modificam com os ciclos da vida e estão relacionadas com os processos de crescimento, amadurecimento e envelhecimento orgânicos do corpo humano. Assim, as atividades biomoleculares são reguladas pelo patrimônio genético e, de acordo com a vivência do ser humano, adaptam-se no sentido de desenvolver características fenotípicas. É importante lembrar que as células são influenciadas pelo ciclo da vida, em constante interação entre si (genes, espaço e tempo), com o ambiente e o estilo de vida.

As células do corpo humano, constantemente, mantêm a homeostase tanto interna quanto externa. O perfeito funcionamento das células acontece devido as trocas iônicas e pelos potenciais de ação que, para qualquer movimento humano, deve ter interações entre os mecanismos neurotransmissores e as sinapses das membranas celulares. Quando, o corpo está realizando a atividade física, órgãos e músculos são acionados para a execução de amplos e complexos movimentos corporais. Portanto, para que o aluno tenha uma compreensão abrangente sobre a adequada prescrição de atividades físicas, necessita compreender os níveis celulares sobre o ciclo de vida do organismo e a sua interação ambiental, visto que cada pessoa possui uma individualidade biológica desde a infância até a fase idosa. Os exercícios físicos promovem modificações específicas no corpo de níveis celulares que resultam adaptações fisiológicas e morfológicas dos indivíduos, que, dependendo do seu objetivo, podem produzir efeitos protetores nas unidades celulares, que auxiliam desde a reabilitação até o desempenho esportivo de alto desempenho.

Homeostasia

A homeostasia ou homeostase origina-se dos termos gregos *homeo*, "similar" ou "igual", e *stasis*, "estático". É definida pela condição de relativa estabilidade da qual o organismo necessita para realizar suas funções adequadamente na manutenção do equilíbrio corporal.[1]

O corpo humano é um sistema complexo e depende de várias regulações intracelulares para manter a estabilidade e sobreviver. Tais sistemas devem ter a capacidade de adaptar-se ao seu ambiente interno e externo.[2]

Para ilustrar melhor pode-se exemplificar que todos os movimentos humanos provêm de gasto calórico. Quando os indivíduos realizam atividade física ou exercícios físicos, parte da energia é gasta para realizar o seu movimento que, em síntese, ocorre a transformação por energia de dissipação pelo movimento corporal e pela manutenção termocorpórea.[2,3]

O fenômeno do metabolismo enérgico para garantir o movimento humano é desencadeado por reações específicas às respostas fisiológicas por cada órgão: no coração, nos vasos, nos rins, nos pulmões, no trato gastrintestinal, entre outros. Logo, deve-se entender que existem as reações de metabolismo sistêmico – que envolvem todo o organismo, por exemplo: vasodilatação periférica, aumento da sudorese e evaporação do suor que refrigera a pele resfriando o sangue – que ocorrem a todo momento no corpo e, em especial, no exercício físico. Tal processo mantém a temperatura corporal dentro do ideal para a manutenção da vida. Quando o indivíduo está em repouso ao término da execução da atividade física, a temperatura corporal reduz até chegar aos níveis de repouso, caracterizando o processo homeostático.[4]

A integração dessas ações homeostáticas depende do sistema nervoso central, endócrino e imunológico, e todos realizam funções que contribuem para manter essas condições constantes.[5] Nos seres humanos, sistemas de homeostase podem ser definidos como:

■ Osmorregulação

Regula a quantidade de água e minerais no corpo para garantir que sua pressão osmótica permaneça estável, realizada principalmente nos rins, além de controlar concentrações de nutrientes, da glicose, dos íons, da salinidade, do pH e da ureia. Os fluidos do corpo incluem plasma sanguíneo, intracelular e intersticial (nos espaços entre as células e os tecidos do corpo).[2]

Durante a execução de exercício físico, o músculo esquelético, pela contração repetitiva, desconcentra íons de potássio durante os potenciais de ação. Os músculos esqueléticos constituem o principal reservatório de potássio no corpo. O nível de potássio pode aumentar, acentuadamente, atingindo valores de até 8 mmol/L que podem ser mantidos durante o exercício físico. O treinamento reduz a concentração de potássio, nos músculos esqueléticos e no sistema locomotor, devido a atividade de osmorregulação pelas bombas de Na^+ e K^+ e sudorese. Após a interrupção do exercício, os músculos em recuperação captam os íons de potássio desconcentrado levando à normalização dos níveis de potássio pelo mecanismo de bomba Na^+ e K^+ em questão de minutos, o que pode ser precedido por uma subida temporária do nível de potássio e, subsequentemente, hipocalemia transitória (< 3,5 mmol/L).[2,3]

■ Excreção

Remove os resíduos metabólicos, realizada por órgãos excretórios como os rins e os pulmões. Os rins excretam ureia e regulam as concentrações de água e de uma grande variedade de íons, enquanto os pulmões absorvem oxigênio e expelem dióxido de carbono.[6]

■ Termorregulação

Regula a temperatura corporal realizada, principalmente, pela sudorese e pela circulação sanguínea da pele.[4] A temperatura central média normal é considerada entre 36,5° e 37°C. Durante o exercício físico, a temperatura corporal eleva-se e pode atingir, temporariamente, 38,3° a 40°C. Inversamente, quando o corpo em atividade física é exposto ao frio extremo, a temperatura pode cair abaixo de 36,6°C.[7] Os mecanismos envolvidos são:[7,8]

■ *Vasodilatação cutânea:* que ocorre pela inibição dos centros simpáticos no hipotálamo posterior que causam vasoconstrição. Essa dilatação transfere calor para a pele em até 8 vezes.
■ *Sudorese:* o aumento de 1°C na temperatura corporal é o suficiente para remover 10 vezes a taxa basal de produção de calor pelo corpo.
■ *Diminuição na produção de calor:* calafrios e termogênese química são inibidos.

■ Homeostasia da glicemia

Regula os níveis de glicose no sangue, realizada principalmente pelo fígado e pelo pâncreas. O hipotálamo contém células sensíveis à glicose enviando sinais por meio do sistema nervoso autônomo para os tecidos periféricos, principalmente para o fígado e para o pâncreas. O controle glicêmico está baseado na liberação de glucagon pelo fígado e insulina pelo pâncreas para regular a concentração de glicemia no sangue, bem como permitir um estado de equilíbrio no corpo.[9,10]

■ Mecanismos de homeostase

Existem dois mecanismos de homeostase: o *feedback* negativo e *feedback* positivo. O *feedback* negativo é a reação pela qual o sistema responde de modo a reverter a direção da mudança e está presente na maioria dos sistemas de controle do organismo. Dessa forma, mantém o controle do limiar, permitindo manter a homeostase. Por exemplo, quando a concentração corporal de dióxido de carbono aumenta, os pulmões são estimulados a aumentar a sua atividade para expelir mais dióxido de carbono.[11]

A termorregulação é outro exemplo de *feedback* negativo. Quando a temperatura corporal aumenta ou diminui, receptores na pele e no hipotálamo sentem a alteração e desencadeiam estímulo no cérebro, dando início a uma reação no sentido de geração ou liberação de calor.[7] Outro exemplo é quando os níveis glicêmicos sobem logo após uma refeição e é observado um aumento gradual da liberação de insulina. A insulina garante a captação de glicose no sangue pelos tecidos, em especial os músculos, uma vez que esse hormônio garante a absorção de glicose por meio da proteína transportadora de glicose (GLUT) da membrana celular.[12]

No *feedback* positivo, a resposta amplifica a mudança da variável. Isso tem um efeito desestabilizador, pelo fato de não contribuir para a homeostase. O *feedback* positivo é menos comum nos sistemas naturais do que o *feedback* negativo, mas tem as suas aplicações. Por exemplo, nos nervos, um potencial elétrico limite desencadeia a geração de um potencial de ação muito mais elevado (ver também ponto de equilíbrio). Outros eventos de *feedback* positivo são a coagulação do sangue e vários eventos na gestação e na ovulação.[5]

Biologia e fisiologia celular

A menor unidade funcional e estrutural do tecido comum a todos os seres vivos é a *célula*. Esta é formada por elementos químicos essenciais à vida, dos quais: carbono (C), hidrogênio (H), nitrogênio (N) e oxigênio (O) compreendem cerca de 99% do total da célula.[13] A água é a substância mais abundante da célula viva constituindo o meio aquoso no espaço intracelular.[14] As células são unidades que realizam as funções fundamentais como: crescimento, alimentação, movimentação, reação a estímulos externos, respiração (consumo do oxigênio com produção de dióxido de carbono) e reprodução. Esses processos são regulados por uma variedade de mecanismos:

- Genéticos, bioquímicos e mecânicos.
- Decisões de polarizar, migrar ou diferenciar.
- Escalas – moleculares, celulares ou multicelulares – que controlam a arquitetura celular.[15]

A célula é a unidade estrutural e funcional comum a todos os seres vivos e se classificam em procariontes e eucariontes.[13] Os seres procariontes são unicelulares e apresentam o DNA disperso no citoplasma e os seres eucariontes são unicelulares ou pluricelulares, possuindo o núcleo envolto pela membrana denominada *carioteca*.[13]

Em particular, as células eucariontes são formadas pela membrana plasmática, citoplasma e núcleo organizado, além da membrana plasmática, que é uma película que envolve externamente a célula.[16] O citoplasma é constituído de fluido com aspecto gelatinoso, concentrado por moléculas orgânicas e organelas (mitocôndrias, complexos de golgi, retículo endoplasmático, entre outras), presentes no interior das células onde possui o seu núcleo.[14] Na célula eucariótica, temos a carioteca, que delimita o núcleo celular onde concentra o material genético dos seres vivos (Figura 1.1).[17]

- ## Organelas citoplasmáticas

Organelas celulares são compartimentos subcelulares contendo conjuntos característicos de moléculas especializadas que são organizadas estruturalmente para desempenhar uma ou mais funções específicas. Além disso, as organelas possuem sistemas para transportar ou trocar moléculas de um compartimento para o outro.[18]

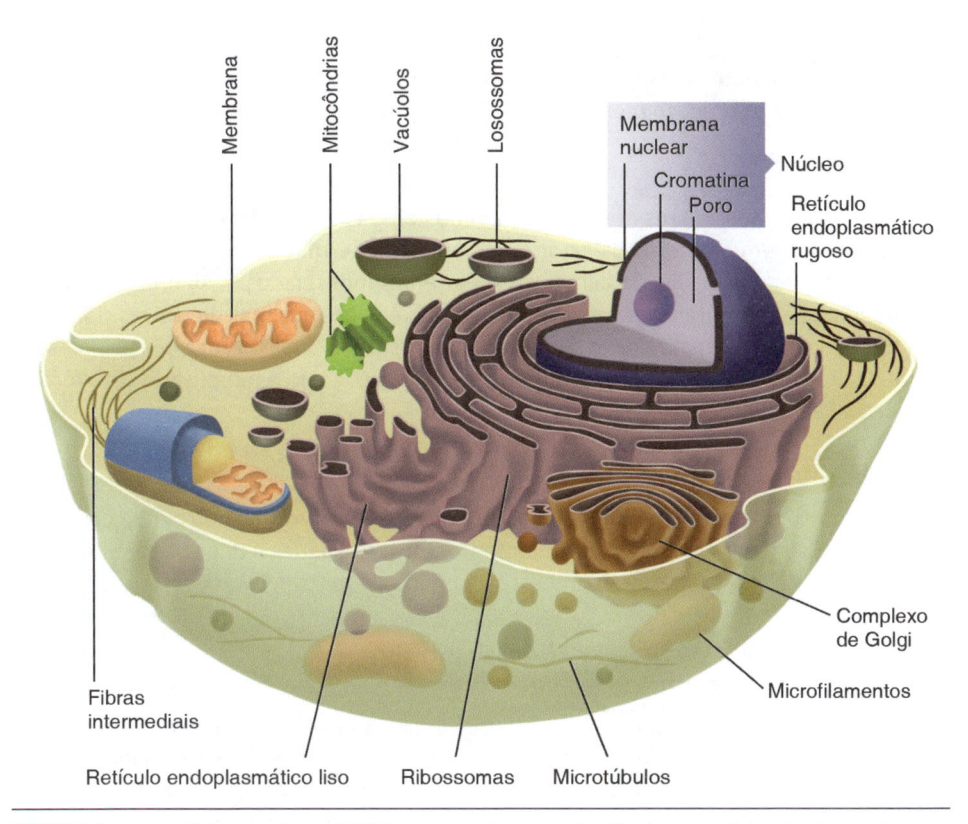

FIGURA 1.1. Estrutura celular eucarionte divididas em membrana celular, citoplasma e núcleo. Fonte: os autores.

■ Retículo endoplasmático liso/agranular e rugoso/granular

É uma rede de estruturas vesiculares achatadas no citoplasma. Suas paredes se assemelham à membrana plasmática. As substâncias formadas em algumas partes das células entram no retículo e podem ser conduzidas para outras partes da célula.[19]

A vasta superfície de organela e os variados sistemas de enzimas anexados às suas membranas fornecem grande parte das funções metabólicas da célula. Essas funções incluem o fornecimento de enzimas que controlam a quebra do glicogênio quando há demanda de energia e fornece enzimas desintoxicantes do organismo, como as drogas, que podem danificar células.[20]

Acopladas na superfície externa de muitas partes do retículo endoplasmático estão numerosas partículas granulares chamadas de ribossomos. A região que os ribossomos se encontram é chamada de retículo endoplasmático rugoso ou granular. Os ribossomos são compostos de uma mistura de RNA e de proteínas e desempenham a função de síntese de proteínas.[21]

■ Complexo de Golgi

Possui membranas semelhantes ao retículo endoplasmático agranular e está localizado no polo da célula onde ocorre a secreção. As substâncias formadas no retículo endoplasmático são enviadas para o complexo de Golgi e, então, processadas para formar lisossomos ou vesículas secretórias.[20] Ele também tem a capacidade de sintetizar carboidratos ligados a pequenas quantidades de proteínas, como o ácido hialurônico e o sulfato de condroitina. Estes dois componentes atuam no preenchimento da matriz celular entre as fibras de colágeno e elastina e no preenchimento da matriz das cartilagens e ossos, respectivamente.[22]

■ Lisossomos

São organelas vesiculares que se separam do complexo de Golgi e circulam pelo citoplasma. Constituem o sistema digestório intracelular e permitem digerir estruturas celulares danificadas, partículas de alimentos e materiais indesejados.[23] Algumas condições permitem que a membrana do lisossomo se rompa e libere enzimas digestivas. Tais enzimas hidrolíticas, são capazes de quebrar um composto em duas ou mais partes, ou seja, a proteína é hidrolisada para formar aminoácidos, o glicogênio é hidrolisado para formar a glicose e os lipídios são hidrolisados para formar ácidos graxos.[24]

■ Núcleo

O núcleo contém grandes quantidade de DNA e é o centro de controle da célula. Os genes se replicam para formar dois conjuntos idênticos de genes e depois a célula se divide para formar células-filhas pelo processo chamado de mitose.[25]

■ A mitocôndria e o seu papel na transformação e no armazenamento de energia

O recente foco de pesquisa sobre a mitocôndria é atribuído a observações de que a organela está envolvida na homeostase de íons celulares, estresse oxidativo, morte celular apoptótica e necrótica.[26] De fato, estudos identificaram uma série de distúrbios comuns com ligações aparentes às mitocôndrias, incluindo doenças metabólicas (p. ex., diabetes do tipo 2) e cardiovasculares, câncer, doenças neurodegenerativas, distúrbios psiquiátricos, cefaleias e processo envelhecimento, algumas das quais estão associadas a mutações do DNA mitocondrial (mtDNA).[27]

As mitocôndrias são responsáveis pela produção de energia, que são essenciais para a função celular normal e para a manutenção da homeostase redox, bem como para a regulação da morte celular programada.[28]

Essas organelas geram mais de 90% do trifosfato de adenosina (ATP) por meio da fosforilação oxidativa da célula. Por meio dessa produção de energia, as mitocôndrias consomem aproximadamente 85% do O_2 usado pela célula.[10] Porém, a causa geral de preocupação durante a produção de energia é que as mitocôndrias geram elétrons e são as principais produtoras de radicais livres como espécies reativas de oxigênio (EROs), como o ânion superóxido ($O_2{}^{\bullet-}$).[28]

A cadeia respiratória mitocondrial é a principal fonte de EROs que causa dano oxidativo ao DNA nuclear e mitocondrial, resultando em maior disfunção mitocondrial e perda de homeostasia celular.[27]

Como as mitocôndrias são uma fonte significativa de EROs em muitas células eucarióticas, é sugerido que EROs mitocondriais (mEROs) modulem várias vias de sinalização. Entre elas está o efeito hormético de EROs na biossíntese celular durante o exercício físico.[29] O aumento agudo de EROs no tecido muscular serve de estímulo para a produção celular de mitocôndrias. Esse processo promove crescimento da organela em volume que sofre divisão subsequente por fissão. Embora não exista um mecanismo explicativo para esse fenômeno, sabe-se que o exercício físico possibilita modificações na bioeletricidade celular, e consequentemente, envolve a expressão coordenada dos genomas mitocondrial (mtDNA) e nuclear (nDNA) que produzem proteínas dessa organela, desencadeando o seu processo de replicação.[30]

EROs ativam diretamente as proteínas quinases ativadas por mitógenos (MAPKs) e o fator de transcrição nuclear κB (NF-κB), relacionando sinais de tradução com processos transcricionais.[1] NF-κB é um fator induzível que regula vários processos fisiológicos, incluindo respostas inflamatórias e apoptose (Figura 1.2).[29]

Contudo, sua produção de forma exacerbada promove supressão da biogênese e ativação da mitofagia, causando danos aos lipídios, proteínas e DNA e aceleração do envelhecimento.*

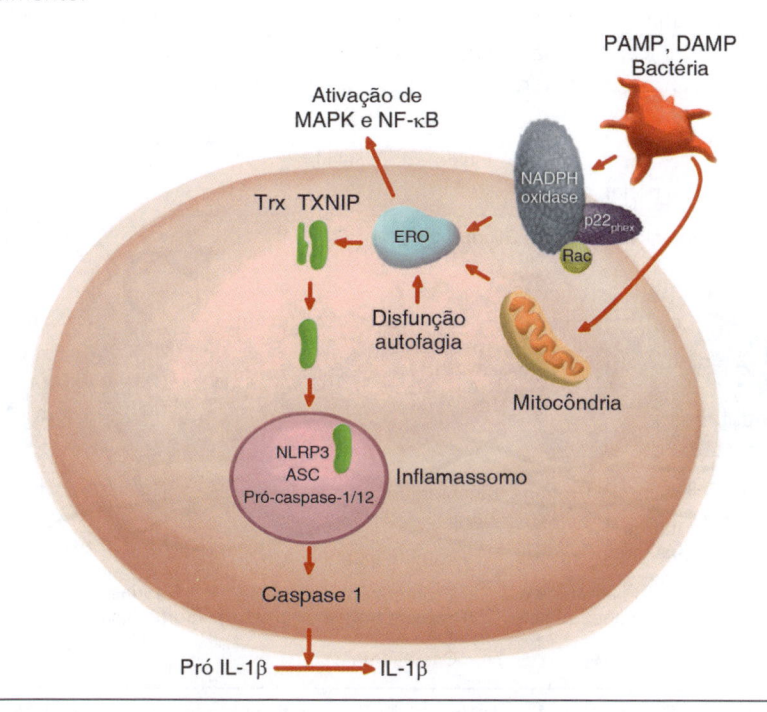

FIGURA 1.2. Ativação das proteínas quinases ativadas por mitógenos (MAPKs) por meio das EROs. Fonte: adaptada de Mittall *et al.*[31]

*Cafeína e exercício – Efeitos celulares: o exercício físico melhora a capacidade aeróbia das mitocôndrias e o aumento do estresse oxidativo, com consequente melhora na ação das enzimas antioxidantes. A cafeína tem demonstrado contribuir na melhora desse desempenho e também na redução da inflamação e da oxidação celular.

O consumo de oxigênio durante e após o exercício aumenta o estresse oxidativo, e doses incrementadas de cafeína podem auxiliar sequestrando espécies reativas de oxigênio. As citocinas IL-6, IL-8 e IL-15 têm o efeito de mioquinas, estimulando o desenvolvimento muscular. O exercício intenso estimula os leucócitos e as células endoteliais a produzirem IL-6 como resposta aos radicais livres.

Foi observado que pessoas jovens, tanto do sexo masculino quanto do sexo feminino, submetidas a teste máximo até a exaustão em esteira e suplementadas com cafeína apresentavam redução do estresse oxidativo e aumento na produção de IL-6, sugerindo possível contribuição para a recuperação muscular.

Membrana plasmática

A membrana plasmática separa o meio intracelular do meio extracelular, possui permeabilidade seletiva e é constituída de uma bicamada de fosfolipídios. Os lipídios são os mais abundantes, porém é indiscutível a importância das proteínas e dos carboidratos na sua constituição e função. O modelo atual mais aceito é a teoria do *mosaico fluido*.[13]

■ Composição da membrana

A membrana é uma estrutura fina, flexível e elástica composta por proteína e lipídio (Figura 1.3). Os lipídios formam o eixo central de todas as membranas e exercem a função de barreira pelo fato de ter características hidrofóbicas, ou seja, repelem a água e qualquer molécula hidrofílica dissolvida nesse meio. As proteínas permitem às células interagir e comunicar-se umas com as outras e proporcionam trajetos que possibilitam que a água e as moléculas hidrofílicas cruzem a parede lipídica.[32]

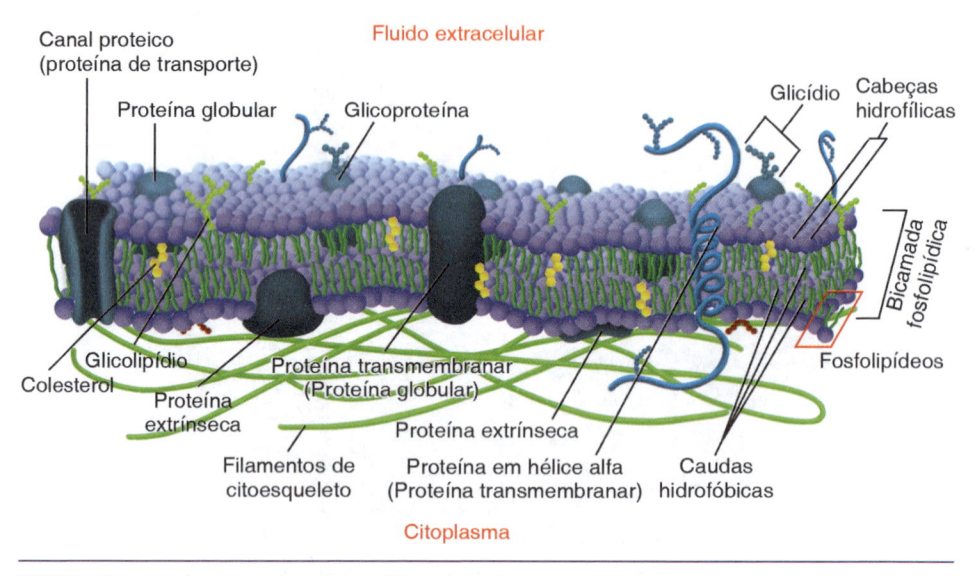

FIGURA 1.3. Composição da membrana plasmática celular. Fonte: os autores.

Lipídios

As membranas contêm três tipos predominantes de lipídios: *fosfolipídios, colesterol* e *glicolipídios*. Todos são anfipáticos o que significa que têm uma região polar (hidrofílica) composta, estruturalmente, por cabeça e uma região não polar (hidrofóbica) composta por cauda de ácidos graxos de comprimento variável. Quando a membrana é organizada, os lipídios naturalmente agrupam-se em uma bicamada contínua (Figura 1.3). As cabeças hidrofílicas polares se agrupam nas superfícies interna e externa, onde as duas camadas entram em contato com o líquido intracelular e o líquido extracelular, respectivamente. Os grupos de caudas hidrofóbicas formam o centro graxo da membrana. Embora as duas metades da bicamada estejam intimamente apostas, não existe uma troca lipídica significativa entre as duas monocamadas da membrana.[33]

Fosfolipídios

Fosfolipídios são os tipos de lipídios mais comuns da membrana. Possuem uma cauda de ácido graxo acoplada, por meio do glicerol, a uma cabeça hidrofílica que contém fosfato e um álcool ligado. Os fosfolipídios predominantes incluem: fosfatidilserina, fosfatidiletanolamina, fosfatidilcolina, fosfatidilinositol e fosfatidilglicerol. A esfingomielina é um fosfolipídio relacionado no qual o glicerol foi substituído por esfingosina. O grupo álcool na esfingomielina pertence à colina.[33]

Colesterol

Colesterol é o segundo lipídio mais comum na membrana. É hidrofóbico, mas contém um grupo hidroxila polar que o puxa para a superfície externa da bicamada, onde esse lipídio se aloja entre os fosfolipídios adjacentes. Entre o grupo hidroxila e a cauda de hidrocarboneto está um núcleo de esteroide. Os quatro anéis de carbono do esteroide o tornam relativamente inflexível, de forma que a adição de colesterol à membrana reduz a sua fluidez e a torna mais forte e mais rígida.[34]

Glicolipídios

O folheto externo da bicamada contém glicolipídios, tipo de lipídio fisiologicamente importante composto pela cauda de ácido graxo associada à esfingosina, a cabeça hidrofílica de carboidrato. Os glicolipídios criam uma camada de carboidrato celular que está envolvida nas interações célula-célula e apresenta antigenicidade.[33]

Proteínas

O eixo lipídico da membrana sela a célula como envelope pelo qual apenas materiais solúveis em lipídios, tais como o O_2, o CO_2 e o álcool, podem atravessar. No entanto, as células submergem-se em meio aquoso e a maioria das moléculas que elas necessitam para prosperar é hidrofílica e não podem penetrar no eixo lipídico. Dessa forma, a superfície da membrana possui proteínas cuja função é auxiliar os íons e outras moléculas para atravessar a barreira lipídica. As proteínas de membrana também possibilitam a comunicação intercelular e fornecem às células informações sensoriais sobre o ambiente externo. As proteínas estão agrupadas na superfície da membrana (periféricas) ou integram-se a bicamada lipídica (integrais).[35]

1. *Periféricas*: as proteínas periféricas são encontradas na superfície da membrana. Sua ligação com a membrana é relativamente fraca; por isso, podem facilmente ser liberadas, utilizando-se soluções salinas simples. As proteínas periféricas associam-se tanto com as superfícies intra como extracelulares das membranas plasmáticas.[34]

   A. *Intracelulares*: as proteínas que se localizam em direção à superfície intracelular incluem muitas enzimas; subunidades reguladoras de canais iônicos; receptores e transportadores; e proteínas envolvidas no transporte de vesículas e fusão de membranas, assim como proteínas que ancoram a membrana a uma densa rede de fibrilas que se localiza logo abaixo de sua superfície interna. Essa rede é composta por espectrina, actina, anquirina e muitas outras moléculas que se unem para formar um citoesqueleto subcortical.[32]

   B. *Extracelulares*: as proteínas localizadas na superfície extracelular incluem enzimas, antígenos e moléculas de adesão. Muitas proteínas periféricas estão ligadas à membrana por meio do glicofosfatidilinositol (GPI, um fosfolipídio glicosilado) e são conhecidas como proteínas ancoradas ao GPI.[32]

2. *Integrais*: as proteínas integrais da membrana penetram no eixo lipídico. Essas proteínas estão ancoradas por ligações covalentes a estruturas circundantes e somente podem ser removidas por um tratamento experimental da membrana com um detergente.[35] Algumas proteínas integrais podem permanecer localizadas de um lado ou do outro dos dois folhetos da membrana, sem na realidade cruzar toda sua espessura e outras podem cruzar a membrana muitas vezes, também chamadas de transmembranares. Além disso, formam canais ou poros através dos quais moléculas de água e substâncias hidrossolúveis, especialmente os íons, podem se difundir entre o meio extra e intracelular.[32]

Trocas iônicas

A célula constantemente se autorregula através da transferência de íons e substâncias específicas que se faz entre soluções aquosas intra e extracelular. Esse processo é realizado pela membrana citoplasmática ou por meio de proteínas que têm a função de regular a passagem de íons e é chamado de difusão ou transportes passivo e ativo.[36]

■ *Transporte passivo*: significa o movimento de moléculas pelos espaços da membrana ou em combinação com proteína transportadora. Não há gasto de energia durante o processo, utiliza-se a energia cinética normal da matéria.[37]

Podemos classificar o transporte passivo em três tipos: difusão simples, difusão facilitada e osmose:

■ *Difusão simples*: na difusão simples, moléculas e íons são transportados de forma natural do local onde estão em maior concentração para o local onde se apresentam em menor quantidade. Dizemos, nesse caso, que ocorre um movimento de substâncias a favor do gradiente de concentração. O oxigênio e o gás carbônico atravessam a membrana plasmática dessa forma.[36]

■ *Difusão facilitada*: é aquela em que há uma proteína da membrana que atua como um carreador. Esse transporte acontece a favor do gradiente de concentração, mas substâncias impermeáveis estão envolvidas, por isso, a necessidade de ligação a uma proteína carreadora. Essas proteínas apresentam um sítio de ligação para que o soluto possa ser transportado. Após a ligação, elas sofrem uma modificação que faz com que o soluto seja levado de um lado para o outro. Vale destacar também que a difusão facilitada pode ocorrer por meio de transportadores inespecíficos.[3]

■ *Osmose*: é um tipo especial de difusão. Nesse tipo de transporte, o soluto não se move, mas sim o solvente, que, nesse caso, é a água. Ela ocorre entre dois meios aquosos que são separados por uma membrana semipermeável. A água difunde-se do meio menos concentrado para o mais concentrado até que o equilíbrio seja alcançado. A água também pode atravessar a membrana pela presença de canais denominados aquaporinas.[38]

■ *Transporte ativo*: significa o movimento de íons ou substâncias pelos espaços da membrana ou em combinação com proteína transportadora; porém, a proteína transportadora faz com que a substância se mova passando de estado de baixa concentração para um estado de alta concentração. Nesse caso, o movimento necessita de gasto energético durante o processo. O exemplo mais conhecido de transporte ativo é a bomba de sódio e potássio.[3]

Bomba de sódio e potássio: nas células humanas, a concentração interna de íons de potássio (K^+) é cerca de 20 a 40 vezes maior do que a concentração extracelular, e a de sódio (Na^+) é 8 a 12 vezes menor do que na estrutura extracelular. Dentre as funções fisiológicas, a bomba de sódio-potássio se relaciona diretamente com o processo de contração muscular e com a condução dos impulsos nervosos. Por meio desse processo, a célula controla a entrada e a saída de íons de sódio-potássio promovendo assim a estabilidade do volume celular e a concentração de água no interior da célula proporcionando o equilíbrio para o funcionamento ideal das células.[36]

Comunicações celulares por meio de sinais químicos

Cada um dos vários órgãos do corpo tem propriedades e funções únicas, mas eles devem trabalhar juntos de modo a garantir o bem-estar do indivíduo como um todo. A cooperação requer comunicação entre os órgãos e as células dentro dos órgãos. Algumas células contatam e se comunicam umas com as outras diretamente por junções comunicantes.[35]

As junções comunicantes são poros regulados que permitem a troca de informações químicas e elétricas e têm um papel vital na coordenação da excitação e contração cardíaca, por exemplo. A maior parte da comunicação intercelular ocorre pela utilização de sinais químicos, que têm sido tradicionalmente classificados de acordo com a distância e a rota que percorrem para exercer um efeito fisiológico. Os *hormônios* são substâncias químicas produzidas por glândulas endócrinas e alguns tecidos não endócrinos, que são levadas a alvos distantes pelos vasos sanguíneos.[39]

A insulina, por exemplo, é liberada na circulação pelas células das ilhotas pancreáticas para ser levada aos músculos, tecido adiposo e fígado. As moléculas *parácrinas* são liberadas das células muito próximas ao seu alvo. Por exemplo, as células endoteliais que revestem os vasos sanguíneos liberam óxido nítrico como forma de comunicação com as células do músculo liso que compõem as paredes do vaso. As substâncias parácrinas têm, geralmente, uma amplitude de sinalização muito limitada, porque são degradadas ou são captadas rapidamente pelas células vizinhas.[40]

Os mensageiros autócrinos se ligam a receptores na mesma célula que os liberou, gerando uma rota de retroalimentação negativa que modula a liberação autócrina. Os mensageiros autócrinos, assim como as moléculas parácrinas, têm uma amplitude de sinalização muito limitada.[39]

Propriedades elétricas da membrana plasmática

Todas as células mantêm uma diferença de potencial elétrico do meio extracelular com o meio intracelular. Como regra geral, há maior concentração K^+ dentro da célula e maior concentração de Na^+ fora da célula.[30]

O potencial de repouso da célula é alcançado quando não há fluxo de potássio, ou seja, a quantidade de potássio que entra e sai é a mesma em razão da grande quantidade de íons negativos que se fixam na proteínas e não conseguem atravessar a membrana. Portanto, a maioria das células mantem a diferença de potencial de −60 mV e, em algumas exceções, −70 ou −90 mV.[41]

■ Potencial de membrana

Um potencial de membrana em repouso é encontrado para todas as células do corpo, e especialmente a nível neuronal. Ao desencadear o processo de despolarização ou diminuição da magnitude do descanso, o potencial pode dar origem ao potencial de ação. Os canais iônicos são responsáveis por potenciais diferentes (potenciais de repouso, potenciais de ação ou potenciais pós-sinápticos.[42]

■ Transmissão sináptica e neurotransmissora

A integridade da sinapse e da neurotransmissão refletirá na harmonia final dos exercícios e dos movimentos realizados pelo corpo humano. A coordenação depende da integridade neuromuscular e da sensibilidade neuronal de vias aferentes e eferentes.[30]

Os sinais neurais são transmitidos por meio de potenciais de ação, que são variações muito rápidas do potencial da membrana. Cada potencial de ação começa por modificar abruptamente o potencial de repouso negativo normal para o potencial positivo e, em seguida, termina por modificar rapidamente para o potencial negativo.[35]

Para conduzir o sinal neural, o potencial de ação se desloca, ao longo da fibra nervosa, até atingir seu término. As alterações que ocorrem na membrana durante o potencial de ação, transferem as cargas positivas para o interior no seu início e retorno dessas cargas positivas para o exterior ao seu fim.[30]

As fases sucessivas do potencial de ação são as seguintes (Figura 1.4):[30,35,41]

1. *Fase de repouso*: é o potencial de membrana em repouso, antes que comece o potencial de ação. Diz-se que a membrana está "polarizada" durante esta fase, em razão do elevado potencial de membrana presente.

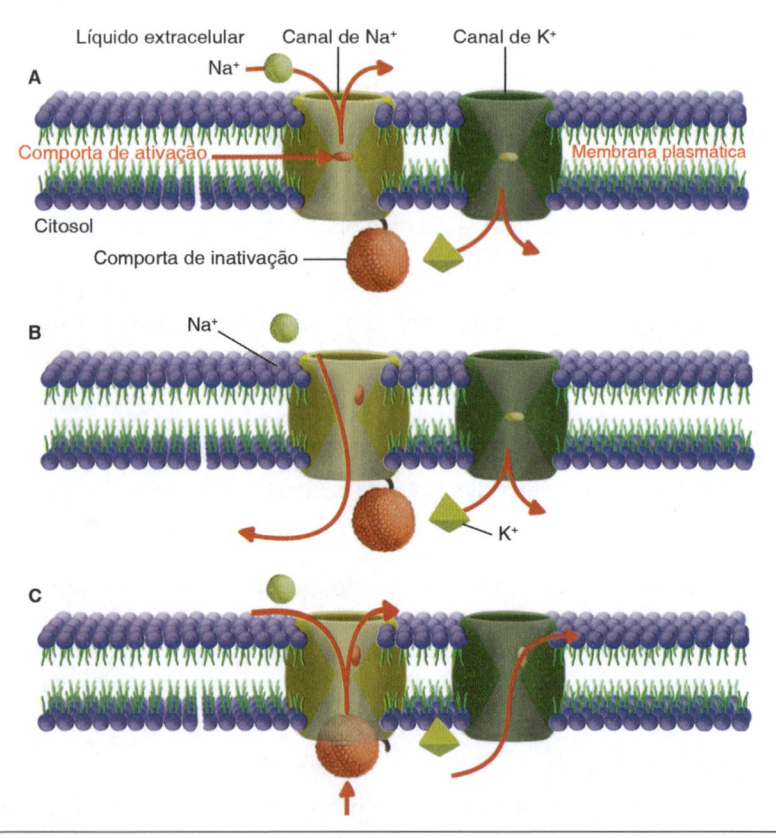

FIGURA 1.4. Fases do potencial de ação de membrana. **A.** Membrana em repouso (polarizada), canais de sódio e de potássio fechados. **B.** Membrana excitada (despolarização), abertura dos canais de sódio e manutenção dos canais de potássio fechados. **C.** Membrana em repolarização, fechamento dos canais de sódio e abertura dos canais de potássio. Fonte: os autores.

2. *Fase de despolarização*: em determinado momento, a membrana torna-se, abruptamente, muito permeável aos íons de sódio (Na^+), o que permite o influxo desses íons para interior do axônio por um processo de difusão simples. O estado "polarizado" normal de -90 mV é perdido, com o potencial variando rapidamente na direção da positividade. Nas fibras nervosas mais calibrosas, o potencial de membrana "ultrapassa" (*overshoots*) o valor zero, e fica positivo, mas, nas fibras mais finas e em muitos neurônios do sistema nervoso central, o potencial apenas fica próximo do valor zero e não o ultrapassa para ficar positivo.

3. *Fase de repolarização*: dentro de poucos décimos de milésimos de segundo após a membrana ter ficado extremamente permeável aos íons de sódio, os canais de sódio começam a se fechar, enquanto os canais de potássio se abrem mais que o normal. Então, a rápida difusão dos íons potássio para o exterior restaura o potencial de membrana negativo normal do repouso. Isso é a repolarização da membrana.

4. *Fase de hiperpolarização*: a célula neuronal permanece em um estímulo inibitório com o efluxo do íon de potássio (K^+) e a entrada do íon de cloro (Cl^-), tornando o meio interno da célula mais negativo e o meio externo mais positivo, inibindo dessa maneira a propagação do potencial de ação. A hiperpolarização dura alguns milissegundos e, nesta fase, a diferença de potencial pode chegar até a -90 mV.

Autoavaliação

1. Você tomaria café antes da prática regular de exercício físico? Justifique.

_____

_____

_____

2. O organismo humano necessita da homeostase para manter a estabilidade e sobreviver. Além de sobreviver, deve ser capaz de se adaptar ao ambiente que o cerca. Com relação à homeostase, assinale a alternativa INCORRETA:
   ( ) Osmorregulação controla a quantidade de água e minerais no corpo para garantir que sua pressão osmótica permaneça estável.
   ( ) O controle da temperatura corporal é realizada principalmente pela sudorese e circulação sanguínea da pele.
   ( ) A regulação dos níveis de glicose no sangue circulante é realizada, principalmente, pelo glucagon do fígado e pela insulina produzida pelo pâncreas.
   ( ) O *feedback* negativo causa um efeito desestabilizador da homeostase, por ampliar as variações, gerando mudanças bruscas.

3. Com relação aos mecanismos de homeostasia, marque os eventos que se relacionam com o *feedback* positivo (P) e *feedback* negativo (N).
   ( ) Contrações no momento do parto.
   ( ) Controle da temperatura do corpo por meio da produção do suor.
   ( ) Funcionamento da tireoide.
   ( ) Controle dos níveis de gás carbônico no corpo.
   ( ) Controle dos níveis de açúcar no sangue.

(Continua)

(Continuação)

4. A membrana plasmática é constituída por uma bicamada de _____ com moléculas de _____ inseridas. Proteínas e glicocálix.
   A. Fosfolipídios e glicocálix.
   B. Fosfolipídeos e proteína.
   C. Lipídios e fosfolipídios.
   D. Proteínas e fosfolipídios.

5. A membrana plasmática é uma estrutura que reveste as células de todos os seres vivos. Essa estrutura apresenta várias funções, EXCETO a de:
   A. Barreira seletiva.
   B. Transporte de substâncias.
   C. Interação entre células.
   D. Envolver o material genético.
   E. Responder a sinais externos.

6. Devido ao alto índice de mortes ocorridas anualmente em acidentes automotivos no Brasil, uma das principais causas é a embriaguez. Então, as penas aplicadas a esses motoristas, tornaram-se mais rigorosas. Nas células, principalmente nas do fígado, a estrutura encarregada pela degradação do álcool ingerido em bebidas alcoólicas é feita pelo:
   A. Vacúolo.
   B. Retículo endoplasmático não granuloso (liso).
   C. Ribossomo.
   D. Complexo de Golgi.
   E. Retículo endoplasmático granuloso (rugoso).

7. As mitocôndrias são organelas que participam da respiração celular, que se caracteriza por ser um processo de oxidação biológica. Analise as afirmativas abaixo que trazem informações sobre as mitocôndrias. Assinale a opção que apresenta somente afirmativas CORRETAS:
   I. São encontradas em grande número nas células que apresentam alto gasto energético.
   II. São organelas que geram calor durante o processo respiratório.
   III. São organelas especializadas na degradação de ATP.
   IV. São organelas capazes de sintetizar proteínas.
   V. São organelas que quebram moléculas de glicose para obtenção de energia.
      A. I, II e III.
      B. I, II e IV.
      C. I, III e V.
      D. II, IV e V.
      E. III, IV e V.

(Continua)

(Continuação)

8. (Unirio) Quando um neurônio não está sendo estimulado, encontrando-se em repouso, temos em seu interior uma concentração maior de:
   A. K+.
   B. Ca++.
   C. Na+.
   D. Li+.
   E. Cl–.

9. (Covest) O impulso nervoso é um fenômeno de natureza eletroquímica, autopropagado, que caminha pela membrana do neurônio. Com relação a esse assunto, podemos afirmar que:
   (   ) Ao ser estimulada, a membrana de um neurônio em repouso se "despolariza". Na área estimulada, ocorre uma alteração momentânea na permeabilidade da membrana plasmática e a entrada de íons sódio.
   (   ) Ao período de despolarização, segue-se um período de repolarização, em que o potássio se difunde para o meio extracelular. Posteriormente, a bomba de sódio e de potássio restabelece os gradientes normais desses íons na célula.
   (   ) Se o estímulo for de baixa intensidade, inferior ao limiar de excitação, as alterações sofridas pelo neurônio serão suficientes apenas para gerar um impulso nervoso de baixa propagação.
   (   ) A membrana do neurônio em repouso é polarizada como uma pilha elétrica. Sua face interna representa o polo negativo, e a face externa funciona como polo positivo.
   (   ) Axônios amielínicos transmitem o impulso nervoso mais rapidamente que os mielinizados.

Ver Gabarito na pág. 309

Referências bibliográficas

1. Cannon W. Reviews 1929. Physiol Rev. 1929; IX(3):399-431.
2. Guillaumin J, DiBartola SP. Disorders of sodium and water homeostasis. Vet Clin North Am - Small Anim Pract. 2017; 47(2):293-312.
3. Kjeldsen KP, Schmidt TA. Potassium homoeostasis and pathophysiology of hyperkalaemia. Eur Hear J Suppl. 2019 Feb 1; 21(Supplement A):A2-5.
4. Damatto RL, Cezar MDM, Santos PP dos. Control of body temperature during physical exercise. Arq Bras Cardiol. 2019; 112(5):543-4.
5. Modell H, Cliff W, Michael J, McFarland J, Wenderoth MP, Wright A. A physiologist's view of homeostasis. Adv Physiol Educ. 2015; 39(4):259-66.
6. Maiuolo J, Oppedisano F, Gratteri S, Muscoli C, Mollace V. Regulation of uric acid metabolism and excretion. Int J Cardiol. 2016 Jun; 213:8-14.
7. Tan CL, Knight ZA. Regulation of body temperature by the nervous system. Neuron. 2018 Apr 4; 98(1):31-48.
8. Romanovsky AA. Skin temperature: its role in thermoregulation. Acta Physiol. 2014 Mar; 210(3):498-507.
9. Fournel A, Marlin A, Abot A, Pasquio C, Cirillo C, Cani PD, et al. Glucosensing in the gastrointestinal tract: impact on glucose metabolism. Am J Physiol Liver Physiol. 2016 May 1; 310(9):G645-58.
10. Petersen RC. Free-radicals and advanced chemistries involved in cell membrane organization influence oxygen diffusion and pathology treatment. AIMS Biophys. 2017; 4(2):240-83.
11. Marano M, D'Amato A, Cantone A. Carbon dioxide: global warning for nephrologists. World J Nephrol. 2016; 5(5):429.

12. Jaiswal N, Gavin MG, Quinn WJ, Luongo TS, Gelfer RG, Baur JA, et al. The role of skeletal muscle akt in the regulation of muscle mass and glucose homeostasis. Mol Metab. 2019; 28(August):1-13.

13. Rabouille C, Rabouille C, Antonny B. Editorial overview: cell organelles. Curr Opin Cell Biol. 2017; 47:iv-vi.

14. Alberts B, Johnson A, Julian Lewis J, Martin Raff M, Keith Roberts K, Walter P. Molecular biology of the cell. 6th ed. New York: Garland Science; 2015.

15. Lechler T, Carazo Salas RE. Editorial overview: cell architecture: mechanisms and scales of cellular organization and decision making. Curr Opin Cell Biol. 2017 Feb; 44:iv-v.

16. Staley JT. Domain cell theory supports the independent evolution of the Eukarya, Bacteria and Archaea and the nuclear compartment commonality hypothesis. Open Biol. 2017 Jun; 7(6).

17. Divakaruni AS, Paradyse A, Ferrick DA, Murphy AN, Jastroch M. Analysis and interpretation of microplate-based oxygen consumption and pH data. In: Methods in enzymology [Internet]. 1st ed. Elsevier Inc. 2014; 309-54.

18. Stroberg W, Schnell S. On the origin of non-membrane-bound organelles, and their physiological function. J Theor Biol. 2017 Dec; 434(10):42-9.

19. Waldeck-Weiermair M, Deak AT, Groschner LN, Alam MR, Jean-Quartier C, Malli R, et al. Molecularly distinct routes of mitochondrial Ca2+ uptake are activated depending on the activity of the sarco/endoplasmic reticulum Ca2+ ATPase (SERCA). J Biol Chem. 2013; 288(21):15367-79.

20. Szymański J, Janikiewicz J, Michalska B, Patalas-Krawczyk P, Perrone M, Ziółkowski W, et al. Interaction of mitochondria with the endoplasmic reticulum and plasma membrane in calcium homeostasis, lipid trafficking and mitochondrial structure. Int J Mol Sci. 2017; 18(7):1-24.

21. Stalder L, Heusermann W, Sokol L, Trojer D, Wirz J, Hean J, et al. The rough endoplasmatic reticulum is a central nucleation site of siRNA-mediated RNA silencing. EMBO J. 2013; 32(8):1115-27.

22. Gutiérrez-Cantú FJ, Guerrero-Barrera AL, Sánchez Meraz W, Pozos-Guillen A de J, Flores-Reyes H, Gutiérrez Robles EA, et al. Expression of enamel proteins in rough endoplasmic reticulum and golgi complex in human dental germs. Int J Morphol. 2017 Jun; 35(2):435-41.

23. Johnson DE, Ostrowski P, Jaumouillé V, Grinstein S. The position of lysosomes within the cell determines their luminal pH. J Cell Biol. 2016; 212(6):677-92.

24. Luzio JP, Hackmann Y, Dieckmann NMG, Griffiths GM. Lysosome-related organelles. 2014; 1-17.

25. Paardekooper LM, van Vroonhoven E, Ter Beest M, van den Bogaart G. Radical stress is more cytotoxic in the nucleus than in other organelles. Int J Mol Sci. 2019 Aug 25; 20(17):4147.

26. Meo S Di, Reed TT, Venditti P, Victor VM. Role of ROS and RNS sources in physiological and pathological conditions. 2016;2016.

27. Ren R, Ocampo A, Liu G-H, Izpisua Belmonte JC. Regulation of stem cell aging by metabolism and epigenetics. Cell Metab. 2017;1-15.

28. Kaludercic N, Deshwal S, Di Lisa F. Reactive oxygen species and redox compartmentalization. Front Physiol. 2014 Aug 12; 5(August):285.

29. Park J, Min JS, Kim B, Chae U Bin, Yun JW, Choi MS, et al. Mitochondrial ROS govern the LPS-induced pro-inflammatory response in microglia cells by regulating MAPK and NF-κB pathways. Neurosci Lett. 2015; 584:191-6.

30. PEREIRA B. Biogênese mitocondrial e exercício físico: hipótese do acoplamento elétrico-transcripcional. Rev Bras Educ Física e Esporte. 2015 Dec; 29(4):687-703.

31. Mittal M, Siddiqui MR, Tran K, Reddy SP, Malik AB. Reactive oxygen species in inflammation and tissue injury. Antioxid Redox Signal. 2014 Mar; 20(7):1126-67.

32. Goyette J, Gaus K. Mechanisms of protein nanoscale clustering. Curr Opin Cell Biol. 2017 Feb; 44:86-92.

33. Pathak D, Mallik R. Lipid- motor interactions: soap opera or symphony? Curr Opin Cell Biol. 2017; 44:79-85.

34. Stewart MP, Langer R, Jensen KF. Intracellular delivery by membrane disruption: mechanisms, strategies, and concepts. Chem Rev. 2018; 118(16):7409-531.

35. Levin M. Molecular bioelectricity: how endogenous voltage potentials control cell behavior and instruct pattern regulation in vivo. Bement W, editor. Mol Biol Cell. 2014 Dec; 25(24):3835-50.

36. Dmitriev AV, Dmitriev AA, Linsenmeier RA. The logic of ionic homeostasis: cations are for voltage, but not for volume. Zachariae U, editor. PLOS Comput Biol. 2019 Mar 14; 15(3):e1006894.

37. Conte CM. Transporte através das membranas biológicas. Uniceub; 2002.

38. Bernardino RL, Marinelli RA, Maggio A, Gena P, Cataldo I, Alves MG, et al. Hepatocyte and sertoli cell aquaporins, recent advances and research trends. Int J Mol Sci. 2016; 17(7):1-20.

39. Friesen DE, Craddock TJA, Kalra AP, Tuszynski JA. Biological wires, communication systems, and implications for disease. Biosystems. 2015 Jan; 127:14-27.

40. Petersen MC, Vatner DF, Shulman GI. Regulation of hepatic glucose metabolism in health and disease. Nat Rev Endocrinol; 2017.

41. Funk RHW. Endogenous electric fields as guiding cue for cell migration. Front Physiol. 2015 May 13;6:1-8.

42. Zhang J. Basic neural units of the brain: neurons, synapses and action potential. 2019; 1-38.

capítulo 2

Contração Muscular Esquelética

Almir de França Ferraz
Carlos Alexandre Fett
Michelle Jalousie Kommers
Waléria Christiane Rezende Fett

Rosilene Andrade Silva Rodrigues
Ruberlei Godinho de Oliveira
Paula Paraguaçú Brandão
Estélio Henrique Martin Dantas

Objetivos do estudo

- A fisiologia do músculo, dos tipos de fibras musculares e dos processos moleculares da contração e controle para tensão muscular.
- As respostas da contração das fibras musculares de contração lenta e rápida durante a prática de exercícios físicos.
- A fisiologia muscular durante o treinamento físico.
- A neurotransmissão muscular e a associação da sua importância durante a prática de exercício físico.

Palavras-chave

- Músculo
- Actina e miosina
- Contração muscular
- Tipos de contração
- Neurotransmissores.
- Ativação muscular esquelética
- Equilíbrio corporal
- Microestrutura e macroestrutura muscular
- Propriocepção
- Sistema sensório-motor
- Sistema locomotor

Introdução

Este capítulo objetiva conceituar a fisiologia muscular e o controle motor das atividades físicas. A fisiologia muscular estuda os fatores físicos e bioquímicos responsáveis pela contração muscular, desenvolvimento da capacidade de movimento e a sua importância na vida humana. Dessa forma, é importante entender que existem diferentes respostas de contração muscular e aspectos morfofuncionais de acordo com as especificidades dos músculos. Na prescrição de treinamentos físicos devem ser consideradas as diversas condições de saúde, fisiológicas, ambientais e psicológicas que interferem no rendimento físico e na estrutura corporal. Assim, a atividade física requer diferentes tipos de movimentos, variando de lentos, controlados a rápidos, incluindo os explosivos e, dependendo do ambiente, do condicionamento físico e do tipo de fibra muscular. Portanto, pode-se prescrever utilizando métodos que desenvolvam a musculatura, de acordo com as exigências metabólicas, bioquímicas e enzimáticas das fibras musculares.

Em primeiro lugar, será explicada a arquitetura muscular, e como o processo contrátil do tecido muscular, que é especializado em microestruturas em vários níveis de magnitude que regem à sincronia das ações macroscópicas, ocorrem. Esse entendimento contribui no processo de elaboração e prescrição do exercício físico, aumentando a precisão dos resultados pretendidos com estas práticas físicas. Essas práticas são necessárias para a vida e os exercícios físicos recomendados para toda a população.

Porém, ao prescrever um exercício físico, é importante que se conheça a necessidade específica do aluno, do atleta, da condição de saúde, da fase cíclica da vida (infantil, adulto ou idoso), para que se façam os devidos ajustes à individualidade biológica. Por exemplo, pode ser importante para um atleta de potência utilizar exercícios pliométricos, que estimulem o rápido estiramento/encurtamento muscular, ativando as fibras de contração rápida. Em contrapartida, isso seria totalmente contraindicado para alguém com lesão articular ou doença crônica metabólica. Dessa forma, a fisiologia muscular, associada ao conhecimento da fisiologia orgânica, contribuirá na individualização do treinamento físico.

Esse capitulo contempla também os fatores envolvidos nas ações musculares, quando ocorre o desenvolvimento do treinamento e destreinamento dos indivíduos. Estuda, ainda, a ação muscular com os fatores associados ao sedentarismo, perda de massa muscular, diminuição da aptidão física, desenvolvimento da obesidade e fatores de risco cardiometabólicos.

Ao final deste capítulo, na sessão de autoavaliação, serão testados os conhecimentos adquiridos com sua leitura. Bons estudos!

Músculos e suas estruturas funcionais

O sistema muscular é definido como órgão carnoso, componente ativo do movimento corporal. A quantidade de músculos pode variar de acordo com a contagem podendo ter uns 327 pares e 5 músculos ímpares no corpo humano.[3]

Para compreender bem o sistema muscular e sua funcionalidade, é necessário entender os critérios de classificação morfofuncional que são:
1. Tipos de músculos (p. ex., esquelético, liso e cardíaco).
2. Forma e direção das fibras:
   - Paralelas (fusiformes, p. ex., bíceps braquial).
   - Oblíquas (unipenado – semimembranoso, bipenado – gastrocnêmio, multipenado – deltoide).
   - Os músculos ainda podem ser: curtos, longos, triangulares ou circulares.
3. Local e número de tendões de origem e de inserção (p. ex.,origem de bíceps, tríceps, quadríceps, inserção unicaudado, bicaudado, policaudado, como nos músculos de mãos e pés).

4. Número de ventres musculares (p. ex., se é digástrico, como o músculo supra-hióideos e estilo-hióideo, localizados no assoalho da boca, ou poligástrico, como músculo reto ou transverso abdominal).
5. Ação muscular (p. ex., se fazem os movimentos de flexão, extensão, abdução, adução, pronação, supinação, rotação etc. Os tipos de contração muscular são a isomética (iso = igual; métrica = comprimento), isotônica (iso = igual, tônica = tensão) dividida em concêntrica (encurtamento) e excêntrica (alongamento), e; isocinética (iso = igual; cinética = velocidade).
6. Função específica (p. ex., se a função do músculo é de agonista, antagonista, sinergista, fixador ou postural no movimento humano).
7. Tipos contráteis dos músculos (p. ex., contração rápida ou lenta e capacidade metabólica aeróbia e anaeróbia da fibra).

Por isso, para prescrever os exercícios físicos, precisa-se também entender os mínimos princípios de treinamentos:
1. Individuabilidade biológica (sexo, idade e fase cíclica da vida).
2. Sobrecarga (frequência, duração, intensidade, alternância e variabilidade);
3. Especificidade (respeita adaptação no nível muscular, articular, e ósseo e nos sistemas respiratório e o cardíaco, condição de saúde e doença.
4. Continuidade (adaptação do sistema muscular).
5. Reversibilidade (destreino, descondicionamento físico e repouso prolongado).

E associar esses treinamentos ao melhor conhecimento do sistema muscular do corpo humano para desenvolver desempenhos habituais de vida, de trabalho profissional, prática desportiva na máxima capacidade física. No Capítulo 3, esse assunto é abordado com mais alguns detalhes.

A organização da estrutura musculoesquelética é composta por bilhões de fibras, que formam os músculos cujo formato pode ser medido em diâmetros de,aproximadamente, 10 a 80 micrômetros. Cada uma dessas fibras possui subunidades microscopicamente menores, cuja função é contrair e tensionar a musculatura para o movimento.[1]

Os músculos esqueléticos são compostos por fibras musculares que podem corresponder a, aproximadamente, 50% da massa corporal e têm influência na regulação do metabolismo, que transforma a energia bioquímica em energia mecânica. As funções das fibras musculares determinam as características e configurações específicas, microscopicamente, divididas em nosso corpo por três tipos de músculos:[2]
1. Músculo Liso (ML).
2. Músculo Estriado Cardíaco (MEC).
3. Músculo Estriado Esquelético (MEE).

O MEE tem a função de auxiliar no movimento humano e caracteriza-se por estar inserido nos ossos do esqueleto, portanto, denomina-se "esquelético".[3]

O músculo é envolto por estruturas fibrosas, sendo o endomísio sua parte mais interna, onde estão as estruturas chamadas de fibras musculares; o perimísio é composto pelos feixes musculares e o *epimísio* envolve todo o músculo. Essas estruturas unem-se formando os tendões que ligam os músculos aos ossos. Para gerar movimento, é preciso que haja o encurtamento/alongamento das estruturas musculares, sendo o sarcômero sua menor unidade e composto pelas proteínas contráteis: actina, miosina, troponina, tropomiosina e titina. Vários sarcômeros formam uma fibra muscular e estas compõem os feixes musculares. O músculo todo é composto por vários feixes musculares. Essas estruturas em conjunto é que permitem o corpo se movimentar (Figura 2.1).[2]

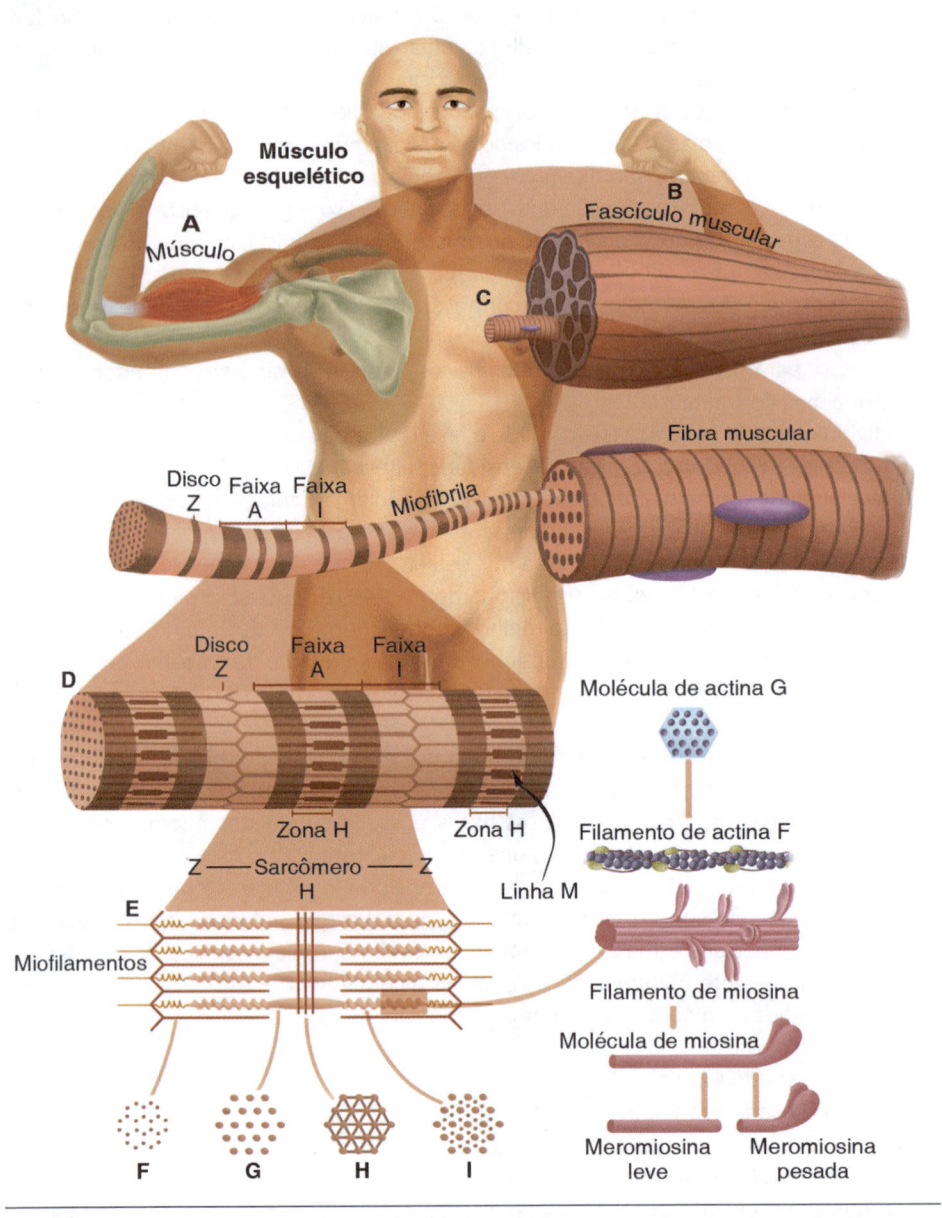

FIGURA 2.1. Descreve as estruturas do Músculo Estriado Esquelético do corpo humano representando as estruturas macroscópicas e microscópicas que compõem o funcionamento das fibras musculares, essencial para o movimento humano. A complexidade das estruturas anatômica e fisiológica das moléculas do músculo corporal mostra o seu papel na contração muscular. A ilustração mostra a estrutura do músculo esquelético do nível macroscópico ao molecular. As letras F, G, H e I são cortes transversais nos níveis indicados em que a actina, a miosina, a tropomiosina, a troponina e a titina interagem entre si durante a contração muscular. À direita da figura, destacam-se as estruturas biomoleculares analisadas em separado, mostrando sua anatomia (forma) e funcionalidade durante a contração muscular. *Fonte:* elaborada pelos autores.

As estruturas dos músculos esqueléticos são formadas por fibras que se prolongam por todo o comprimento muscular, em várias partes do corpo humano. Nesse caso, as inervações que compõem as terminações nervosas não abrangem toda extensão do músculo, mas, localizam-se estrategicamente no centro da fibra.[4]

O MEE tem comportamento mecânico característico *viscoelástico*, que pode apresentar latência por ter reversibilidade no seu comprimento (contrátil para relaxado-contraído e vice-versa) podendo ocorrer a deformação momentânea da estrutura muscular na fase do movimento corporal. Toda a estrutura muscular é composta por:

1. Proteínas contráteis (miofilamentos de actina e miosina), componentes da contração muscular.
2. Estrutura elástica, composta de titina e estrutura tecidual que envolve as fibras musculares (endomísio), os feixes musculares (perimísio) e a estrutura ventral muscular (epimísio) responsável por retornar o músculo ao seu comprimento original após sua contração miofibrilar.
3. Microestruturas celulares em organelas (mitocôndrias, retículo sarcoplasmático, sistema tubular, sínfises e outras estruturas) com a deformação, retorna-se a seu formato inicial sob outra tensão reversa.[5]

Nos músculos encontram-se inúmeros fascículos, e cada um deles, as fibras estão dispostas e envolvidas pelo endomísio com características polinucleadas, alongadas (Figura 2.2).

A miofibrila é a microestrutura muscular permeada pelo endomísio, aperfeiçoada pelo processo adaptativo, para garantir o suporte das estruturas celulares (organelas) que se especializaram em potencializar a função contrátil do músculo. Para realizar a contração muscular, a fibra necessita ativar a organela denominada *retículo sarcoplasmático*. Essa organela localiza-se invaginada na membrana citoplasmática das estruturas musculares esqueléticas para ativar o processo de distribuição *polarização e repolarização* (eficiência do processo contrátil miofibrilar), e as mitocôndrias sintetizam bilhões de moléculas de adenosina trifosfato (ATP) para gerar suporte energético ao corpo humano.[6,7]

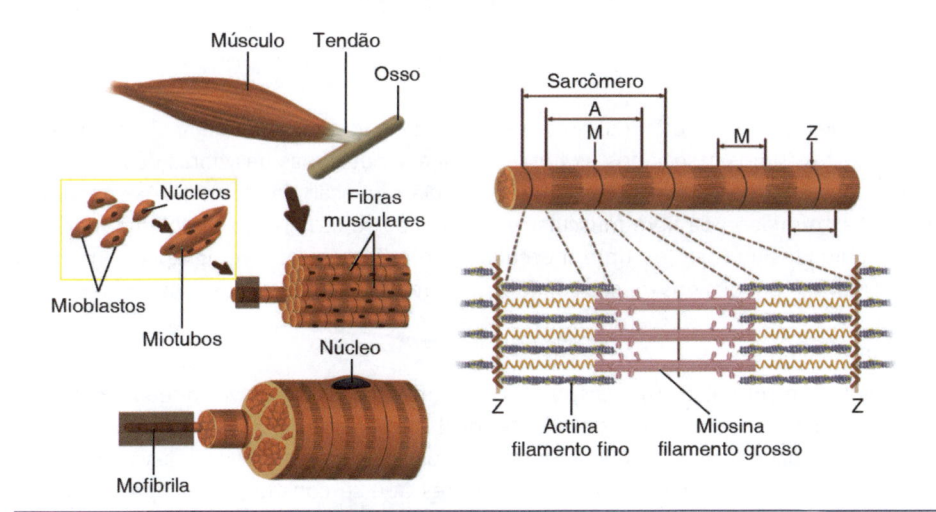

FIGURA 2.2. Demonstra a organização celular da estrutura completa do músculo. Os músculos e microestruturas das fibras do tecido esquelético possuem vários núcleos nas suas células. A miofibrila é uma estrutura composta por vários sarcômeros, que é a menor estrutura contrátil no movimento corporal. *Fonte:* elaborada pelos autores.

Dessa forma, podemos resumir assim:

As *macroestruturas musculares* são compostas de: ventre muscular (epimísio, perimísio e endomísio), tendão ou aponeurose, fáscias ou fascículos musculares.

As *microestruturas musculares* são compostas de: miofibrilas, miofilamentos ou fibras musculares e os sarcomêros.

Sendo que na estrutura dos sarcomêros temos: as linhas e as faixas; e também as proteínas sarcoméricas (actina, miosina, troponina, tropomiosina e titina). Por isso, essas proteínas são denominadas de biomoleculares ou também chamadas de proteínas contráteis dos músculos, mas elas permeiam estruturas tanto macro quanto micro dos músculos. Por exemplo, a titina está presente na microestrutura do sistema vascular tanto nos vasos arteriais quanto em venoso e é também responsável por viscoelasticidade de ventre muscular e tendões. Ainda, existe o sistema neuronal que envolve o músculo com axônios e as substâncias biomoleculares (acetilcolina). Assim, precisa de integridade do sistema neuronal, morfológico e fisiológico para acontecerem os elementos de força, potência e resistência quando contração muscular é executada.

■ Microestruturas musculares

Miofibrilas

As miofibrilas são organizadas em diversas estruturas denominadas *sarcômeros*, sendo microestruturas contráteis do músculo dispostas por filamentos compostos de actina, miosina e de titina na musculatura que são encarregadas de realizar o processo de contração muscular. A troponina e a tropomiosina regulam todos os processos de contrações musculares, pois cada fibra muscular possui milhares de miofibrilas. Para que você tenha uma ideia desse processo contrátil, cada miofibrila possui aproximadamente, cerca de 1.500 filamentos estruturados de miosina adjacentes e 3.000 filamentos dispostos de actina, estruturadas em longas moléculas de proteínas polimerizadas, responsáveis pelas contrações musculares. Os filamentos mais espessos são miosina, e os menos espessos são actina (Figura 2.3).[8,9]

Sarcolema

O sarcolema é a membrana plasmática celular delgada revestida de fina camada contendo polissacarídios associados às fibrilas colágenas delgadas nas fibras dos músculos esqueléticos, sendo excitável por receber potenciais de ação das terminações nervosas. Em cada extremidade da fibra muscular essa camada superficial do sarcolema funde-se com as unidades motoras da fibra muscular do tendão, em que se agrupam em feixes para formar os tendões nos músculos, depois ligam a musculatura aos ossos.[10,11]

Miosina

A miosina é uma estrutura disposta em filamentos, responsável diretamente pela contração muscular. A miosina está no interior das miofibrilas e dos sarcômeros do MEE envolvido em bandas divididas pela membrana plasmática desse *locus* muscular. Na estrutura molecular apresenta, estruturas menores que se constituem por proteínas em sua forma heliocoidal, sendo composta por seis cadeias polipeptídicas.[12] O filamento de miosina possui duas cadeias: uma região de forma linear e outra com duas cabeças globulares (onde contém a enzima ATPase) (Figura 2.4).[13,14]

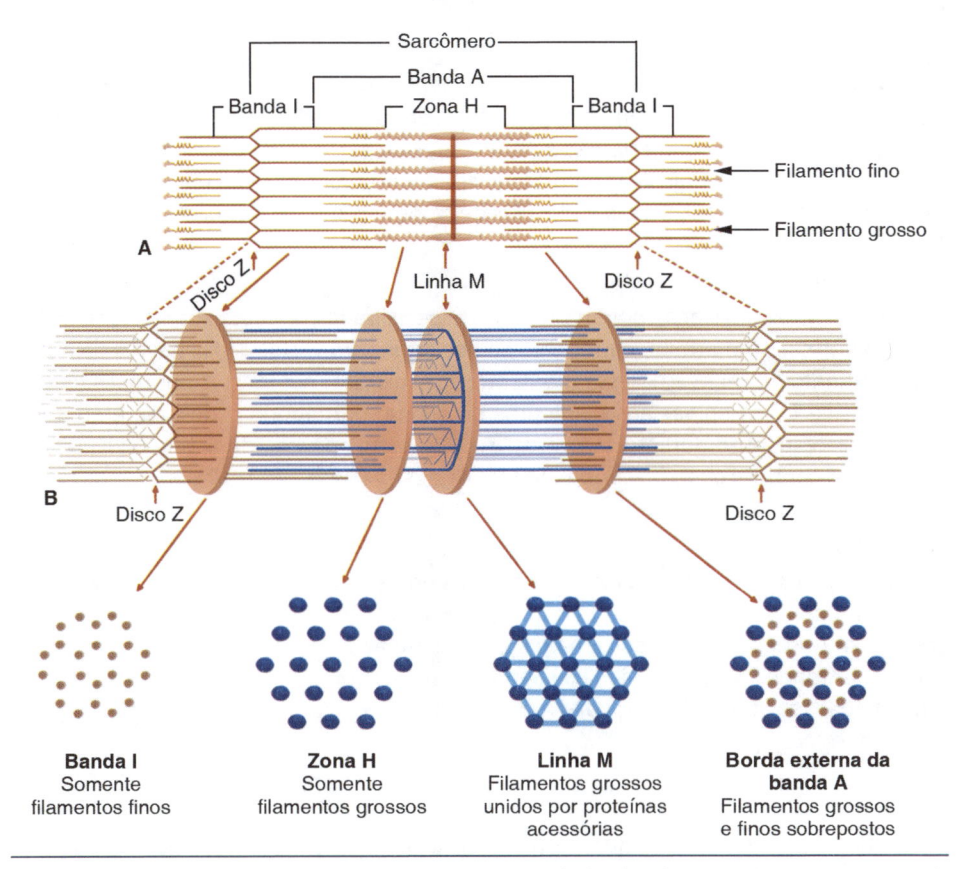

FIGURA 2.3. Desenho esquemático da estrutura muscular, adaptada de Silverthorn (2010), apresenta recorte da estrutura do sarcômero em desenhos tridimensionais das composições dos filamentos proteicos que compõem o músculo. *Fonte:* elaborada pelos autores.

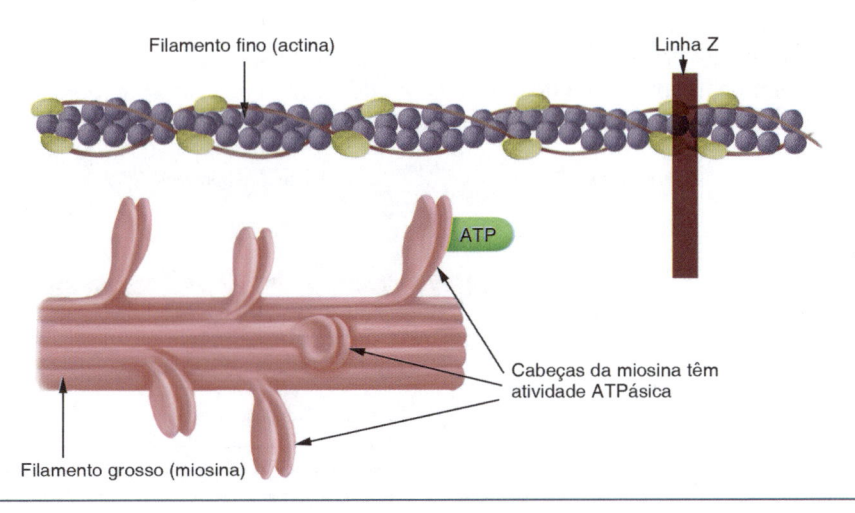

FIGURA 2.4. Apresenta a estrutura dos filamentos finos (actina) em cor lilás e filamento grosso (miosina em cor rosa) composta de várias cabeças com liberação energética "atividade ATPásica". *Fonte:* elaborada pelos autores.

Actina

Actinas são estruturas compostas por filamentos de forma duplicada por proteínas F actina (arquitetura helicoidal), conhecida também por proteína globular (Actina-G). As moléculas de actina G polimerizadas possuem moléculas de ATP/ADP que interagem com as pontes cruzadas das miosinas para produzir as contrações musculares. As actinas possuem anexas em suas estruturas moléculas de tropomiosina e de troponina.[14]

Tropomiosina

Os filamentos de actina contêm proteínas especializadas, a *tropomiosina*. Essas moléculas, de formato em espiral, entrelaçam-se nos arranjos dos sulcos das hélices da actina F, no momento do repouso. Nesse momento, as estruturas compostas por moléculas de tropomiosina ficam unidas aos filamentos de actina, permitindo o deslizamento constante dessa estrutura durante a contração entre os filamentos de actina-miosina sem interrupção contrátil das cabeças de miosina na actina (Figura 2.5).[15,16]

Troponina

Troponinaa são moléculas proteicas com três unidades de proteínas ligadas. Cada proteína tem uma função específica para regular a contração muscular ficando ligada à tropomiosina. A troponina I proporciona o suporte para actina para ligar-se e deslizar com a miosina. A troponina T proporciona o suporte com a tropomiosina para a fixação e o deslizamento das estruturas de miosina, e a troponina C relaciona-se com a regulação dos íons de cálcio (Figura 2.5).[17-19]

Titina

A titina é outra estrutura que pertence ao processo de contração muscular. É uma proteína de elevado conteúdo molecular que se localiza na extensão do disco Z, a linha M conectando à miosina durante a execução do movimento corpóreo. Sua função está relacionada ao processo reverso do comprimento das fibras musculares (sarcômeros) após sua contração.[20] A característica biomolecular da titina é manter a tensão passiva do músculo, com o correto direcionamento dos sarcômeros em repouso e na manutenção da posição da miosina, no momento do deslizamento dos filamentos. Portanto, possui função similar ao sensor de tensão ativo para o controle de contração muscular (Figura 2.6).[12,21]

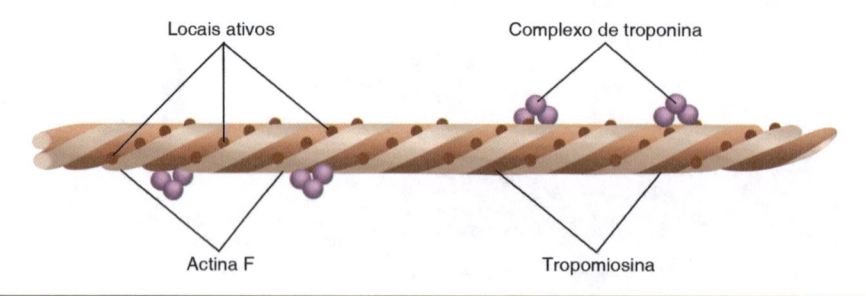

FIGURA 2.5. Estrutura de filamento de actinas, composta por dois filamentos de formação helicoidal com moléculas anexas de actina F e dois filamentos moleculares de tropomiosina, que ficam entre os sulcos helicoidais do entrelaçamento das actinas. O ligamento das extremidades das moléculas de tropomiosina estão contidas no complexo de troponina que é responsável pelo início da contração muscular. *Fonte:* elaborada pelos autores.

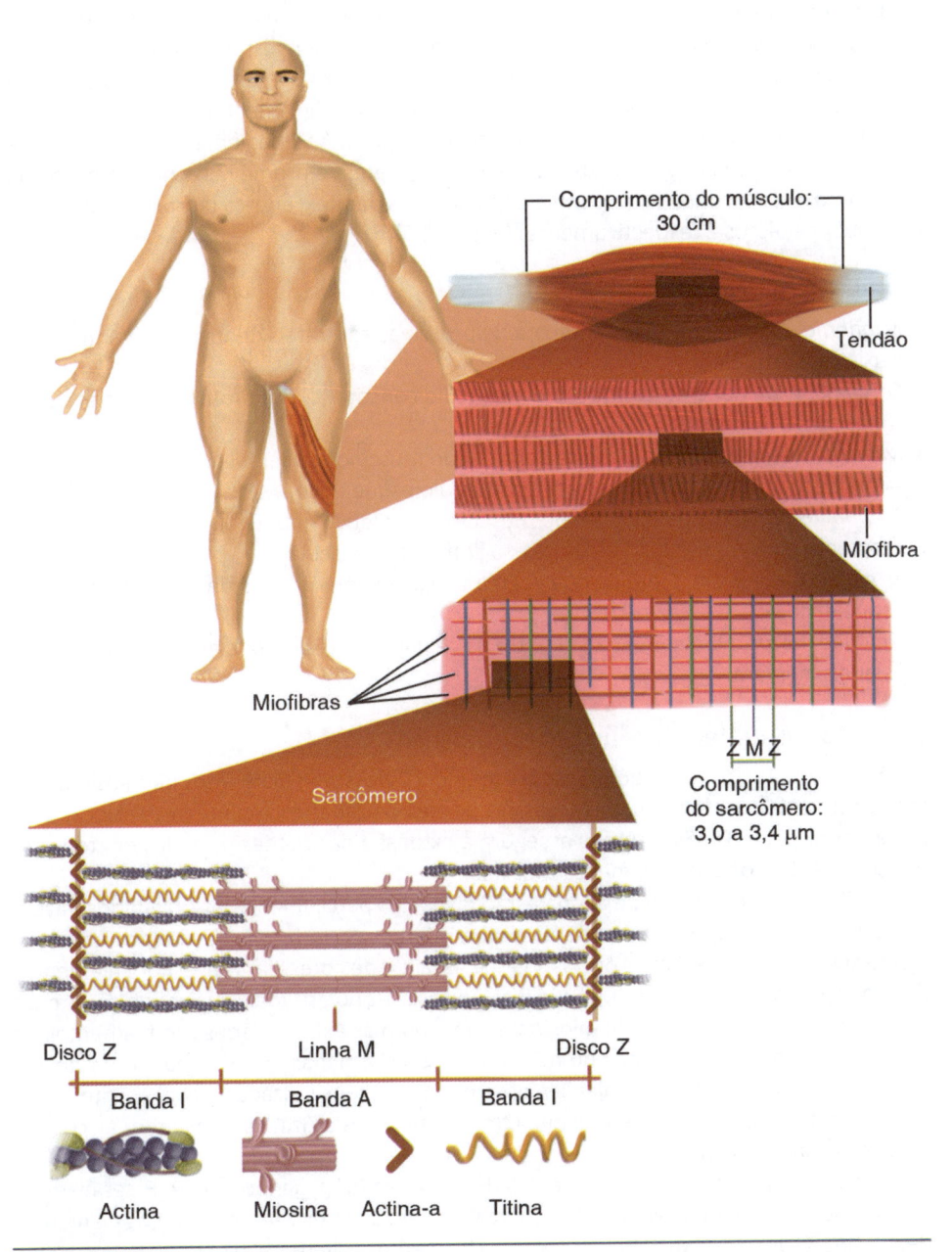

FIGURA 2.6. Ilustração sobre a estrutura contrátil muscular esquelética. Apresenta o processo descritivo das estruturas responsáveis pelo movimento corporal. Observa-se o MEE da coxa, contendo várias estruturas miofibrilares, compostas de sarcômeros. No recorte ampliado, visualiza-se o disco Z, que delimita a unidade de sarcômero e anexa as titinas, e bandas I e A (representam espaços de deslizamentos contrátil – banda I: interstício de encurtamento da contração muscular; banda A: extensão ocupada pela miosina no sarcômero, que é delimitada em duas subunidades pela linha M). *Fonte:* elaborada pelos autores.

Quando uma pessoa está em repouso, os músculos com as conexões na cabeça da miosina e no *locus* da actina, juntamente com tropomiosina estão inertes (Figura 2.6). No momento em que a pessoa realiza qualquer movimento corporal, ela ativa o processo específico muscular da troponina ligando ao íon cálcio, movimentando a tropomiosina da actina. Dessa forma, ocorre o processo do deslizamento das fibras da musculatura. A contração muscular se dá à custa de gasto de energia e promove o encurtamento do sarcômero na fase concêntrica e seu alongamento na fase excêntrica (aproximação e afastamento dos discos Z respectivamente) (Figura 2.6).[12,22,23]

Resumo dos conceitos

- *Miofibrila:* unidade motora composta de proteínas contráteis dentro da fibra muscular cardíaca e esquelética.
- *Sarcômero:* unidade de contração do músculo constituída por proteínas contráteis entre as zonas da linha Z.
- *Miosina:* maior estrutura proteica contrátil do músculo esquelético.
- *Actina:* estrutura proteica contrátil do músculo esquelético.
- *Tropomiosina:* proteína contrátil do músculo esquelético que regula o processo de deslizamento e ligamento das estruturas na contração muscular.
- *Troponina:* estrutura proteica que regula a ligação com os íons de cálcio do músculo esquelético.
- *Unidade motora:* é a combinação entre as células nervosas alfa e as fibras musculares as quais inervam.

Estruturas contráteis do músculo esquelético

As estruturas contráteis do músculo esquelético possuem filamentos de miosina, cuja forma retorcida e cada par com sucessivas pontes cruzadas é, axialmente, deslocado do par anterior por 120°. Essa torção assegura a extensão das pontes cruzadas em todas as direções em torno de um filamento muscular.[12]

Os filamentos de miosina e actina estão dispostos parcialmente interdigitados, fazendo com que a estrutura da miofibrila tenha diferenças de tonalidades entre as faixas, sendo algumas mais escuras e outras, claras. As faixas de cores claras possuem filamentos de actina, denominados faixas I, sendo isotrópicas à luz polarizada. As faixas de cores mais escuras possuem filamentos de miosina, assim como as extremidades dos filamentos de actina, onde se superpõem aos de miosina, sendo chamadas faixas A, por serem anisotrópicas à luz polarizada. As projeções ocorrem nas pontes cruzadas e com as interações entre as estruturas dos filamentos de actina e as pontes cruzadas que geram as contrações musculares (Figura 2.7).[14,20]

As zonas mais extremas dos filamentos de actina estão ligadas ao disco Z. Esses filamentos do disco estendem-se em ambas as direções para se interdigitarem com os filamentos de miosina. O disco Z, composto por proteína filamentosa diferente das estruturas de actina e miosina, possui cruzamentos transversais para toda a miofibrila e, acontece concomitantemente, de forma transversa, de miofibrila para miofibrila, conectando as miofibrilas umas às outras, por toda a fibra muscular. Logo, as estruturas da fibra muscular, em destaque na sua espessura, são observáveis em faixas de tonalidades mais claras e escuras, como fazem de forma individualizada as miofibrilas. Essas faixas são características dos tipos de músculos estriados esqueléticos e cardíacos (Figuras 2.8 e 2.9).[24]

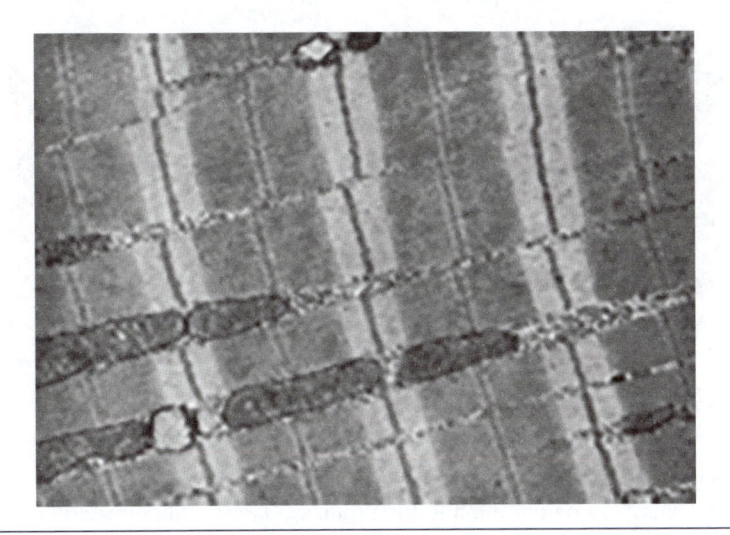

FIGURA 2.7. Representação por imagem micrográfica eletrônica das microestruturas de miofibrilas musculares esqueléticas que mostra em detalhe, a organização dos filamentos de actina e miosina. Pode-se observar que as mitocôndrias (organelas em formato alongado e mais escuro que outras estruturas) se situam entre as miofibrilas dos músculos para o suporte energético na contração muscular. *Fonte*: elaborada pelos autores.

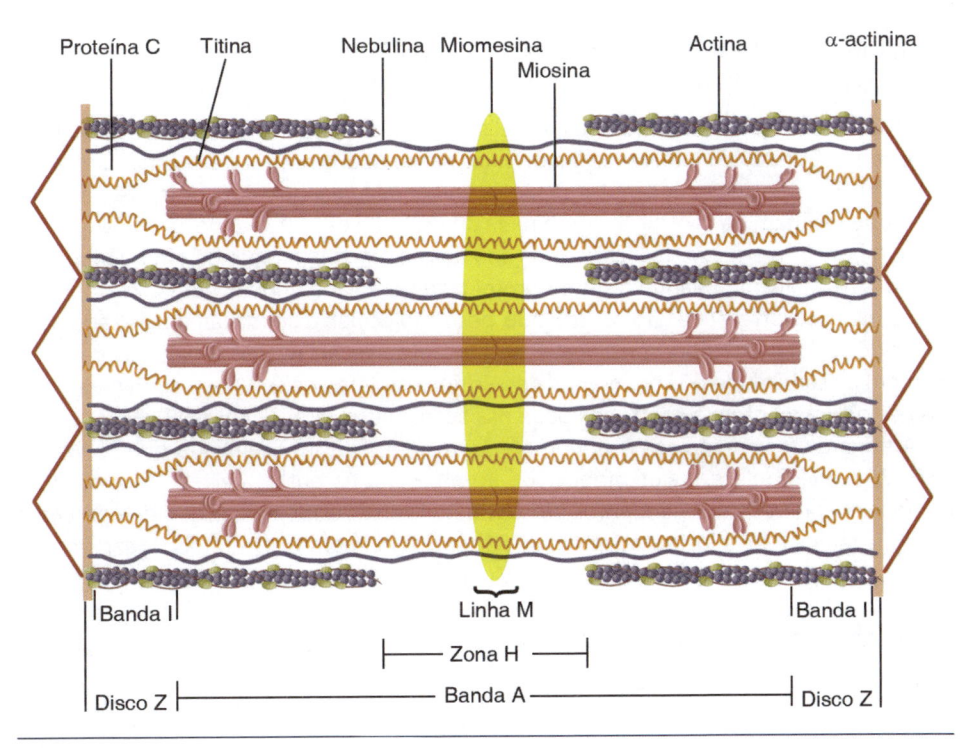

FIGURA 2.8. Representação ilustrativa da estrutura titina, miosina, actina, proteína C, α-actinina está junto com o disco Z, nebulina e miomesina, que estão na banda A entre o disco Z, todas estruturas relacionadas à contração muscular. *Fonte:* elaborada pelos autores.

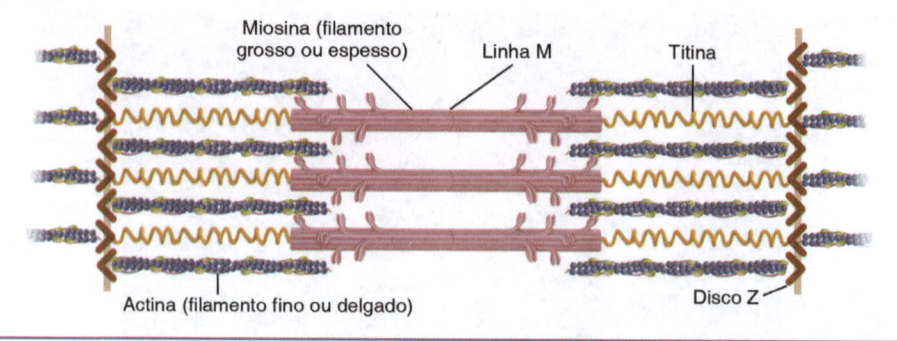

FIGURA 2.9. Organização estrutural proteica do sarcômero. Cada molécula de titina se estende do disco Z até a linha M, atuando como uma "mola" com característica de reflexibilidade do músculo. *Fonte*: elaborada pelos autores).

O segmento miofibrilar, ou seja, toda a estrutura de fibra muscular localizado entre dois discos Z sucessivos, é denominado sarcômero. Quando a fibra muscular está em contração, constata-se que o comprimento do sarcômero mede aproximadamente 2 micrômetros. Todos os filamentos de actina da musculatura sobrepõem-se de forma completa aos filamentos de miosina, e as pontas dos filamentos de actina estão quase começando a se sobrepor. Será visto adiante que, nesse comprimento, o músculo é capaz de gerar sua força máxima de contração (Figura 2.1).[23,25]

Características elásticas e contráteis das unidades motoras do músculo esquelético

As unidades motoras são compostas pelas moléculas filamentosas proteicas de titina, estrutura que mantém os filamentos de miosina no seu *locus* para atuar na contração muscular. Assim, as unidades motoras são as unidades funcionais das contrações musculares, que resultam da contração combinada do músculo esquelético pelas unidades motoras. A posição perfilada dos filamentos de miosina e actina é mantida em quantidades elevadas de moléculas filamentares da proteína denominada *titina* (Figura 2.8).[10]

As moléculas de titina são de elevado peso molecular e seus filamentos são os de maior flexibilidade da fibra muscular. Essa função da estrutura das moléculas da titina mantém a estabilidade dos filamentos de miosina e actina nos seus *loci*, de maneira que essa estrutura mantém a contratibilidade nas ações musculares (Figura 2.9).[21]

A titina de forma análoga a uma mola, tem sua estrutura espiralada que se liga ao disco Z, o que confere maior mobilidade ao músculo. As outras partes das moléculas de titina ancoram-se nos filamentos grossos de miosina. As moléculas de titina parecem servir de molde para a formação inicial de partes dos filamentos contráteis do sarcômero, em especial, para os filamentos de miosina (Figura 2.10).[26,27]

Processos específicos da contração muscular

Definição da contração muscular

A contração muscular é o processo realizado pelas unidades motoras dos músculos, estimuladas pelas estruturas cognitivas do neurônio motor, promovendo a ação mecânica do organismo. A contração muscular é o fenômeno característico em que a actina realiza o deslizamento sobre os filamentos da miosina.[14,24,19]

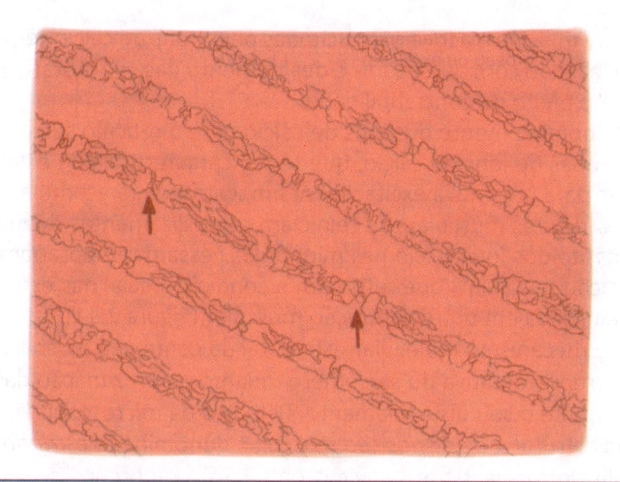

FIGURA 2.10. As organelas retículo sarcoplasmático nos espaços extracelulares entre as miofibrilas mostram o sistema longitudinal, paralelo às miofibrilas dos músculos. Estas são exibidas também em corte transversal os túbulos T (*setas*), que levam ao exterior da membrana das fibras sendo importantes condutores do sinal elétrico para o interior da fibra muscular. *Fonte:* elaborada pelos autores.

Fenômenos bioquímicos e fisiológicos da contração muscular

A contração dos músculos acontece por mecanismos meio dos fenômenos bioquímicos e neuromotores para contrair e diminuir seu comprimento por estimulação do nervo motor que realiza o fluxo de impulsos nervosos descritos nos seguintes processos:

1. A contração muscular é iniciada ao ativar os estímulos (impulsos nervosos) que ocorrem pela despolarização em potenciais de ação que avançam pelas terminações nervosas motoras até os axônios localizadas nas fibras musculares.[28]
2. Na localização terminal nervosa, a junção neuromuscular que realiza o estímulo muscular depois do impulso nervoso, tem função de secretar substâncias neurotransmissoras "acetilcolina" em quantidade necessária para garantir o estímulo para a despolarização.[29]
3. A substância acetilcolina é liberada e atua no primeiro momento nas estruturas das membranas das fibras musculares. Isso tem o objetivo de estimular os diversos canais de cátions, que transportam os marcadores bioquímicos, também chamado de processo de regulação dos neurotransmissores composto por "acetilcolina", que permeiam nas moléculas proteicas localizadas nas membranas das estruturas musculares.
4. Ocorre a liberação dos íons sódio pelos canais que são regulados pela acetilcolina, direcionando essa substância para regiões internas das fibras musculares. Os íons sódio transmitidos pelos túbulos transversos, que possuem micro receptores de di-hidropiridina, são ativados no interior dos retículos sarcoplasmático. Dessa forma, realiza-se o fenômeno da "despolarização muscular", alterando a diferença de voltagem proporcionado pelo potencial de ação na membrana do músculo.
5. Em seguida, pela diferença de voltagem, estimula os canais dos retículos sarcoplasmáticos, havendo a propagação do potencial de ação tanto nas membranas das fibras nervosas como nas musculares. Quando as membranas musculares são despolarizadas, o impulso elétrico é direcionado para a região central das fibras musculares. Acontece, de imediato, a excitação para que os canais do retículo sarcoplasmáticos liberem dos íons cálcio que estavam armazenados nessa organela celular. O íon de cálcio é responsável pela regulação da contração muscular.[28,30]

6. As estruturas de miosina e actina são excitadas pelos íons de cálcio causando o processo de atração fazendo com que ocorra o deslizamento das estruturas "miosina-actina", conhecido como efeito de contratibilidade.[31,32]

7. O processo de bombeamento dos íons de cálcio para o retículo sarcoplasmático realizado pelas bombas de íons de cálcio, que têm a característica de estarem constantemente prontas para uma nova excitação. Assim, garantem a estimulação do potencial de ação das estruturas musculares e reiniciam os deslizamentos da miosina-actina. O rearmazenamento dos íons cálcio nas miofibrilas cessam temporariamente o deslizamento (contração muscular) que retornam à condição inicial das estruturas para que possam ser reiniciada em outra contração muscular (Figura 2.11).

O processo do mecanismo molecular-estrutural da contração muscular pode ser descrito pela porção representativa do sarcômero, quanto a aproximação das fibras musculares e posteriormente o seu distanciamento. Pelo uso da microscopia óptica simples foi observado o tipo estrutural de disposição muscular, denominado *estriado*. Com o advento da microscopia eletrônica, pôde-se avançar muito na compreensão da contração muscular. Observou-se que pela difração de raios-X, no músculo relaxado havia áreas mais espessas e outras mais delgadas, que se sobrepunham, originando daí o nome de músculo estriado. Porém, durante a contração muscular, estes filamentos se sobrepunham, desaparecendo a zona H (Figuras 2.1, 2.8 e 2.9).[33,34]

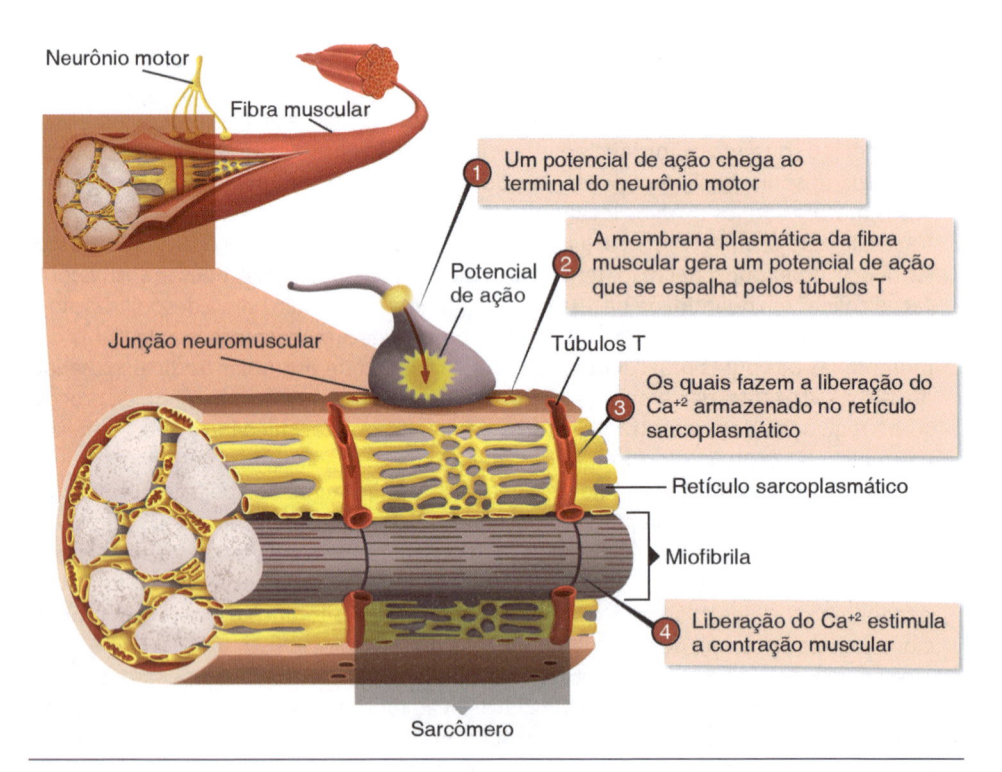

FIGURA 2.11. Os processos da contração muscular possuem várias etapas descritas, ativam várias reações bioquímicas que fazem com que os potenciais de ação consigam estimular a junção neuromuscular para que os túbulos T do retículo sarcoplasmático liberem íons de cálcio para efetivar os deslizamentos de actina com a miosina nos sarcômeros durante a realização do movimento corporal. *Fonte:* elaborada pelos autores.

As estruturas dos discos Z são esticadas pelas actina F até o limite das extremidades onde se encontram os filamentos de miosina. O processo da liberação de energia nas células e os estímulos neurais promovem o funcionamento das microestruturas das fibras musculares onde ocorre o deslizamento da actina sobre a miosina.

Quando ocorre o ciclo de contração por potenciais de ação que flui pelas fibras nervosas e musculares, o retículo sarcoplasmático libera íons de cálcio para as miofibrilas. A ciclagem contínua de contração muscular requer a presença de cálcio e a hidrólise de ATP (transformação da liberação de energia). Os íons de cálcio estimulam o tracionamento entre pequenas fibras de miosina e de actina, e a contração renova seu ciclo. Para continuar o processo de contração ocorre a liberação de energia das ligações de ATP transformando em ADP.[7,35]

O movimento humano é provocado pelas contrações musculares, que beneficiam a aptidão física e a saúde das pessoas que praticam atividade física, como: atividades diárias rotineiras,[36] *performance* esportiva, lazer, atividade física ocupacional, exercícios físicos com idosos.[37-41]

Existem teorias que reforçam a explicação desse fenômeno para o processo interativo dos filamentos de actina, inclusive as ações dos ligamentos/pontes de cruzamento de miosina explicado pelas teorias: "ir para diante" (*Walk-Along*), "catraca" e da "contração pelo filamento deslizante". A ativação dos filamentos de actina é feita pelos íons de cálcio onde as pontes de cruzamento das cabeças dos filamentos de miosina promovem a contração muscular (Figura 2.12).[44]

■ Tipos de contração e fibras musculares

Quanto ao fator fisiológico, o movimento humano pode ser voluntário e involuntário, com características de contrações isotônicas. A fase concêntrica caracteriza-se pela aproximação dos discos Z, com consequente encurtamento do sarcômero. Logo, a fase excêntrica, em oposição, realiza o afastamento dos discos Z com consequente aumento do comprimento do sarcômero (Figuras 2.1, 2.8 e 2.9).[19,45-47]

A contração muscular excêntrica pode repercutir com maior força contrátil que a contração concêntrica, em virtude dos efeitos do resultante da força e, combinado com a ação gravitacional, com movimentos negativos que envolvem a junção muscular, tensão passiva e a dissipação da energia estocada.[48,49]

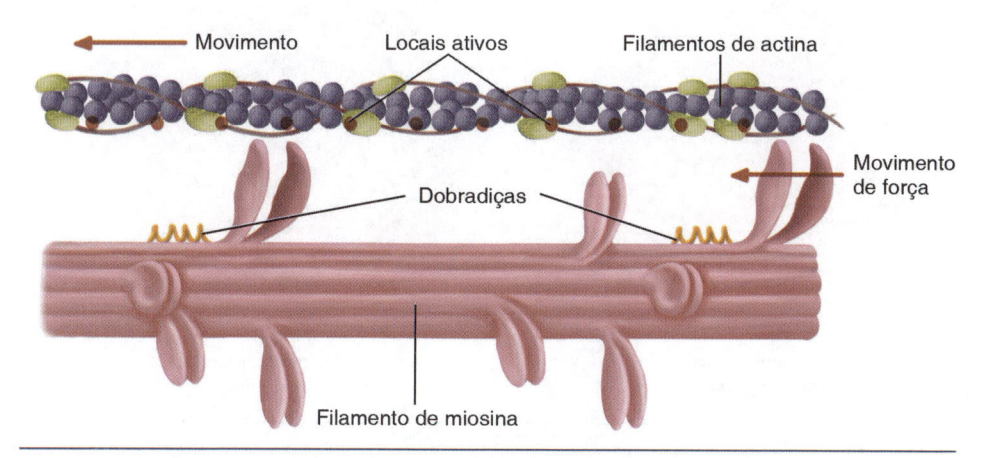

FIGURA 2.12. Mecanismo de "ir para diante" para contração dos músculos. *Fonte:* elaborado pelos autores.

Ainda, além das características da contração isotônica, existem outros dois tipos de contração: isométrica e isocinética. A contração isométrica refere-se às ações musculares dos músculos esqueléticos, em que não há mudança do comprimento muscular, mas existe gasto energético. Porém, na contração isocinética se mantém em uma velocidade constante de contratibilidade. Esta é uma contração que se aproxima do tipo de ação realizada dentro da água.[50]

Fibras musculares de contração lenta e de contração rápida

Devido aos critérios para a classificação morfofuncional, as fibras musculares foram divididas pelos tipos resultantes de contração que considerou o metabolismo energético de maior manifestação durante o movimento, velocidade de contratibilidade e coloração histoquímica resultante das atividades enzimáticas. Foram identificados dois tipos de fibras musculares e seus subtipos, sendo as do tipo I e, as do tipo II.[51]

Não há possibilidade de conversão que transforme os tipos de fibras, por exemplo, do tipo I para o tipo II e vice-versa. Pois estas dependem da característica genética, portanto, os constituintes das fibras musculares não são totalmente iguais, sendo diferenciados por suas vias metabólicas.

As fibras musculares apresentam os seguintes tipos, de acordo com a capacidade bioquímica e enzimática das fibras: contração lenta (oxidativas ou vermelhas, ricas em vasos sanguíneos e mitocôndrias) também denominadas fibras tipo I – metabolismo predominantemente aeróbio; de contração rápida ou brancas, denominadas fibras tipo IIa (contração rápida oxidativa-glicolíticas); e IIb (contração rápida glicolítica) – metabolismo predominantemente anaeróbio (Figura 2.13).[44,48]

As fibras de contração lenta têm características vinculadas ao desempenho físico, quando comparadas às fibras rápidas. As fibras lentas possuem um sistema de vascularidade sanguínea com mais capilaridade e maior aporte extra de consumo de oxigênio, apresentando quantidades mais elevadas de mitocôndrias, que auxiliam no suporte elevado dos níveis de metabolismo oxidativo. As fibras tipo I possuem elevada concentração de mioglobina, que inclui o ferro nessa proteína, a qual tem alta aderência ao oxigênio. Estas são características

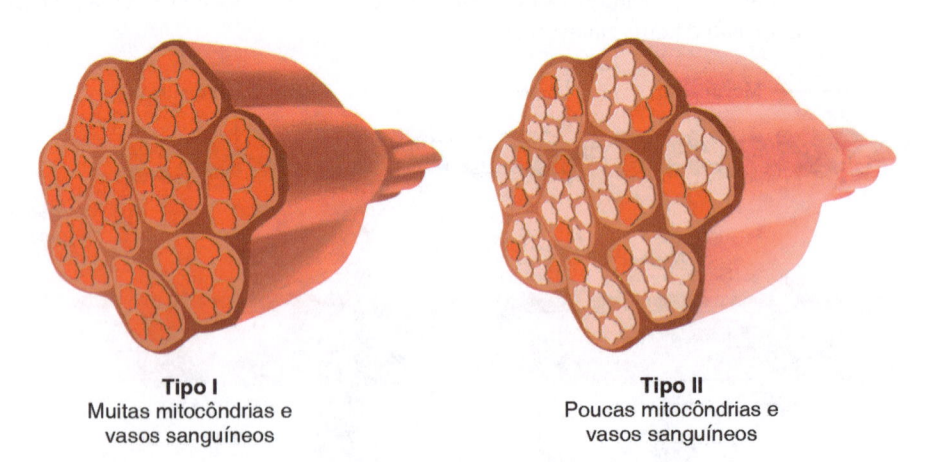

Tipo I
Muitas mitocôndrias e
vasos sanguíneos

Tipo II
Poucas mitocôndrias e
vasos sanguíneos

FIGURA 2.13. Tipos de fibras dos músculos esqueléticos. Tipo I oxidativa e tipo II glicolítica. *Fonte:* elaborada pelos autores.

importantes que proporcionam às fibras do tipo I ter elevada capacidade aeróbia e, portanto, tem a característica das atividades de *endurance*.[14]

As fibras IIa e IIb, classificadas como *rápidas*, são maiores em comprimento do que as fibras lentas, logo, possuem maior estrutura de tecido conjuntivo sendo mais espessas em suas camadas. As fibras musculares de contração rápida são grandes para obter maior força de contração. Os retículos sarcoplasmáticos são maiores que nas fibras lentas pela questão adaptativa de garantir a liberação de cálcio para a rápida contração. De acordo com as análises moleculares, constatou-se que possuem elevadas concentrações de enzimas glicolíticas. As fibras glicolíticas têm menos fluxo de sangue circulante do que as fibras lentas, uma característica do metabolismo oxidativo. As fibras IIa e IIb (metabolismo glicolítico) possuem menor quantidade de mitocôndrias que as fibras lentas.

As características físicas que influenciam no desempenho e no condicionamento físico são: a estrutura do corpo, os processos fisiológicos neurais, a capacidade de resistência e de potência, até a questão psicológica associada ao esforço físico. Podemos destacar que as fibras do tipo I, apesar de desenvolverem menor potência, força e velocidade no desempenho do músculo, apresentam elevada resistência. As modalidades que têm esse perfil atlético são exercícios físicos de longa duração, como corrida de rua, corridas de média e longa duração, futebol, tênis, boxe, entre outras modalidades esportivas. Os praticantes que possuem a fibra tipo II apresentam características com maior tendência de força, potência e velocidade, porém com reduzida resistência. As modalidades que representam este tipo de exercício físico são: corridas curtas, saltos, arremessos, levantamento de pesos e outros esportes de curta duração.[52]

Muitas modalidades esportivas apresentam a característica de intermitência em que o metabolismo energético e o trabalho de contração muscular podem variar de acordo com estímulo do exercício, como no futebol, no voleibol, no basque, no judô e no karatê entre outras modalidades.[5]

Estimulação nervosa das unidades motoras para contração muscular

As fibras musculares possuem na sua estrutura a composição de inervações, chamadas de unidades de motoneurônios (medula espinal), que estão inervadas em várias fibras musculares. A soma das fibras musculares e das fibras nervosas caracteriza-se por uma unidade motora (Figura 2.14).[51]

Para potencializar os estímulos das contrações musculares (aumentar a intensidade para contração total do músculo) é realizado o movimento muscular por meio da somação em múltiplas fibras. Isso garante o estímulo de força para recrutar o maior número de unidades motoras para o movimento corporal. Nesse sentido, as fibras de contração rápida têm maiores capacidades de recrutamento para a realização de força, pois tem maiores limiares e capacidade de contração rápida do que as fibras de contração lenta.[54,55]

Para gerar a força muscular extrema ocorre o estímulo para o desenvolvimento de maior número de fibras musculares, processo de hipertrofia e hiperplasia das fibras. No caso da hiperplasia, isso acontece quando desenvolve-se o processo de estimulação da divisão linearmente das fibras musculares esqueléticas. Já hipertrofia se dá pelo aumento da seção transversa da fibra muscular. Por outro lado, quando o músculo recebe pouca estimulação nervosa, os movimentos contráteis são pouco efetivos para realizar a coativação total dos músculos. Esta condição leva a perda de massa muscular e hipossuficiência física, que podem ser revertidas pela prescrição de exercícios.[57]

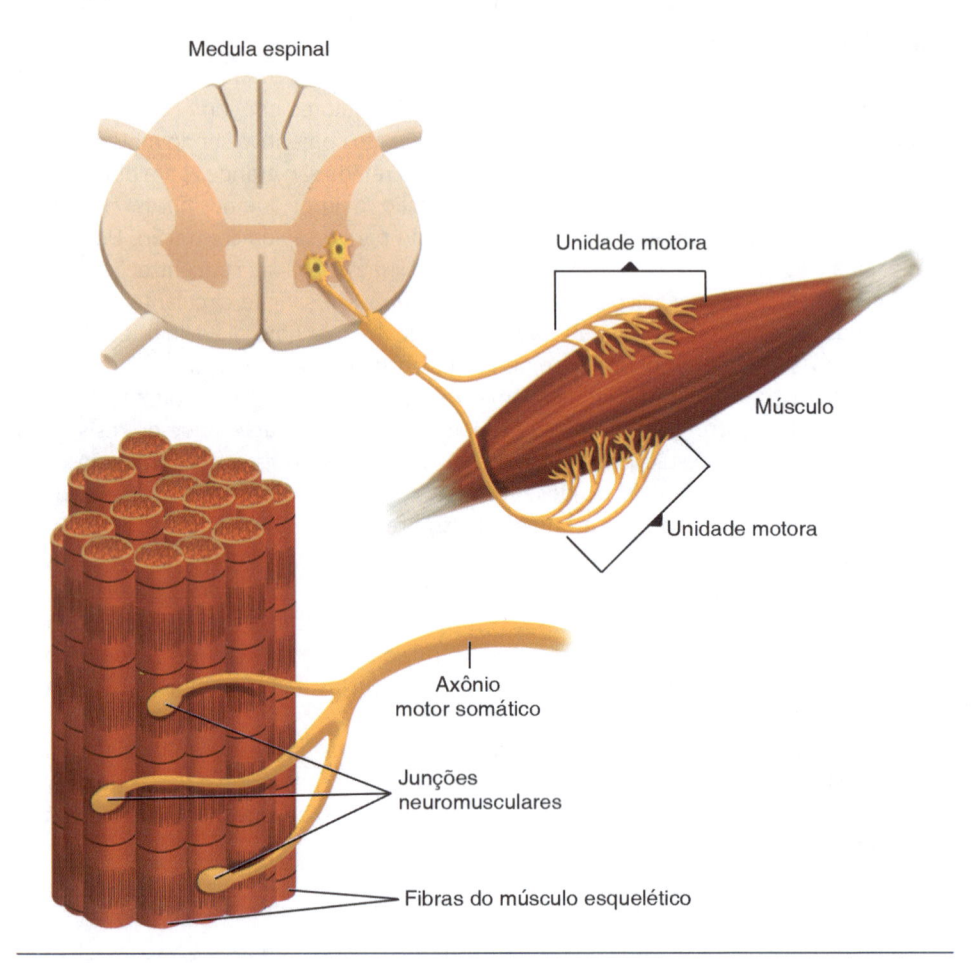

FIGURA 2.14. Uma unidade motora consiste em um neurônio motor e o grupo de fibras de músculo esquelético. Um axônio motor individual pode se dividir para inervar várias fibras musculares que atuam em conjunto como um grupo. Embora cada fibra muscular seja inervada por um único neurônio motor, um músculo completo pode receber inervação de várias centenas de neurônios motores diferentes. *Fonte:* elaborada pelos autores.

A ativação muscular ocorre pelos estímulos do sistema nervoso central (SNC) em que as centrais nervosas mantêm o controle motor composto pela estrutura do córtex, tronco encefálico e medula espinal e de suas áreas motoras que complementam o comando nervoso.Essas áreas são: o cerebelo e os núcleos da base do encéfalo. Então, a iniciativa de produzir o estímulo para ativar o músculo é do sistema nervoso. Daí ocorre a ativação da placa neuronal muscular esquelética, que resulta em movimentos musculares pelos deslizamentos das estruturas contráteis, que se encontram no interior das miofibrilas.[22,58]

O sistema locomotor é responsável por traduzir o estímulo nervoso e a sua ativação muscular esquelética em movimento. Este movimento pode ser concêntrico, excêntrico e, até mesmo, implicar na ausência de movimento, como ocorre na ativação muscular isométrica. Isto deve-se à capacidade muscular de converter energia elétrica em química e esta em energia mecânica e às suas características biomecânicas.[44,59]

Atuação dos órgãos do sistema nervoso na contração muscular

O SNC é composto por estruturas de tecidos nervosos: encéfalo e medula (Figura 2.15). O encéfalo é formado por: cérebro, tronco encefálico e cerebelo. Na parte mais extrema onde fica o telencéfalo está no córtex cerebral uma camada de substância cinzenta (corpos neuronais). E no seu interior, existe uma medula na cor branca (axônios e células da glia), que é permeada por aglomerados de substância cinzenta que, em seu conjunto, são denominados núcleos da base.[60]

Os núcleos têm relação direta com as áreas motoras associadas à modulação e regulação de comandos motores, que envolvem aspectos cognitivos do movimento no caso da contração muscular.[58,61,62] Processos degenerativos da motricidade humana, como a sarcopenia, o Parkinson e a atetose, caracterizados por perda de massa muscular, movimentos anormais e distúrbios na iniciação de movimentos estão associados a lesões desses núcleos e à inatividade física.[63]

Os motoneurônios inferiores são classificados em dois tipos: motoneurônio alfa (MNα) e o motoneurônio gama (MNγ). O MNα possui uma fibra com calibre de maior diâmetro, que se conecta às estruturas maiores de fibras musculares. Os MNγ são estruturas de fibras de menor raio, que se conectam às menores fibras musculares no interior do fuso muscular (fibras intrafusais) (Figura 2.15).[57,64]

A medula espinal exerce importância na formação de prolongamentos de axônios organizados por tratos descendentes e ascendentes, produzindo atos reflexos e coordenação motora e contribuindo para o impulso nervoso aos músculos esqueléticos do corpo humano.[65]

O sistema nervoso contribui para o desenvolvimento do sistema sensório-motor para manter a estabilidade articular funcional por meio de *inputs* (chegada) e *outputs* (saída) aferentes proprioceptivos promovidos pelos diferentes níveis do SNC, que se relaciona às ativações que chegam aos músculos esqueléticos e fatores que contribuem para a *performance* motora. Os receptores proprioceptivos encontram-se em sua maioria nas cápsulas articulares, nas estruturas musculares e nos tendões, que geram estímulos anteriores (*feedback*) ou posteriores (*feedforward*) à informação do SNC.[34,66,67]

Existem estruturas às quais o sistema sensório-motor se associa para dar feedback às intensidades e tipos de movimentos realizados (contrações musculares), e os mecanorreceptores dos tecidos musculotendíneos são responsáveis por essa função:

- *Órgão tendinoso de Golgi (OTG):* encontra-se em série com as fibras musculares e trabalha na ativação de relaxamento e tensão muscular;
- *Fuso muscular:* nervo aferente nervoso que se comunica com as fibras musculares e auxilia nas alterações do comprimento muscular.[67]

■ Efeitos do treino e do destreinamento

Efeitos do treinamento

A realização ou ausência da prática de exercícios físicos provoca inúmeras adaptações e alterações fisiológicas em nosso corpo. Conhecer essa dinâmica do treinamento e suas modificações de reversibilidade do condicionamento físico ou do destreinamento é o fator de discussão desse conteúdo, estudando os principais "efeitos de treinamento ou destreinamento" que ocorrem em nível sistêmico (bioquímico, fisiológico e biomecânico).[68]

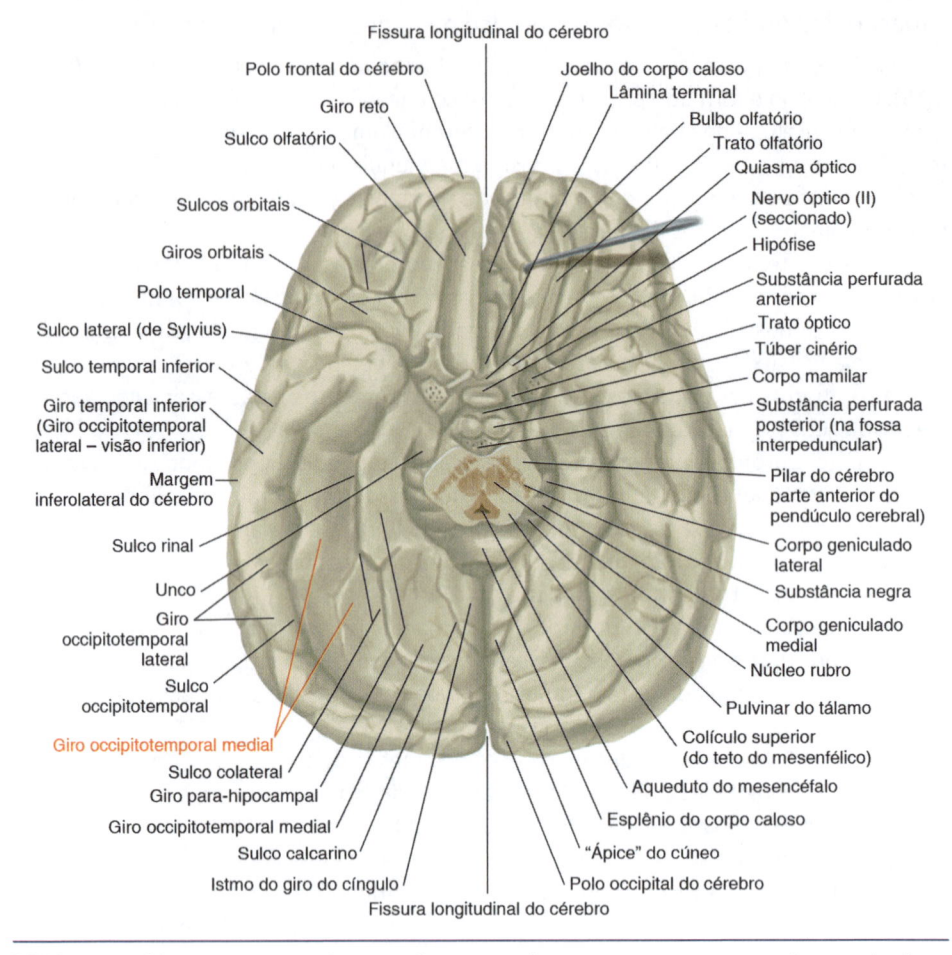

FIGURA 2.15. Encéfalo possui motoneurônios que fazem parte do sistema nervoso na contração muscular. *Fonte:* adaptado de Netter (2015).

Quando se realiza uma determinada modalidade de exercício físico, essa atividade de esforço, seja de treinamento aeróbio ou anaeróbio, provoca estimulações e adaptações nas fibras musculares esqueléticas em homens e mulheres.[69]

No treinamento aeróbio, os principais efeitos sobre as fibras musculares esqueléticas são o aumento de fibras musculares de contração lenta, maior capilaridade da fibra muscular, aumento quantitativo de mioglobina da região citoplasmática, otimização funcional, secreções enzimáticas e substratos energéticos celulares pelas mitocôndrias e maior quantidade de enzimas para o processo oxidativo.[69,70]

No treinamento anaeróbio, os principais efeitos sobre as fibras musculares esqueléticas podem afirmar que existe um aumento da quantidade de fibras de contração rápida, maior concentração e quantidade de moléculas enzimáticas de processos anaeróbios alático e lático, maior capacidade fisiológica de tamponamento sanguíneo e fibrilar do músculo, bem como a maior eficiência do processo de recrutamento sensório-neuromotor.[71,72]

O treinamento aeróbio proporciona adaptações das estruturas e otimiza as funções, quando comparadas às condições físicas quando estavam destreinados ou quando estavam em nível de descondicionamento de aptidão física aeróbia (queda do rendimento físico). No treinamento aeróbio, os músculos têm maior capacidade de metabolizar o oxigênio de forma eficiente, em maior capilaridade dos músculos. Então, o treinamento físico utiliza o oxigênio pelas mitocôndrias para produzir mais energia e secretar maior número de organelas, visando garantir o desempenho da contração muscular para condicionamento aeróbio. Assim, à medida que o corpo se adapta, o processo de treinamento físico aeróbio (p. ex., a corrida de longa distância), as organelas celulares e estruturas do corpo (fibras musculares) otimizam o processo oxidativo mitocondrial.[73,74]

Os efeitos do treinamento físico aeróbio alteram a utilização energética durante o exercício e isso será mais explorado no Capítulo 3. É notório que a capacidade respiratória muscular eleva sua capacidade aeróbia à medida que aumenta a intensidade do treino físico. Estudos experimentais desenvolvidos em laboratório apresentam resultados de aumento expressivo do consumo de O_2, de acordo com o tempo, em fibras isoladas. Isso é explicado pela maior capacidade de os músculos utilizarem O_2 na contração muscular durante a execução do exercício e a exigência da estimulação de produção de enzimas oxidativas para processo aeróbio. Por isso, ocorrem os aumentos substanciais de mitocôndrias tanto no tamanho quanto no número em cada miofibrila nos músculos treinados.[72,75]

Resultado de experimento científico mostrou que indivíduos submetidos ao treinamento aeróbio de intensidades submáximas e máximas têm maior concentração de substratos enzimáticos aeróbios e organelas adaptadas a esse tipo de exercício físico, quando comparados às estruturas musculares esqueléticas e processos contráteis de indivíduos destreinados. Assim, conclui-se que a capacidade respiratória muscular é aumentada quando são executadas sessões de treinamentos físicos aeróbios.[6]

As sessões de treinamento físico intervalado aeróbio têm repercussões positivas nas adaptações das estruturas musculares em geral, exigindo grande capacidade energética e de contração muscular. Esse tipo de treinamento é compreendido de alternância sistemática e padronizada entre os períodos de exercícios físicos intensos e de repouso, podendo ser repouso ativo.

Dessa forma, o treinamento físico intervalado aeróbio exige maior adaptação para desenvolver os sistemas energéticos e das estruturas musculares esqueléticas, de acordo com a variação da intensidade e duração das fases de execução do exercício físico. Ainda, pode alterar os sistemas metabólicos por ser típico pelos métodos de treinamento físico em séries de "tiros" (no caso das corridas e de nados em velocidades de execuções moderadas e intensas) divididas em intervalos intercalados com objetivo de desenvolver o sistema oxidativo de atletas e praticantes de modalidades esportivas, apesar de ter características anaeróbias na execução para melhorar o potencial aeróbio.[76]

As alterações musculares decorrentes da execução do treinamento físico anaeróbio têm os seus efeitos no sentido de aumentar a aptidão da força física, a potência e a resistência musculares. Com as características de adaptações das estruturas musculares ocorre a diminuição da fadiga durante a execução dos exercícios físicos anaeróbios envolvidos na produção de ATP por processos glicolíticos (Capítulo 3). Nos esforços musculares espontâneos e adaptação das estruturas físicas, ocorre retardo da fadiga muscular quando existe o desempenho de alta intensidade e de curta duração na prática do exercícios físicos (30 a 60 segundos), como saltos, levantamentos de pesos, lutas e execuções curtas de gestos ginásticos.[76-78]

As alterações dos exercícios anaeróbios repercutem na capacidade de manter o equilíbrio do sistema ácido-básico, explicada pelas adaptações de maior tamponamento de íons de hidrogênio provenientes da dissociação do ácido láctico, que se liga em bicarbonatos e fosfatos diminuindo o impacto do pH das fibras musculares. As modificações dos fatores de limiar de lactato nas estruturas musculares podem ocorrer quando o esforço físico anaeróbio tem a intensidade submáxima a máxima em decorrência desse treino. O lactato concentra-se, principalmente, onde as estruturas musculares recrutaram maior esforço contrátil para a execução da atividade física.

Temos várias evidências científicas para serem discutidas na utilização dos métodos de treinos aeróbios e anaeróbios. A prática de esportes e condicionamento físico exigem capacidades de força, resistência cardiorrespiratória e potência. Assim, os treinadores geralmente utilizam métodos de treinos cujos termos são *combinados* e *concorrentes*.[79-81]

Os programas de treinos combinados (execução de exercícios físicos aeróbios e de força/anaeróbios) podem ser exemplificados pela execução de circuitos ou treinos funcionais, que combinam ações musculares intermitentes aeróbias e anaeróbias numa sessão de prática de atividade física e treinos concorrentes (execução de treinos aeróbios e anaeróbios que exigem esforços do mesmo grupo muscular). Por exemplo: realizar treino de pernas e coxas e posteriormente de corrida de longa distância.

Existem diferentes versões científicas sobre os benefícios e redução da adaptação dos treinos combinados e concorrentes. Para a linha de pesquisa que aborda a utilização dos treinos aeróbios e anaeróbios imediatamente antes, durante ou após o treino de força na mesma sessão, eles limitam os ganhos de força muscular, potência e hipertrofia. Dependendo dos padrões de carga (volume, intensidade e frequência de sessões em cada modalidade de atividade física ou esporte) pode ocorrer a concorrência de aplicação de métodos de treinos.[80,82]

Há evidências que apresentam muitos benefícios da prática dos exercícios combinados: conjunto de execução de exercícios aeróbios e de resistência. Não geram efeitos deletérios na questão de hipertrofia, saúde, desempenho de força e resistência aeróbia.[83,84] Assim, pode ser denominada de "fenômeno da interferência" a possibilidade de incompatibilidade entre as adaptações físicas específicas provocadas em diversos tipos de treinamentos, pelo fato de ocorrerem sessões de "treinos simultâneos".[85,86]

O "treinamento simultâneo com esforços aeróbio e anaeróbio" contribui para determinar melhores adaptações metabólicas, pois as aeróbias proporcionam que os músculos utilizem de forma mais eficiente o O_2 e pode diminuir a necessidade da via glicolítica em determinada intensidade do esforço físico.[87,88] A atividade anaeróbia é efetiva na produção de força e estímulo de massa muscular auxiliando no desempenho estrutural e físico (hipertrofia e hiperplasia) em determinado movimento humano. Diante disso, o treinador pode otimizar a capacidade anaeróbia nos grupos musculares para diminuir a fadiga e melhorar a glicólise anaeróbia. Contudo, deve evitar submeter praticantes e atletas ao ritmo intenso de treino, para que o excesso do aumento do acúmulo de lactato não inviabilize os treinos futuros. Pois precisaria de mais tempo de recuperação e para obter melhores resultados empregar também técnicas motivacionais.[77,89,90]

O treinamento físico focado nos aspectos aeróbio-anaeróbio controla a relação de captação de oxigênio, aumento das mioglobinas, eficiência aeróbia (mitocôndrias), acúmulo de lactato sanguíneo e intensidade de esforço, contribuindo para a redução de desgastes dos músculos durante a execução do exercício físico e ganhar benefícios centrais e periféricos.[6,91,92]

Portanto, o treino físico adapta as fibras musculares na contração muscular e proporciona a melhora da *performance* de atletas na aptidão física, diminui a sarcopenia em idosos, aumenta a capacidade sensório-motora de crianças, previne doenças crônicas não transmissíveis em grupos ocupacionais e promove a saúde de todos os praticantes de atividade física.[39,93]

Efeitos do destreinamento

As estruturas musculares readaptam-se, constantemente, às novas demandas metabólicas e de esforço. Constatamos modificações causadas pelo destreinamento na aptidão física e na estrutura corporal, caracterizando-se pelo processo da perda das adaptações resultantes do esforço físico em treinos. Após o período de duas semanas de destreinamento, inicia-se a redução significativa na aptidão física metabólica, tratando da reversibilidade da estrutura muscular esquelética. Essa manifestação do destreinamento depende da duração do período de inatividade física para cada grupo de pessoas (sedentarismo).[71,93]

Constata-se na literatura que existem menor quantidade de estudos sobre os efeitos do destreinamento, quando comparado ao de treinamento, em especial, nas estruturas musculoesqueléticas. As características mais destacadas no processo do destreinamento são a perda de força, potência e redução da atividade enzimática glicolítica pela inatividade física no processo de ausência de estímulos das fibras musculares. Temos, ainda, a redução dos capilares por fibra (diminuição da irrigação sanguínea), diminuição da concentração de mioglobina e do tamanho/número de mitocôndrias e menor atividade dos motoneurônios nos processos estruturais musculares resultantes nas pessoas com baixo nível de física.[52,71,94]

A repercussão do destreinamento ocorre com maior intensidade no declínio dos componentes da força e da resistência muscular, quando comparado a velocidade e agilidade Há também a questão de estética corporal que impacta no estigma da imagem corporal de homens e mulheres que pode ser avaliado pelo nível de atividade física.[95,96] Logo, a perda da flexibilidade se torna mais rápida e de maior magnitude com o sedentarismo. A flexibilidade é um componente da aptidão física recomendada, já que ajuda a prevenir lesões fortalecendo as estruturas contráteis e articulares.[97]

A diminuição da densidade capilar pela interrupção do treino pode reduzir as atividades metabólicas das fibras musculares, o que implica no decréscimo no consumo máximo de oxigênio. As quedas na densidade capilar têm relação direta com a diminuição do VO_2 máximo, ressaltando que em processo de repouso apenas de 20% a 25% das estruturas musculares têm capilaridade aberta.[41]

A atividade enzimática é estimulada nos treinos de *endurance* pelo aumento de enzimas oxidativas.[58,61] No entanto, curtos períodos de destreinamento reduzem a concentração e a atividade das lipases. Isso também repercute nas atividades das enzimas glicolíticas, diminuindo sua concentração, aumentando proporcionalmente as enzimas fosforilase. Quando ocorre o destreinamento em virtude da falta da prática de atividade física aeróbia, as contrações musculares diminuem seu trabalho e, consequentemente, a atividade enzimática mitocondrial pelo menor ritmo de produção de ATP.[74]

No sistema músculoesquelético, o processo de estimulação tem a capacidade de adaptação que causa modificações nos músculos no treinamento de *endurance* e resistido (força). No entanto, estudos mostraram que a força decresce no destreinamento em semanas, com perdas das estruturas musculares, ressaltando que depois de semanas de destreino o perímetro da fibra muscular diminui, gerando prejuízos significativos na aptidão física.[83,99]

O destreinamento pode interferir na especificidade da ação muscular, que é o processo de aprendizagem e recrutamento dos músculos no sentido de executar determinado tipo de movimento utilizado em uma modalidade de esforço físico. Atletas de diferentes modalidades esportivas, precisam treinar o gesto motor de suas atividades. Esta condição é específica de cada tipo de atividade física e é somente parcialmente intercambiável.[100]

Outro fator determinante para o destaque da prática da modalidade esportiva é a composição das fibras musculares. Nos indivíduos, o conteúdo da fibra tem uma natureza de forma fixa, que é determinado pela predisposição genética para a composição corporal do desempenho físico. A literatura destaca que não existe interconversão entre as fibras tipo I e tipo II, mesmo quando submetidos aos diversos resultados de treinamento físico.[7,48,51]

Por outro lado, ocorre uma plasticidade das fibras musculares para o potencial metabólico com determinado tipo de treinamento físico. A velocidade de contração aumenta quando se realiza o treinamento físico de resistência no período de três meses; porém, no mesmo período de destreinamento ocorre a perda da aptidão física e muscular. No treinamento de força com homens com alta intensidade foi detectado aumento das fibras musculares, em especial, as fibras de contração rápida nas semanas iniciais de treinamento físico.[101-103]

Em mulheres que participaram de treinamentos de força em membros inferiores por 20 semanas, observou-se que o comportamento da musculatura esquelética proporcionou hipertrofia na musculatura, com proporções maiores nas fibras musculares de contração rápida. Em contrapartida, com a inatividade física houve um decréscimo no percentual da hipertrofia da musculatura. Neste mesmo grupo de mulheres, o retorno ao treinamento mostrou melhora no condicionamento físico e aumento dos percentuais das fibras musculares, preservando a área transversal muscular e comprovando que a atividade física é o regulador da taxa muscular e da aptidão física. Por outro lado, o destreinamento promove a redução dos índices de hipertrofia e conservação de massa muscular.[104,105]

Autoavaliação

A. Por que existem contrações musculares de fibras rápidas e lentas?

B. Quais influências o tempo de contração tem no sentido do movimento?

C. Para que serve a actina e a miosina na fibra muscular?

D. Por que os exercícios são importantes, mesmo nas doenças crônicas não transmissíveis pelas pessoas, durante o ciclo da vida?

E. Descreva ação muscular agonista e antagonista?

F. Qual a diferença entre exercício isométrico e isotônico?

(Continuação)

■ Responda:

1. Quais os mecanismos sensório-motores que garantem a estabilidade dinâmica do sistema locomotor?

_____
_____
_____

2. O estudo do sistema sensório-motor exige o uso de algumas terminologias em inglês para a sua compreensão. Relacione o termo em inglês presente no texto com o seu respectivo significado.
   A. *Input* (   ) Informação anterior a um evento que gera um estímulo correspondente.
   B. *Output* (   ) Informação posterior a um evento que gera um estímulo correspondente.
   C. *Feedback* (   ) Informação que chega a uma determinada área.
   D. *Feedforward* (   ) Informação que sai de uma determinada área.

3. Sobre os mecanorreceptores e demais proprioceptores, marque a resposta correta:
   A. O FM é formado por pequenas fibras musculares conectadas à MNα.
   B. O FM responde a alterações de tensão na junção musculotendínea.
   C. O OTG responde a alterações de tensão na junção musculotendínea.
   D. Os nociceptores têm grande capacidade de adaptação a estímulos, o que implica a melhora da dor independentemente da melhora da lesão.

4. Observe as três informações dadas relacionadas com as miofibrilas:
    I. A actina é o principal filamento grosso das fibras musculares.
    II. A miosina é a única miofibrila que se caracteriza como proteína motora.
    III. A titina é a única miofibrila que se caracteriza como proteína elástica.
   São verdadeiras:
   A. Apenas a informação I.
   B. Apenas a informação III.
   C. As informações I e III.
   D. As informações II e III.

5. O estudo do sistema locomotor envolve a compreensão dos diferentes tipos de fibras musculares. Relacione o tipo de fibra muscular com as suas caraterísticas fisiológicas.

A. Tipo I	( ) Fibra predominantemente anaeróbia com capacidade oxidativa restrita.
B. Tipo IIa	( ) Fibra predominantemente anaeróbia que foi submetida a treinamento aeróbio.
C. Tipo IIx	( ) Fibra rica em mitocôndrias e enzimas oxidativas, suportada por grande quantidade de TC.

(Continua)

(Continuação)

6. Caracterize o princípio do tudo ou nada que ocorre durante a ativação muscular via UM.

_____
_____
_____

7. Sobre os mecanismos de ativação muscular, marque V para as afirmativas verdadeiras e F para as falsas.

( ) No músculo em repouso, o ponto de conexão entre a cabeça da actina e o seu respectivo sítio na miosina encontra-se coberto pela tropomiosina.

( ) Havendo o estímulo para a ativação muscular a troponina se liga ao Ca^{++}, retirando a tropomiosina do sítio da actina.

( ) A miosina liga-se ao seu sítio na actina, puxando o filamento grosso, que desliza sobre o fino, aproximando as bandas I e A e deslocando o disco Z.

( ) O gasto de ATP é necessário para a quebra da ligação entre a miosina e a actina.

Ver Gabarito na pág. 309

Referências bibliográficas

1. Casanellas I, García-lizarribar A, Lagunas A, Samitier J. Producing 3D Biomimetic Nanomaterials for Musculoskeletal System Regeneration. 2018;6(September):1–8.
2. Talbot J, Mavez L. Resistance To Muscle Disease. Wiley Interdiscip Rev Dev Biol. 2016;5(4):518–34.
3. Dângelo JG, Fattini CA. Anatomia Humana Sistêmica e Segmentar. 3ª ed., Rio de Janeiro, Atheneu. 2007.
4. Taylor D, Centre T, Dublin TC. Fatigue and Creep Failure in Musculoskeletal Tissues. Reference Module in Materials Science and Materials Engineering. Elsevier Ltd.; 2016. 1–60 p.
5. Bittencourt CM, Miranda E, Voigt L., Dantas EHM. Alongamento e flexionamento. Manole. 2018.
6. Egan B, Zierath JR. Exercise metabolism and the molecular regulation of skeletal muscle adaptation. Cell Metab. 2013;17(2):162–84.
7. Moss RL, Diffee GM., Greser ML. Contractile properties of skeletal muscle fibers in relation to myofibrillar protein isoforms. Rev Physiol Biochem Pharmacol. 1995;126.
8. Hu S, Guo Y, Wang Y, Li Y, Fu T, Zhou Z et al. Structure of myosin VI/Tom1 complex reveals a cargo recognition mode of myosin VI for tethering. Nat Commun. 2019;10(3459):1–12.
9. Mcardle DW, Katch LF KL. Fisiologia do exercício. Energia, nutrição e desempenho humano. 8ª ed. Rio Janeiro: Guanabara Koogan; 2016.
10. McCuller C, Callahan AL. Physiology, skeletal muscle- StatPearls- NCBI Bookshelf. StatPearls; 2019.
11. Junqueira LC. Histologia básica: texto e atlas. 12ª ed. Rio de Janeiro: Guanabara Koogan; 2013. p. 17.
12. Nelson DL. Princípios de bioquímica de Lehninger. 7ª ed., Artmed. 2018.
13. Schiaffino S, Dyar KA, Ciciliot S, Blaauw B, Sandri M. Mechanisms regulating skeletal muscle growth and atrophy. 2013;1–21.
14. Powers SK, Howley ET. Fisiologia do exercício: teoria e aplicação ao condicionamento e ao desempenho. Manole. 2004.
15. Squire J. Special issue : the actin-myosin interaction in muscle : background and overview. Int J Mol Sci. 2019;20(22):1–39.
16. Perry SV. What is the role of tropomyosin in the regulation of muscle contraction ? J Muscle Res Cell Motil. 2003;24(8):593–6.
17. Gomes AV, Potter JD, Szczesna-cordary D. The role of troponins in muscle contraction. IUBMB Life (International Union Biochem Mol Biol Life). 2002;54(6):323–33.
18. Chen Y-C, Sumandea MP, Larsson L, Moss RL, Ge Y. Dissecting human skeletal muscle troponin proteoforms by top-down mass spectrometry. J Muscle Res Cell Motil. 2016;36(2):169–81.

19. McArdle WD, Katch FL, Katch VL. Fisiologia do exercício: nutrição, energia e desempenho humano. 8ª ed. Guanabara Koogan. 2016

20. Friedrich BM, Fischer-Friedrich E, Gov NS, Safran SA. Sarcomeric pattern formation by actin cluster coalescence. PLoS Comput Biol. 2012;8(6):1–10.

21. Goll CM, Pastore A, Nilges M. The three-dimensional structure of a type I module from titin : a prototype of intracellular fibronectin type III domains. Structure. 1998;6(10):1291–302.

22. Zhang J. Basic neural units of the brain: neurons, synapses and action potential. 2019;1–38.

23. Herzog W. The multiple roles of titin in muscle contraction and force production. 2018;1187–99.

24. Gartner, LP, Hiatt JL. Tratado de histologia em cores. 3ª ed. Elsevier. 2007.

25. Hall JE; Guyton AC. Tratado de fisiologia médica. 13ª ed. Elsevier. 2017.

26. Al-khayat HA. Review article three-dimensional structure of the human myosin thick filament : clinical implications. 2013;

27. Guyton AC e Hall JE. Fundamentos de fisiologia. 13ª ed. Elsevier Inc. Rio de Janeiro; 2017.

28. Krueger-Beck E, Scheeren EM, Nogueira-Neto GN, Button VLSN, Neves EB, Nohama P. Potencial de ação: do estímulo à adaptação neural. Fisioter em Mov. 2011;24(3):535–47.

29. Nayak TK, Bruhova I, Chakraborty S, Gupta S, Zheng W, Auerbach A. Functional differences between neurotransmitter binding sites of muscle acetylcholine receptors. Proc Natl Acad Sci. 2014;111(49).

30. Schmidt H, Kno TR. Action potential propagation and synchronisation in myelinated axons. PLoS Comput Biol. 2019;15(10):1–33.

31. Lima RT de, Farinatti P, Monteiro W, Oliveira CG de. Variation in isometric force after active shortening and lengthening and their mechanisms: a review. Fisioter em Mov. 2014;27(1):141–53.

32. Rayment I, Holden HM, Whittaker M, Yohn CB, Lorenz M, Holmes KC et al. Structure of the actin-myosin complex and its implications for Muscle Contraction. Science (80-). 1993;261(5117):58–65.

33. Pinto VS, Sousa VP de, Cameron LC. As bases estruturais e moleculares da contração muscular. Fisioter Bras. 2004;5(4):298–306.

34. Cozzolino SMF, Cominetti C. Bases bioquímicas e fisiológicas da nutrição: nas diferentes fases da vida, na saúde e na doença. Barueri, Manole, 2013.

35. Stehle R, Solzin J, Iorga B, Poggesi C. Insights into the kinetics of Ca 2+-regulated contraction and relaxation from myofibril studies. Pflugers Arch Eur J Physiol. 2009;458(2):337–57.

36. Rondon MUPB, Santos ADC, Martinez DG, Alonso DO, . Fisiologia integrativa no exercício físico. ebook. 2010; cap 2:752.

37. Herzog W. The biomechanics of muscle contraction : optimizing sport performance. Sport Orthop Sport Traumatol. 2009;25(4):286–93.

38. Alves C, Marcellino NC. Adulto e lúdico: atuação do profissional de educação física no lazer. Motriz Rev Educ Fis. 2010;16(1):103–12.

39. Ferraz A de F, Viana MV, Rica RL, Bocalini DS, Luiza M, Miranda DJ et al. Efeitos da atividade física em parâmetros cardiometabólicos de policiais : revisão sistemática. ConScientiae Saúde. 2018;17(3):356–70.

40. Ferraz A de F, Andrade EL de, Viana MV, Rica RL, Bocalini DS, Figueira Júnior A et al. Physical activity level and sedentary behavior of military police staff. Rev Bras Med do Esporte. 2020 Apr;26(2):117–21.

41. Woods JA, Wilund KR, Martin SA, Kistler BM. Exercise, inflammation and aging. Aging Dis. 2012;3(1):130–40.

42. Squire J. Special issue: The actin-myosin interaction in muscle: Background and overview. Int J Mol Sci. 2019;20(22):1–39.

43. Huxley H. The structural basis of muscular contraction. Acad Press. 1973;1(1).

44. Kronbauer GA, De Souza Castro FA. Estruturas elásticas e fadiga muscular. Rev Bras Ciencias do Esporte. 2013;35(2):503–20.

45. Baldwin KM. Alterations in muscle mass and contractile phenotype in response to unloading models: role of transcriptional/pretranslational mechanisms. 2013;4(October):1–13.

46. Niklas KJ, Newman SA. The origins of multicellular organisms. Evol Dev. 2013;15(1):41–52.

47. Wakabayashi H, Wijayanto T, Tochihara Y. Neuromuscular function during knee extension exercise after cold water immersion. J Physiol Anthropol. 2017;36(1):28.

48. Srinivasan RC, Lungren MP, Langenderfer JE, Hughes RE. Fiber type composition and maximum shortening velocity of muscles crossing the human shoulder. Clin Anat. 2007;20(2):144–9.

49. Westing S., Seger J. Eccentric and concentric torque-velocity characteristics, torque output comparisons, and gravity effect torque corrections for the quadriceps and hamstring muscles in females. Int J Sports Med. 1989;10(3):175–80.

50. Padulo J, Laffaye G, Chamari K. Concentric and rccentric : muscle vontraction or exercise? J Hum Kinet. 2013;37(June):5–6.
51. Schiaffino S, Reggiani C. Fiber types in mammalian skeletal muscles. 2011;1447–531.
52. Suchomel TJ, Nimphius S, Stone MH. The Importance of muscular strength in athletic performance. Sport Med. 2016;46(10):1419–49.
53. Roig M, O'Brien K, Kirk G, Murray R, McKinnon P, Shadgan B et al. The effects of eccentric versus concentric resistance training on muscle strength and mass in healthy adults: a systematic review with meta-analysis. Br J Sports Med. 2009;43(8):556–68.
54. Mitchell TW, Turner N, Else PL, Hulbert AJ, Hawley JA, Lee JS et al. The effect of exercise on the skeletal muscle phospholipidome of rats fed a high-fat diet. Int J Mol Sci. 2010;11(10):3954–64.
55. Robergs RA, Robert SO. Princípios fundamentais de fisiologia do exercício para aptidão, desempenho e saúde. 1ª ed.. São Paulo,, Phorte; 2002. 456 p.
56. Rui L. NIH public access. 2014;4(1):177–97.
57. Baioni MTC, Ambiel CR. Spinal muscular atrophy: diagnosis, treatment and future prospects. J Pediatr (RJ). 2010;86(4):261–70.
58. Riemann BL, lephart SM. The sensoriomotor system. J Athl Train. 2002;37(1):71–9.
59. Donald A Neumann. Cinesiologia do aparelho musculoesquelético – fundamentos para reabilitação. 2ª ed, Elsevier. 2011.
60. A. ND. Cinesiologia do aparelho musculoesquelético – Fundamentos para Reabilitação. 2ª ed. Elsevier; 2011.
61. Riemann BL, Lephart SM. The sensorimotor system , Part I : The stability. 2002;37(1):71–9.
62. Witt JDSGZ, Schnider AP. Esthetic nutrition: body and beauty enhancement through nutritional care. Cien Saude Colet. 2011;16(9):3909–16.
63. Lockie RG, Balfany K, Bloodgood AM, Moreno MR, Cesario KA, Dulla JM et al. The influence of physical fitness on reasons for academy separation in law enforcement recruits. Int J Environ Res Public Health. 2019;16(3).
64. Casanellas I, García-Lizarribar A, Lagunas A, Samitier J. Producing 3D biomimetic nanomaterials for musculoskeletal system regeneration. Front Bioeng Biotechnol. 2018;6(SEP):1–8.
65. Deb S. Easy and Interesting Approach to human neuroanatomy. 1st ed. Jaypee Brothers Medical Publisher Ltda, 2014. 366 p.
66. Miranda E. Bases de anatomia e cinesiologia. Sprint. 2008;7. ed.
67. Souza A. Propriocepção. Medsi. 2004;
68. Dantas EHM. A prática da preparação Física. 2014.
69. Pinho CA, Benetti M, Pinho RA. Impacto do triatlon ironman sobre os parâmetros de estresse oxidativo. 1980;174–82.
70. Curry JW, Hohl R, Noakes TD, Kohn TA. High oxidative capacity and type IIx fibre content in springbok and fallow deer skeletal muscle suggest fast sprinters with a resistance to fatigue. 2012;3997–4005.
71. Bogdanis GC. Effects of physical activity and inactivity on muscle fatigue. Front Physiol. 2012;3 May:1–15.
72. Bandy WD, Lovelace-chandler ATCV, Mckitrick-bandy B. Adaptation of skeletal muscle to resistance training1. J Orthop Sport Phys Ther. 1990;12(6):0–7.
73. Petersen AMW, Pedersen BK. The anti-inflammatory effect of exercise. 2019;1154–62.
74. Brandao CFC, Carvalho FG, Souza A de O, Junqueira-Franco MVM, Batitucci G, Couto-Lima CA et al. Physical training, UCP1 expression, mitochondrial density, and coupling in adipose tissue from women with obesity. Scand J Med Sci Sports. 2019;0–2.
75. Hong AR, Hong SM, Shin YA. Effects of resistance training on muscle strength, endurance, and motor unit according to ciliary neurotrophic factor polymorphism in male college students. J Sport Sci Med. 2014;13(3):680–8.
76. Neves T, Fett CA, Ferriolli E, Crespilho Souza MG, dos Reis Filho AD, Martin Lopes MB et al. Correlation between muscle mass, nutritional status and physical performance of elderly people. Osteoporos Sarcopenia. 2018;4(4):145–9.
77. Fett CA, Aquino NM, Schantz Junior J, Brandão CF, De Araújo, Cavalcanti JD, Fett WC. Performance of muscle strength and fatigue tolerance in young trained women supplemented with caffeine. J Sports Med Phys Fitness. 2018;58(3):249–55.
78. Serrano N, Colenso-Semple LM, Lazauskus KK, Siu JW, Bagley JR, Lockie RG et al. Extraordinary fast-twitch fiber abundance in elite weightlifters. PLoS One. 2019;14(3):1–12.

79. Gäbler M, Prieske O, Hortobágyi T, Granacher U. The effects of concurrent strength and endurance training on physical fitness and athletic performance in youth: a systematic review and meta-analysis. Front Physiol. 2018;9(AUG).

80. Docherty D, Sporer B. A proposed model for examining the interference phenomenon between concurrent aerobic and strength training. Un modele pour l'examen du phenomene d'interference entre l'entraine-ment aerobie et la musculation. Sport Med. 2000;30(6):385–94.

81. Brito AF, Soares YM, Silva AS. Concurrent training or combined training? Rev Bras Med do Esporte. 2019;25(2):105–6.

82. Petré H, Löfving P, Psilander N. The effect of two different concurrent training programs on strength and power gains in highly-trained individuals. J Sport Sci Med. 2018;17(2):167–73.

83. Garber CE, Blissmer B, Deschenes MR, Franklin BA, Lamonte MJ, Lee IM et al. Quantity and quality of exercise for developing and maintaining cardiorespiratory, musculoskeletal, and neuromotor fitness in apparently healthy adults: Guidance for prescribing exercise. Med Sci Sports Exerc. 2011;43(7):1334–59.

84. Lira FS de, Oliveira RSF, Julio UF, Franchini E. Consumo de oxigênio pós-exercícios de força e aeróbio: efeito da ordem de execução. Rev Bras Med do Esporte. 2007;13(6):402–6.

85. Doma K, Deakin GB. The acute effects intensity and volume of strength training on running performance. Eur J Sport Sci. 2014;14(2):107–15.

86. Vorup J, Tybirk J, Gunnarsson TP, Ravnholt T, Dalsgaard S, Bangsbo J. Effect of speed endurance and strength training on performance, running economy and muscular adaptations in endurance-trained runners. Eur J Appl Physiol. 2016;116(7):1331–41.

87. Paavolainen L, Häkkinen K, Hämäläinen I, Nummela A, Rusko H. Explosive-strength training improves 5-km running time by improving running economy and muscle power. J Appl Physiol. 1999;86(5):1527–33.

88. Li F, Newton RU, Shi Y, Sutton D, Ding H. Correlation of eccentric strength, reactive strength, and leg stiffness with running economy in well-trained distance runners. J Strength Cond Res. 2019;1.

89. Beattie K, Kenny IC, Lyons M, Carson BP. The effect of strength training on performance in endurance athletes. Sport Med. 2014;44(6):845–65.

90. Li F, Wang R, Newton RU, Sutton D, Shi Y, Ding H. Effects of complex training versus heavy resistance training on neuromuscular adaptation, running economy and 5-km performance in well-trained distance runners. PeerJ. 2019;2019(4).

91. Ann L, Coker. Arrhythmias in the Muscular Dystrophies. HHS Public Access. Physiol Behav. 2017;176(5): 139–48.

92. Clanton TL, Hogan MC, Gladden LB. Regulation of cellular gas exchange, oxygen sensing, and metabolic control. Compr Physiol. 2013;3(3):1135–90.

93. Neves T, Bonfilm Martin Lopez M, Crespilho Souza M, Ferriolli E, Fett C, Rezende Fett W. Sarcopenia versus dynapenia: functional performance and physical disability cross sectional study. J Aging Res Clin Pract. 2018;7(1):60–8.

94. Korolchuk VI, Miwa S, Carroll B, Zglinicki T Von. EBioMedicine mitochondria in cell senescence: is mitophagy the weakest link ? EBioMedicine. 2017;21:7–13.

95. Santana K, Dias ARL, Ferraz A de F, Andrade R, Rodrigues S, Pasa C et al. Level of physical activity on the body image of young women. J Morphol Sci. 2019;36(3):156–61.

96. Santana K, Rodrigues A, Dias L, Ferraz ADEF, Andrade R, Rodrigues S et al. Equations for estimating the body aesthetic of young women. J Phys Educ Sport. 2019;19(2):1222–9.

97. Ultramari VRLM, Calvo APC, Rodrigues RAS, Fett WCR, Neto JU de M, Ferraz A de F et al. Physical and functional aspects of persons with multiple sclerosis practicing Tai-Geiko : randomized trial. Clinics. 2020;75(10):1–8.

98. Coelho Júnior HJ, Rodrigues B, Gonçalves I de O, Uchida MC. Effects of a short-term detraining period on muscle functionality and cognition of strength-trained older women: a preliminary report. J Exerc Rehabil. 2017;13(5):559–67.

99. Mujika I, Padilla S. Detraining: loss of training induced physiological and performance adaptation. Part I. Short term insufficient training stimulus. Sport Med. 2000;30(2):79–87.

100. Hyatt JPK, Brown EA, Deacon HM, McCall GE. Muscle-specific sensitivity to voluntary physical activity and detraining. Front Physiol. 2019;10(October):1–12.

101. Flück M, Kramer M, Fitze DP, Kasper S, Franchi MV, Valdivieso P. Cellular aspects of muscle specialization demonstrate genotype- phenotype interaction effects in athletes. Front Physiol. 2019;10(MAY):1–14.

102. Neves T, Ferriolli E, Martin Lopes MB, Crespilho Souza MG, Fett CA, Rezende Fett WC. Prevalence and factors associated with sarcopenia and dynapenia in elderly people. J Frailty, Sarcopenia Falls. 2018;03(04):194–202.

103. Baumann H, Jäggi M, Soland F, Howald H, Schaub MC. Exercise training induces transitions of myosin isoform subunits within histochemically typed human muscle fibres. Pflügers Arch Eur J Physiol. 1987;409(4–5):349–60.

104. Trezise J, Blazevich AJ. Anatomical and neuromuscular determinants of strength change in previously untrained men following heavy strength training. Front Physiol. 2019;10(AUG):1–17.

105. Staron RS, Leonardi MJ, Karapondo L, Malicky ES, Falkel JE, Hagerman FC et al. Strength and skeletal muscle adaptations in heavy-resistance-trained women after detraining and retraining. J Appl Physiol. 1991;70(2):631–40.

capítulo 3

Bioenergética: Energia nos Seres Vivos – o Repouso e Esforço Físico

Carlos Alexandre Fett
Ruberlei Godinho de Oliveira
Camila Pasa
Rosilene Andrade Silva Rodrigues
Almir de França Ferraz

Michelle Jalousie Kommers
Adalberto Corrêa Júnior
Waléria Christiane Rezende Fett
Paula Paraguassú Brandão
Estélio Henrique Martin Dantas

Objetivos do estudo

- Os sistemas energéticos e os substratos que envolvem o movimento humano.
- Os mecanismos de solicitação dos sistemas energéticos que o corpo utiliza, conforme o nível de esforço físico.
- Os funcionamentos da fisiologia muscular, a utilização de energia e sua importância para o treinamento físico.
- As interdependências metabólicas dos diferentes tipos de exercícios físicos e seus condicionantes.

Palavras-chave

- Bioquímica
- Termodinâmica
- Carboidratos
- Lipídios
- Proteínas
- ATP-CP
- Sistema glicolítico e aeróbio
- Lipases
- Treinamento esportivo
- Ciclo de Krebs
- *Endurance*
- *Performance*
- Hipertrofia muscular
- Exaustão

Introdução

Para assegurar a capacidade de executar suas diversas funções e manter constante o meio ambiente intracelular (homeostasia), as células do organismo necessitam de um aporte contínuo de energia do meio ambiente. Milhares de anos de evolução foram necessários para tornar os mecanismos bioquímicos celulares eficientes nos processos de captura, transferência, armazenamento e utilização dessa energia, a fim de adequar, quantitativamente, a sua produção ao seu consumo.[1] A teoria endossimbiótica diz que a mitocôndria, nossa principal matriz energética, era um organismo independente que foi fagocitado por uma célula heterotrófica e passou a viver dentro de seu citoplasma. Ambas se beneficiaram, com a célula provendo proteção e nutrientes e a mitocôndria, energia.[2]

O metabolismo celular é o conjunto de reações que ocorrem no ambiente celular, com o objetivo de sintetizar as biomoléculas ou degradá-las para produzir energia.[3] O metabolismo de síntese das biomoléculas é conhecido como anabólico (anabolismo) e o de degradação, catabólico (catabolismo). O anabolismo ocorre quando a célula dispõe de energia ou substrato suficiente.[4] O catabolismo, por sua vez, acontece em situações em que o organismo necessita de energia como, p. ex., entre as refeições e no jejum. O catabolismo produzirá energia na forma de adenosina trifosfato (ATP) quando as biomoléculas forem degradadas, e o anabolismo utilizará esta energia para desempenhar as funções orgânicas (Figura 3.1).[3,5]

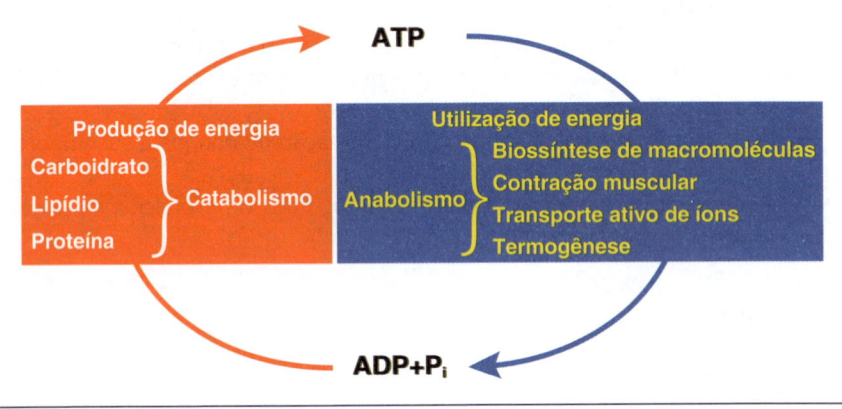

FIGURA 3.1. Esquema que sintetiza o catabolismo dos precursores nutricionais para formar ATP a partir do ADP+P_i (reação endergônica) e a utilização desse substrato para diversas funções metabólicas (reação exergônica). *Fonte:* os autores.

O ATP é um nucleotídeo cuja função é participar das reações de transferência de energia da célula, daí o porquê ser conhecido como a moeda energética da célula. As reações do anabolismo e do catabolismo são opostas, mas ocorrem de maneira articulada, permitindo a maximização da energia disponível.[6] Assim, enquanto o catabolismo ocorre espontaneamente, sendo uma reação exergônica consumindo ATP, o anabolismo não é espontâneo para regenerar o ADP em ATP, ou seja, é endergônico, necessitando energia para ocorrer.[7,6]

As biomoléculas energéticas são os carboidratos, os lipídios e as proteínas que são obtidas em grandes quantidades pela alimentação, ou são mobilizadas das reservas orgânicas quando ingeridas suficientemente, ou quando o consumo energético aumenta grandemente (p. ex.: exercícios físicos, exposição ao frio, hipertiroidismo, etc.).[6] A forma final de absorção da energia contida nessas moléculas se dá na forma de ligações de alta energia do ATP, que é sintetizado nas mitocôndrias por processos oxidativos que utilizam diretamente o O_2. Desta forma, é essencial a presença de mitocôndrias e de oxigênio celular para o aproveitamento energético completo das biomoléculas.[8]

O corpo humano tem a função de manter a produção constante do ATP, de acordo com a necessidade de energia proporcional ao trabalho muscular e ao funcionamento orgânico (síntese de biomoléculas, reparação tecidual, funcionamento dos órgãos etc.)[9] (Figura 3.1). A característica da energética histológica é a mudança rápida e acentuada do seu processo rítmico metabólico devido à resposta da demanda de energia.[10] As estruturas musculares são estimuladas pelo sistema nervoso central (SNC) através das vias eferentes, fazendo com que o processo de contração muscular ocorra pela interação dos deslizamentos das fibras musculares (miosina e actina).[11] Para que a contração muscular exigida pelo exercício físico continue, além do aporte contínuo de ATP, estão envolvidos também os minerais sódio, potássio, cálcio, magnésio, bicabornato, fósforo e cloro.[12]

Termodinâmica aplicada à bioenergética

A primeira lei da Termodinâmica, ou lei da conservação da energia, postula que qualquer mudança física ou química, o quantitativo de energia universal permanece constante, ou como dizia Lavoisier: *Na Natureza, nada se cria, nada se perde, tudo se transforma.* De fato, esse conceito é aplicado diretamente na bioenergética, visto que no catabolismo ocorre a dissipação de energia com liberação de moléculas de ATP para serem utilizadas no metabolismo. Além disso, o grau de equilíbrio energético, anabolismo e catabolismo, deve ser atingido para manter a homeostase.[3,5]

A segunda lei da Termodinâmica está relacionada a entropia e postula que a desorganização do universo tende a aumentar. Enquanto na primeira lei da Termodinâmica está estabelecida a conservação da energia em diferentes condições, a segunda lei permite as condições para que as transformações termodinâmicas possam ocorrer espontaneamente. Para os aspectos biológicos funcionarem, precisa ser organizada ao menos parte essa energia, a fim de que esteja disponível para realizar trabalho. A energia deve ser transformada de uma forma à outra até estar disponível como energia livre. Significa, p. ex., que os macronutrientes devem ser metabolizados em diversas etapas para produzirem ATP, fornecendo à célula energia disponível para realizar trabalho.[3,5]

Substratos energéticos

O fato de as células serem um sistema aberto, possibilita a manutenção do estado estacionário, ou equilíbrio dinâmico. O termo homeostase foi criado em 1865, por Claud Bernard, para definir esse ajuste de regulação celular constante. Do ponto de vista da termodinâmica, elas podem interagir com o arredor trocando energia, e essa troca pode acontecer na forma de calor (q), ou seja, em função da diferença de temperatura entre a célula e o meio ambiente, ou na forma de trabalho (w), caracterizado por qualquer outra troca energética que não seja por diferença de temperatura. Além disso, a célula, como sistema aberto, pode também trocar matéria com o meio externo, seja para eliminar o que não é mais aproveitável no organismo, seja para repor os estoques de nutrientes e matéria-prima dos órgãos e dos tecidos.[13]

Os nutrientes presentes na alimentação possibilitam a reposição de energia. E, após serem digeridos e absorvidos, fornecem os substratos energéticos que serão processados no organismo: os carboidratos (glicose e frutose, principalmente), os lipídios (ácidos graxos e glicerol) e as proteínas (aminoácidos).[8] Armazenados nas ligações químicas de suas moléculas, esses substratos apresentam energia, que se encontra organizada de forma que possa ser utilizada pelas células após os processos de captura e transferência.[14] Essa forma de energia, denominada de energia livre, é a única que pode ser destinada para a execução dos diversos tipos de trabalho celulares nos ambientes bioquímicos apropriados, como os trabalhos de contração muscular, digestão, excreção, entre outros.[6,14]

Considerando o nível celular, a energia entrópica (S) é uma forma de energia "degradada" e, portanto, não pode ser utilizada para realizar trabalho e, como visto, anteriormente, precisa ser organizada na forma de energia livre. Os processamentos dos substratos energéticos são feitos em etapas e é preciso considerar que:

- Há liberação de energia na quebra de uma ligação química entre dois átomos.
- Quanto maior o grau de complexidade bioquímica da molécula que está sendo degradada, maior a reserva de energia na forma química, sendo necessárias mais etapas para degradá-la completamente.
- Apenas uma fração da energia liberada pode ser aproveitada para realizar trabalho.

De fato, se todas as ligações químicas dos substratos energéticos do organismo fossem quebradas simultaneamente, haveria um aumento abrupto da temperatura, já que se aproveitaria apenas uma pequena fração da energia total liberada na realização de trabalho.[15]

O fracionamento no uso da energia orgânica permite a homeostasia das funções químicas celulares, mantendo a temperatura corporal em torno de 37°C, nas condições de repouso, porém, podendo subir aproximadamente a 40°C em exercícios físicos extenuantes.[4] Desta forma, é preciso que os substratos energéticos sejam degradados gradualmente a moléculas menores, menos complexas e menos energéticas, de modo que a energia seja liberada em pequenos "pacotes". Isso explica por que as vias metabólicas são, necessariamente, constituídas por sequências de reações químicas em cadeia, o que permite a transferência dos "pacotes" energéticos para os locais de síntese do ATP.[16]

Existem duas vias metabólicas das células eucarióticas, a aeróbia e a anaeróbia, para capturar e transferir a energia contida nos nutrientes disponíveis no meio ambiente (carboidratos, lipídios e proteínas). A energia, que está armazenada nas ligações químicas entre os átomos que constituem a estrutura molecular desses nutrientes, é direcionada para a formação de novas ligações químicas presentes em moléculas menos complexas, de modo que possa ser aproveitada com o máximo de eficiência pelas células.[17] Para tanto, foi selecionada no organismo uma molécula com o intuito de exercer o duplo papel de receber e fornecer energia, o ATP, sendo conhecida, por esse motivo, como a moeda energética celular.[7,8]

■ Bioenergética

A bioenergética é o ramo especializado da bioquímica que estuda o processo de transdução de energia nos seres vivos, que, por sua vez, inclui muitos processos metabólicos que resultam na absorção, armazenamento e utilização de energia em níveis celular, subcelular e molecular.[18] Utilizando-se dos princípios da termodinâmica aplicados à biologia, a bioenergética estuda os eventos relacionados aos fluxos energéticos responsáveis pela síntese de ATP e a reposição das reservas celulares internas de energia.[16-18]

Em Termodinâmica, conceituam-se duas entidades importantes: sistema e vizinhança. Sistema é a matéria contida numa determinada região do espaço, enquanto vizinhança é o que sobra do universo. A primeira lei da termodinâmica enuncia que a energia total de um sistema e de sua vizinhança é constante.[3,5] A energia tanto do sistema quanto da vizinhança pode ser transformada, mas não destruída e nem criada.[14,15]

A segunda lei da Termodinâmica estabelece condições para que as transformações termodinâmicas possam ocorrer e, no sentido geral, afirma que as diferenças entre sistemas em contato tendem a igualar-se.[19] Mais sensivelmente, quando uma parte de um sistema fechado interage com outra, a energia tende a dividir-se por igual, até que o sistema alcance um equilíbrio térmico. De forma sintética, a segunda lei enuncia que a energia/matéria se desloca espontaneamente de níveis mais elevados de energia para níveis mais baixos.[20]

A formação de ATP nas vias metabólicas, assim como muitas das reações químicas que ocorrem no organismo, nem sempre se processam naturalmente, ou seja, de forma espontânea (dado que as reações são energeticamente inviáveis, dependendo de um aporte de energia livre do meio). A energia contida nos substratos energéticos provém da fonte de energia livre para essas reações, que é feita pelo princípio de transferência de energia por acoplamento de reações químicas de exergônicas à endergônicas[21] (Figura 3.2).

Em síntese, as reações endergônicas necessitam que energia externa ao sistema seja introduzida, neste caso, a energia advinda dos alimentos, que regeneram a adenosina difosfato (ADP) em ATP, em processos anaeróbios (sistemas ATP-CP e glicolítico anaeróbio ou do ácido lático) e aeróbios (sistema oxidativo) que ocorrem dentro da célula. Já as reações exergônicas ocorrem espontaneamente, com a energia que já está armazenada no sistema na forma de ATP. É importante salientar que em uma via metabólica, os acoplamentos que

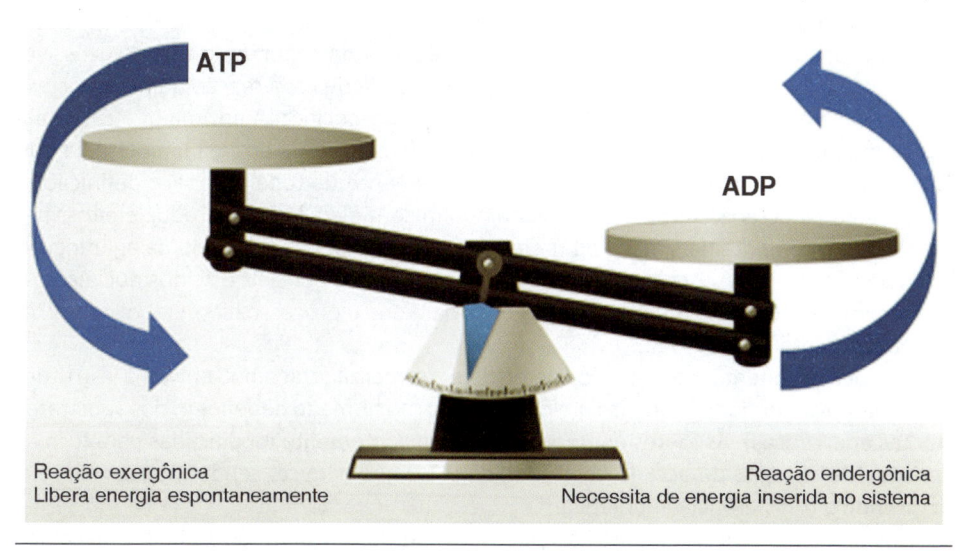

Reação exergônica
Libera energia espontaneamente

Reação endergônica
Necessita de energia inserida no sistema

FIGURA 3.2. Acoplamento de reações exergônicas e endergônicas. A reação exergônica já possui energia disponível para ser liberada para o sistema e tem mudança negativa em direção ao equilíbrio; a reação endergônica precisa de energia sendo inserida no sistema e tem mudança positiva na direção do equilíbrio. O ATP disponível na célula processa uma reação exergônica liberando energia para contração muscular e produzindo ADP. O ADP, para ser regenerado a ATP novamente, precisa de energia advinda de um dos três sistemas bioenergéticos: ATP-CP, glicólise anaeróbia, ou sistema oxidativo. *Fonte*: os autores.

ocorrem com ΔG próximo de zero são etapas reversíveis e obedecem à lei de ação das massas. Diferentemente, os acoplamentos com elevados valores de ΔG, sejam eles positivos ou negativos, são irreversíveis, os quais direcionam o fluxo energético nas vias metabólicas.[1]

A transferência de energia no organismo dá-se, primeiramente, por meio da utilização do grupo fosfato inorgânico (P_i) como intermediário comum, no chamado acoplamento de reações de desfosforilação/fosforilação. A reação de desfosforilação, exergônica, ao se processar, quebra a ligação química entre o grupo P_i e o restante da molécula, liberando a energia livre ($\Delta G < 0$). Essa energia livre é diretamente utilizada pelos reagentes da reação de fosforilação, endergônica, para a formação de um determinado substrato fosforilado ($\Delta G > 0$).[3,5] Sendo assim, verifica-se que a transferência de um grupo P_i de um substrato fosforilado para outro não fosforilado resulta na transferência de uma certa quantidade de energia livre de um substrato para outro e, às vezes, de um local para outro na célula.[4]

A segunda maneira de transferência de energia livre no organismo acontece a partir da transferência de pares de elétrons por meio do acoplamento de reações de oxidação-redução. A oxidação (reação exergônica) de um substrato energético (reagente reduzido) libera pares de elétrons que são captados por moléculas transportadoras de elétrons, a nicotinamida adenosina dinucleotídeo (NAD^+), que é uma adenosina ligada por dois fosfatos a uma outra ribose, ligada a uma nicotinamida (vitamina B3), ou a flavina adenina dinucleotídeo (FAD), que é uma adenosina ligada por dois fosfatos a uma riboflavina (vitamina B2), as quais se reduzem (reação endergônica) a $NADH + H^+$ ou $FADH_2$, respectivamente e o acoplamento é catalisado por uma enzima do tipo desidrogenase, sendo a energia livre excedente dissipada na forma de calor.[3,5]

O catabolismo disponibiliza, por meio das vias metabólicas, a energia livre necessária para a síntese das moléculas de ATP a partir da fosforilação do ADP.[22] Uma via metabólica é constituída por uma sequência de reações químicas em cadeia, organizadas de modo que os produtos da primeira reação são os reagentes da segunda, e assim sucessivamente, até a formação dos produtos finais. A velocidade de cada reação química pertencente à via metabólica é controlada por uma enzima específica. A enzima que catalisa a reação química mais lenta da via metabólica é conhecida como enzima limitante, já que sua atividade determina a velocidade de processamento de toda a via. Por definição, o anabolismo caracteriza-se pelo processo bioquímico molecular que produz efeitos metabólicos diretamente na síntese de moléculas mais complexas por meio da aglutinação de moléculas simples, como proteínas, aminoácidos não essenciais e ácidos nucleicos. A partir disso, é necessária uma fonte energética para que o processo biometabólico ocorra adequadamente[23] (Quadro 3.1).

O processo energético tem a característica de realizar trabalho em uma estrutura viva e não viva, porque as funções biológicas do corpo humano dependem dos substratos (fontes energéticas). As fontes energéticas são constantemente modificadas para formas variadas de energia, de acordo com as leis da Termodinâmica, sendo intercambiáveis, ocorrendo a transferência energética.[24]

Nos seres humanos, a aquisição energética se dá por meio do trabalho mecânico alimentar e pelo processo da degradação dos substratos, que são convertidos em energia e que se transformam em calor para o corpo. Este processo consome cerca de 60% a 70% da energia total (metabolismo basal); o restante é utilizado para as contrações musculares, as transmissões neurais e as atividades celulares diversas.[18] O Quadro 3.1 sintetiza as reação anabólicas e catabólicas do organismo.

QUADRO 3.1. Síntese dos processos anabólicos e catabólicos e respectivas funções fisiológicas no corpo humano.

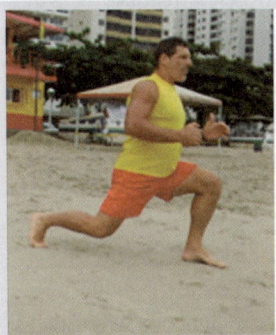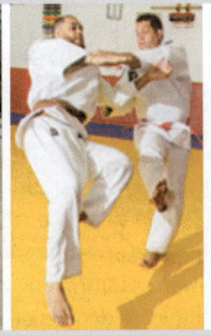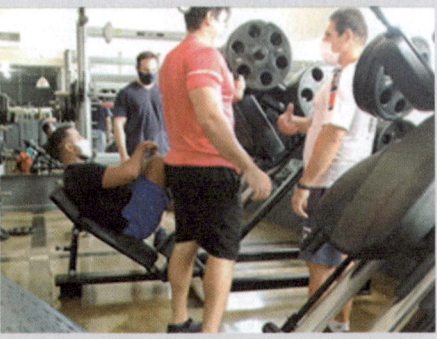

Registro de treinamento físico.

Itens	Anabolismo	Catabolismo
Definição	Processo metabólico que *sintetiza moléculas complexas* por meio de moléculas simples	Processo metabólico que *decompõe moléculas complexas*, transformando-as em moléculas menores
Metabolismo	Fase *construtiva* do metabolismo	Fase *fracionária* do metabolismo
Energia	Consome energia (ATP)	Produz energia (ATP)
Efeitos no exercício físico	Os *estímulos anabólicos* aumentam a massa muscular. Geralmente, são *anaeróbicos*	Os exercícios *catabólicos* utilizam o alimento armazenado para gerar energia, por isso ele oxida gordura e calorias. Geralmente são *exercícios aeróbicos*
Quando ocorre	Necessidade de alta demanda energética	Durante as atividades físicas, quando saudável, ou em certas patologias
Processo energético	Durante o *anabolismo* a energia cinética é convertida em *energia potencial*	Durante o *catabolismo*, a energia potencial é convertida em *energia cinética*
Hormônios relacionados	Estrogênio, testosterona, hormônio do crescimento, insulina	Adrenalina, cortisol, glucagon e citocinas

Fonte: os autores.

O organismo humano necessita do consumo diário de carboidratos, gorduras e proteínas, a fim de fornecer energia para manter as atividades celulares. Constantemente, ocorrem transferências energéticas em nosso organismo, como quando as fibras musculares convertem a energia química obtida dos nutrientes em energia mecânica para realizar um movimento. Nos sistemas biológicos, a quantidade de energia mensurada é em quilocalorias (kcal). A definição de 1 kcal resulta da capacidade energética necessária para aumentar em 1°C, 1 kg de água à temperatura de 14,5°C.[25] Uma kcal equivale a 1.000 cal, e esta última, à 4.1868 Joules.[25] Em última instância, os alimentos ingeridos fornecem energia para formar ATP (adenosina trifosfato) utilizado em todos os processos anabólicos.[26]

■ Carboidratos

Os carboidratos (CHO) são compostos formados por carbono (C), hidrogênio (H) e oxigênio (O) unidos por ligações glicosídicas. Essas biomoléculas são consumidas para obtenção de energia, por meio das reações de oxidação, e consequente o processo de catabolismo em moléculas de glicose ($C_6H_{12}O_6$) e liberação de ATP, que as células utilizam como energia. Os CHO complexos podem ser convertidos em outros intermediários, de cadeias menores, dependendo da necessidade do metabolismo. Nesse sentido, a prática de atividades físicas requer energia aos músculos, que possuem a dependência desse substrato (glicose), durante a execução do exercício para produção de ATP. Os CHO representam a principal fonte energética, e podem ser classificados de acordo com estruturação e complexidade molecular formada pelas unidade de monossacarídeos.[27]

Valores energéticos: 1 grama = 4 kcal de energia

- Monossacarídeos (simples): glicose e frutose.
- Dissacarídeos (dois monossacarídeos): sacarose.
- Polissacarídeos (complexo): dez ou mais monossacarídeos:
  - Celulose nas folhas e alimentos que formam as fibras.
  - Amido (carboidrato constituído principalmente de glicose com ligações glicosídicas).
  - Glicogênio armazenado no fígado e músculo.

Os CHO são utilizados como "energia rápida" pelas células, ou podem ser armazenados no interior da célula para futuras demandas energéticas. Quando os polissacarídeos são armazenados nas estruturas corporais denomina-se glicogênio e podem conter centenas e milhares de moléculas de glicose, armazenadas nas fibras musculares e fígado. Durante o esforço físico ocorre a glicogenólise (quebra do glicogênio em glicose): nas fibras musculares, permite a contração muscular, no fígado, a glicose cai na corrente sanguínea suprindo outros tecidos necessários (Figura 3.3). A síntese de glicogênio é um processo contínuo no nosso corpo.[28]

Uma possibilidade de manipulação dos carboidratos na dieta está nas orientações da dieta cetogênica (baixo consumo de carboidrato e alto consumo de gorduras). Assim, estudos têm observado os possíveis efeitos da dieta cetogênica em adultos saudáveis e atletas. Detectaram um impacto ligeiramente negativo no desempenho físico, porém não a ponto de afetar a aptidão física relacionada às atividades da vida diária. Por outro lado, atletas competitivos têm prejuízo de seu desempenho esportivo, devido à economia energética[29] conforme discutido no tópico *Estado pós-prandial*. As deficiências crônicas de carboidratos podem desenvolver a patologia do marasmo e as de proteínas do *kwarshiokor* (Quadro 3.2).

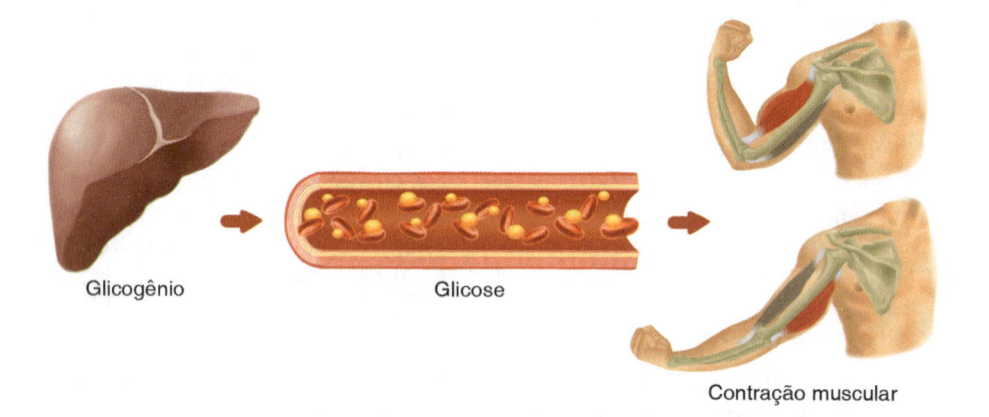

Glicogênio   Glicose

Contração muscular

FIGURA 3.3. As reservas de glicogênio concentram-se no fígado, são carreadas pelo sistema circulatório em formas de glicose para serem armazenadas em glicogênio na fibra muscular e utilizadas na contração muscular. *Fonte:* Jeukendrup AE. Periodized nutrition for athletes. Sport Med. 2017;47(s1):51-63. doi:10.1007/s40279-017-0694-2.[26]

QUADRO 3.2. Estado nutricional e patologia

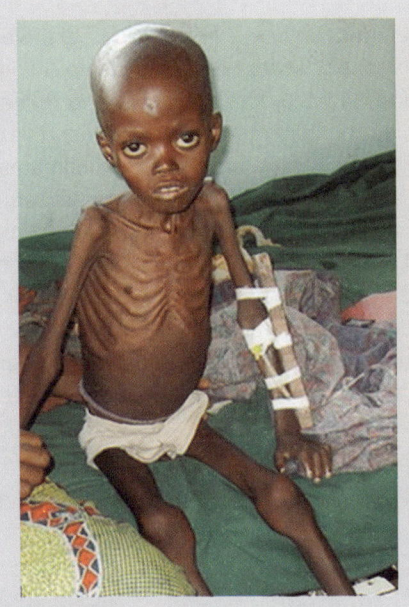 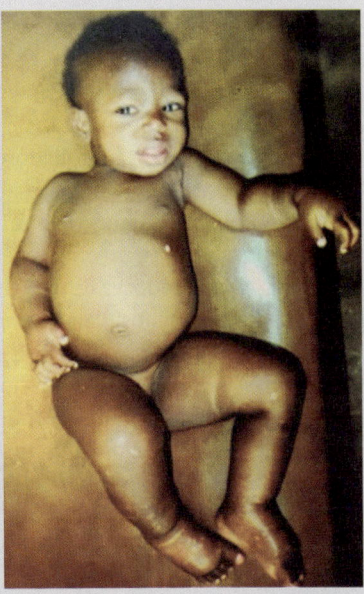

Fonte: https://docplayer.com.br/107879845-Desnutricao-energetico-proteica-regina-sawamura-departamento-de-puericultura-e-pediatria-faculdade-de-medicina-de-ribeirao-preto-usp.html

Marasmo e kwarshiokor! O que são?

São características de desnutrição graves. Marasmo é caracterizado pela desnutrição seca e o *kwarshiokor* (palavra de origem africana = colocado de lado) é a desnutrição úmida, apresentam edemas pelo corpo. No marasmo há grave deficiência caloria por carboidratos, que ocorre intensa por redução de massa muscular. No *kwarshiokor*, a restrição alimentar é proteica e existe a ingestão de carboidratos, mas a insulina reduz a proteólise no músculo com pouca albumina e ocorre um desequilíbrio da pressão osmótica, provocando edemas no corpo. Dessa forma, a perda muscular é menor do que no marasmo.

■ Gorduras

As gorduras possuem a estrutura molecular com estoques orgânicos de energia potencial maiores que os carboidratos. As reservas de gorduras no corpo representam 35 vezes mais capacidade energética do que as reservas de carboidratos no fígado e do músculo esquelético.[30]

Valores energéticos: 1 grama = 9 kcal de energia:

- ■ Ácidos graxos.
- ■ Triglicerídeos.
- ■ Fosfolipídios.
- ■ Esteróis.

Ácidos graxos são armazenados como triglicerídeos (3 ácidos graxos e 1 glicerol), em vários tipos de células, além do tecido adiposo e do músculo esquelético. Para ser utilizado como substrato energético, ocorre a lipólise (quebra de seus componentes), que geralmente são metabolizados em exercícios físicos por tempo prolongado e intensidade moderada (Ver tópico *Regulação metabólica pelo exercício físico*).

Além dos ácidos graxos, o glicerol pode ser utilizado pelo fígado para sintetizar a glicose. Os fosfolipídios e esteróis não são usados como substratos energéticos. Porém, estes substratos possuem importante papel na integridade estrutural da membrana celular e da síntese de hormônios sexuais.[31]

Existem milhares de espécies lipídicas e seu metabolismo é entretecido por meio de inúmeras vias e redes. Essas redes podem ser alteradas de acordo com o ambiente celular, como exercício físico ou desenvolvimento de uma doença. Medir tais alterações e compreender as vias envolvidas é crucial para entender completamente o metabolismo celular. Tais demandas têm catalisado o surgimento da lipidômica, que permite o estudo em larga escala de lipídios utilizando os princípios da química analítica. A espectrometria de massa, em grande parte devido ao seu poder analítico e ao rápido desenvolvimento de novos instrumentos e técnicas, tem sido amplamente utilizada em lipidômica e avanços muito acelerados no campo.[32] Neste sentido, pesquisadores têm mostrado alterações qualitativas nos lipídios, principalmente na remodelação de fosfolipídios, após a prática de exercício físico.[33,34]

Pelo mecanismo da lipólise, as gorduras têm a capacidade de fornecer uma quantidade considerável de energia durante o exercício prolongado com intensidade moderada. Isso, apesar de as reservas energéticas das gorduras serem menos acessíveis em várias situações de inatividade física e atividade física para serem metabolizadas, por necessitarem ser reduzidas em formas menos complexas (glicerol e ácidos graxos) para a produção de ATP.[18]

■ Proteínas

As proteínas são substratos estruturais para o corpo, formados pela união de aminoácidos e suas ligações peptídicas. Essas macromoléculas podem ser utilizadas como fontes energéticas de forma prioritária no exercício e, dependendo da fonte limitada de carboidratos e lipídios, podem ser convertidas em glicose, em uma etapa metabólica denominada de gliconeogênese. Os valores energéticos de 1 g de proteína podem fornecer 4 kcal de energia. As proteínas são as moléculas de composição orgânicas que têm concentração abundante nas células e correspondem a aproximadamente 50% quando a composição não está hidratada. São encontradas em todas as partes de todas as células e são componentes largamente estudados pelas várias áreas da ciência, no que diz respeito à sua síntese ou aproveitamento metabólico dos aminoácidos (cadeias ou unidades fundamentais que compõem a proteína). As proteínas são macromoléculas de alto peso molecular, polímeros de compostos orgânicos simples, os α-aminoácidos.[33,34]

Nas moléculas proteicas os aminoácidos se unem covalentemente por meio das ligações peptídicas, formando longas cadeias não ramificadas, envolvendo o radical amino ($-NH_2$) de um aminoácido e o radical ácido carboxílico ($-COOH$) de um outro, havendo a liberação de uma molécula de água por reação.[33,34]

Os α-aminoácidos encontrados em peptídeos e proteínas consistem em um grupo funcional ácido carboxílico ($-COOH$), um grupo amino ($-NH_2$) e um hidrogênio ($-H$) ligados ao átomo de carbono-α. Grupos-R (cadeia lateral) distintos, também estão associados ao carbono-α, desta forma, o carbono-α encontrado nos aminoácidos é tetraédrico ou assimétrico (exceto no caso da glicina onde o grupo-R é o hidrogênio). Um aminoácido difere de outro justamente pelo grupo-R (cadeia lateral).[35] São conhecidos 20 aminoácidos (alanina, arginina, aspartato, asparagina, cisteína, fenilalanina, glicina, glutamato, glutamina, histidina, isoleucina, leucina, lisina, metionina, prolina, serina, tirosina, treonina, triptofano e valina) encontrados nas moléculas de proteínas, com sua síntese controlada por mecanismos genéticos, envolvendo a replicação do DNA e transcrição do RNA.[33,34]

A metade dos aminoácidos é sintetizada pelo organismo e, chamados de não essenciais, vão suprir as necessidades celulares; aqueles que não são sintetizados precisam estar presentes na dieta e são chamados de aminoácidos essenciais. O aminoácido alanina, em determinados momentos de necessidade energética, se converte em glicose no fígado. A fração metabólica de energia obtida a partir de aminoácidos, se eles são derivados de proteína dietética ou a partir de proteína tecidual, varia muito com o tipo de organismo e com as condições metabólicas. Carnívoros podem obter (imediatamente depois de uma refeição) até 90% das suas necessidades energéticas a partir da oxidação de aminoácidos, enquanto herbívoros podem preencher apenas uma pequena fração de suas necessidades por esta via.[35]

Além disso, outros aminoácidos, como a isoleucina, a leucina e a valina, classificados como de cadeia ramificada (do termo em inglês *branched-chain amino acids* [BCAA]) podem ser convertidos em intermediários metabólicos e participarem diretamente da bioenergética nas células musculares, bem como manter os níveis plasmáticos de glutamina. Durante o exercício físico, as proteínas podem proporcionar de 5% a 10% da energia para manter a atividade física prolongada.[36]

Sistemas energéticos

A liberação de energia é controlada pelo corpo sendo determinada pela escolha da fonte de substrato utilizado, que, por ordem de preferência são: carboidrato, lipídios e proteínas, respectivamente.[18] Sob o efeito da ação de massa, as células podem requerer a disponibilidade de energia para determinada atividade do corpo e estimulação nervosa.[35]

As enzimas são moléculas proteicas que auxiliam na aceleração do processo de catabolismo (degradação) de compostos químicos, podendo sofrer alterações estruturais para a liberação de energia. E o sistema de armazenamento energético é realizado pelo processo de fosforilação, acontecendo por meio de várias reações químicas que transformam o ADP em ATP. Quando essas reações bioquímicas no interior das células ocorrem sem oxigênio é denominado de metabolismo anaeróbico; por outro lado, se a reação ADP para ATP tem a presença de oxigênio é chamada de fosforilação oxidativa.

A produção de ATP "moeda energética" é feita nas mitocôndrias celulares, e para liberar a energia ocorre ativação das enzimas ATPase, gerando em cada separação de moléculas cerca de 7,6 kcal por mil de ATP ao reduzir ATP para ADP dissociando um P_i (fosfato inorgânico). O corpo humano proporciona energia às suas estruturas por meio das células gerando ATP constantemente, sendo funcionamento vital do ser humano. Didaticamente são classificados em três sistemas bioenergéticos para produção do ATP:[24]

1. Sistema ATP-CP (sem presença de O_2).
2. Sistema glicolítico (sem presença de O_2).
3. Sistema oxidativo (com presença de O_2).

O processo contrátil do músculo é caracterizado por mecanismo de transformação e gasto de energia. A energia química obtida pela hidrólise da adenosina trifosfato (ATP) será utilizada em parte para a produção de energia mecânica (trabalho) e o restante será dissipado como energia térmica (calor).[1]

O ATP é a fonte energética imediata para contração muscular (acoplamento do aparelho contrátil do músculo entre os filamentos de actina e miosina). É formado a partir da combinação de difosfato de adenosina (ADP) e P_i. A enzima ATPase rompe esta ligação e a energia é liberada para a realização do trabalho.[26]

■ Sistema ATP-CP ou fosfagênio

O sistema ATP-CP é o mais simples dos sistemas energéticos do ponto de vista bioquímico, mas é também o mais importante durante a realização de exercícios intensos e de muito curta duração. A creatina fosfato (CP), como o ATP, está armazenada no músculo, e contém um grupo fosfato. Como o ATP é mantida em pequenas quantidades no músculo, a sua concentração relativa (e a correspondente concentração de ADP) é alterada rapidamente com qualquer aumento do metabolismo energético.[37]

A reação é catalisada pelas enzimas ATPase, que separam o ATP em ADP + P_i e a creatina quinase (CK) que quebra a CP fornecendo energia para ressíntese da ATP. Fornece uma reação simples com uma única enzima para produzir ATP em atividades de curta duração e alta intensidade com duração de até 10 a 12 segundos (corrida de 50 m e 100 m, salto em altura, levantamento de peso etc.) (Figuras 3.4 e 3.5).

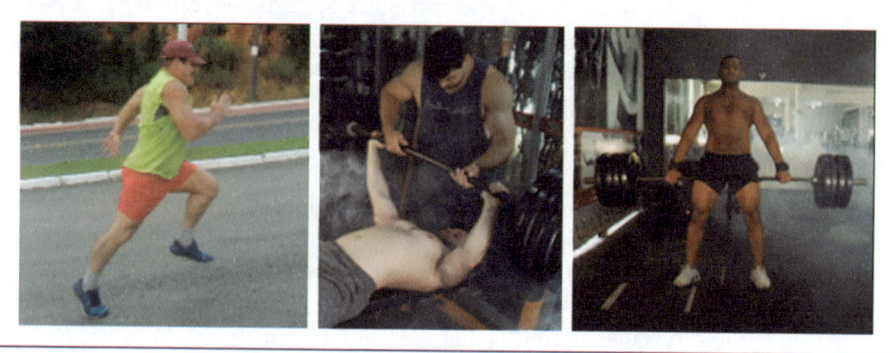

FIGURA 3.4. Exercícios de corrida de velocidade e levantamento de peso com altas cargas utilizam predominantemente o sistema ATP-CP. São exercícios intensos e de curta duração (até 10-12 s). *Fonte:* registro de treinamento físico realizado pelos autores.

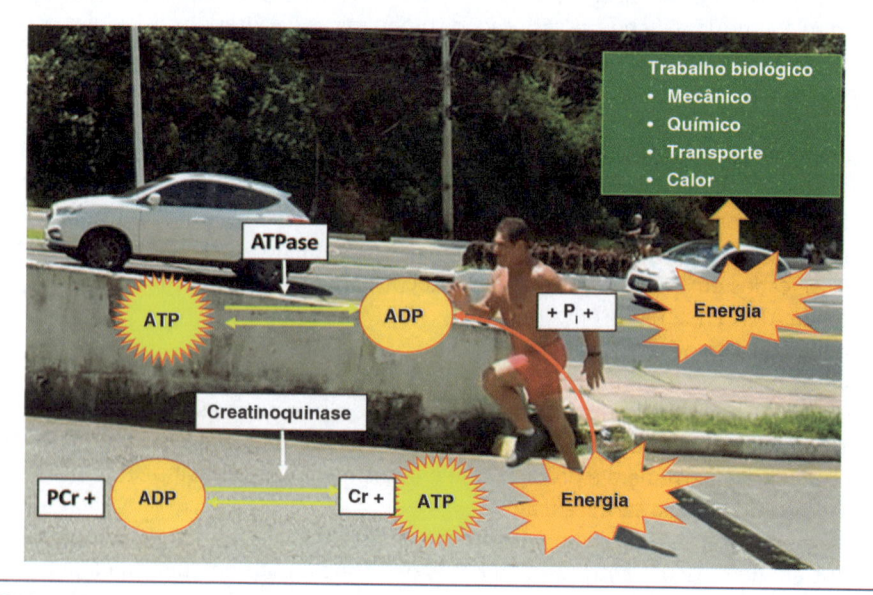

FIGURA 3.5. Síntese da produção e regeneração de energia pelo sistema ATP-CP. Atividades de força e explosão de até 10 a 12 segundos caracterizam a predominância desse sistema de produção de energia muscular. *Fonte:* autores.

Nesse processo, a energia é liberada do composto ATP por meio da atuação enzimática, que separa grupamento de fosfato. Quanto maior a concentração de CP no meio celular, maior será depleção de ATP para fornecer energia para as estruturas corporais; isso acontece de forma mais acentuada e constante durante a realização de exercícios físicos.[26]

O sistema ATP-CP ocorre por processo metabólico rápido e simples de conversões de ATP e ADP e vice-versa. É um sistema que funciona independentemente da presença de oxigênio.[24] Assim, durante os primeiros segundos de um esforço intenso, verifica-se que o ATP se mantém em nível constante, enquanto as concentrações de CP diminuem de forma sustentada até que este último composto se degrade rapidamente, para ressintetizar a ATP. São armazenadas pequenas quantidades de CP nas células, limitando a formação de ATP. Por sua vez, a recuperação de CP exige ATP, logo, ocorre somente durante o repouso do exercício.[38,39]

Devido à rápida depleção de CP, e consequentemente a depleção de ATP, que pode limitar o desempenho em exercícios intensos, a suplementação de creatina é comumente utilizada para aumentar os níveis de CP e principalmente auxiliar no desempenho de força[35] (Quadro 3.3).

■ Sistema glicolítico anaeróbio

Com a continuidade do esforço e após as reservas de CP terem dado resposta às necessidades de regeneração de ATP, a via glicolítica tem um papel fundamental na síntese de ATP.[40] Apesar de não ser tão rápida quanto o sistema ATP-CP, a via glicolítica produz energia a uma velocidade 2,5 a 3 vezes superior ao sistema aeróbio, podendo processar-se em condições anaeróbias (com ausência de oxigênio).[40,41] Dá-se o nome de glicogenólise ao processo pelo qual o glicogênio é degradado em monômeros de glicose. A degradação do glicogênio faz-se por ação do glicogênio-fosforilase, formando uma molécula de glicose-1-fosfato e glicogênio com menos uma molécula de glicose. As reações de fosforólise continuam até chegar a uma ramificação (ligações α-1,6) onde atua a enzima desramificante ou amilo 1,6-glicosidase.[41]

O processo de glicólise anaeróbia envolve a degradação incompleta das substâncias alimentares, que são os carboidratos, com a sua transformação em compostos de açúcares simples – monossacarídeos, nesse caso, a glicose – capazes de atuar na ressíntese de ATP, produzindo energia livre para realizar a contração muscular e, consequentemente, os movimentos. A glicose representa aproximadamente 99% de todos os açúcares circulantes no sangue, sendo originária da digestão e da síntese dos carboidratos, que também podem ser convertidos na forma de moléculas de glicogênio e armazenados no fígado e nos músculos.[42]

A glicose chega à maioria das células por difusão facilitada, originada da digestão de carboidratos e glicogênio hepático, sendo imediatamente convertida em glicose-6-fosfato pela via da glicólise que não é capaz de atravessar a membrana plasmática. Então, a glicose-6-fosfato pode ser utilizada para obtenção de energia ou poderá ser utilizada para formar reservas energéticas, via catabólica ou via anabólica, respetivamente.[1] Durante a contração muscular, a glicogênio-fosforilase aumenta sua atividade em resposta aos aumentos intracelulares da concentração de cálcio e do fosfato inorgânico (P_i), com a remoção de unidades do glicogênio, produzindo a glicose-1-fosfato no processo denominado glicogenólise (sendo que esta necessita de três enzimas para a realização da sua função, a fosforilase, a enzima desramificante e a fosfoglicomutase).[43]

QUADRO 3.3. Suplementação de creatina e atividade física

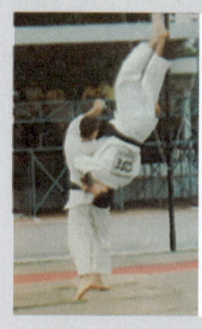 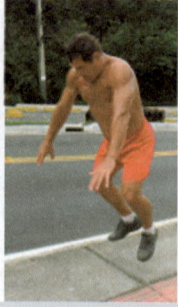 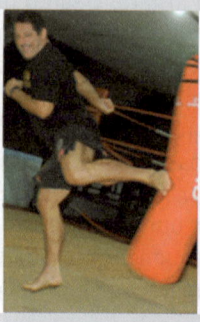 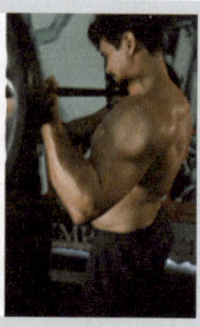

Fonte: registro de treinamento físico realizado pelos autores.

Quando pesquisamos no PUBMED, em 11/05/2021, os termos 'creatina' e suplementação' (*creatine and supplementation*) resultaram em 2.337 artigos; para os termos 'creatina', 'suplementação' e 'atletas' (*creatine, supplementation and athletes*), apareceram 944 resultados; para os termos 'creatina', 'suplementação' e 'força' (*creatine, supplementation and strenght*), foram 500 resultados; já para a busca de 'creatina', 'suplementação' e 'potência' (*creatine, supplementation and power*), consistiram de 243 publicações. Isto dá uma ideia da dimensão do assunto sobre a suplementação de creatina na literatura. Não é nosso intuito fazer uma revisão sistemática, mas apresentar os principais achados sobre este recurso ergogênico e o seu uso nos esportes. Assim, foram encontradas 10 metanálises sobre creatina, suplementação e atletas e apenas cinco publicadas nos últimos 10 anos e estas que serão utilizadas para sintetizar o assunto.

1. Nesta metanálise foram incluídos 53 estudos, sendo 563 voluntários suplementados com creatina e 575 controles. A creatina foi efetiva para o aumento de força de membros superiores em exercícios de até 3 minutos de duração, independentemente da população, do protocolo de treinamento, da dose suplementada e da duração do estudo.

2. Foram incluídos nove estudos com jogadores de futebol neste trabalho. Um total de 168 jogadores (118 masculinos e 50 femininos), com a idade de idade 20,3 ± 2 anos, constaram na metanálise. Não foram encontradas diferenças para a melhora de *performance* aeróbia com a suplementação de creatina. Porém, os autores concluíram que a suplementação de creatina com uma dose de carga de 20 g/d a 30 g/d, divididas em 3 a 4 vezes ao dia, ingeridas em um período de 6 a 7 dias, e seguida de 5 g/d por 9 semanas, ou com uma dose baixa de 3 mg/kg/d por 14 dias, apresentavam efeitos positivos sobre a melhora da *performance* física de jogadores de futebol, especialmente quanto a potência anaeróbia.

3. Um estudo de metanálise, que compreendeu 357 idosos sarcopênicos ou frágeis, comparou o treinamento resistido sozinho, com este treinamento mais a suplementação de creatina. Os autores concluíram que a retenção de massa muscular e da força era superior nos indivíduos suplementados com a creatina mais o treinamento resistido, comparados aos que fizeram somente o treino resistido. Todavia, devido a dados limitados, estes autores indicam que futuros estudos são necessários.

4. Outra publicação de metanálise incluiu 60 estudos com um total de 646 indivíduos que suplementaram com creatina e 651 controles. Os autores concluíram que a suplementação de creatina é efetiva para a força dos membros inferiores em exercícios com duração de até 3 minutos, independentemente da população estudada, do protocolo de treino, da dose suplementada e da duração do estudo.

5. Foi realizada uma metanálise para verificar o efeito da creatina no tratamento de fraqueza e doenças musculares. Foram incluídos nesta rodada, 14 estudos, perfazendo um total de 364 participantes randomizados como critério de inclusão. Foi observado que a creatina suplementada por um período curto ou médio de tempo aumenta a força em indivíduos com distrofias musculares e era bem tolerada nesta população. Evidências de alta qualidade, mas limitadas devido ao tamanho amostral, não encontraram melhora em miopatias metabólicas e altas doses da creatina foram prejudiciais a pacientes com a doença de McArdle.

1. Lanhers C, Pereira B, Naughton G, Trousselard M, Lesage FX, Dutheil F. Creatine Supplementation and Upper Limb Strength Performance: A Systematic Review and Meta-Analysis. Sports Med. 2017 Jan;47(1):163-173. doi: 10.1007/s40279-016-0571-4. PMID: 27328852.

2. Mielgo-Ayuso J, Calleja-Gonzalez J, Marqués-Jiménez D, Caballero-García A, Córdova A, Fernández-Lázaro D. Effects of Creatine Supplementation on Athletic Performance in Soccer Players: A Systematic Review and Meta-Analysis. Nutrients. 2019 Mar 31;11(4):757. doi: 10.3390/nu11040757. PMID: 30935142; PMCID: PMC6520963.

3. Devries MC, Phillips SM. Creatine supplementation during resistance training in older adults-a meta-analysis. Med Sci Sports Exerc. 2014 Jun;46(6):1194-203. doi: 10.1249/MSS.0000000000000220. PMID: 24576864.

4. Lanhers C, Pereira B, Naughton G, Trousselard M, Lesage FX, Dutheil F. Creatine Supplementation and Lower Limb Strength Performance: A Systematic Review and Meta-Analyses. Sports Med. 2015 Sep;45(9):1285-1294. doi: 10.1007/s40279-015-0337-4. PMID: 25946994.

4. Kley RA, Tarnopolsky MA, Vorgerd M. Creatine for treating muscle disorders. Cochrane Database Syst Rev. 2013 Jun 5;2013(6):CD004760. doi: 10.1002/14651858. CD004760.pub4. PMID: 23740606; PMCID: PMC6492334.

Conclusão: existe um robusto corpo de evidências de que a suplementação com creatina favorece o ganho de massa muscular, o desempenho em atividades de alta intensidade e curta duração em diferentes populações. A creatina também tem se mostrado promissora como recurso terapêutico para idosos sarcopênicos e para doenças musculares, um campo ainda com potencial de investigação.

O sistema glicolítico anaeróbio cataboliza a glicose em glicose-6-fosfato, na presença de ATP e da enzima hexoquinase, e tendo como cofator o Mg^{+2}. Isto justifica o motivo pelo qual atletas precisam de um aporte maior deste mineral, sendo em muitos casos necessário suplementar. A hidrólise do ATP é exergônica e praticamente irreversível. Na segunda etapa da reação, a glicose-6-fosfato é isomerizada em frutose-6-fosfato, dependente da enzima glicose-fosfato isomerase. Na terceira etapa, a fosforilação ocorre novamente dependente da enzima fosfofrutoquinase e tendo também como cofator o Mg^{+2}. Na quarta etapa, a enzima aldolase cinde a frutose-1,6-difosfato em duas trioses isoméricas, o fosfogliceraldeído e a fosfodihidroacetona. Na quinta etapa, ocorre a oxidação na presença de fosfato inorgânico (Pi) e é catalisado pela desidrogenase que tem a NAD^+ como cofator. É liberada energia pela oxidação e transferida para formação de outra ligação fosfato, rica em energia. Na sexta etapa, é liberada energia pela hidrólise e transferida para o ADP + P_i, sintetizando ATP. Nas próximas etapas, o ácido 3-fosfoglicérico é transformado em ácido pirúvico, fosforilando mais um ADP à ATP. Nesta etapa, na ausência de O_2 o ácido pirúvico é reduzido a ácido lático e o NADH é oxidado em NAD^+, dependente da enzima lactato desidrogenase[1,5] (Figuras 3.6 e 3.7).

A partir da quebra da molécula de glicose (ou glicose-1-fosfato), o sistema glicolítico é capaz de fornecer energia sem a utilização de oxigênio e tem como produto final duas moléculas de piruvato e duas moléculas de ATP[44] (Figura 3.6).

$$\textbf{1 Glicose} + 2\ ADP + 2\ Pi + 2\ NAD^+ \rightarrow \textbf{2 Piruvato} + \textbf{2 ATP} + 2\ NADH + 2\ H^+ + 2\ H_2O$$

FIGURA 3.6. Esquema resumido das reações bioquímicas do sistema glicolítico. *Fonte:* autores.

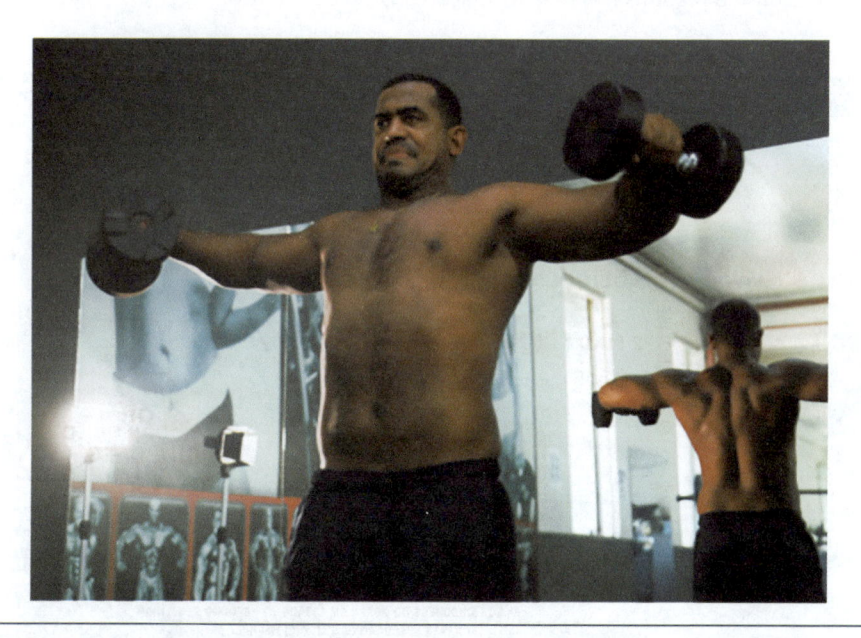

FIGURA 3.7. Exercícios de intensidade moderada e média duração (20 s-60 s), predomina o sistema de produção de energia da glicólise anaeróbia. No exemplo, está sendo realizada uma série de 10-12 repetições, com ciclo de aproximadamente 4 segundos por repetição, perfazendo ≈50 segundos de atividade. *Fonte*: registro de treinamento físico realizado pelos autores.

A produção de energia pode iniciar sem utilizar o oxigênio (anaeróbio lático), e depois utilizar o oxigênio evoluindo para aeróbio produção de ATP, CO_2 e H_2O, no ciclo de Krebs e cadeia respiratória (Figuras 3.10 e 3.12), isto também, dependendo do estado de repouso, do tipo de exercício ou do treinamento desportivo do indivíduo.[41] A segunda via para o metabolismo do piruvato é a redução a lactato através da via da fermentação do ácido lático. Quando o tecido muscular esquelético em contração vigorosa funciona em condições de hipóxia (baixa pressão parcial de oxigênio) o NADH não pode ser reoxidado a NAD^+ e este é necessário como receptor de elétrons para que o piruvato continue a ser oxidado. Nessas condições, o piruvato é reduzido a lactato por recepção dos elétrons do NADH e a consequente regeneração do NAD^+, necessário para que o fluxo glicolítico prossiga (Figura 3.8).[5]

A terceira grande via do metabolismo do piruvato leva ao etanol. Em alguns tecidos vegetais e em certos invertebrados, protistas e microrganismos, como a levedura da fabricação da cerveja, o piruvato é convertido anaerobicamente em etanol e CO_2, em um processo chamado de fermentação alcoólica, fermentação do etanol ou, simplesmente, fermentação do álcool.[5]

Atribui-se o nome de glicogênese à formação de glicogênio, a partir de moléculas de glucose. A maior parte do glicogênio está armazenada no fígado e no músculo esquelético. Neste processo, a glucose-6-fosfato sofre isomerização à glucose-1-fosfato. Esta molécula combina-se com a uridina-trifosfato (UTP) para formar uridinadifosfato-glucose (UDPG). A enzima glicogênio-sintetase é responsável por catalisar a formação das cadeias lineares, ou seja, as ligações α-1,4, enquanto a enzima ramificante ou amilo (1,4-1,6) transglicosidase é responsável pela formação das ligações α-1,6.[41]

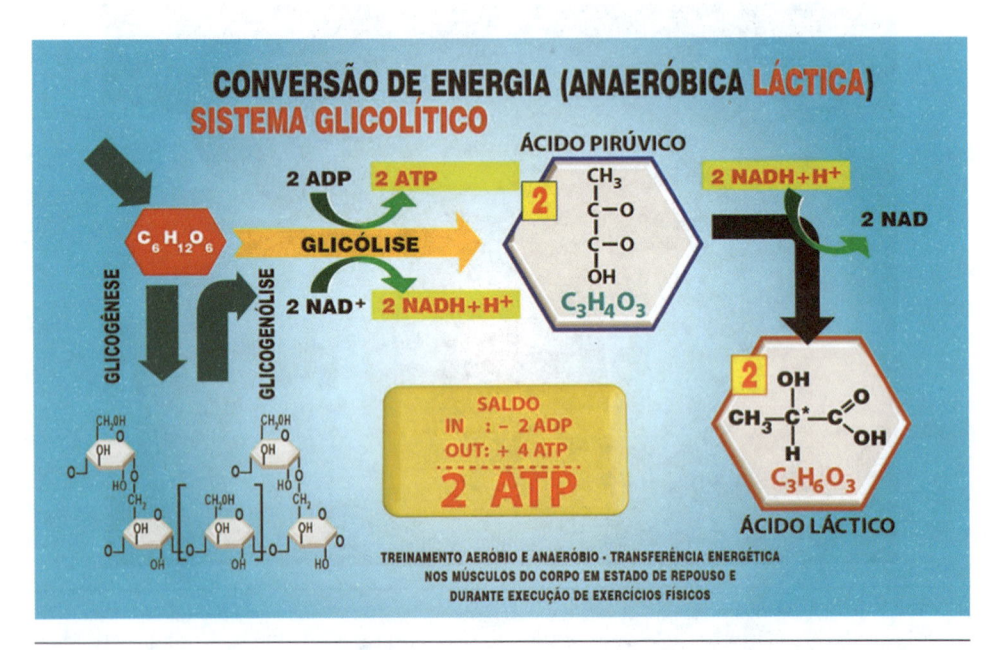

FIGURA 3.8. Processo de conversão energética do sistema glicolítico durante as etapas de realização do exercício físico. *Fonte*: autores.

A neoglicogênese, que ocorre quando os níveis de glicogênio no fígado são insuficientes para suprir a manutenção da glicose, consiste na formação de glicose a partir de precursores não glicosídicos (piruvato, lactato, glicerol, alanina e outros aminoácidos glicogênicos). Este processo é a via inversa da glicólise, e ocorre apenas no fígado e nos rins, uma vez que só nestes órgãos estão presentes enzimas-chave que permitem a formação de glicose a partir dos percursores não glicídicos. O músculo, não tendo estas enzimas, converte a glicose em ácido láctico, que é transportado até ao fígado e neste órgão é convertido em glicose. A maioria dos precursores não glicosídicos pode ser convertida em moléculas do ciclo de Krebs, ácido pirúvico, que são convertidos em glicose, nos órgãos referidos. O glicerol entra neste processo, transformando-se em gliceraldeído-3-fosfato.[45]

A glicólise possui 12 estágios de reações bioquímicas, nos quais ocorre a degradação da glicose para resultar no produto final: ácidos láticos e pirúvicos, com um saldo resultante de 3 mols de ATP. Porém, como nas reações bioquímicas houve um gasto de 1 mol de ATP para conversão da glicose em glicose-6-fosfato, houve ganho real de 2 mol de ATP.[44] Contudo, somente no século XX ocorre a consolidação da disciplina, devido ao trabalho de dois cientistas que foram laureados com o prêmio Nobel em fisiologia de 1922, Archibald Vivian Hill (Inglaterra) e Otto Fritz Meyerhof (Alemanha). Hill estudou a produção de calor e seu aproveitamento pelo organismo e Meyerhof, a relação fixa entre o consumo de oxigênio e o metabolismo do ácido lático. Embora seja limitada a capacidade energética, a combinação dos sistemas fosfagênio e glicolítico auxiliam no consumo de energia para garantir força e potência no momento em que a concentração de O_2 é insuficiente para potencializar a produção de ATP nos minutos iniciais da execução do exercício físico de alta intensidade.[45]

Outra razão pela qual esse sistema energético tem limitação é que esse esforço causa um acúmulo de ácido láctico nos tecidos musculares e nas células. Em contrações musculares de potência (Sprint) com duração entre 20 e 60 s, ocorre altas concentrações de ácido láctico, aumentando de 1 mmol/kg de ácido láctico no músculo em repouso para mais de 25 mmol/kg. É este fenômeno de concentração rápida de ácido nos músculos que pode inibir o processo de depleção dos glicogênios, pois bloqueia a função enzimática glicolítica, e em segundo plano, causa a redução de ligamento e excitação de cálcio com as fibras contráteis, podendo interromper momentaneamente a contração muscular.

É importante destacar que o ácido láctico e lactato são substâncias distintas, mas originárias do mesmo produto. O ácido láctico de composição $C_3H_6O_3$ no interior das fibras musculares, num período após o esforço físico, libera H^+ transformando-se em sal unindo ao Na^+ e K^+. Portanto, a glicólise anaeróbia tem a tendência de produzir ácido láctico e rapidamente a substância dissocia-se por instabilidade molecular e se transforma em lactato.[3,5]

Na realização de esforço físico máximo, o custo energético pode chegar a 200 vezes acima dos valores de repouso. Este tipo de atividade só pode ser suportado por poucos segundos em que o sistema ATP-CP atua. Com a continuidade da atividade, a intensidade é reduzida e outros sistemas passam a atuar. Na verdade, os sistemas se sobrepõem desde o início do esforço físico, com predominâncias distintas dependendo da intensidade e da duração da atividade que está sendo realizada.[45] Este assunto é discutido mais à frente no tópico Regulação Metabólica pelo Exercício Físico. Porém, o sistema glicolítico bem desenvolvido tem importância crucial no desempenho em grande parte dos esportes (Quadro 3.4).

◼ Sistema aeróbio/oxidativo

À exceção de interessantes variações encontradas entre as bactérias, o piruvato formado pela glicólise pode tomar três rotas catabólicas alternativas mais simples que

QUADRO 3.4. Importância para o esporte do sistema glicolítico

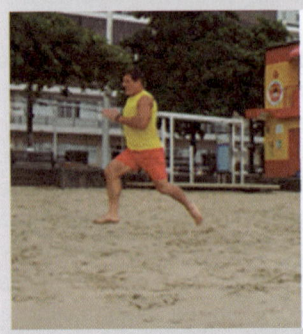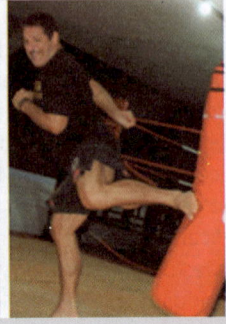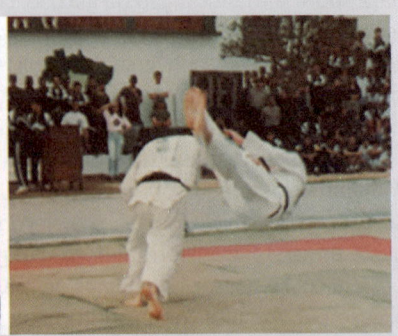

Fonte: registro de treinamento físico realizado pelos autores.

As maiores concentrações sanguíneas de lactato, observadas em atletas de elite, têm sido precisamente descritas em especialistas de 400 m-800 m, que atingem frequentemente lactatemias (concentração sanguínea de lactato) na ordem dos 22 mmol/L-23 mmol/L. A razão por que estes atletas procuram aumentar a sua potência láctica está relacionada com a maior produção de energia daí resultante, uma vez que quanto mais ácido láctico formarem, naturalmente, mais ATP consegue assegurar por esta via. Assim, a produção de ácido láctico acaba por ser um mal menor e inevitável quando se recorre a este sistema energético. Por esse motivo, procuram desenvolver paralelamente ao treino aquilo que habitualmente se designa por "tolerância láctica". Esta é uma condição muito importante também para lutadores, a fim de imprimir um ritmo mais forte ao combate e evitarem a fadiga precoce.

nos outros seres vivos. Nos organismos aeróbicos, ou tecidos sob condições aeróbicas, a glicólise constitui apenas o primeiro estágio da degradação completa da glicose. O piruvato é oxidado, com perda do seu grupo carboxila como CO_2, para liberar o grupo da acetila da acetil-coenzima A, que é, então, totalmente oxidada a CO_2 pelo ciclo do ácido cítrico. Os elétrons originados dessas oxidações são passados para o O_2 por meio de uma cadeia de transportadores da mitocôndria, formando H_2O. A energia liberada nas reações de transferência de elétrons permite a síntese de ATP nas mitocôndrias.[5]

O sistema oxidativo é o mais complexo quando comparado entre três sistemas de fornecimento de energia. Este sistema atua no organismo utilizando os substratos nutricionais e o oxigênio (O_2) para a produção de energia e é denominado de respiração celular. As mitocôndrias são organelas no interior das células responsáveis pela produção oxidativa da ATP. No caso específico dos músculos, as mitocôndrias localizam-se em lado das miofibrilas, e estão espalhadas na região do sarcoplasma muscular. Toda essa concentração de mitocôndrias na região muscular ocorre devido ao fato de os músculos terem a necessidade de constante fornecimento energético, em especial, quando o nosso corpo está realizando atividades físicas, e a disponibilidade energética será distribuída de acordo com o volume e intensidade da atividade, bem como dos grupamentos musculares envolvidos[3] (Figura 3.9).

Pesquisadores consideram que, do ponto de vista energético, os esforços contínuos (cíclicos), situados entre 1 e 3 minutos, são feitos pelos sistemas anaeróbios (fosfagênios e glicólise) e aeróbio, o que significa que cerca da metade da ATP será produzida fora da mitocôndria e o restante no seu interior. Ao contrário da produção do sistema energético anaeróbio, o processo de produção oxidativo aeróbio tem a maior capacidade de produção energética, quando comparado aos outros sistemas, porque a oxidação dos carboidratos (ciclo de Krebs e cadeia de transporte de elétrons), gorduras (β-oxidação de

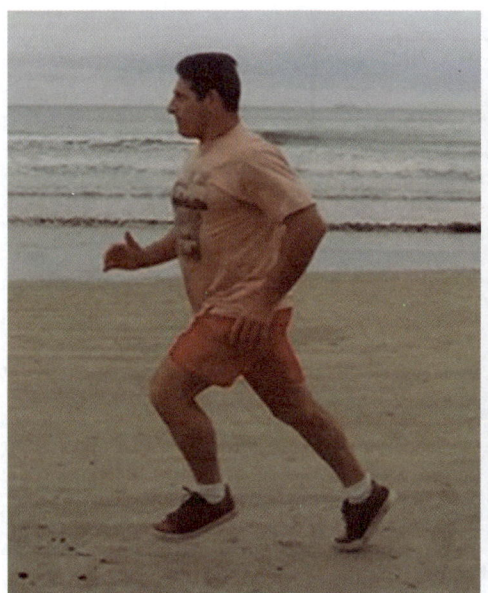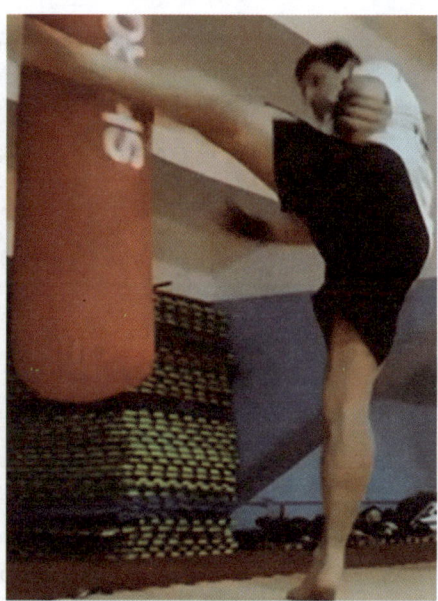

FIGURA 3.9 Atividades físicas cíclicas, como a de corrida de longa duração, natação, ciclismo com intensidades de leve a moderada, ou de bater saco, pular corda em *rounds* nas modalidades de lutas de *strike* (p. ex., 10 *rounds* de 3 minutos de *kickboxing*), são tipos de atividades em que o estímulo do sistema energético oxidativo predomina na produção energética em relação aos outros sistemas. *Fonte*: Registro de treinamento físico realizado pelos autores.

ácidos graxos livres) e proteínas têm processos de obtenção de energia mais complexas, com degradação dos substratos com a utilização do oxigênio liberando mais moléculas de ATP[3,5] (Figuras 10.10 a 10.13).

Oxidação dos carboidratos

A oxidação dos carboidratos ocorre pelo metabolismo da glicose, que tem a função de transmitir energia para o sistema energético aeróbio e anaeróbio decorrente da quebra da glicose, que é transformada em ácido pirúvico. O que diferenciará nesse processo é a presença ou não de oxigênio, podendo ser classificada como glicólise anaeróbia, resultando como saldo de produção o ácido láctico e 3 moles de ATP por oxidação. Entretanto, quando existe O_2 na reação bioquímica, o ácido pirúvico é transformado em acetil-coenzima A (Acetil-CoA). Na execução do exercício físico, a maior parte do ácido pirúvico não é transformada em composto de ácido láctico, e sim submetido ao processo de metabolização no interior das mitocôndrias, fazendo parte da respiração celular produzindo CO_2 e H_2O.[46]

Ciclo de Krebs

Esta denominação é em homenagem ao bioquímico Hans Krebs, pioneiro que trouxe a compreensão complexa da bioenergética. Nesse processo de conversão energética, a Acetil-CoA faz parte do ciclo de Krebs ou ciclo do ácido cítrico e por ser base das etapas das reações bioquímicas ocorre a oxidação dessa estrutura resultando em 2 moles de ATP e CO_2[47] (Figura 3.10).

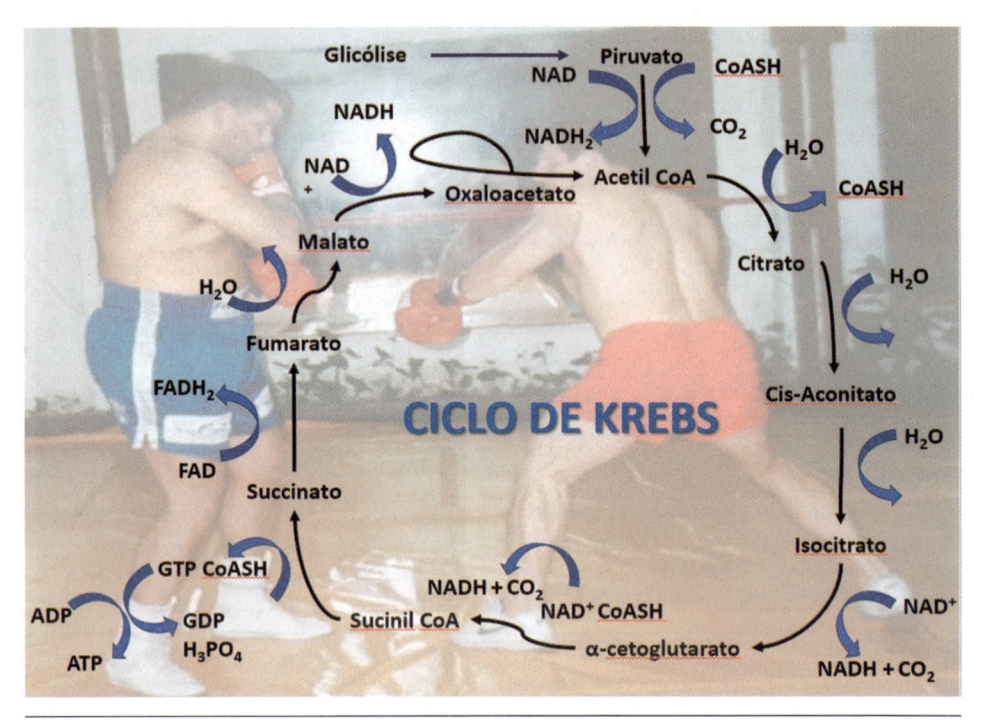

FIGURA 3.10. Ciclo de Krebs ou do ácido cítrico. Atividades de média duração, como corridas de meio fundo, lutas de boxe e MMA, utilizam predominantemente esta via metabólica. *Fonte*: Arquivo pessoal do autor Carlos Fett. Estão na foto o lutador de boxe José Adilson Rodrigues dos Santos, o "Maguila" e Carlos Fett.

Etapas do ciclo de Krebs

1. Condensação: associação do acetil-CoA com o oxaloacetato para formar o citrato, retirando a coenzima A.

2. Formação do isocitrato: a aconitase vai retirar uma molécula de água do citrato, depois devolver uma molécula de água formando cis-aconitato e na sequência o isocitrato.

3. Conversão: o isocitrato sofre uma descarboxilação (saída de CO_2) e formará α-cetoglutarato. Também é retirado $2H^+$ e há transferência de elétrons para NAD^-, que ficará no estado reduzido.

4. Oxidação de α-cetoglutarato: retira COO^-, em forma de CO_2 e forma o succinil CoA. Também ocorre redução do NAD.

5. Formação do succinato: a energia transferida do succinil CoA vai associar um fosfato a um GDP, e vai formar um GTP, que se transforma em ATP, dando origem ao succinato.

6. Formação do fumarato: retirada de um hidrogênio do succinato, onde há redução da molécula de FAD, e dá origem ao fumarato.

7. Hidratação do fumarato: o fumarato recebe H_2O, pela fumarase e vai dar origem ao malato.

8. Malato é oxidado: o malato retira 2H que serão transferidos ao NAD, reduzindo o NAD e formando oxaloacetato. Reinicia o ciclo.

Cadeia de transporte de elétrons (CTE)

Na glicólise, ocorre a conversão da glicose em ácido pirúvico, com liberação de H^+ (elétrons). Essa metabolização acontece durante o ciclo de Krebs, elevando a concentração de H^+ e o ambiente torna-se ácido. De imediato, ocorre o fenômeno fosforilação oxidativa, em que as coenzimas de NAD (nicotiamida adenina dinucleotídeo) e FAD (flavina adenina dinucleotídeo) transportam os elétrons formando os compostos NADH e FADH. Neles, são combinados H^+ das coenzimas com O_2, gerando H_2O (água) e ATPs na mitocôndria pelo potencial de redução, deixando o ambiente menos ácido. Portanto, os produtos finais do ciclo de Krebs e CTE são CO_2, ATP, NAD, FAD e água.[46,47] Com a presença do O_2 na mitocôndria, a CTE ativa a fosforilação oxidativa, que resulta em mais ATP.[48] O resultado da produção energética dos carboidratos pode chegar a 39 moléculas de ATP quando originário do glicogênio e 38 mols quando feito pela glicose.[31] A predominância de cada sistema energético, quanto a demanda metabólica do tipo de esforço físico, está sintetizada no Quadro 3.5.

QUADRO 3.5. Apresenta síntese de sistema de produção enérgica *versus* tipos de exercícios no corpo humano

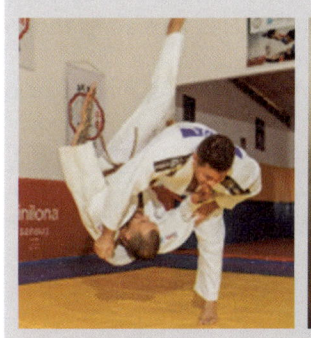 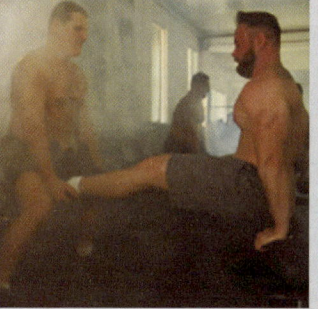 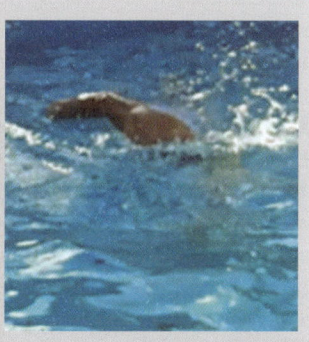

Fonte: registro de treinamento físico realizado pelos autores.

Item	Fosfagênico (ATP-CP)	Anaeróbio láctico	Aeróbio
Definição	A célula muscular possui determinada quantidade de ATP que pode ser usada imediatamente e regenerado rapidamente pela creatina fosfato	Os músculos têm reservas de carboidrato complexo, formado de moléculas de glicose chamadas glicogênio. A célula quebra o glicogênio em glicose, que é usada para produção de ATP na ausência de oxigênio, gerando como subproduto o ácido láctico ou lactato	Esta via atende principalmente a atividades de média a longa duração, com intensidade baixa ou moderada. Seus subprodutos são o CO_2 e a H_2O
Necessidade de O_2	Não	Não	Sim
Fonte de energia	Fosfocreatina	Glicogênio	Glicogênio, gordura, proteína
Duração de tempo do sistema	0 a 12 segundos	10 segundos até 2 minutos	Acima de 1 minuto
Característica de sistema	Sistema imediato	Sistema de curto prazo	Sistema de longo prazo
Quantidade de ATP	Muito limitada	Limitada	Ilimitada
Velocidade de síntese de ATP	Muito alta	Alta	Baixa e lenta
Tipos de exercícios	Exercícios anaeróbios alático: (Alta intensidade) (Curta duração)	Exercícios anaeróbios láctico: (Alta intensidade) (Duração moderada)	Exercícios aeróbios (Intensidade moderada) (Longa duração)

Oxidação de gordura

A oxidação dos ácidos graxos ocorre em várias regiões da célula dentro do corpo humano, sendo no(a):

- Mitocôndria, na qual ocorre apenas a β-oxidação.
- Peroxissomo, onde ocorre as oxidações α e β.
- Retículo endoplasmático, onde ocorre a Ω-oxidação.[49]

Para o nosso propósito de estudo do metabolismo do exercício físico, focaremos principalmente no primeiro tópico, porém, sendo relevados alguns outros aspectos importantes das funções das gorduras no organismo, a fim de melhor compreensão de seu amplo contexto.

Funções reguladoras e gerais das gorduras

Em mamíferos, os triglicerídeos são as fontes primárias de armazenamento de energia e estão envolvidos em vários processos metabólicos, como a barreira de proteção da pele contra a ação de detergentes e a sinalização para a síntese proteica, e seu excesso está relacionado ao aumento da resistência à insulina. Eles formam o tecido adiposo branco, compreendendo mais de 90% de seu conteúdo.

Os lipídios provenientes da alimentação estimulam a secreção de lipases, mas não são digeridos na boca. No estômago a lipase gástrica continua o processo, mas o pH baixo do estômago dificulta, sendo a maior parte da digestão realizada no intestino delgado. No duodeno onde o bolo alimentar ácido estimula a liberação da colecistocinina (CCK), responsável pela sensação de saciedade e que estimula a liberação da bile pela vesícula biliar, para o duodeno, também estimulando a secreção pancreática. Os sais biliares emulsificam as gorduras, formando as micelas de triacilglicerídeos (TAG) e então são digeridos pela lipase pancreática, formando ácidos graxos. Os ácidos graxos são absorvidos pelas células intestinais, os enterócitos, e reconvertidos em triacilglicerídeos e conjuntamente com o colesterol e as apolipoproteínas formam os quilomícrons. Os quilomícrons são secretados nos vasos linfáticos e na corrente sanguínea onde sofrem a ação de lipases proteicas gerando ácidos graxos e glicerol. Dependendo do estado pós prandial os ácidos graxos podem ser utilizados para produzir energia ou então serem armazenados nos adipócitos.

No fígado, associados as proteínas, as gorduras sintetizam as liproteínas de muito baixa densidade (VLDL – *very low density lypoprotein*), que tem a função de transportarem triglicerídeos para os tecidos. Ao absorver os triglicerídeos os tecidos aumentam sua densidade formando a lipoproteína de baixa densidade (LDL). Com o reagrupamento dos quilomícrons além o LDL eles podem formar a lipoproteína de alta densidade (HDL). A função do LDL é levar triglicérides para os tecidos e o HDL promover a troca do colesterol por triglicerídeos, transportando-os de volta ao fígado onde serão metabolizados. Por esta razão o LDL é conhecido como o mau colesterol e o HDL o bom.[3,50]

Elas agem como proteção mecânica nas articulações e em torno dos órgãos internos e para o isolamento térmico. O tecido gorduroso pode liberar gotículas de ácidos graxos que são seletivamente canalizados para β-oxidação e que são sinalizadores para estimular o controle transcricional das expressões de genes.[50]

A lipólise, que é a quebra das gorduras, refere-se à hidrólise dos triacilgliceróis em ácidos graxos e glicerol. A liberação de ácidos graxos dos estoques dos triglicerídeos intracelulares requer três etapas consecutivas e três diferentes enzimas lipases:

- Lipase triglicerídeo de tecido adiposo (*adipose triglyceride lipase* – ATGL) catalisa a conversão do triglicerídeo para diacilglicerol.
- Lipase hormônio sensível (*hormone-sensitive lipase* – HSL) gera monoacilglicerol.
- Lipase monoacilglicerol (*monoglyceride lipase* – MGL) hidrolisa o monoacilglicerol.[51]

A atividade lipolítica foi observada pela primeira vez em 1930, mas somente nos anos 1960 é que a enzima HSL e posteriormente uma segunda enzima lipolítica a MGL, que catalisa a hidrolise dos monoacilglicerois, foram estudadas. Porém, em 2004, foi descoberta a ATGL, que passou a ser reconhecida como a principal lipase em muitos tecidos.[50]

Ainda a degradação do TAG produz intermediários como o ácido lisofosfatídico, o ácido fosfatídico e o diacilglicerol, que servem como moduladores de caminhos metabólicos controlados pelas isoformas do receptor-γ, ativado por proliferador de peroxissoma (*peroxisome proliferator-activated receptor-γ* – PPARγ), pelo alvo da rapamicina em mamíferos (*the mammalian target of rapamycin* – mTOR), ou a proteína quinase C (protein kinase C- PKC). Estes caminhos metabólicos podem estar associados com a resistência à insulina, que ocorre na obesidade, por exemplo.[50]

A ATGL está presente em todos os tipos de células que contêm gordura neutra. A enzima é ativada por uma proteína chamada de identificação comparativa do gene-58 e inibida pela proteína G0/G1 interruptor da proteína 2. Também foi descoberto que as perilipinas, as principais proteínas que revestem as gotículas de lipídios nas células, estão envolvidas no processo de lipólise do triacilglicerol. Cinco perilipinas (1-5) foram identificadas e são necessários mais estudos para compreender melhor toda a sua complexidade regulatória. Nos músculos esqueléticos, o exercício e o treinamento afetam a expressão do mRNA e o conteúdo de proteína de lipase de triglicerídeo adiposo, identificação de gene comparativa-58, proteína de troca G0/G1 2, perilipina 2 e 5. O efeito do exercício físico depende da intensidade e consequentemente do tipo de fibra muscular mobilizado. A interação entre o gene comparativo de identificação-58 e a lipase de triglicerídeo adiposo parece ser responsável pela ativação da enzima durante a contração muscular. A ATGL também é responsável pela ativação da primeira etapa da lipólise do triacilglicerol no coração. Há evidências substanciais de que o metabolismo do triacilglicerol cardíaco afeta a função do coração.[52]

A regulação da oxidação das gorduras no músculo durante o exercício físico depende da disponibilidade da acetil-CoA na matriz mitocondrial, que é ajustada para intensidade e duração dele. Isto depende de uma etapa em que é importada a acil graxo CoA, como extensão do grupo acetil sequestrado pela carnitina e determinante da disponibilidade da carnitina para reação da carnitina palmitoiltransferase. A taxa da glicólise tem papel central para que o quantitativo de β-oxidação derivado da acetil CoA, que é oxidada no ciclo do ácido tricaboxilico (Figura 3.10). Então a oxidação das gorduras durante o exercício é determinada pela disponibilidade de ácidos graxos na mitocôndria, dependendo da captação trans sarcolema pelos *clusters* de diferenciação 36/SR-B2 e pelas gotículas miocelulares de ácidos graxos mobilizados[51] (Figura 3.13). Alguns agentes farmacológicos podem interferir na sinalização para mobilização de gordura e ativação da beta oxidação, prejudicando o acúmulo de gordura visceral (Quadro 3.6).

β-Oxidação

A β-oxidação é uma fonte significativa de energia metabólica durante os períodos interprandiais e estados de alta demanda de energia, como durante o exercício físico. Essas condições metabólicas induzem a liberação de ácidos graxos do tecido adiposo devido à secreção de mediadores circulantes, como os hormônios epinefrina e o glucagon, que

QUADRO 3.6. Importante! Interferência medicamentosa na gordura visceral

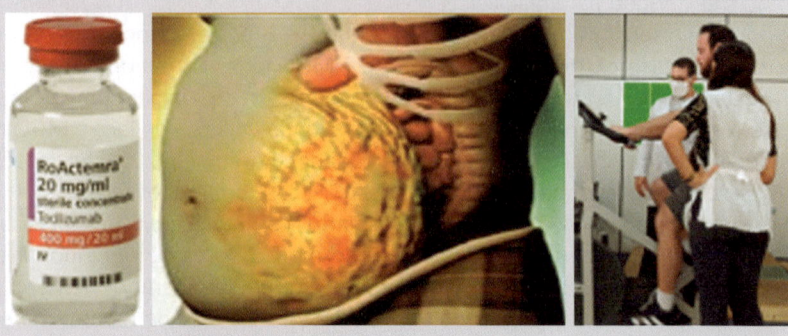

Fontes: treinamento realizado pelos autores e figura: https://centraldasdicas.com.br/gordura-visceral-causa-serios-problemas/

Recentemente, verificou-se que a lipólise foi associada à liberação da interleucina IL-6. Na presença de um inibidor da IL-6, o medicamento tocilizumabe, que é utilizado para o tratamento da artrite, invalidava o efeito lipolítico visceral do exercício físico. Foi realizado um estudo com a duração de 12 semanas de intervenção com exercício físico na bicicleta ou grupo sedentário, sendo que metade de cada grupo recebeu a droga ou placebo de forma controlada e randomizada. O exercício reduziu a gordura visceral, mas o seu efeito foi anulado no grupo que recebeu a tocilizumabe concomitantemente (Figura 3.11).

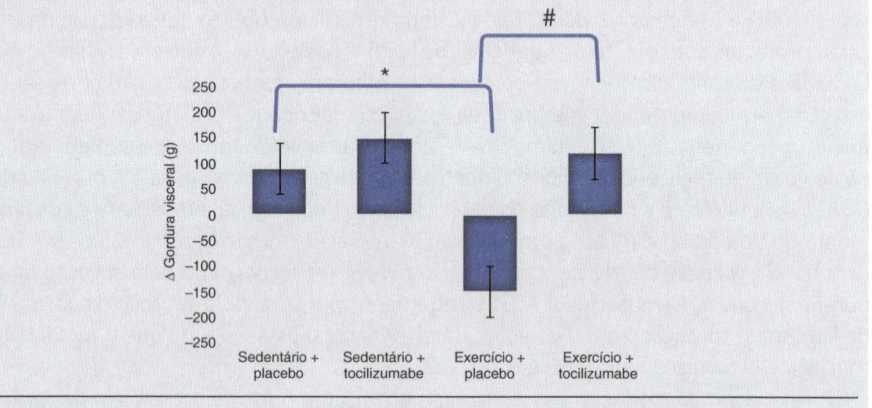

FIGURA 3.11. Mudanças na gordura visceral após 12 semanas de intervenção, com e sem o uso do medicamento inibidor da produção de IL-6 a tocilizumabe.

aumentam a taxa de lipólise. Essa via metabólica fornece uma grande parte da necessidade de energia dos músculos esqueléticos, do músculo cardíaco e dos rins quando o glicogênio e os precursores gliconeogênicos tornam-se escassos. Assim, a oxidação de ácidos graxos fornece um modo alternativo de produção de energia de alta eficiência, ao mesmo tempo que poupa os músculos da degradação catabólica.[49]

Atinge-se o ponto em que a metabolização será análoga à da glicose, porém, dependente do transporte da carnitina e de mais O_2 do que a oxidação dos carboidratos, pelo fato de a gordura ter mais carbono em sua constituição (Figura 3.13). A oxidação completa do ácido palmítico gera 129 moléculas de ATP.[54] É necessária a presença de acetil CoA para que o ciclo para a captação da gordura do citoplasma seja efetivado e o seu precursor é o piruvato. O piruvato é derivado do ácido pirúvico pela quebra fisiológica do metabolismo. É um produto intermediário da glicólise de 3 carbonos e pode ser convertido a lactato ou a acetil CoA no citoplasma ou mitocôndria, respectivamente. As fontes naturais de piruvato são queijos, maçãs e vinho tinto[55] (Figura 3.12).

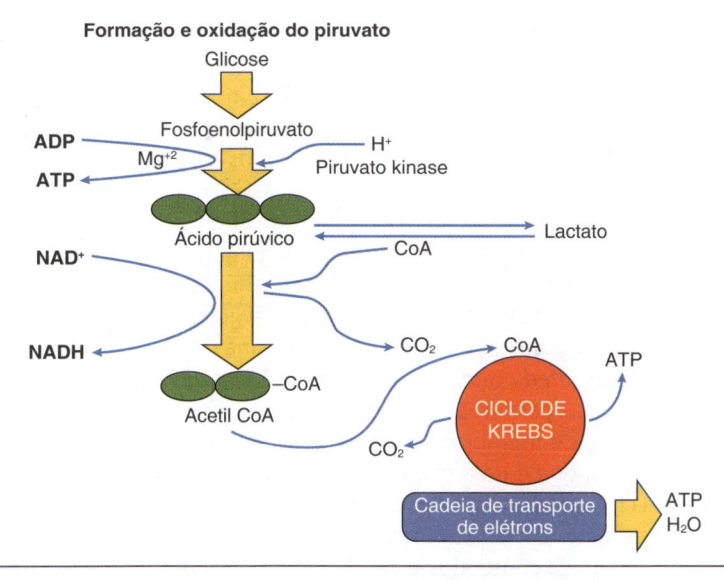

FIGURA 3.12. Formação intermediária e produtos finais do piruvato. *Fonte*: autores.

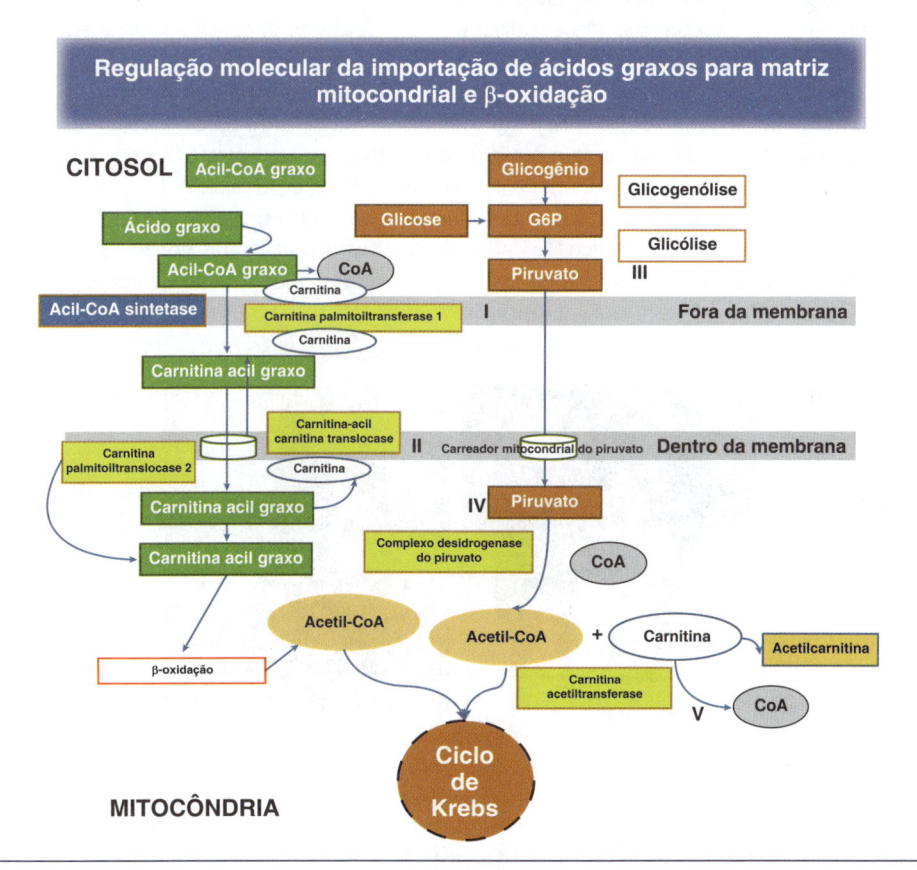

FIGURA 3.13. Sistema oxidativo de produção de energia celular. Ver texto para detalhes.[51]

A entrada dos ácidos graxos de cadeia longa na mitocôndria é dependente de carnitina, pois a membrana mitocondrial é impermeável aos acil-CoAs. Os acil graxos são transferidos pela carnitina aciltransferase de CoA para a carnitina na face externa da membrana mitocondrial para produzir acilcarnitinas, que passam para o interior da membrana no espaço da matriz onde os grupos acil são transferidos de volta da carnitina para CoA, antes de entrar na espiral de oxidação[56,51] (Figura 3.13).

A regulação de oxidação das gorduras no músculo, durante o exercício físico, é alocada em vários mecanismos de sinalização que agem conjuntamente e são dependentes do estado pós-prandial, da intensidade, da duração e do nível de condicionamento do praticante (Quadro 3.7). Conclusões mais recentes de alguns autores sugerem que a malonil-CoA, a jusante do eixo quinase ativada por adenosina monofosfato-acetil-CoA carboxilase (AMPK-ACC – *activated protein kinase-acetyl-CoA carboxylase*), não parece vital na regulação da oxidação das gorduras durante o exercício, mas sim ser mais dependente do CD36 para o transporte de membrana acontecer. Na matriz mitocondrial há a formação de carnitina acil graxos, que é uma central regulatória para a oxidação das gorduras durante o exercício. O transporte de ácidos graxos para as mitocôndrias parece ser regulada pela homeostase intramitocondrial da acetil-CoA em resposta à duração e à intensidade do exercício, uma vez que o conteúdo de acetil-CoA determina a disponibilidade de carnitina livre para CPT1 durante o exercício[51] (Figura 3.13).

A produção de acetil-CoA mitocondrial é dependente da glicólise e, portanto, regula a oxidação dos ácidos graxos.[51] Daqui nasce a famosa frase dos fisiologistas que muitos praticantes não entendem: 'A gordura é queimada na chama do carboidrato'. Significa que quando não houver o suficiente de glicose o sistema de produção de acetil-CoA para. Como o precursor desta molécula é o piruvato, alguns estudos investigaram a suplementação deste componente em dieta de baixo carboidrato com resultados controversos (Quadro 3.8). Tem sido proposto que a suplementação de piruvato pode induzir a mudança de combustível metabólico do carboidrato para oxidação das gorduras, pelo mecanismo de redução dos níveis de insulina e aumento da concentração de acetil-CoA.[55]

QUADRO 3.7. Efeitos das intensidades de exercícios e do condicionamento físico sobre a β-oxidação

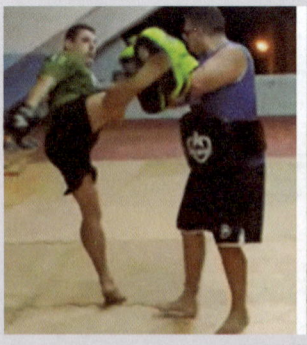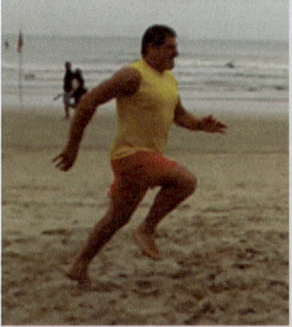

Fonte: registro de treinamento físico realizado pelos autores.

"Hetlelid *et al.* (2015)[57] demonstraram que a oxidação de gordura era três vezes maior em corredores de elite, em comparação com corredores que não eram de elite durante exercícios de alta intensidade. Aslankeser e Balc (2017)[58] observaram 17 vezes maior oxidação de gordura em um grupo de atletas, em comparação com um grupo não treinado, durante exercício intermitente de alta intensidade (80% VO_{2max}), enquanto a taxa de oxidação de carboidratos foi a mesma em treinados e sujeitos não treinados." Apud[59]. Um exemplo de exercício que mimetiza atividades intermitentes de alta intensidade é o Kickboxing, em especial nos treinos com implementos para execução de técnicas potentes.

QUADRO 3.8. Suplementação de piruvato: eficácia para ativação da oxidação de gorduras

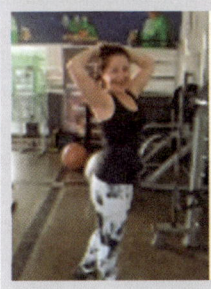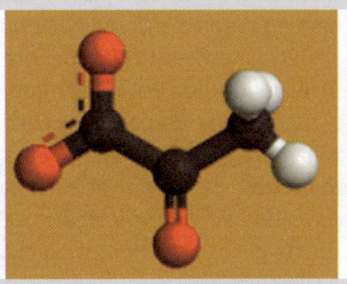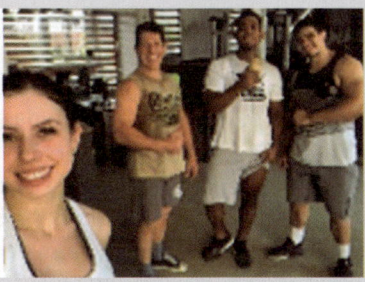

Fontes: treinamento realizado pelos autores e figura: https://pt.m.wikipedia.org/wiki/Ficheiro:Pyruvate-3D-balls.png

A suplementação de 6 g/d de piruvato por seis semanas, combinado com atividade física moderada, comparada ao placebo, reduziu significativamente a gordura corporal e melhorou a disposição de indivíduos sobrepesos.[60] A suplementação de creatina-piruvato (5 g/d), ou creatina-citrato (5 g/d), ou placebo, por quatro semanas, aumentaram significativamente a *performance* da preensão manual intermitente, devido ao incremento do metabolismo aeróbio, comparadas ao placebo.[61] Um estudo com 42 jogares de futebol americano, divididos em suplementação por 50 semanas de creatina monoidratada (n = 9), piruvato (n =11), cálcio-piruvato (60%) mais creatina (40%) (n = 11), ou placebo (n = 11), observaram que houve aumento de força, potência e melhora da composição corporal com a suplementação de creatina e a combinação de creatina mais piruvato, mas não com piruvato sozinho.[62] A suplementação de piruvato-diidroxiacetona em ratos com resistência à insulina, reduziu o ganho de peso, melhorou a sensibilidade à insulina, reduziu o colesterol plasmático, a pressão sanguínea e a frequência cardíaca, e melhorou a capacidade aeróbia, provavelmente pelo aumento da biodisponibilidade da glicose sanguínea, poupando o glicogênio muscular.[63] Porém, uma metanálise sobre o uso de piruvato para perda de peso concluiu que não existem dados convincentes que mostrem a eficácia dessa suplementação.[64] Devido às evidências limitadas sobre a segurança do piruvato e a falta de consistência dos estudos que de uma forma inexplicada pararam no ano de 2005, sugerimos mais estudos com maior rigor para concluir sobre o efeito ergogênico de sua suplementação.[55]

Quando o fluxo glicolítico é aumentado, como durante o exercício aeróbio de alta intensidade, o aumento da produção de piruvato leva ao excesso de acetil-CoA, que por sua vez é tamponado por meio de ações da enzima carnitina acetiltransferase. Isso alivia a inibição do complexo desidrogenase do piruvato, permitindo o aumento da oxidação da glicose para suportar a ressíntese de ATP em requisitos de alta energia. Ao mesmo tempo, o sequestro de carnitina reduz o conteúdo de carnitina livre, limitando assim a reação carnitina palmitoiltransferase 1 e, finalmente, a importação e oxidação de ácidos graxos mitocondriais. Em atividades físicas de baixa intensidade ou longa duração, uma taxa glicolítica mais baixa reduz o fornecimento de acetil-CoA derivado da glicólise e o sequestro reduzido de carnitina permite o aumento da importação de ácidos graxos via sistema de transporte da carnitina palmitoiltransferase 1 e da carnitina, favorecendo a utilização de acetil-CoA derivado de β-oxidação no ciclo de Krebs e, em última análise, aumentando a oxidação de ácidos graxos (Figura 3.13).

Oxidação de aminoácidos

Vimos que a utilização dos substratos carboidratos e ácidos graxos são essencialmente os mais metabolizados, porém, os aminoácidos também fazem parte da bioenergética, embora sua taxa de oxidação seja baixa. Durante um exercício de mais de uma hora de duração não chega a 15% a utilização de aminoácidos como fonte de energia.[20]

■ Inter-relações do metabolismo dos carboidratos, lipídios e proteínas

O metabolismo, no sentido mais amplo, é a soma de todas as reações químicas do corpo. As reações que compõem estas vias (1) extraem energia dos nutrientes, (2) usam a energia para o trabalho e (3) armazenam o excesso de energia de modo que esta possa ser usada posteriormente. As vias metabólicas que são capazes de sintetizar uma grande quantidade de moléculas a partir de muitas unidades menores são chamadas de anabólicas. As vias que são capazes de quebrar grandes moléculas em partículas menores são as catabólicas.[31]

O que classifica uma via é o seu resultado líquido, não o que ocorre em qualquer etapa particular da via. Por exemplo, na primeira etapa da glicólise, a glicose ganha um fosfato para se tornar uma molécula maior, a glicose-6-fosfato. Essa reação, se analisada de forma isolada, pode ser considerada anabólica, porém, ao final da glicólise, a molécula inicial de glicose com 6 carbonos é convertida em duas moléculas de piruvato de 3 carbonos. Assim, a quebra de uma molécula de glicose em duas moléculas de piruvato faz da glicólise como um todo uma reação catabólica.[65]

No corpo humano, divide-se o metabolismo em dois estados. O período que se segue a uma refeição, quando os produtos da digestão estão sendo absorvidos, utilizados e armazenados, é denominado estado alimentado, ou estado absortivo. Esse é um estado anabólico no qual a energia das biomoléculas dos nutrientes é transferida para compostos de alta energia ou armazenada em ligações químicas de outras moléculas.[31]

Uma vez que os nutrientes de uma refeição recente não estão mais na corrente sanguínea e disponíveis para uso pelos tecidos, o corpo entra no chamado estado de jejum, ou estado pós-absortivo. À medida que o *pool* de nutrientes disponíveis no sangue diminui, o corpo extrai energia de suas reservas armazenadas. O estado pós-absortivo é catabólico porque as células quebram grandes moléculas em moléculas menores. A energia liberada pela quebra das ligações químicas das moléculas maiores é utilizada para realizar trabalho.[27]

As biomoléculas que ingerimos estão destinadas a atingir um destes três destinos:

1. Energia. As biomoléculas podem ser metabolizadas imediatamente, sendo que a energia liberada a partir da quebra das ligações químicas é armazenada no ATP, na creatina fosfato (CP) e em outros compostos ricos em energia. Essa energia pode, então, ser utilizada para realizar trabalho mecânico.
2. Síntese. As biomoléculas que entram nas células podem ser usadas para sintetizar componentes básicos necessários para o crescimento e a subsistência de células e tecidos.
3. Armazenamento. Se a quantidade de alimento ingerido excede as necessidades do corpo quanto a energia e a síntese, o excesso de energia vai para armazenamento nas ligações do glicogênio e da gordura. O armazenamento torna a energia disponível para os períodos de jejum.

O destino de uma biomolécula absorvida depende se ela é um carboidrato, uma proteína ou uma gordura. A Figura 3.14 representa de forma esquemática o caminho dessas biomoléculas, desde a sua ingestão na dieta até a formação dos três *pools* de nutrientes corporais: os ácidos graxos livres, a glicose e os aminoácidos. Os *pools* de nutrientes são nutrientes que estão disponíveis para uso imediato. Eles estão localizados primariamente no plasma.[65]

Os ácidos graxos livres formam o pool primário de gorduras no sangue. Eles podem ser utilizados como fonte energética por diversos tecidos. Contudo, podem também ser facilmente estocados na forma de gordura (triacilgliceróis) no tecido adiposo.[27]

Os carboidratos são absorvidos principalmente como glicose. A concentração de glicose no plasma é a mais estritamente regulada dos três *pools* de nutrientes, uma vez que a glicose é o único combustível que o encéfalo pode metabolizar, exceto em períodos de jejum. Se o *pool* de glicose fica abaixo de certos níveis, somente o cérebro tem acesso para utilização da glicose. Esta medida de preservação garante que o encéfalo tenha um suprimento

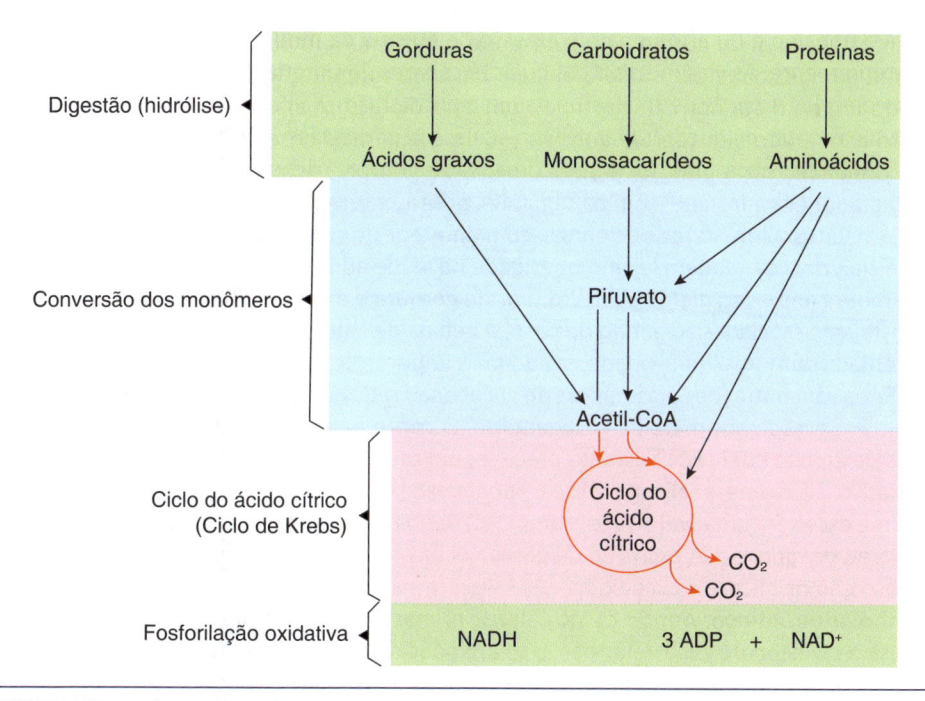

FIGURA 3.14. Síntese do uso de macromoléculas nutricionais para a produção de energia celular pela via oxidativa. *Fonte:* Bruice PY. Química orgânica. 4ª ed. Pearson Prentice Hall, 2006. [66]

adequado de energia. Da mesma maneira que o sistema circulatório quanto ao suprimento de oxigênio, o metabolismo também dá prioridade ao encéfalo.[27]

Se o *pool* de glicose do corpo está dentro de uma faixa normal, a maioria dos tecidos usa a glicose como sua fonte de energia. O excesso de glicose é armazenado como glicogênio. A síntese de glicogênio a partir da glicose é um processo conhecido como glicogênese. A capacidade de armazenamento de glicogênio, entretanto, é bastante limitada, o que leva o organismo a estocar quantidades excessivas de glicose na forma de gordura por meio da lipogênese.[31]

Aqui, temos um importante mecanismo relacionado à obesidade. Estudos têm demonstrado que a glicose é mais significante para o desenvolvimento da obesidade que o próprio teor de gordura da dieta, uma vez que é necessária a insulina, liberada pela presença da glicose circulante, para que as gorduras sejam depositadas nos adipócitos. Esta é a lógica das dietas cetogênicas que, ao retirar a glicose, mesmo na presença de excesso de calorias não há adipogênese. A glicose é necessária não apenas para fornecer energia para o sistema nervoso central, mas também para produzir piruvato que pode ser transformado em oxaloacetato. O oxaloacetato deve ser mantido em um nível suficiente para permitir a função do ciclo do ácido cítrico (ou seja, a condensação entre acetil-CoA e oxaloacetato). O oxaloacetato é instável e deve ser remodelado (esse tipo de reação é chamado de anaplerótico). O caminho principal para produzir oxaloacetato é a partir do piruvato, que deriva da glicose, não podendo ser produzido a partir de acetil-CoA.[67]

Foi demonstrado que apenas 9 dias de redução do consumo de frutose em crianças e adolescentes obesos reduzia a gordura do fígado, a gordura visceral e a lipogênese de novo.[67] Em trabalho de nosso grupo,[68] demonstramos que mesmo em relação ao quantitativo total de gorduras a frutose era o fator mais importante para o desenvolvimento da obesidade em modelo animal. Em uma comparação de três grupos de ratos, sendo um de dieta normal (controle), um com dieta com alto teor de gordura (45%) e outro com muito alto teor de gordura (60%), o que mais desenvolveu a obesidade e as comorbidades correlatas, foi a dieta de 45% de gordura, demonstrando que o principal deflagrador era a frutose, com os seguintes pontos a serem destacados:

1. Os hábitos alimentares ocidentais, com alto teor de carboidratos refinados, nas fases iniciais da vida, podem levar à obesidade na idade adulta.
2. Embora ambas as dietas com alto teor de gordura e a com muito alto teor de gordura estejam associadas ao ganho de peso, a bebida de frutose resultou em obesidade sustentada durante a maturidade, sendo mais importante que o total de gordura ingerido.

Se as concentrações plasmáticas de glicose são reduzidas, o organismo converte glicogênio em glicose por meio da glicogenólise. O corpo mantém as concentrações plasmáticas de glicose em níveis bastante precisos, utilizando-se do balanço entre metabolismo oxidativo, glicogênese, glicogenólise e lipogênese.[65] Se a homeostasia falha e a glicose no plasma excedem um nível crítico, como ocorre no *diabetes mellitus*, o excesso de glicose é excretado na urina. A excreção de glicose ocorre somente quando o limiar renal para a reabsorção de glicose é excedido.[65]

O *pool* de aminoácidos do corpo é usado primariamente para a síntese proteica. Todavia, se a ingestão de glicose for baixa, os aminoácidos podem ser convertidos em glicose através de vias conhecidas como gliconeogênese. Essa palavra, por definição, quer dizer "nascimento ou formação (gênesis) nova (neo) da glicose" e se refere à síntese de glicose a partir de fontes não glicídicas.[65]

Os aminoácidos são a principal fonte de glicose pela via da gliconeogênese, mas o glicerol proveniente dos triacilgliceróis também pode ser utilizado. Tanto a gliconeogênese quanto a glicogenólise são fontes de reserva de glicose importantes durante os períodos de jejum[35] (Figura 3.15).

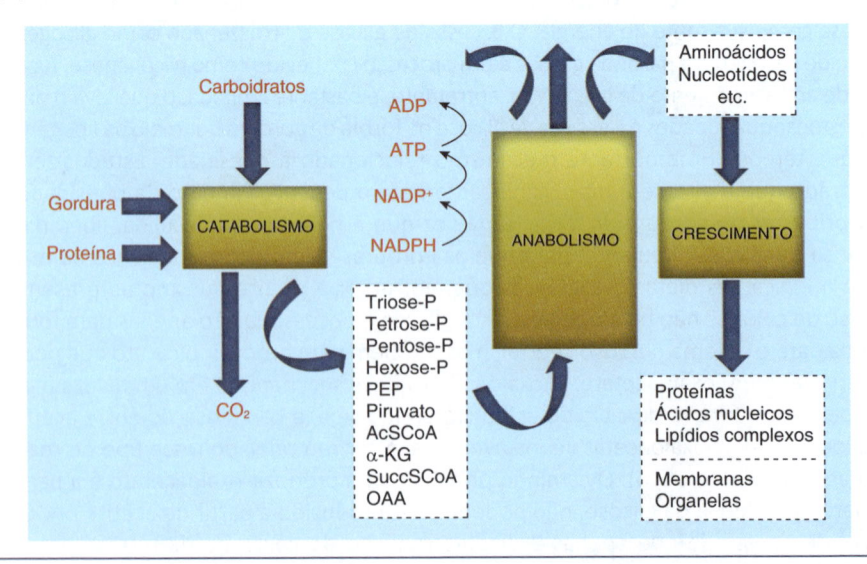

FIGURA 3.15. Inter-relações do metabolismo dos carboidratos, lipídios e proteínas. Fonte: Stephanopoulos GN, Aristidou AA, Nielsen J. Regulation of metabolic pathways. Metab Eng. 1998:147-202. doi:10.1016/b978-012666260-3/50006-6.[69]

Regulação metabólica pelo exercício físico

O exercício físico envolve vários fatores, como a intensidade, o volume, o ambiente, a alimentação, a idade, o sexo e o nível de condicionamento. A prescrição do treinamento físico é influenciada por estes fatores e quando eles são mais bem analisados, é possível maximizar os resultados em função do esforço despendido. Assim, neste tópico, vamos abordar algumas questões relativas aos limites impostos pelos exercícios físicos e tentar tipificar ao máximo possível os condicionantes da *performance*.

■ Uso da ATP durante o exercício físico

A transição do repouso para o exercício impõe um desafio energético único para as células musculares esqueléticas em comparação com a maioria das outras células, devido ao forte aumento de miosina ATPase e atividades da Ca^{2+} ATPase no retículo sarcoplasmático, que ocorrem com atividade contrátil. Estima-se que as taxas de uso de ATP aumentem para 1,5 µmol . g músculo^{-1}. S^{-1}, que é de 50 a 100 vezes mais do que na condição basal, em humanos bem treinados durante o exercício de ciclismo pesado (ou seja, 3,5 L . min^{-1} VO$_2$). A concentração de ATP no músculo de mamíferos é 7-8 µmol . g músculo^{-1}, o suficiente para durar apenas alguns segundos. A concentração de ATP muscular, no entanto, raramente diminui durante o exercício, exceto sob cargas de trabalho pesadas ou quase exaustão, ilustrando a notável capacidade das vias de síntese de ATP para acompanhar a demanda do músculo. Considerando os limites de energia livre no músculo, fica mais evidente a importância de se manter a homeostase da ATP. Por exemplo, durante exercício até a exaustão em humanos, o ΔG_{ATP} do músculo diminui de 64 kJ . mole^{-1} para 50 kJ . mole^{-1}.[70] Uma queda de apenas 2 kJ. mole^{-1} a mais limitaria a capacidade da Ca^{-1}-ATPase do retículo sarcoplasmático de ressequestrar Ca^{2+} após a contração, contra o gradiente do retículo sarcoplamático e o citosol, e a capacidade da bomba Na^+/K^+ ATPase para restabelecer o gradiente de sódio através a membrana do sarcolema. Assim, de certo modo, a fadiga é necessária para prevenir as células musculares de cometerem suicídio energético.[36]

Dados de nosso grupo com atletas submetidos a um teste de exaustão em três exercícios resistidos onde levava à falha muscular total, remetia a alterações metabólicas similares à do indivíduo traumatizado por um acidente, mas o pH, embora fosse reduzido significativamente não era inferior a 7,0. Já o HCO_3, que é usado para tamponar a acidose metabólica, era reduzido no pós-teste para menos da metade de seu valor basal[71], mostrando a grande capacidade de retorno a homeostasia que o organismo detém (Figura 3.16).

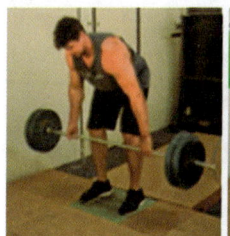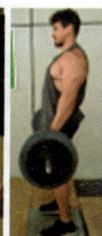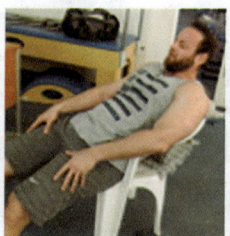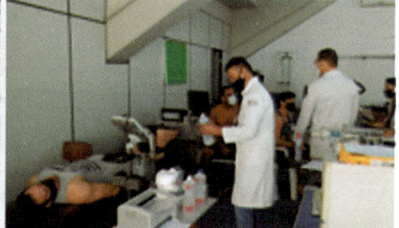

FIGURA 3.16. Teste de exaustão realizado no Laboratório do Núcleo de Pesquisa do TIMES-UFMT. *Fonte:* Registro de treinamento físico realizado pelos autores.

O Quadro 3.9, no resumo deste capítulo, mostra de forma sintética a utilização de energia e a restauração pelos três sistemas já discutidos. Fica evidente que a produção de energia para contração muscular tem uma relação inversa do tempo com o quantitativo de ATP produzidos. Significa que quanto mais rápida e mais intensa é necessária a produção de energia, menos será produzido no total, sendo o sistema oxidativo o de melhor rendimento energético por oxidação de biomolécula.

Vários esportes utilizam percentuais variados dos três sistemas para sustentar suas ações. Em verdade, a maioria das atividades físicas é mista em termos de produção de energia, com as características de eventos de força pura ou *endurance*, sendo exceções e não a regra.[72] Por exemplo, no Judô, os três sistemas têm importância diferencial durante uma competição. Para a aplicação da técnica de projeção, o sistema ATP-CP é fundamental na disponibilização do máximo de energia para produção de força, uma vez que o golpe precisa ser preciso e potente; no tocante à disputa de pegada e desequilíbrio do adversário que pode durar de poucos segundos até mais de 30 segundos, o sistema anaeróbio lático é preponderante; já o total da luta, que é de pelo menos de 5 minutos de duração, mais as pausas conduzidas pelo árbitro durante o combate, o sistema oxidativo vai ser o principal responsável pela sustentação energética, bem como em relação à recuperação dos outros sistemas entre os intervalos das paradas durante a luta e entre as lutas (Figura 3.17).

Assim, entender qual a demanda metabólica que será exigida de um determinado treinamento/esporte, favorece o planejamento de como as valências físicas devem ser estimuladas. O processo temporal (periodização), deve ser considerado para que seja construída uma condição orgânica o mais favorável possível ao desempenho pretendido. Este planejamento envolve o desenvolvimento do lastro fisiológico para que níveis mais elevados de *performance* sejam atingidos, o que torna precípua a manipulação da dieta, do treinamento e da cronobiologia, no mínimo. Por exemplo, para um atleta de potência é fundamental que seja dado inicialmente a base de resistência, depois força, para que a potência possa atingir seu grau máximo de desenvolvimento e as lesões sejam reduzidas.

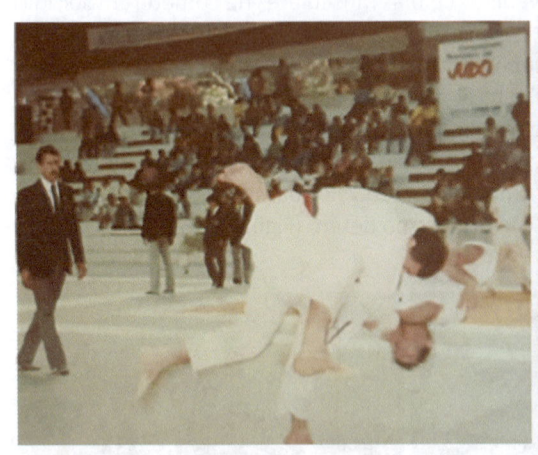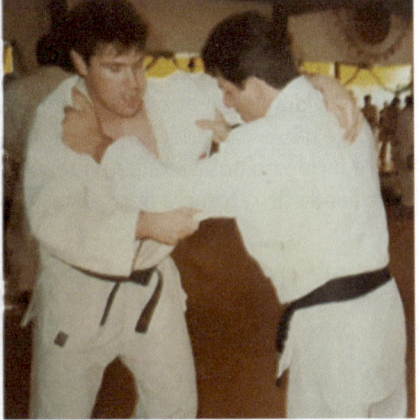

FIGURA 3.17. Em uma luta de Judô, os três sistemas de produção de energia estão sendo utilizados: entrada do golpe e/ou projeção, predomina o sistema ATP-CP; na disputa de pegada e desequilíbrio, predomina o sistema do ácido láctico; no conjunto total da luta a sustentação é dada pelo sistema oxidativo. *Fonte*: Arquivo pessoal do autor Carlos Fett. Campeonato Brasileiro de Judô na década de 1980 à esquerda e com Aurélio Miguel, campeão Olímpico, em um treino na academia Jacarezinho, Cuiabá-MT, em 1990, na foto à direita.

■ Tipos de exercícios físicos e fatores intervenientes

Os exercícios em geral são classificados como atividades aeróbias/*endurance* ou de força/potência. Os exercícios de *endurance* são definidos como uma atividade de baixa carga e longa duração e os de força, um esforço contra uma grande carga e curta duração. Todavia, exercícios de *endurance* e de força puros são eventos raros, sendo a maior parte dos casos, relativos a uma participação percentual de cada característica.[72] A interação exercício e metabolismo é extremamente complexa, integrando vários caminhos anabólicos e catabólicos que tendem a se manter em homeostase. Não se pretende aqui esgotar este assunto, mas abordaremos três questões básicas para o profissional que trabalha com esportes e exercícios físicos:

1. Sistemas de produção de energia e condicionantes das atividades físicas.
2. Biodisponibilidade para o desempenho muscular.
3. Sistemas de produção de energia e aumento de massa muscular.

Cada um destes tópicos tem vários subitens que os compõem. Aqui discutiremos os principais.

Sistemas de produção de energia e condicionantes das atividades físicas

Para que haja adaptação a um nível mais elevado de *performance* em qualquer valência física, é necessário que o sistema orgânico envolvido seja estressado em um estado de fluxo. Baseado na lei Yerkes e Dodson, de mais de um século de idade, se o estresse for muito baixo, não tem resposta; se for adequado, que é conhecido como estado de fluxo, há estímulo para o ganho; e se for muito intenso e persistente, há perda por não adequação do ajuste orgânico[73] (Figura 3.18).

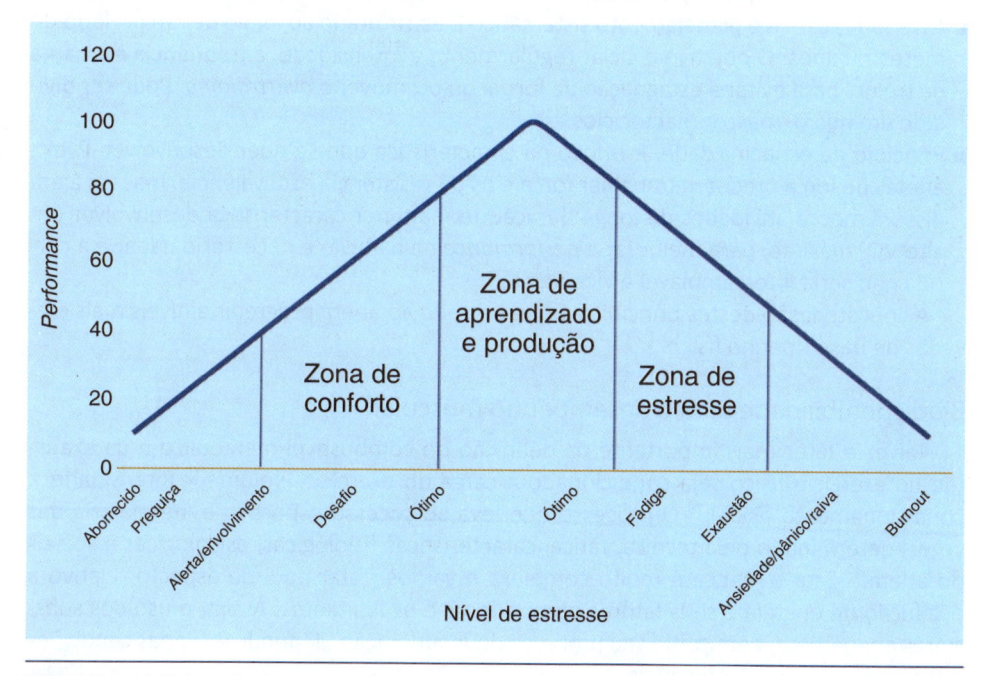

FIGURA 3.18. Lei de Yerkes e Dodson. Para que um estímulo seja otimizado, deve estar no estado de produção (fluxo), o que significa que deve ser forte o suficiente para causar estímulo, mas não demasiado que não permita o ajuste. Se for fraco demais não tem estímulo, se for forte demais não permite ajuste causando prejuízo. *Fonte*: autores.

No caso do treinamento esportivo, a resposta adaptativa quanto ao incremento das valências físicas depende de que o exercício esteja um nível acima do acostumado pelo praticante, conhecido como princípio da sobrecarga. A *performance* humana para progredir a níveis mais elevados precisa estar ajustada aos princípios do treinamento esportivo, que de forma sintética são:

- Princípio da sobrecarga: expor os tecidos a trabalhos com cargas acima dos habituais, p. ex.: aumento do peso, redução do intervalo, aumento das repetições e/ou séries na musculação, da velocidade e/ou distância na corrida, natação, ciclismo, aumento da amplitude nos exercícios de flexibilidade etc.
- Princípio da reversibilidade: quando a carga de trabalho não é intensa o suficiente para manter a condição de desenvolvimento físico atual e há perda de *performance*, p. ex.: um atleta de musculação treina com pesos muito leves para seu nível de força, um maratonista fica uma semana de férias sem treinar e reduz seu VO_2 máximo etc.
- Princípio da progressão: as cargas de trabalho devem ser proporcionais à condição do indivíduo e irem progredindo com a adaptação ao treino, aumentando de intensidade, a frequência e/ou volume, p. ex.: o aumento gradual do peso no treinamento resistido, conforme o indivíduo ganha condição neuromuscular, aumento das distâncias e/ou velocidade nos esportes cíclicos etc.
- Princípio da individualidade: o ajuste das cargas deve considerar condições como genética, idade, nível atual de condicionamento físico, p. ex.: um atleta mais velho não se sairá tão bem em um treino intenso quanto um mais jovem, nem um iniciante quanto um mais experiente. Também deve ser considerado se, depois de um período de transição da periodização, o treino deve ser ajustado para um nível mais baixo.
- A periodização: é o planejamento sistemático e estruturado ao longo de um período de meses ou anos. O objetivo é ciclar regularmente a intensidade, a frequência e a carga de treino, para evitar a estagnação da forma ou promover o *overtraining*. Pode ser dividido em micro, meso e macrociclos.
- Princípio da especificidade: é o foco na característica que se quer desenvolver. P. ex., atletas de força precisam trabalhar força e os de resistência esta valência, mas vai além disso. Embora atividades de longa duração tenham por característica desenvolver um alto VO_2 máximo, para melhorar a *performance* na natação é necessário nadar e a corrida não seria intercambiável e vice-versa.[74]

A concatenação destes princípios é que permite ao atleta progredir a níveis mais elevados de desempenho físico.

Biodisponibilidade para o desempenho muscular

Talvez o fator mais importante na definição do combustível metabólico e da exaustão no exercício físico seja condicionado à carga do exercício (volume × intensidade × condicionamento físico).[75] O processo que leva ao sucesso esportivo é, na maioria das vezes, determinado pela técnica, tática, características fisiológicas, psicológicas e sociais do atleta.[76] Esta temática é muito complexa e vamos tratar aqui do aspecto relativo à produção de energia e seus fatores otimizadores e os limitantes. Assim, o uso dos substratos energéticos, bem como seu processo de recuperação, depende de várias condições interligadas, sendo as principais:

1. Carga do exercício: volume × intensidade.
2. Nível de condicionamento físico (princípio da individualidade).

3. Estado pós-prandial.
4. Sincronizadores.
5. Estado mental.

Carga do exercício: volume × intensidade

Os maiores determinantes da contribuição relativa dos caminhos metabólicos, para a geração de energia durante o exercício físico, são a intensidade e a duração,[75] não obstante outros fatores intervenientes estarem acoplados, o que será discutido na sequência.

Em primeiro lugar, o princípio do cruzamento define que quanto mais baixa a intensidade (VO$_2$ máx), maior a participação das gorduras e, portanto, do sistema oxidativo. E quanto mais elevada a intensidade do exercício, maior a participação dos carboidratos e o uso dos sistemas anaeróbios na produção de energia que suporta a atividade[77] (Figura 3.19).

Os combustíveis metabólicos para a atividade física são principalmente o glicogênio muscular, os triglicerídeos musculares, os ácidos graxos livres e a glicose circulante. Quanto maior for a intensidade do exercício, maior a participação do glicogênio muscular, demonstrando a dependência desse combustível para intensidades mais elevadas de exercícios físicos[77] (Figura 3.20).

Nível de condicionamento físico (princípio da individualidade)

As demandas físicas na maioria dos esportes são complexas e os elementos-chave para o sucesso precisam ser identificados para cada atleta.[76] Assim, os estímulos devem ser adaptados às condições individuais. Estas condições mudam de acordo com fatores endógenos e exógenos. No primeiro caso, principalmente a carga genética individual e

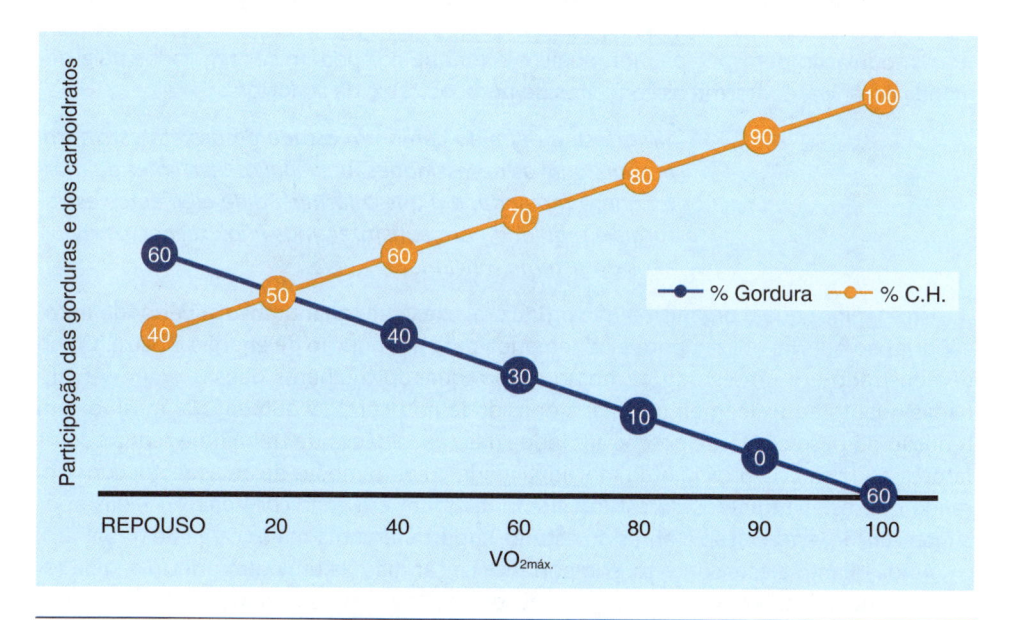

FIGURA 3.19. Princípio do cruzamento. Este princípio postula que há uma relação inversa da intensidade e do combustível metabólico: quanto mais baixa a intensidade, maior a participação das gorduras e quanto mais alta a intensidade do exercício físico, maior a contribuição dos carboidratos. *Fonte*: autores.

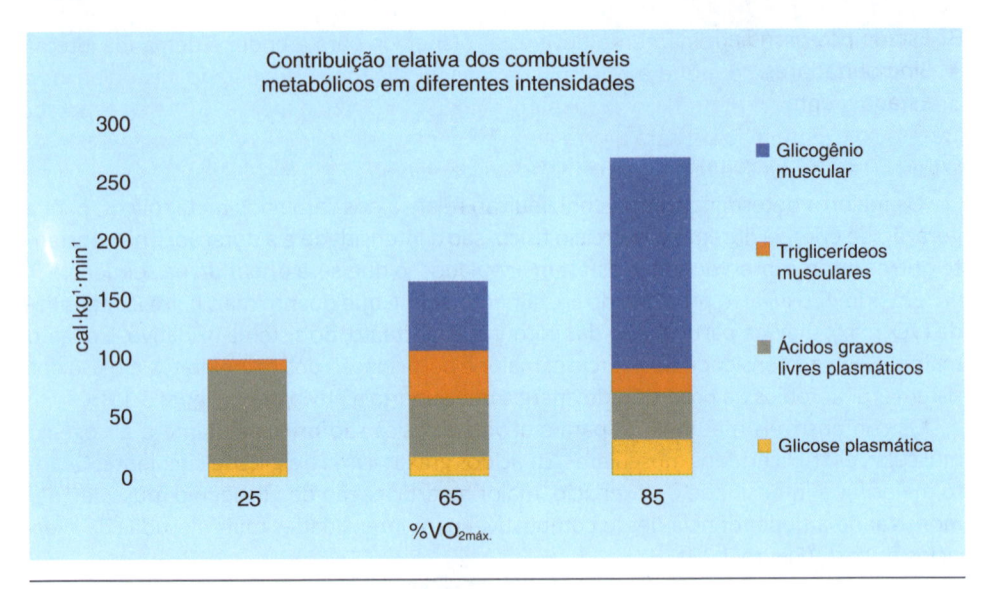

FIGURA 3.20. Demonstra a mudança relativa da contribuição energética de cada combustível metabólico, conforme muda a intensidade do exercício físico. O combustível migra da maior participação das gorduras em baixa intensidade para a maior participação dos carboidratos em maior intensidade. É interessante notar que os triglicerídeos intramusculares aumentam sua participação com intensidade moderada. *Fonte:* Hargreaves M, Spriet LL. Exercise metabolism: fuels for the fire. Cold Spring Harb Perspect Med. 2018;8(8):1-16. doi:10.1101/cshperspect.a029744.[75]

no segundo, a interação ambiental e a passagem do tempo. Ambos os fatores podem ser modificados de forma planejada.

A modulação de aspectos morfológicos e fenotípicos podem ser regulados pela demanda orgânica, conforme os conceitos de homeostase e da simorforse:

> *Simorfose é definido como um estado de projeto estrutural proporcional às necessidades funcionais decorrentes da morfogênese regulada, em que a formação de elementos estruturais é regulado para satisfazer, mas não exceder, os requisitos do sistema funcional.*[77]

Isto significa que o organismo não produzirá, p. ex., um quantitativo superior de mitocôndrias ao que vai utilizar, porque a demanda para a produção de energia é baixa. Como demonstrado em um estudo de nosso grupo, quando mulheres obesas eram demandadas quanto ao treinamento físico, a densidade mitocondrial aumentava, mesmo sem redução do peso corporal, potencializando suas capacidades de trabalho e reduzindo os fatores de risco.[78] O princípio da individualidade cuida também deste aspecto, considerando que estas mulheres do estudo citado, estavam em condições diferenciadas após a intervenção, em relação a antes do estudo, suportando uma maior carga de trabalho.

Ainda quanto a este conceito, é importante lançar mão de um outro princípio, o da especificidade. As respostas de treinados e destreinados quanto à simorfose, são diferentes. Nos indivíduos treinados, o fator limitante é a oferta de oxigênio para as mitocôndrias produzirem energia, enquanto nos destreinados, ao contrário, o VO_{2max} é limitado pela capacidade da mitocôndria de consumir oxigênio, apesar de um excesso de oferta de oxigênio.[79]

Sinteticamente, o treinamento deve estar planejado para atender à demanda interna e externa, fazendo com que o princípio da individualidade seja ajustado aos objetivos a serem alcançados. O fato de o treinamento não ser individualmente um fator estressor forte o suficiente, não causará ajuste a um nível mais elevado de *performance* e um estressor forte demais, degenerará causando *overtraining*.

Estado pós-prandial

Quanto mais bem condicionado for aerobiamente o indivíduo, maior a participação das gorduras na produção de energia para um mesmo percentual do VO_2 máx, economizando o carboidrato, que é fator limitante para a atividade física de longa duração.[75] A depleção de C.H. coincide com a percepção aumentada da fadiga em atletas de *endurance* (Figura 3.21). Como os aportes de glicogênio muscular e hepáticos são limitados, é recomendado que esse tipo de atividade seja acompanhado de dietas com alto teor de carboidratos (8 g/kg – 12 g/kg de carboidratos). Ainda, se for necessária uma rápida reposição do glicogênio, considerando períodos de até 4 h ou menos, é recomendado um aporte mais agressivo (1,2 g/kg/h), com índice glicêmico alto (> 70), um adicional de cafeína (3 mg/kg a 8 mg/kg), ou ainda a combinação com proteínas (0,8 g/kg/h de C.H. + 0,2-0,4 g/kg/h de proteína).[13] Foi demonstrado em uma metanálise que em períodos de recuperação superiores a 8 horas, a combinação de carboidratos com proteínas, para reposição dos estoques de glicogênio depletados, era mais eficiente que somente com a reposição de carboidrato.[80]

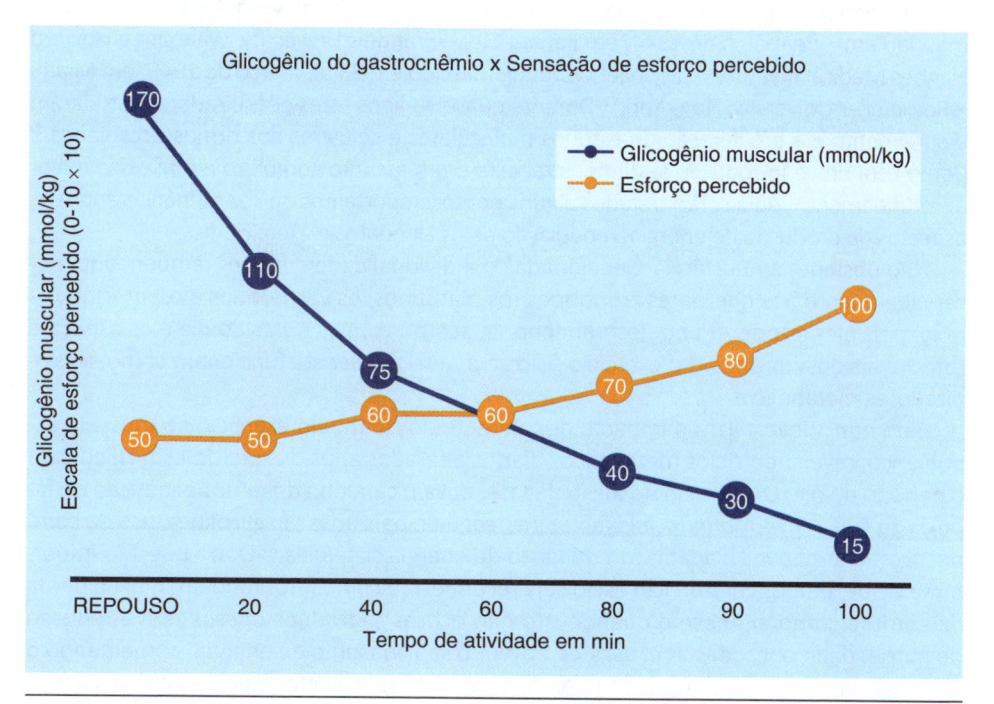

FIGURA 3.21. Percepção de esforço e nível de glicogênio muscular. Observa-se que quando o glicogênio muscular chega a níveis muito baixos, coincide com a percepção de exaustão. *Fonte*: autores.

Em termos de modulação fenotípica, sempre haverá a interação da alimentação e do tipo de exercício realizado.[72] Como citado no parágrafo anterior, para atletas de *endurance* é requisitado maior aporte de carboidratos, enquanto os de potência e força, maior teor proteico.[13] Várias especificidades podem ser moduladas pela dieta, em combinação com o exercício físico, por exemplo, dietas cetogênicas têm sido utilizadas desde tratamentos de doenças neurológicas até para a perda de gordura corporal.[67]

O estudo de Hickson em 1980,[81] foi o primeiro a observar um declínio na melhoria da força e no desempenho da força (RM [repetição máxima] agachamento) ao longo do tempo com treinamento simultâneo. O declínio nas adaptações de força ocorreu uma vez que o grupo concorrente estava gastando o dobro da kcal/semana do que o grupo de treinamento de força apenas. Isso sugere que a deficiência nas adaptações de força com exercícios simultâneos pode refletir o papel de balanço energético negativo na hipertrofia muscular.[72] Esta informação reforça o postulado no princípio da especificidade, demonstrando que o treino específico somente de força foi superior ao treinamento concorrente, quanto ao ganho e manutenção da força.

Sincronizadores

O conceito de sincronizador vem dos estudos de cronobiologia e tem como principais reguladores do ciclo circadiano a condição de luz/escuro, que indicam para o corpo a hora de ir dormir, com aumento da liberação de melatonina, e a hora de acordar com aumento do cortisol. Este é um conceito que vem sendo muito estudado nos últimos anos e o prêmio Nobel de Fisiologia ou Medicina de 2017, foi concedido aos pesquisadores americanos – Jeffrey C. Hall (nascido em 3 de maio de 1945, em Nova York – University of Maine), Michael Rosbash (nascido em 7 de março de 1944, em Kansas City – Brandeis University, Waltham e Howard Hughes Medical Institute) e Michael W. Young (nascido em 28 de março de 1949, em Miami – Rockefeller University, Nova York). Durante quase 35 anos estes pesquisadores estudaram o surgimento e a proliferação de estudos moleculares e celulares dos ritmos circadianos.[82] Como esta breve introdução já demonstra, este é um assunto complexo e que exige maior aprofundamento. Aqui serão tratados alguns pontos importantes de sua influência sobre os aspectos de produção de energia, modulação pelos alimentos e exercício físico.

Não obstante a questão já mencionada da individualidade deve ser também aqui observada quanto aos diferentes cronotipos (os matutinos, os vespertinos e os intermediários), pois eles interferem no desempenho de acordo com as horas do dia e os aspectos rotacionais dos horários,[83] o exercício físico e a nutrição *per se,* funcionam como sincronizadores metabólicos.

Sato *et al.* investigam o impacto dependente do tempo do exercício no músculo esquelético, revelando ciclos metabólicos diários alterados após o exercício específico para o período do dia. O exercício no início da fase, ativa o caminho do fator de indução de hipóxia 1α (HIF1- *hypoxia-inducible factor 1α*), seguido pela ativação glicolítica, uso de combustíveis alternativos e adaptação do gasto de energia sistêmica.[84] Outra questão importante é que, embora o exercício físico seja reconhecido como fator fundamental na perda da gordura corporal, mesmo quando isto não ocorre, indivíduos obesos têm a redução de mortalidade por todas as causas[85] e ativam o seu consumo de energia, aumentando o metabolismo basal e a densidade mitocondrial.[78] Outro aspecto importante do exercício físico em pessoas acima do peso, é que mesmo em um período curto de intervenção de oito semanas, os marcadores imunológicos melhoram nestes indivíduos,[86] reduzindo a chance do desenvolvimento de doenças crônicas e infecções inclusive pelo SARS COV-2, que causa a COVID-19.[87]

Quanto aos aspectos nutricionais, são utilizadas há muito tempo, dietas pré e pós-treino, considerando o tipo de atividade desempenhada. P. ex., foi demonstrado por pesquisadores que para atividades consecutivas com menos de 4 horas de intervalo entre elas, a ingestão de água e carboidratos deve ser priorizada e a quantidade de proteína parece não influenciar no desempenho.[88,80] Porém, quando surtos de atividades em um intervalo maior do que 8 horas, a proteína combinada ao carboidrato oferece maior aporte para o desempenho, aumentando o tempo para exaustão e o tempo total da atividade.[80] Quanto aos exercícios de força, uma dieta antes da atividade com carboidratos mais proteínas ou somente proteína, e proteína de alto valor biológico logo após e no máximo com 2 horas de intervalo do final da sessão de treinamento, melhoram o desempenho muscular.[13] Desta forma, aspectos cronobiológicos devem ser observados no treinamento e na nutrição, para maximizar os resultados esportivos e de *fitness*.

Estado mental

Embora a condição fisiológica possa ser limitante quanto ao desempenho físico, este somente é ativado se houver predisposição mental. Se o indivíduo não decidir voluntariamente agir, sua condição fisiológica e fenotípica *per se*, não resultará em desempenho apreciável. Um conceito recente que vem sendo discutido entre pesquisadores é o de antifragilidade, que é definido como a capacidade de crescimento individual perante a adversidade. A antifragilidade utiliza os conceitos de resiliência atlética e de hormese, onde a dose adequada de estímulo (estressor), causa respostas otimizadas e que as excessivas resultam em perdas quanto à plasticidade fenotípica do atleta,[89] similar ao proposto pela lei de Yerkes e Dodson, vista anteriormente.[74] Não é nosso propósito aprofundar nesta temática, mas chamar a atenção para o fato de que o maquinário fisiológico, além de ser complexo, depende intrinsecamente da ativação do sistema nervoso central e os aspectos motivacionais interferem diretamente da capacidade de *performance* (Figura 3.22).

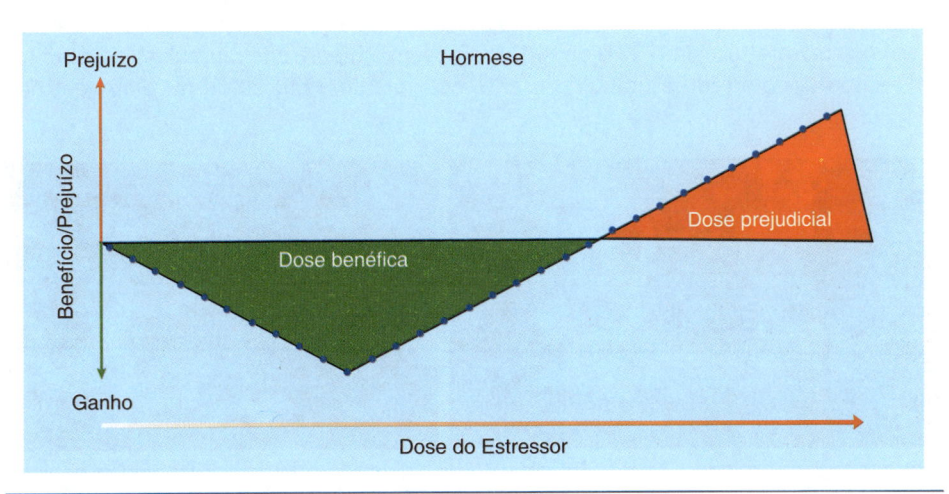

FIGURA 3.22. Hormese e resiliência atlética. O gráfico representa um conceito relativo a uma dose crescente de estressor, que causa adaptação e ganho até um nível otimizado. Depois o ganho não é máximo e se a exposição continuar passa a um nível prejudicial. *Fonte:* autores.

Sistemas de produção de energia e aumento de massa muscular

O aumento da massa muscular não depende somente dos hormônios anabólicos e sim de um complexo sistema central e periférico.[90,91] Atividades físicas de alta intensidade, desafiadoras do sistema orgânico, como os exercícios resistidos, levam a uma heterostase momentânea, que para retorno à condição de homeostase, precisa ser supercondensada (princípio da sobrecarga).

No caso da hipertrofia muscular, as atividades resistidas em geral, com cargas superiores a 80% da carga máxima, estimulam o desenvolvimento de massa muscular, sinalizando ao SNC estimular o eixo hipófise, pituitária, adrenais a produzirem mais hormônios anabólicos. Além disso, apontam, quanto a processos periféricos, como o complexo 1 do alvo da rapamicina em mamíferos (mTORC1), mecanorreceptores, estresse metabólico, o aumento de ácido láctico e a ativação das células satélites para regenerar as microlesões nos músculos, promovendo a hipertrofia muscular[91] (Figura 3.23).

A carga externa parece ser um fator condicional ao desenvolvimento de força e hipertrofia. Classicamente, a característica do treinamento para hipertrofia muscular envolve cargas elevadas (acima de 70% da carga máxima)[92] e predominantemente o sistema ATP-CP para maior produção de força, com a duração é de 10 segundos no máximo, para que o sistema dos fosfagênios possa liberar energia na maior velocidade possível para o músculo se contrair em máxima intensidade, como é o caso dos levantadores de peso, e atletas de potência (velocistas, saltadores, arremessadores etc.). Quando da continuidade do movimento com cargas submáximas na duração entre 20 e 60 segundos, a participação do sistema do ácido láctico passa a predominar. Na primeira situação, estão principalmente os treinamentos com objetivo de aumento de peso levantado e no segunda, voltados para o ganho de massa muscular (Figura 3.24).

Na atividade que se prolonga por 60 egundos ou mais predomina o sistema de produção de energia oxidativo e todo o processo de recuperação é realizado por este sistema[36] (Figuras 3.25).

Porém, dentre os vários mecanismos envolvidos na hipertrofia muscular, o estresse metabólico parece ser condicional. Quando levados até a falha da contração concêntrica, mesmo cargas baixas como 30% do RM, promovem a hipertrofia muscular. Isto é principalmente devido à redução da CP presente no músculo, redução do pH e aumento do

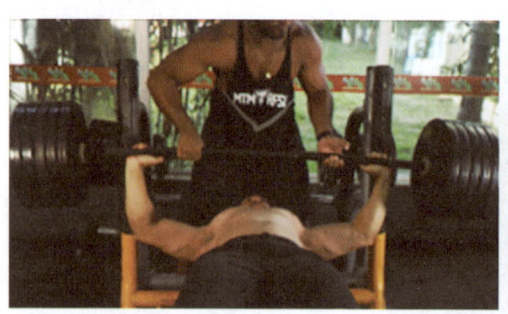
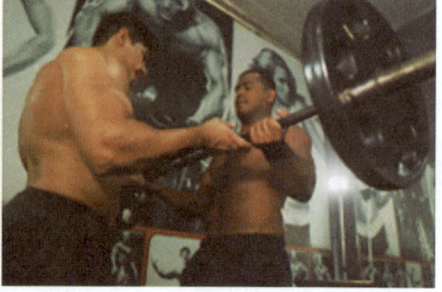

FIGURA 3.23. Treinamento de força com cargas superiores a 80% da carga máxima, estão associadas ao recrutamento de todas as unidades motoras dos músculos envolvidos. Nas fotos, estão representadas execuções com 90% a 100% de 1 RM, onde os atletas executavam de 1a 3 repetições máximas. *Fonte*: registro de treinamento físico realizado pelos autores.

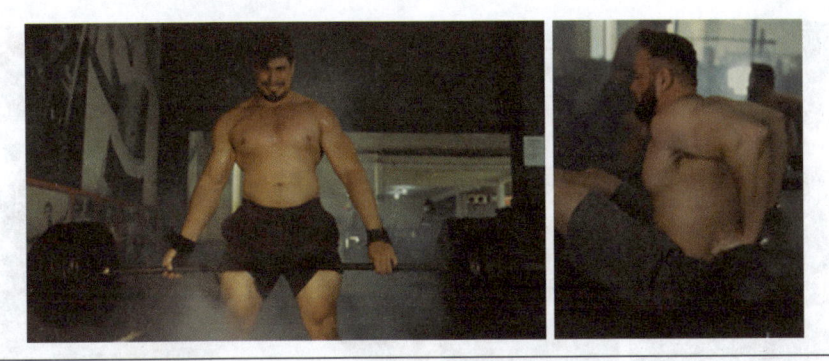

FIGURA 3.24. Treinamento de força e de resistência de força. No primeiro faz-se de 1 a 3 repetições máximas, com duração de até 10 segundos. No outro, são de 8 a 12 repetições máximas com a duração de 20 a 60 segundos. *Fonte:* registro de treinamento físico realizado pelos autores.

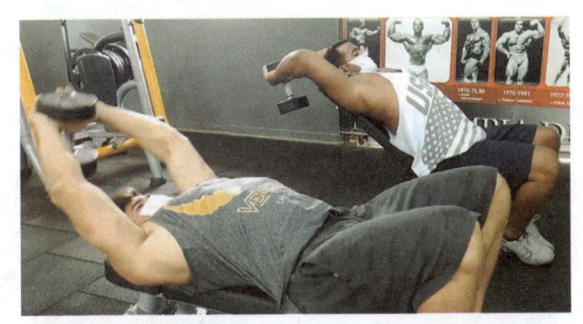

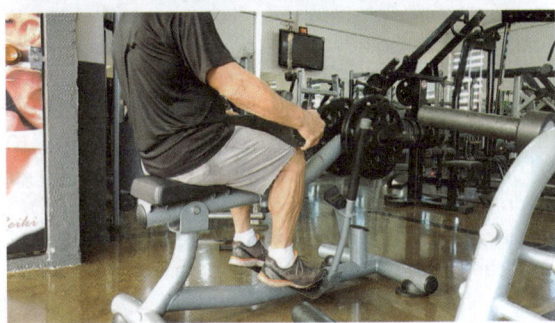

FIGURA 3.25. Treinamento de resistência muscular, no qual os atletas executam de 20 a 30 repetições com duração total de 80 a 120 segundos, tem seu principal fornecimento de energia advindo do sistema oxidativo. *Fonte:* registro de treinamento físico realizado pelos autores.

lactato. Este raciocínio é reforçado por estudos que observaram que a oclusão muscular aumenta a síntese proteica, comparado ao controle sem oclusão. Isto se deve ao fato de que a hipoxia causada no músculo pressiona ainda mais a reação de Lohman (PCr + ADP ↔ ATP + creatina), fazendo com que o lactato aumente e reduza o pH, que são biomarcadores para o estresse metabólico[91] (Figura 3.26).

Quanto à ingestão de macronutrientes para o fornecimento de energia ao exercício e para o anabolismo proteico, em indivíduos submetidos ao treinamento de força, potência

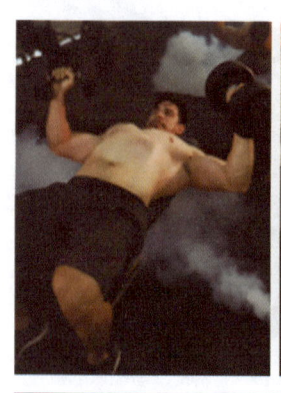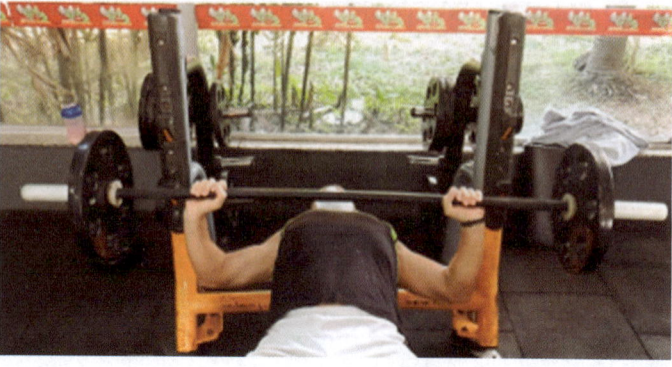

FIGURA 3.26. Cargas consideradas leves, de até 30% do RM, podem causar hipertrofia se executadas até a falência do músculo. *Fonte*: registro de treinamento físico realizado pelos autores.

e/ou hipertrofia, a Sociedade Internacional de Nutrição Esportiva (International Society of Sports Nutrition – ISSN) recomenda:

1. Planejamento metódico e ingestão de alimentos integrais, fortificados e suplementos dietéticos.
2. O tempo e o horário das refeições podem interferir no resultado obtido, na síntese de proteínas musculares e na melhora dos estados de humor após exercícios intensos ou de alto volume.
3. A ingestão de carboidratos durante o exercício resistido (p. ex., 3-6 séries de 8-12 repetições máximas [RM] usando vários exercícios direcionados a todos os principais grupos musculares) mostraram promover euglicemia e aumentar os estoques de glicogênio. Consumir carboidratos isoladamente ou em combinação com proteínas durante exercícios resistidos aumenta os músculos, armazena o glicogênio, melhora o dano muscular e facilita maiores adaptações agudas e crônicas ao treinamento.
4. A ingestão de aminoácidos essenciais (EAA; aproximadamente 10 g) na forma livre ou como parte de um bolo de proteína de aproximadamente 20 g a 40 g demonstrou estimular ao máximo a síntese de proteína muscular.
5. Intervenções nutricionais pré e/ou pós-exercício (carboidrato + proteína ou proteína sozinha) podem operar como estratégia eficaz para apoiar o aumento da força e melhorias na composição corporal. No entanto, o tamanho e o horário de uma refeição antes do exercício podem afetar a extensão em que a alimentação proteica pós-exercício é necessária.
6. A ingestão pós-exercício (imediatamente até 2 horas após) de fontes de proteína de alta qualidade estimula aumentos robustos na síntese de proteínas musculares.
7. A ingestão de uma dose de 20 g a 40 g de proteína (0,25 g/kg a 0,40 g/kg de massa corporal/dose) de uma fonte de alta qualidade a cada 3 a 4 horas parece afetar mais favoravelmente as taxas de síntese de proteína muscular, em comparação com outros padrões dietéticos, e está associado a melhor composição corporal e resultados de desempenho.
8. O consumo da proteína caseína (~30 g a 40 g) antes de dormir pode aumentar agudamente a síntese de proteína muscular e a taxa metabólica ao longo da noite sem influenciar a lipólise.[13]

Resumo

Para todas as funções orgânicas, o ATP é exigido a fim de produzir energia. Em torno de 70% de todo o gasto calórico é despendido para as funções básicas do funcionamento dos órgãos e sistemas. Porém, o exercício físico produz alterações metabólicas agudas e crônicas, beneficiando tanto a *performance* esportiva quanto a saúde. Existem três sistemas básicos de produção de energia para as células musculares. Essas vias envolvem fosforilação em nível de substrato, sem qualquer necessidade de oxigênio, e fosforilação oxidativa, que é criticamente dependente do fornecimento de oxigênio para contrair o músculo esquelético e no fornecimento de equivalentes redutores da degradação de carboidratos, gorduras e, até certo ponto, reservas de combustível de proteína. A participação relativa dessas vias é determinada principalmente pela intensidade do exercício, pela condição física, pela dieta anterior, pela idade, pelo sexo e pelas condições ambientais. A disponibilidade ideal do substrato e a utilização antes, durante e após o exercício são críticas para manter o desempenho do exercício. Para que cada um dos sistemas seja recuperado após a utilização de ATP, é necessário que os alimentos catabolizados forneçam energia. No Quadro 3.9 está um resumo dos sistemas de produção de energia e de sua ressíntese de ATP. A Figura 3.27 mostra um resumo dos caminhos metabólicos dos macronutrientes.[76]

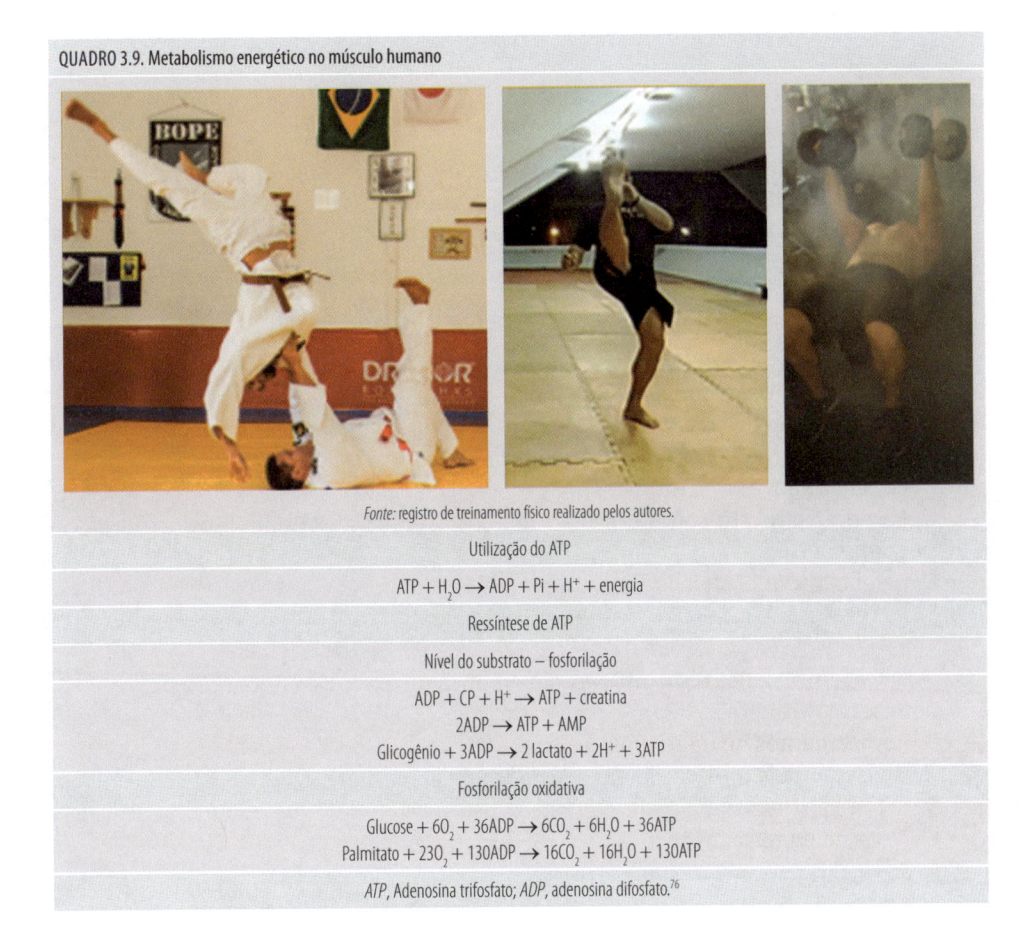

QUADRO 3.9. Metabolismo energético no músculo humano

Fonte: registro de treinamento físico realizado pelos autores.

Utilização do ATP

$$ATP + H_2O \rightarrow ADP + Pi + H^+ + energia$$

Ressíntese de ATP

Nível do substrato – fosforilação

$$ADP + CP + H^+ \rightarrow ATP + creatina$$
$$2ADP \rightarrow ATP + AMP$$
$$Glicogênio + 3ADP \rightarrow 2\ lactato + 2H^+ + 3ATP$$

Fosforilação oxidativa

$$Glucose + 6O_2 + 36ADP \rightarrow 6CO_2 + 6H_2O + 36ATP$$
$$Palmitato + 23O_2 + 130ADP \rightarrow 16CO_2 + 16H_2O + 130ATP$$

ATP, Adenosina trifosfato; *ADP*, adenosina difosfato.[76]

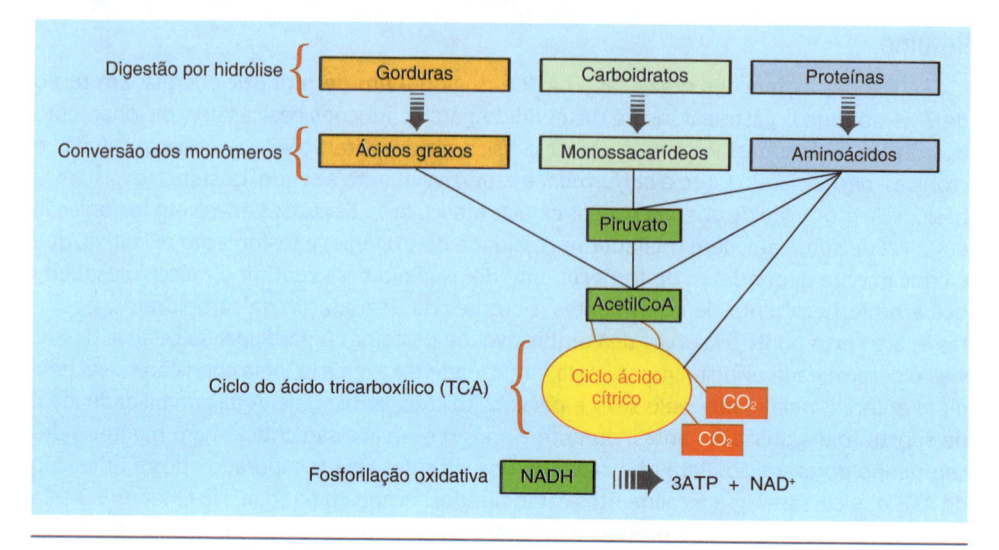

FIGURA 3.27. Vias metabólicas da utilização dos substratos nutricionais para produção de energia celular. *Fonte*: autores.

Autoavaliação

1. Os processos fisiológicos imediatos para que a energia seja empregada rapidamente no movimento humano ocorre pelo sistema:
   A. ATP-CP.
   B. Ácido láctico.
   C. Oxidativo.
   D. Metabolismo das gorduras.

2. Os carboidratos servem para:
   A. Produzir energia no sistema ATP-CP.
   B. Serem quebrados pela glicólise produzindo energia pelo sistema do ácido láctico ou oxidativo.
   C. Fornecer piruvato como precursor do oxalacetato, ativando a β-oxidação das gorduras.
   D. Catabolizar as proteínas.
   E. As respostas b e c estão corretas.

3. A função dos lipídios e sua utilização na prática de exercícios físicos são para:
   A. Reserva de energia.
   B. Revestimentos de neurônios.
   C. Utilização pela β-oxidação em atividades de *endurance*.
   D. Reposição de CP.
   E. Ativação da termogênese.
   F. As respostas a, b e c estão corretas.

(Continua)

(Continuação)

4. As funções das proteínas e utilização no exercício físico são:
   A. Construtoras e reparadoras teciduais e podem ser utilizadas em até 15% do gasto energético total em esforços físicos de longa duração.
   B. Catabolizadoras e degradadoras teciduais e podem ser utilizadas em até 30% do gasto energético total em esforços físicos de longa duração.
   C. Construtoras e reparadores teciduais e podem ser utilizadas em até 50% do gasto energético total em esforços físicos de longa duração.
   D. Construtoras e reparadores teciduais e podem ser utilizadas em até 15% do gasto energético total em esforços físicos de curta duração.

5. Qual é a importância de entendimento global dos sistemas energéticos para o desempenho físico de atletas?
   A. Todos os esportes usam o sistema oxidativo em seu potencial máximo.
   B. Os sistemas energéticos têm importância equivalente para esportes de curta e longa duração.
   C. Para programar um treinamento é necessário o entendimento de quando acaba um sistema e começa outro.
   D. Os diferentes esportes usam proporções distintas dos sistemas energéticos, sendo necessário personalizar o treino de acordo com a demanda.

6. O sistema energético fosfogênio (ATP-CP) é utilizado predominantemente no estágio:
   A. Inicial e com até 10 segundos de duração.
   B. Final e com mais de uma hora de duração.
   C. Intermediário e com 40 segundos de duração.

7. Como ocorre predominantemente a utilização do sistema energético glicolítico na realização de exercício físico e qual sua duração?
   A. É o primeiro sistema mais rápido na produção de energia e sua atuação é predominantemente em atividades máximas com duração entre 30 segundos e 40 segundos.
   B. É o segundo sistema mais rápido na produção de energia e sua atuação é predominantemente em atividades máximas com duração entre 60 segundos e 90 segundos.
   C. É o segundo sistema mais rápido na produção de energia e sua atuação é predominantemente em atividades máximas com duração entre 30 segundos e 40 segundos.

8. A utilização do sistema energético aeróbio ocorre predominantemente em atividades:
   A. Contínuas com duração superior a 1 minuto.
   B. Intermitentes com duração superior a 1 minuto.
   C. De curta duração inferiores a 1 minuto.
   D. Explosivas.

(Continua)

(Continuação)

9. Como explicar o funcionamento integrado dos sistemas energéticos na prática de exercícios físicos?
   A. Todos os sistemas são acionados simultaneamente e respondem proporcionalmente de acordo com a intensidade e duração do exercício.
   B. Os sistemas começam pelo ATP-CP, do ácido lático e oxidativo de acordo com o esgotamento de cada um respectivamente.
   C. Um sistema de produção de energia só funciona em um intervalo específico de tempo.

10. O exercício físico pode ser modulado por recursos ergogênicos. A cafeína pode contribuir para melhora do desempenho físico devido ao aumento:
    A. da liberação de serotonina relaxando a contração muscular e auxiliando na recuperação muscular.
    B. dos estoques de CP potencializando a força da contração muscular.
    C. da liberação de noradrelina ativando a contração muscular e auxiliando na utilização de gorduras como fonte energética.

Ver Gabarito na pág. 309

Referências bibliográficas

1. Berg JM, Tymoczko JLSL. Biochemistry. 5th ed. 2007; Glycolysis (5th ed.).
2. Santos GO, Rezende GJ, Paraguassú CC, Silva SL da. Efeitos do Treinamento Resistido Na Composição Corporal: Revisão. Brazilian J Dev. 2021;7(1):8826-8836. doi:10.34117/bjdv7n1-598.
3. Cox N. Principles of Biochemistry. Fourth.; 2005. doi:10.1007/s11655-011-0820-1.
4. Song H, Du H, Li J et al. Effect of fibroblast growth factor 2 on degenerative endplate chondrocyte: From anabolism to catabolism. Exp Mol Pathol. 2021;118. doi:https://doi.org/10.1016/j.yexmp.2020.104590.
5. Nelson DL, Cox MM. A Glicólise e o Catabolismo das Hexoses. 3ª ed. São Paulo, 2002.
6. Alikhani M, Alansari S, Hamidaddin MA et al. Vibration paradox in orthodontics: anabolic and catabolic effects. PLoS One. 2018;13(5):1-18. doi:10.1371/journal.pone.0196540.
7. Sousa FL, Martin WF. Biochemical fossils of the ancient transition from geoenergetics to bioenergetics in prokaryotic one carbon compound metabolism. Biochim Biophys Acta - Bioenerg. 2014;1837(7):964-81. doi:10.1016/j.bbabio.2014.02.001.
8. Brand MD, Orr AL, Perevoshchikova IV, Quinlan CL. The role of mitochondrial function and cellular bioenergetics in ageing and disease. Br J Dermatol. 2013;169(suppl 2):1-8. doi:doi:10.1111/bjd.12208.
9. Pereira JG. Fisiologia do exercício 2. Fisiol do Exerc., 2016.
10. Guyton AC e Hall JE. Fundamentos de fisiologia. 13a ed. Rio de janeiro, Elsevier Inc, 2017.
11. Pinto VS, Sousa VP de, Cameron LC. As bases estruturais e moleculares da contração muscular. Fisioter Bras. 2004;5(4):298-306.
12. Shrimanker, Isha; Bhattarai S. Eletrolytes. 2021. Disponível em http://www.ncbi.nlm.nih.gov/books/NBK541123/?report=printable.
13. Kerksick CM, Arent S, Schoenfeld BJ et al. International society of sports nutrition position stand: nutrient timing. J Int Soc Sports Nutr. 2017;14(1):1-21. doi:10.1186/s12970-017-0189-4.
14. Enkavi G, Javanainen M, Kulig W, Róg T, Vattulainen I. Multiscale simulations of biological membranes: the challenge to understand biological phenomena in a living substance. Chem Rev. 2019;119(9):5607-5774. doi:10.1021/acs.chemrev.8b00538.
15. Pauling L, Wheland GW. The nature of the chemical bond. V. J Chem Phys. 1934;2(8):482. doi:10.1063/1.1749514.
16. Depaoli MR, Karsten F, Madreiter-Sokolowski CT et al. Real-time imaging of mitochondrial ATP dynamics discloses the metabolic setting of single cells. Biochim Biophys Acta – Bioenerg. 2018;1859(September):e58. doi:10.1016/j.bbabio.2018.09.173.

17. Clegg JR et al. Modular fabrication of intelligent material-tssue interfaces for bioinspired and biomimetic devices. Prog Mater Sci. 2019;106. doi:10.1016/j.pmatsci.2019.100589

18. Nelson DL, Cox MM. Princípios de bioquímica de Lehninger. 7a ed., 2018.

19. Gualano B. Sedentarismo, exercício físico e doenças crônicas. 2011:37-43.

20. Jeukendrup AE. Training the gut for athletes. Sport Med. 2017;47(s1):101-110. doi:10.1007/s40279-017-0690-6.

21. Hardin J, Beroni GP, Kleinsmith LJ. Becker's world of the cell. 8ª ed. Benjamin/Cummings Publ Co., 2011.

22. Bertuzzi RC de M, Silva AEL, Abad CCC, Pires F de O. Metabolismo do lactato: uma revisão sobre a bioenergética e a fadiga muscular. Rev Bras Cineantropometria e Desempenho Hum. 2009;11(2):226-234. doi:10.5007/1980-0037.2009v11n2p226.

23. Pope HG, Gruber AJ, Choi P, Olivardia R, Phillips KA. Muscle dysmorphia: an underrecognized form of body dysmorphic disorder. Psychosomatics. 1997;38(6):548-557. doi:10.1016/S0033-3182(97)71400-2.

24. Cozzolino SMF, COMINETTI C. Bases bioquímicas e fisiológicas da nutrição: nas diferentes fases da vida, na saúde e na doença. Barueri,. Manole, 2013.

25. Hargrove JL. History of the calorie in nutrition. J Nutr. 2006;1(136):2957-2961. doi:10.1093/jn/136.12.2957.

26. Jeukendrup AE. Periodized nutrition for athletes. Sport Med. 2017;47(s1):51-63. doi:10.1007/s40279-017-0694-2.

27. McArdle WD, Katch FL, Katch VL. Fisiologia do exercício: nutrição, energia e desempenho humano. 8. ed. Rio de Janeiro, Guanabara Koogan, 2016.

28. Jensen J, Rustad PI, Kolnes AJ, Lai YC. The role of skeletal muscle glycogen breakdown for regulation of insulin sensitivity by exercise. Front Physiol. 2011;2 DEC(December):1-11. doi:10.3389/fphys.2011.00112.

29. Urbain P, Strom L, Morawski L, Wehrle A, Deibert P, Bertz H. Impact of a 6-week non-energy-restricted ketogenic diet on physical fitness, body composition and biochemical parameters in healthy adults. Nutr Metab. 2017;14(1):1-11. doi:10.1186/s12986-017-0175-5.

30. Melzer K. Carbohydrate and fat utilization during rest and physical activity. e-SPEN. 2011;6(2):e45-e52. doi:10.1016/j.eclnm.2011.01.005.

31. Ahmed SAO. Biochemistry, lipids.- StatPearls- NCBI Bookshelf. 2018:https://www.ncbi.nlm.nih.gov/books/NBK525952/.

32. Zhexue Wu, Jong Cheol Shon KHL. Lifestyle mass spectrometry-based lipidomics and its application to biomedical research. 2014;4(1):17-33.

33. Mitchell IA, Mckay H, Leuvan C Van et al. Clinical paper a prospective controlled trial of the effect of a multi-faceted intervention on early recognition and intervention in deteriorating hospital patients . Resuscitation. 2010;81(6):658-666. doi:10.1016/j.resuscitation.2010.03.001.

34. Goto-Inoue N, Yamada K, Inagaki A et al. Lipidomics analysis revealed the phospholipid compositional changes in muscle by chronic exercise and high-fat diet. Sci Rep. 2013;3:1-9. doi:10.1038/srep03267.

35. Lanhers C, Pereira B, Naughton G, Trousselard M, Lesage FX, Dutheil F. Creatine supplementation and upper limb strength performance: a systematic review and meta-analysis. Sport Med. 2017;47(1):163-173. doi:10.1007/s40279-016-0571-4.

36. Neufer PD. The bioenergetics of exercise. Cold Spring Harb Perspect Med. 2018;8(5):1-11. doi:10.1101/cshperspect.a029678.

37. Scott CB. Nutrition & metabolism contribution of anaerobic energy expenditure to whole body. 2005;9:1-9. doi:10.1186/1743-7075-2-14.

38. Artioli GG, Bertuzzi RC, Roschel H, Mendes SH, Lancha Jr. AH, Franchini E. Determining the contribution of the energy systems during exercise. J Vis Exp. 2012;(61):3-7. doi:10.3791/3413.

39. Oliveira JM De. Arremesso de peso x hóquei: quais as diferenças entre os dois esportes? Hurling x hockey : what are the differences.

40. Williams J, Ramsey V. The need for law enforcement wellness interventions: a critical review. Sport J. 2017:2.

41. Nadeau OW, Fontes JD, Carlson GM. The regulation of glycogenolysis in the brain. J Biol Chem. 2018;293(19):7099-7107. doi:10.1074/jbc.R117.803023.

42. Wasserman K, Hansen JE, Sue DY, Casaburi R, Whipp BJ. Fisiologia do exercício. 2005:10-61.

43. Silveira LR, Pinheiro CH da J, Zoppi CC et al. Regulação do metabolismo de glicose e ácido graxo no músculo esquelético durante exercício físico. Arq Bras Endocrinol Metabol. 2011;55(5):303-313. doi:10.1590/S0004-27302011000500002.

44. Pithon-Curi TC. Fisiologia do Exercício, 2013.

45. Rui L. NIH public access. 2014;4(1):177-197. doi:10.1002/cphy.c130024.Energy.

46. Bøgh N, Hansen ESS, Omann C et al. Increasing carbohydrate oxidation improves contractile reserves and prevents hypertrophy in porcine right heart failure. Sci Rep. 2020;10(1):1-9. doi:10.1038/s41598-020-65098-7.

47. Williams NC, O'Neill LAJ. A role for the krebs cycle intermediate citrate in metabolic reprogramming in innate immunity and inflammation. Front Immunol. 2018;9(FEB):1-11. doi:10.3389/fimmu.2018.00141.
48. Baker JS, Mccormick MC, Robergs RA. Interaction among skeletal muscle metabolic energy systems during intense exercise. 2010;2010(Figure 1). doi:10.1155/2010/905612.
49. Talley JT MS. Biochemistry, fatty acid oxidation. StatPearls. Available at: https://www.ncbi.nlm.nih.gov/books/NBK556002/. Published 2021.
50. Coleman, Rosalind A.; Mashek DG. Mammalian triacylglycerol metabolism: synthesis, lipolysis and signaling. Chem Rev. 2011;10(1):6359-6386. doi:10.1021/cr100404w.Mammalian.
51. Lundsgaard AM, Fritzen AM, Kiens B. Molecular regulation of fatty acid oxidation in skeletal muscle during aerobic exercise. Trends Endocrinol Metab. 2018;29(1):18-30. doi:10.1016/j.tem.2017.10.011.
52. Knapp, M.; Gorski J. The skeletal and heart muscle triacylglycerol lipoolysis revisited. J Physiol Pharmacol. 2017:3-11. doi:10.1177/1461444810365020.
53. Wedell-Neergaard AS, Lang Lehrskov L, Christensen RH et al. Exercise-induced changes in visceral adipose tissue mass are regulated by IL-6 Signaling: A Randomized Controlled Trial. Cell Metab. 2019;29(4):844-855. e3. doi:10.1016/j.cmet.2018.12.007.
54. Cortassa S, Sollott SJ, Aon MA. Mitochondrial respiration and ROS emission during β-oxidation in the heart: an experimental-computational study. PLoS Comput Biol. 2017;13(6):1-23. doi:10.1371/journal.pcbi.1005588.
55. Watanabe M, Risi R, Masi D et al. Current evidence to propose different food supplements for weight loss: a comprehensive review. Vol 12.; 2020. doi:10.3390/nu12092873.
56. Schulz H. Beta oxidation of fatty acids & its regulation. Biochim Biophys Acta. 1991;1081:109-120.
57. Hetlelid KJ, Plews DJ, Herold E, Laursen PB, Seiler S. Rethinking the role of fat oxidation: substrate utilisation during high-intensity interval training in well-trained and recreationally trained runners. BMJ Open Sport Exerc Med. 2015;1(1):1-9. doi:10.1136/bmjsem-2015-000047.
58. Aslankeser Z, Balci SS. Re-examination of the contribution of substrates to energy expenditure during high-intensity intermittent exercise in endurance athletes. PeerJ. 2017;2017(9). doi:10.7717/peerj.3769
59. Muscella A, Stefàno E, Marsigliante S. The effects of exercise training on lipid metabolism and coronary heart disease. Am J Physiol- Hear Circ Physiol. 2020;319(1):H76-H88. doi:10.1152/ajpheart.00708.2019.
60. Kalman D, Colker CM, Wilets I, Roufs JB, Antonio J. The effects of pyruvate supplementation on body composition in overweight individuals. Nutrition. 1999;15(5):337-340. doi:10.1016/S0899-9007(99)00034-9.
61. Jäger R, Metzger J, Lautmann K et al. The effects of creatine pyruvate and creatine citrate on performance during high intensity exercise. J Int Soc Sports Nutr. 2008;5:1-9. doi:10.1186/1550-2783-5-4.
62. Stone MH, Sanborn, K , Smith LL, O'Bryant HS, Hoke T, Utter AC et al. Effects of in-season (5 weeks) creatine and pyruvate supplementation on anaerobic performance and body composition in American football players. Int J Sport Nutr. 1999;(9):146-165.
63. Ivy JL. Effect of pyruvate and dihydroxyacetone on metabolism and aerobic endurance capacity. Med Sci Sport Exerc. 1997;30(6):837-843.
64. Onakpoya I, Hunt K, Wider B, Ernst E. Pyruvate supplementation for weight loss: a systematic review and meta-analysis of randomized clinical trials. Crit Rev Food Sci Nutr. 2014;54(1):17-23. doi:10.1080/10408398.2011.565890.
65. Powers, SK, Howley ET. Fisiologia do exercício: teoria e aplicação ao condicionamento e ao desempenho. Manole, 2004.
66. Bruice PY. Química orgânica. 4ª ed. Pearson Prentice Hall, 2006.
67. Paoli A, Bianco A, Damiani E, Bosco G. Ketogenic diet in neuromuscular and neurodegenerative diseases. Biomed Res Int. 2014;2014(2). doi:10.1155/2014/474296.
68. Lima, Thiago da Rosa; Voltarelli FALSFFA da SPC de AETPÁSA de FMPPASDJWNCAFNHK. High-fat diet and fructose drink introduced after weaning rats, induces a better human obesity model than very high-fat diet. J Food Biochem. 2021;45(4).
69. Stephanopoulos GN, Aristidou AA, Nielsen J. Regulation of metabolic pathways. Metab Eng. 1998:147-202. doi:10.1016/b978-012666260-3/50006-6.
70. Jeneson JAL, Bruggeman FJ. Robust homeostatic control of quadriceps pH during natural locomotor activity in man. FASEB J. 2004;18(9):1010-1012. doi:10.1096/fj.03-0762fje.
71. Fett CA, Fett WCR, Maestá N, Petrício A, Correa C, Burini RC. A suplementação de ácidos graxos ômega 3 e triglicérides de cadeia média não alteram os indicadores metabólicos em um teste de exaustão. Rev Bras Med do Esporte. 2004;10(1):44-49. doi:10.1590/s1517-86922004000100004.
72. Hughes DC, Ellefsen S, Baar K. Adaptations to endurance and strength training. Cold Spring Harb Perspect Med. 2018;8(6):1-18. doi:10.1101/cshperspect.a029769.

73. Yerkes, RM, Dodson JD. The relation of strength of stimulus to rapidity of habit-formation in the kitten. J Comp Neurol Psychol. 1908:459-482. doi:10.1037/h0073415.
74. Kasper K. Sports training principles. Curr Sports Med Rep. 2019;18(4):95-96. doi:10.1249/JSR.0000000000000576.
75. Hargreaves M, Spriet LL. Exercise metabolism: fuels for the fire. Cold Spring Harb Perspect Med. 2018;8(8):1-16. doi:10.1101/cshperspect.a029744.
76. Bangsbo J. Performance in sports- with specific emphasis on the effect of intensified training. Scand J Med Sci Sport. 2015;25(c):88-99. doi:10.1111/sms.12605.
77. Richard Taylor C, Weibel ER. Design of the mammalian respiratory system. I. problem and strategy. Respir Physiol. 1981;44(1):1-10. doi:10.1016/0034-5687(81)90073-6.
78. Brandao CFC, de Carvalho FG, Souza A de O et al. Physical training, UCP1 expression, mitochondrial density, and coupling in adipose tissue from women with obesity. Scand J Med Sci Sport. 2019;29(11):1699-1706. doi:10.1111/sms.13514.
79. Gifford JR, Garten RS, Nelson AD et al. Symmorphosis and skeletal muscle VO2 max: In vivo and in vitro measures reveal differing constraints in the exercise-trained and untrained human. J Physiol. 2016;594(6):1741-1751. doi:10.1113/JP271229.
80. Nielsen LLK, Lambert MNT, Jeppesen PB. The effect of ingesting carbohydrate and proteins on athletic performance: a systematic review and meta-analysis of randomized controlled trials. Nutrients. 2020;12(5). doi:10.3390/nu12051483.
81. Hickson RC. Interference of strength development by simultaneously training for strength and endurance. Eur J Appl Physiol Occup Physiol. 1980;45(2-3):255-263. doi:10.1007/BF00421333.
82. Hall JC, Rosbash M, Young MW, Klarsfeld A, Birman S, Rouyer F. L' horloge circadienne à l' heure Nobel. médecine/sciences. 2018;34:480-484.
83. Rosa DE, Marot LP, de Mello MT et al. Association between chronotype and psychomotor performance of rotating shift workers. Sci Rep. 2021;11(1). doi:10.1038/s41598-021-86299-8.
84. Sato S, Basse AL, Schönke M et al. Time of exercise specifies the Impact on muscle metabolic pathways and systemic energy homeostasis. Cell Metab. 2019;30(1):92-110.e4. doi:10.1016/j.cmet.2019.03.013
85. Barry VW, Baruth M, Beets MW, Durstine JL, Liu J, Blair SN. Fitness vs. fatness on all-cause mortality: a meta-analysis. Prog Cardiovasc Dis. 2014;56(4):382-390. doi:10.1016/j.pcad.2013.09.002.
86. Fett CA, Fett WCR, Padovan GJ, Marchini JS. Lifestyle changes and risk factors for non-communicable chronic diseases and immune system of sedentary women. Rev Nutr. 2009;22(2):245-255. doi:10.1590/S1415-52732009000200007.
87. Nyenhuis SM, Greiwe J, Zeiger JS, Nanda A. Exercise and fitness in the age of social distancing during the COVID-19 Pandemic. J Allergy Clin Immunol Pract. 2020;8.
88. McCartney D, Desbrow B, Irwin C. Post-exercise ingestion of carbohydrate, protein and water: a systematic review and meta-analysis for effects on subsequent athletic performance. Sport Med. 2018;48(2):379-408. doi:10.1007/s40279-017-0800-5.
89. Kiefer AW, Silva PL, Harrison HS, Araújo D. Antifragility in sport: Leveraging adversity to enhance performance. Sport Exerc Perform Psychol. 2018;7(4):342-350. doi:10.1037/spy0000130.
90. Fett CA, Christiane W, Fett R. Suplementação e treinamento para redução de peso e melhora da performance em lutador : estudo de caso Weight reduction and performance increase in a fighter with supplementation help : case study. Techniques. 2003:57-67.
91. Wackerhage H, Schoenfeld BJ, Hamilton DL, Lehti M, Hulmi JJ. Stimuli and sensors that initiate skeletal muscle hypertrophy following resistance exercise. J Appl Physiol. 2019;126(1):30-43. doi:10.1152/japplphysiol.00685.2018
92. Androulakis-Korakakis P, Fisher JP, Steele J. The minimum effective training dose required to increase 1RM strength in resistance-trained men: a systematic review and meta-analysis. Sport Med. 2020;50(4):751-765. doi:10.1007/s40279-019-01236-0.

Parte 2

Fisiologia e Bioquímica do Corpo Humano

capítulo 4

Fisiologia do Sistema Respiratório

Tássia Virgínia de Carvalho Oliveira
Aida Carla Santana de Melo Costa
Fernanda Oliveira de Carvalho

Érika Ramos Silva
Luana Godinho Maynard
Estélio Henrique Martin Dantas

Objetivos do estudo

- Estruturas do sistema respiratório.
- Mecânica ventilatória.
- Volumes e capacidades pulmonares.
- Difusão e transporte dos gases.
- Curva de dissociação da hemoglobina.
- Regulação da respiração.

Resumo

O Sistema Respiratório integra direta ou indiretamente todas as funções corporais. Sabe-se que a maior eficácia nas tarefas, e isto inclui a prática de exercícios físicos, depende do equilíbrio e do melhor funcionamento desse sistema, o qual também contribui para regulação da temperatura corporal, estabilidade hemodinâmica e atividade imunológica. Neste capítulo você entenderá todas as estruturas que formam o sistema respiratório, bem como a mecânica ventilatória, como se processam as trocas gasosas, a regulação da respiração e o que pode interferir nesse sistema.

Palavras-chave

- Sistema
- Respiratório
- Função

Organização do sistema respiratório

O Sistema Respiratório pode ser dividido estruturalmente em porções superior e inferior e, funcionalmente, em uma porção condutora e outra respiratória (Figura 4.1). Suas principais funções são: trocas gasosas, vocalização, auxílio na compressão abdominal e tornar possíveis os movimentos aéreos protetores e reflexos. Os componentes principais do sistema respiratório são: nariz, faringe e estruturas associadas (porção superior), traqueia, laringe, brônquios, alvéolos e pulmões (porção inferior). Cada estrutura tem uma função característica, a saber:

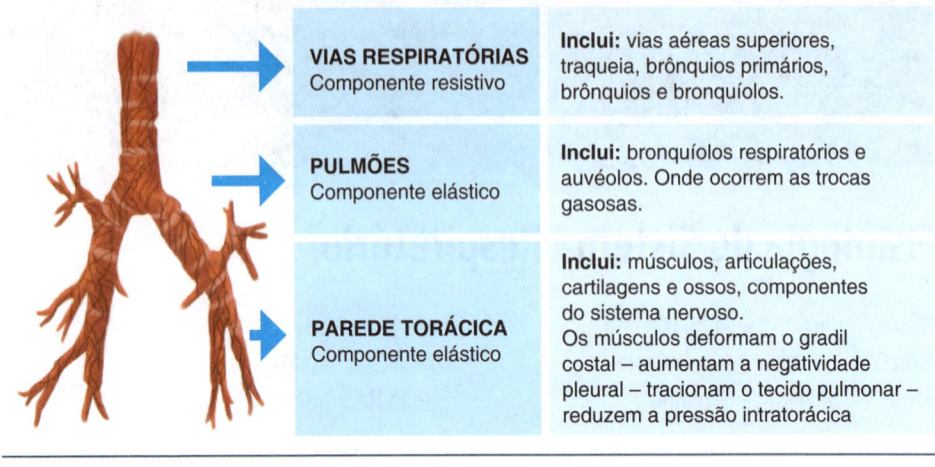

VIAS RESPIRATÓRIAS Componente resistivo	**Inclui:** vias aéreas superiores, traqueia, brônquios primários, brônquios e bronquíolos.
PULMÕES Componente elástico	**Inclui:** bronquíolos respiratórios e auvéolos. Onde ocorrem as trocas gasosas.
PAREDE TORÁCICA Componente elástico	**Inclui:** músculos, articulações, cartilagens e ossos, componentes do sistema nervoso. Os músculos deformam o gradil costal – aumentam a negatividade pleural – tracionam o tecido pulmonar – reduzem a pressão intratorácica

FIGURA 4.1. Componentes do sistema respiratório e suas principais funções. *Fonte*: Ramos, 2019.

- *Nariz:* contém as fossas nasais que são duas cavidades paralelas das narinas até a faringe. As narinas são separadas por uma parede cartilaginosa denominada septo nasal e possuem dobras chamadas cornetos nasais que forçam o ar a turbilhonar. Possuem células produtoras de muco e células ciliadas; no teto, há células sensoriais responsáveis pelo sentido do olfato. O nariz tem as funções de filtrar, umedecer e aquecer o ar.
- *Faringe:* é um canal comum de passagem obrigatória aos sistemas digestório e respiratório. Comunica-se com a boca e com o nariz.
- *Laringe:* é um tubo sustentado por peças de cartilagem articuladas, na parte superior do pescoço, em continuação à faringe. Sua entrada é denominada glote; acima dela, existe uma válvula chamada epiglote que impede que o alimento penetre nas vias respiratórias. É na laringe que se encontram as pregas vocais necessárias à vocalização.
- *Traqueia:* é um tubo de, aproximadamente, 12 centímetros de comprimento cujas paredes são reforçadas por anéis cartilaginosos. Possui uma bifurcação chamada carina na região inferior, a qual origina os brônquios. Bifurca-se na sua região inferior, determinando os brônquios, que penetram nos pulmões. Seu epitélio de revestimento é mucociliar e promove a aderência de partículas de poeira e bactérias presentes em suspensão no ar inalado.
- *Pulmões:* são órgãos esponjosos com, aproximadamente, 25 cm de comprimento, envolvidos por uma membrana serosa denominada pleura. A ramificação dos brônquios dá origem aos bronquíolos. Cada bronquíolo termina em pequenas bolsas, denominadas alvéolos pulmonares, formadas por células epiteliais achatadas, recobertas por capilares sanguíneos.
- *Brônquios:* são estruturas tubulares flexíveis e elásticas que ligam a traqueia aos pulmões e cuja principal função é encaminhar o ar a esses órgãos. A traqueia ramifica-se em dois brônquios, o direito (mais curto, mais vertical e mais largo) e o esquerdo, que na sua porção extrapulmonar apresenta estrutura muito semelhante à da traqueia (possuem anéis de cartilagem) e são denominados brônquios primários ou de primeira ordem. Os brônquios primários dividem-se e dão origem aos brônquios lobares ou de segunda ordem. Cada um desses brônquios é responsável por suprir um lobo do pulmão. Os brônquios lobares ramificam-se em segmentares ou de terceira ordem. Essas

estruturas têm musculatura lisa disposta em forma de espiral em torno da estrutura de sua cartilagem. Os brônquios primários penetram nos pulmões pelo hilo pulmonar e, dentro de cada pulmão, começam a se dividir em tubos cada vez menores até darem origem aos bronquíolos cujas paredes contêm músculo liso e não possuem cartilagem como os brônquios. Os bronquíolos continuam a se ramificar até formarem minúsculos túbulos denominados ductos alveolares. A ramificação dos ductos alveolares forma os alvéolos.

■ *Unidade alvéolo-capilar:* é o local da troca gasosa no pulmão. Os alvéolos, cujo número é tradicionalmente estimado em cerca de 300 milhões no adulto, estão envoltos quase completamente por capilares pulmonares. Existem até 280 bilhões de capilares pulmonares ou cerca de 500 a 1.000 capilares pulmonares para cada alvéolo. O resultado desses números de alvéolos e capilares pulmonares é uma área de contato entre os alvéolos e os capilares pulmonares, em média, 50 a 100 m^2 de área superficial disponível para a troca gasosa por difusão. Os alvéolos têm cerca de 200 a 250 μm de diâmetro. O septo alveolar parece ser constituído quase inteiramente por capilares pulmonares.

Mecânica respiratória

A respiração, ou ventilação pulmonar, necessita que o tórax seja flexível e funcione como um "fole" durante a ventilação. A respiração consiste em duas fases: inspiratória (inalação) e expiratória (exalação), aumentando e diminuindo, respectivamente, o volume da cavidade torácica. O diafragma é um músculo fino que separa o tórax do abdome e, junto com os músculos intercostais, promove os movimentos respiratórios. O nervo frênico controla os movimentos do diafragma.

O músculo diafragma tem participação direta na inspiração. É um músculo ventilatório primário que apresenta densidade do volume mitocondrial, capacidade oxidativa das fibras musculares e capacidade aeróbia que ultrapassam, em média, quatro vezes aquela apresentada na maioria dos outros músculos esqueléticos. Devido ao seu posicionamento, o diafragma cria uma separação hermética entre as cavidades abdominal e torácica.

O diafragma apresenta uma série de cavidades ou aberturas pelas quais passam o esôfago, os vasos sanguíneos e os nervos. Durante o ato da inspiração da ventilação pulmonar ou respiração, o diafragma contrai-se, assume um posicionamento mais retificado e desce, aproximadamente, 10 cm na direção da cavidade abdominal. Com isso, produz-se um aumento de volume da cavidade torácica, o que induz uma expansão do ar existente nos pulmões, fazendo assim com que sua pressão intrapulmonar caia para níveis ligeiramente inferiores aos da pressão atmosférica.

Os pulmões serão insuflados à medida que o nariz e a boca aspiram o ar. Entretanto, o grau de enchimento dos pulmões dependerá da magnitude dos movimentos inspiratórios. A inspiração durante a ventilação pulmonar termina quando a expansão da cavidade torácica cessa. Isso acarretará uma igualdade entre a pressão intrapulmonar e a pressão atmosférica do ambiente.

Durante a prática de exercícios aeróbios, a exemplo da corrida, os movimentos do músculo diafragma, gradil costal e dos músculos abdominais serão sincronizados de forma a contribuir para as fases de expiração e inspiração durante a respiração.

Também durante a fase da inspiração na ventilação pulmonar, os músculos escalenos e intercostais externos existentes entre as costelas contraem-se. Essa contração fará com que as últimas costelas rodem e elevem, afastando-se do eixo do corpo. Atrelado a esse mecanismo citado acima, o músculo diafragma durante o exercício desce, as costelas projetam-se para cima e o esterno é impulsionado para fora, de modo a aumentar o diâmetro lateral e anteroposterior do tórax.

A fase da expiração na ventilação pulmonar, durante o repouso, e o exercício leve representam um processo passivo do movimento do ar para fora dos pulmões. A expiração resulta de dois fatores: do recuo ou retração do tecido pulmonar distendido e do relaxamento dos músculos inspiratórios. O esterno e as costelas oscilam para baixo, e o músculo diafragma sobe em direção à cavidade torácica. Dessa forma, tais movimentos reduzirão o volume da cavidade torácica e comprimirão o gás alveolar, fazendo com que ele passe do trato respiratório para a atmosfera.

O ato da expiração durante a ventilação pulmonar termina no momento em que a força compressiva da musculatura respiratória cessa e a pressão intrapulmonar iguala-se à pressão atmosférica. Durante a realização de um exercício intenso, os músculos intercostais internos e abdominais atuam vigorosamente sobre as costelas e a cavidade torácica, reduzindo as dimensões torácicas. Com isso, a exalação, ou seja, a expiração durante o exercício tornar-se-á mais rápida e extensa. O ar que se dirige aos pulmões flui pela traqueia chegando aos brônquios terminais. As zonas condutoras do ar não contêm alvéolo, não realizam trocas gasosas e são chamadas de espaço morto anatômico. Já a zona respiratória representa o local da permuta gasosa e ocupa cerca de 2 a 3 L, o que corresponde à maior porção do volume pulmonar.

As funções da zona respiratória incluem a produção de surfactante que ocorre no endotélio alveolar, a ativação e a inativação de moléculas que ocorre no endotélio capilar, a regulação da coagulação sanguínea e a função endócrina. À medida que o ar desloca-se pela zona condutora (traqueia, brônquios primários, brônquios e bronquíolos), a velocidade de sua condução diminui em virtude de um grande aumento da área tecidual em corte transversal dos condutores. Por sua vez, nos alvéolos, as pressões gasosas equilibram-se de forma rápida em cada lado da membrana alveolocapilar.

Volumes e capacidades pulmonares

A ventilação pulmonar pode ser estudada com o registro dos movimentos do volume de ar para dentro e para fora dos pulmões, por meio do método chamado espirometria. O espirômetro é formado por um cilindro invertido sobre uma câmara de água, com o cilindro contrabalanceado por peso. O interior do cilindro está cheio com gás respiratório, geralmente ar ou oxigênio. Esse tubo conecta a boca com a câmara de gás. Dessa forma, quando se respira para dentro e para fora da câmara, o cilindro sobre e desce, e o registro apropriado é realizado.

O sistema respiratório é, de certa forma, ineficiente, na medida em que o ar entra e sai pelos mesmos locais. Há uma troca incompleta de gases a cada ciclo respiratório, pelo fato de que na inspiração seguinte os pulmões ainda contêm cerca de cinco sextos de ar do ciclo passado.

A quantidade de ar inspirada por uma pessoa em um determinado tempo e o grau de dificuldade para isso acontecer são fatores preponderantes para a análise da situação respiratória de cada pessoa. Essa quantidade é variável e influenciada por fatores, como: sexo, idade, nível de atividade física, saúde geral e diferenças individuais. No entanto, há um valor médio normal dos volumes e capacidades pulmonares para um adulto saudável.

Na sequência, serão apresentados os volumes e as capacidades pulmonares com seus respectivos valores de referência (Figura 4.2):

- *Volume corrente:* é o volume de ar inspirado ou expirado em cada respiração normal. Representa o volume de ar movimentado tanto durante a fase de inspiração quanto a de expiração na ventilação pulmonar. Em repouso, o volume corrente varia em torno de 0,4 a 1,0 litro de ar por incursão respiratória.

- *Volume de reserva inspiratório:* é o volume extra de ar que pode ser inspirado além do volume corrente normal. Quando o indivíduo inspira o mais profundamente possível, ocorre um aumento entre 2,5 a 3,1 L de ar corrente inspirado. Esse valor médio representa a capacidade de reserva de inalação, o que caracteriza o volume de reserva inspiratório.

- *Volume de reserva expiratório:* é o máximo de volume extra de ar que pode ser expirado em uma expiração forçada após a realização de uma expiração corrente normal. Após uma expiração normal, o indivíduo continua expirando e forçando o máximo de ar para fora dos pulmões. Esse volume adicional representa o volume de reserva expiratório. Tal valor oscilará em torno de 1,0 a 1,5 litro para um homem de tamanho médio e sadio.

- *Volume residual:* é representado pelo volume de ar que permanece ou fica nos pulmões após a realização de uma expiração forçada.

- *Capacidade pulmonar inspiratória:* é igual ao volume corrente mais o volume de reserva inspiratório. Representa a quantidade de ar (cerca de 3.500 mililitros) que a pessoa pode respirar, começando a partir do nível expiratório normal e na sequência, distendendo os pulmões até seu máximo.

- *Capacidade pulmonar residual funcional:* é igual ao volume de reserva expiratório mais o volume residual. É a quantidade de ar que permanece nos pulmões ao final de uma expiração normal (cerca de 2.300 mililitros).

- *Capacidade pulmonar vital:* representa o volume de reserva inspiratório mais o volume corrente, adicionado ao volume de reserva expiratório. É a quantidade máxima de ar que a pessoa pode expelir dos pulmões. Após o primeiro, enchê-los à sua extensão máxima e então expirar também à sua extensão máxima (cerca de 4.600 mililitros).

- *Capacidade pulmonar total:* é igual ao volume máximo a que os pulmões podem ser expandidos com o maior esforço (cerca de 5.800 mililitros), representando a capacidade vital mais o volume residual.

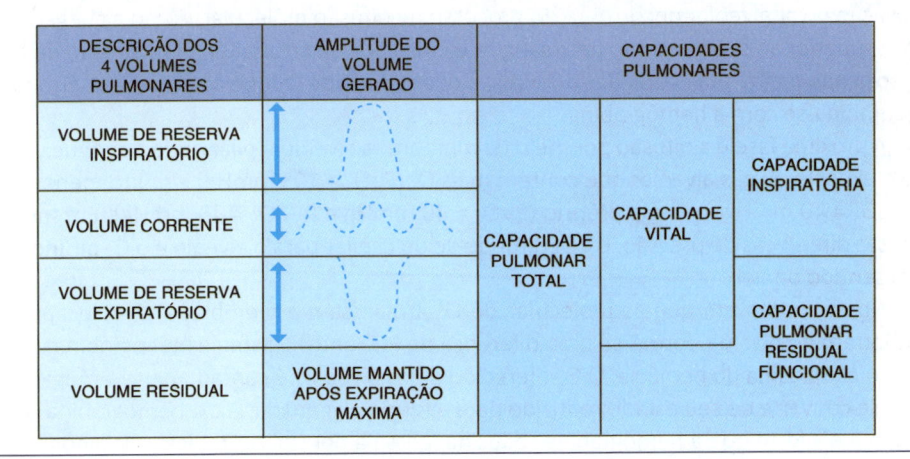

FIGURA 4.2. Volumes e capacidades pulmonares, com respectivas amplitudes. *Fonte:* Ramos, 2019.

Difusão e transporte dos gases

Para a manutenção da integridade e a função normal das diversas células do organismo, um fornecimento contínuo de oxigênio é necessário. Esse oxigênio serve como aceptor final de elétrons na cadeia respiratória mitocondrial, processo acoplado à fosforilação oxidativa que gera ATP. Essa é a principal via metabólica pela qual o organismo consome oxigênio.

A difusão dos gases pela membrana alveolocapilar fica na dependência da lei de Fick. Esta lei estabelece que a velocidade de transferência de um gás através de uma membrana permeável ao gás é proporcional à área dessa membrana e ao gradiente de pressão parcial desse gás entre os lados.

É por difusão que as moléculas de O_2 movem-se do gás alveolar para o sangue que percorre os capilares pulmonares. É também por difusão que esse gás move-se do capilar sistêmico até as mitocôndrias nos diversos órgãos sistêmicos. O movimento do CO_2 é no sentido oposto, mas também processa-se por difusão. Ambos os gases sofrem reações na corrente sanguínea no início e no fim de suas jornadas entre os pulmões e os tecidos periféricos.

As ligações químicas reversíveis da hemoglobina com o O_2 e o CO_2 são complementares e colaboram consideravelmente para a capacidade de transporte do sangue pela presença de enzimas específicas que aceleram a captação de O_2 nas células transportadoras, bem como a combinação de CO_2 com a água na corrente sanguínea e pela adequação da circulação sanguínea com o volume de ventilação alveolar em função de exigências metabólicas.

Em virtude da intensa troca gasosa, a composição do ar alveolar persiste de maneira constante, sem alterações bruscas na PaO_2 ou na $PaCO_2$. Isso ocorre, principalmente, porque cerca de 10% do ar alveolar é renovado a cada ciclo respiratório, uma vez que o volume corrente é adicionado a uma capacidade residual funcional (CRF) quase dez vezes maior.

A velocidade do fluxo aéreo decresce à medida que se aproxima dos alvéolos, pois as sucessivas ramificações da árvore traqueobrônquica aumentam muito a área de secção transversal. Ao nível das unidades de trocas gasosas, não há fluxo mensurável, sendo a renovação do ar alveolar decorrente do processo de difusão molecular. Como a chegada de O_2 é superior ao seu consumo pelo sangue venoso que se arterializa, essa difusão da fase gasosa não limita, em condições normais, a quantidade de O_2 que atravessa a membrana e combina-se com a hemoglobina.

A próxima fase é a difusão por meio da membrana alveolocapilar onde o sangue venoso é exposto ao gás alveolar que contém mais O_2 (PaO_2 = 105 mmHg) e muito menos CO_2 ($PaCO_2$ = 40 mmHg) que ele próprio (PVO_2 = 40 mmHg e $PVCO_2$ = 45 mmHg). Em função dessas diferenças de pressão, o CO_2 difunde-se do capilar para o alvéolo e o O_2 difunde-se em sentido oposto.

No momento em que as moléculas de O_2 atravessam a membrana alveolocapilar e penetram no plasma, forma-se uma diferença de PO_2 entre plasma e hemoglobina contida no citoplasma da hemácia. O O_2 oferecido pelos alvéolos é captado pela hemoglobina que se converte de seu estado reduzido para a forma oxigenada. A oxi-hemoglobina é um ácido mais forte que a hemoglobina reduzida, passa a neutralizar radicais alcalinos antes neutralizados por outros ânions (Cl^-, HCO_3^-) presentes nos eritrócitos.

Para equilibrar essa captação de cátions pela oxi-hemoglobina, um número correspondente de íons cloreto difunde-se para o exterior dos eritrócitos, enquanto íons bicarbonato penetram nos eritrócitos em uma troca. Esse bicarbonato é convertido em CO_2 molecular e H_2O em uma reação acelerada pela anidrase carbônica, presente no interior dos eritrócitos. O CO_2, assim liberado, difunde-se para o plasma e, posteriormente, para o ar alveolar.

A oxidação da hemoglobina também provoca uma liberação de CO_2 de grupos amínicos, com os quais o CO_2 combina-se quando a molécula encontra-se reduzida. Os grupos amínicos são incapazes de manter essa combinação quando a molécula torna-se mais ácida em virtude da oxigenação. Essa fração de CO_2 também difunde para o plasma e, em seguida, para os alvéolos. À medida que o CO_2 dissolvido no plasma difunde-se para o ar alveolar, a tensão de CO_2 do plasma cai e quantidades adicionais de CO_2 são liberadas de combinações químicas.

A perda de CO_2 do sangue torna-o mais alcalino, o que permite à hemoglobina combinar-se com mais oxigênio do que seria possível se a reação do sangue permanecesse inalterada. Assim, a captação de O_2 expulsa CO_2 do sangue, enquanto a perda de CO_2 permite ao sangue absorver mais O_2.

Nos tecidos, essa relação inverte-se completamente. O CO_2 produzido pela engenharia metabólica dos diferentes tecidos reage com o sangue contido nos capilares sistêmicos, sendo transportados até os pulmões, sobretudo na forma de bicarbonato de sódio, difundindo-se para os alvéolos pulmonares. O O_2 presente no ar alveolar interage com a hemoglobina, depois de atravessar a membrana alveolocapilar, sendo transportado até a intimidade dos tecidos sistêmicos.

O sistema de transporte de oxigênio é capaz de fornecer todo o O_2 necessário ao metabolismo celular em repouso e de aumentar esse fornecimento quando se elevam as demandas metabólicas, como se dá no exercício.

Um adulto normal de 70 kg de peso corporal transporta, aproximadamente, 1050 mL de O_2 por minuto, dos quais os tecidos consomem 250 mL/min (3 a 5 mL/kg/min). Para tanto, os pulmões movimentam cerca de 10.000 litros de ar e recebem cerca de 8 mil litros de sangue venoso para ser arterializado diariamente.

O ar contém oxigênio a uma pressão em torno de 159 mmHg. Desde o ar ambiente até a mitocôndria, o oxigênio passa de um compartimento para o outro por diferença de pressão parcial. No alvéolo, sua pressão é de 105 mmHg; no sangue arterial, em torno de 95 mmHg; e no capilar sistêmico, próximo de 45 mmHg, difundindo-se em direção aos tecidos onde a pressão é inferior a 10 mmHg.

Curvas de dissociação da hemoglobina

Com relação à compreensão da curva de dissociação da hemoglobina, é importante observar os seguintes pontos:

- Tal curva expressa a relação entre porcentagem de saturação da hemoglobina e pressão parcial de oxigênio.
- Por meio dessa curva consegue-se compreender como o sangue transporta e libera oxigênio.
- Existe a zona associativa e a zona dissociativa na curva de dissociação da hemoglobina e, consequentemente, pode-se ter noção acerca do P50 e do impacto da alteração da PaO_2 na influência do aumento ou redução na SO_2.

- Há fatores que modificam a curva para a direita ou esquerda, diminuindo ou aumentando a afinidade da hemoglobina pelo oxigênio, e várias condições clínicas podem produzir esses desvios da curva de dissociação.

■ Curva de dissociação da hemoglobina

A curva de dissociação da hemoglobina expressa a relação entre porcentagem de saturação da hemoglobina e pressão parcial de oxigênio (PaO_2). Essa curva é uma ferramenta vital para compreender como o sangue transporta e libera oxigênio. Este é transportado por todo o corpo, principalmente, por uma molécula de proteína (98%), a hemoglobina, presente nas hemácias. Quando o sangue passa pelos capilares pulmonares, a existência de um gradiente alveolocapilar gera fluxo, aumentando a PaO_2 no plasma. Com esse aumento da PaO_2, a afinidade da hemoglobina pelo oxigênio também aumenta.

Na Figura 4.3, podemos observar um gráfico em que sua curva representa a relação de dissociação do oxigênio com a hemoglobina (também chamada de dissociação da oxi-hemoglobina – HbO_2), que tem formato sigmoidal. A consequência prática disso é que uma variação significativa na pressão atmosférica (até determinado valor) não influencia o grau de saturação da hemoglobina. Portanto, o organismo é capaz de manter a oxigenação tecidual em altitudes elevadas. Mesmo que essa oxigenação não seja tão eficiente quanto a que ocorre ao nível do mar, sabe-se que o impacto causado pela mudança na pressão atmosférica não é tão grande devido à ação da hemoglobina. Se não existisse uma molécula capaz de saturar em pressões mais baixas, a quantidade de moléculas de O_2 livre seria proporcional à pressão parcial, e nós não seríamos capazes de sobreviver nem mesmo a 2.000 m de altitude. Isso é representado pela parte achatada da curva.

Tão importante quanto a parte achatada, é a parte mais inclinada da curva que corresponde a uma PaO_2 de 40 a 50. Essa é a pressão parcial que existe nos tecidos periféricos.

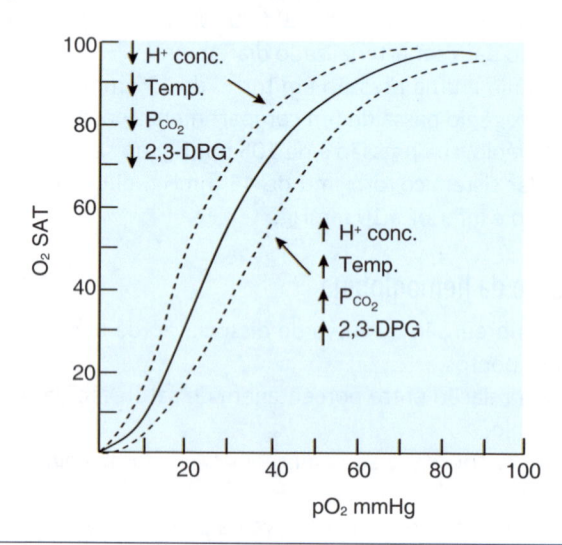

FIGURA 4.3. Curva de dissociação da HbO_2, evidenciando a saturação de oxigênio e sua relação com a pressão de oxigênio no sangue arterial. *Fonte*: Ramos, 2019.

Analisando o gráfico, nota-se que uma pequena variação na PaO_2 (p. ex., de 50 para 45) acarreta uma elevada dessaturação da hemoglobina (liberação de oxigênio pela hemoglobina), fator essencial para a oxigenação dos tecidos periféricos. Essa característica da hemoglobina protege o organismo em caso de exposição a pressões barométricas menores e facilita a oxigenação periférica.

Ainda em relação à Figura 4.3, o significado clínico da porção plana da curva de dissociação da HbO_2 (zona associativa) é que uma queda na PaO_2 de 100 mmHg para cerca de 60 mmHg ainda resulta em um nível de saturação de mais de 90%, o que garante um transporte adequado de oxigênio. Por outro lado, o significado clínico da porção mais íngreme da curva (zona dissociativa) elucida um impacto maior na saturação de oxigênio quando alterada a PaO_2.

A pressão de oxigênio necessária para saturar 50% dos pontos de ligação da hemoglobina é conhecida como P50. O valor normal para adultos, ao nível do mar, é de 26,3 a 29 mmHg. Na clínica, a P50 tem importância fundamental para diagnosticar anormalidades da afinidade do oxigênio pela hemoglobina. A avaliação isolada da SaO_2 ou da PaO_2 não informa sobre a real liberação de oxigênio para os tecidos. O aumento da SaO_2 e da PaO_2, com níveis baixos de P50, significa que o oxigênio não está sendo entregue aos tecidos, ou seja, a afinidade da hemoglobina pelo oxigênio está aumentada.

■ Desvio na curva de dissociação da hemoglobina

Outra importante característica da hemoglobina é o fato de que, dependendo do ambiente no qual ela está, sua afinidade pelo oxigênio é reversível e agudamente modificada. A curva pode desviar-se para a esquerda ou para a direita, relacionando-se, respectivamente, com maior ou menor afinidade da hemoglobina pelo oxigênio, como é apresentado na Tabela 4.1, em que várias condições clínicas podem produzir desvios da curva de dissociação.

TABELA 4.1. Fatores que influenciam a curva de dissociação da HbO₂	
Alta afinidade pelo O_2 *(curva desviada para a esquerda)*	*Baixa afinidade pelo O_2* *(curva desviada para a direita)*
Alcalemia (pH aumentado ou $PaCO_2$ diminuído)	Acidemia (pH diminuído ou $PaCO_2$ aumentado)
Hipotermia	Febre
Carboxiemoglobina	Anemia
APD ou ATP diminuídos	Exercícios
Cirrose	Aldosterona
Diminuição do 2,3-DPG: transfusão de sangue estocado, diminuição de fosfato, hipotireoidismo, policitemia	Aumento do 2,3-DPG: hipóxia, angina, aumento de fosfato inorgânico, deficiência de piruvato quinase, tireotoxicose, mongolismo, cortisona, cardiopatia congênita, insuficiência cardíaca, anemia

Fonte: Modificada de Rocco P, Zin W. Fisiologia respiratória aplicada. Guanabara Koogan; 2009.

A modificação representada pelo desvio para a direita da curva de dissociação da HbO_2 pode mudar sua conformação tridimensional, esconder o sítio de ligação do radical heme e diminuir sua afinidade por oxigênio. Esse desvio para a direita ocorre nos tecidos periféricos ou em tecidos com o metabolismo aumentado, em que a HbO_2 libera uma quantidade adicional de oxigênio para os tecidos. Isso é um fator de incremento do transporte de oxigênio e é conhecido como efeito Bohr.

Fatores típicos que desviam a curva para a direita são: aumento da temperatura, aumento da $PaCO_2$ (o gás carbônico liga-se à hemoglobina, modificando sua conformação e diminuindo sua afinidade por oxigênio) e, consequentemente, diminuição do pH. Inversamente, quando o sangue passa pelos pulmões apresentando redução na $PaCO_2$ ou um aumento no pH, a curva de dissociação desvia-se para a esquerda, e a hemoglobina combina-se com uma quantidade adicional de oxigênio. É interessante citar que em baixas temperaturas a afinidade da hemoglobina pelo oxigênio é tão alta que ele não é liberado, mesmo em presença de baixa pressão de oxigênio tecidual.

Dentre os fatores que influenciam a afinidade da hemoglobina pelo oxigênio, um dos mais importantes é a molécula de 2,3-difosfoglicerato (2,3-DPG), que é um dos nove subprodutos da respiração anaeróbia junto com o ácido lático e é produzida nas hemácias, presentes em uma concentração igual à da hemoglobina. A molécula de 2,3-DPG liga-se, preferencialmente, à forma desoxifenada da hemoglobina, estabilizando-a e reduzindo sua capacidade de combinar-se com o oxigênio, causando, dessa forma, um desvio da curva de dissociação da hemoglobina para a direita.

É considerado que o traçado contínuo é o parâmetro em condições normais e que, assim, para uma PaO_2 de 60 mmHg, por exemplo, temos 90% de saturação correspondente. O que se sabe é que quando para uma mesma PaO_2 de 60 mmHg tem-se uma saturação maior, uns 95%, a curva desvia-se para a esquerda. Levando em conta que a saturação é a expressão da quantidade de oxigênio menos disponível para os tecidos, ainda acoplado à hemoglobina, a curva da direita significa, de modo geral, uma situação de repouso.

Por outro lado, se para a mesma PaO_2 de 60 mmHg tem-se uma saturação menor, a curva desvia-se para a direita e significa que há menos oxigênio acoplado. Existe mais oxigênio disponível para ser usado pelos tecidos. Dessa forma, a curva da direita corresponde a uma condição de exercício físico, por exemplo.

Regulação da respiração

A compreensão da regulação da respiração parte de três princípios:

- Necessidade de o sistema respiratório suprir adequadamente as várias demandas ventilatórias e de oxigenação do organismo humano.
- Reconhecimento de que este sistema atua ativamente, mas com limitações, na manutenção do equilíbrio ácido-básico, favorecendo, em condições normais, a mínima alteração do pH sanguíneo.
- Que há uma organização hierárquica no sistema respiratório. Ela abrange a captação e o envio das informações percebidas (sensores), elementos que processam e integram as informações recebidas (controle neurológico central) e aqueles que respondem ao estímulo recebido (efetores).

■ Captação e envio das informações percebidas (sensores)

Os sensores estão estrategicamente distribuídos em vários locais do organismo humano: vasos, vias respiratórias, parênquima pulmonar, articulações, músculos e sistema nervoso (Figura 4.4). Cada local tem um tipo de sensor excitado ou inibido por variações

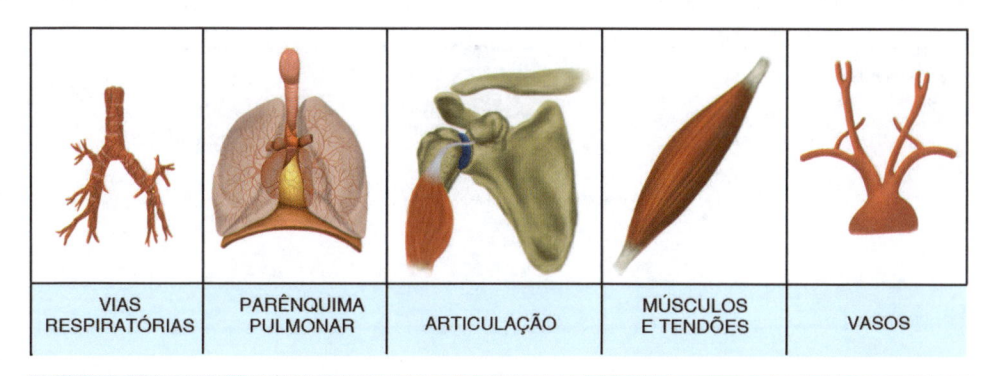

| VIAS RESPIRATÓRIAS | PARÊNQUIMA PULMONAR | ARTICULAÇÃO | MÚSCULOS E TENDÕES | VASOS |

FIGURA 4.4. Locais onde há sensores que auxiliam o controle respiratório. *Fonte*: Ramos, 2019.

químicas, mecânicas ou térmicas. Os principais incluem: quimiorreceptores central e periférico; barorreceptores arteriais; receptores das vias respiratórias (mecânicos, de irritação e aferentes vagais broncoparenquimatosos), estiramento pulmonar, dor e temperatura, articulares e musculares.

Considerando a localização anatômica, há dois tipos de sensores: os denominados quimiorreceptores periféricos e os quimiorreceptores centrais.

Os quimiorreceptores periféricos estão localizados no arco aórtico e nas artérias carótidas interna e externa (corpúsculos aórticos e carotídeos, respectivamente). Os corpúsculos aórticos localizam-se ao longo da curvatura da aorta e suas fibras nervosas chegam ao bulbo pelo nervo vago (X par craniano) e à medula espinal via nervos simpáticos. Os corpúsculos carotídeos estão localizados nas bifurcações das artérias carótidas principais (direita e esquerda) e suas fibras aferentes seguem dos nervos de Hering para os nervos glossofaríngeos (IX par craniano) até chegar ao bulbo.

Esses quimiorreceptores são sensíveis às alterações mecânicas ou químicas, como hipoxemia/hiperóxia, hipercapnia/hipocapnia, acidose/alcalemia sanguínea. Há evidências de que, em humanos, a resposta dos quimiorreceptores aórticos e carotídeos varie em intensidade mediante situações como hipoxemia e hipercapnia, mas, no geral, os quimiorreceptores periféricos respondem primariamente à hipóxia e os quimiorreceptores centrais respondem primariamente à hipercapnia.

Ambas as respostas às alterações da concentração de O_2 e CO_2, respectivamente, aumentam a ventilação pulmonar.

Os quimiorreceptores centrais localizam-se no tronco encefálico, mais especificamente na região de bulbo, próxima ao assoalho do quarto ventrículo. Sua função é captar as informações iônicas referentes à concentração do íon hidrogênio (H^+), como nível de acidez ou alcalinidade do sangue. Como o H^+ não atravessa a barreira hematencefálica, sua formação ocorrerá a partir da formação da anidrase carbônica, conforme exposto na Tabela 4.2.

Dessa forma, é correto interpretar que os quimiorreceptores centrais captam as variações de CO_2 e pH, gerando a partir deles mudanças na frequência e no padrão respiratório, essenciais para a manutenção do equilíbrio ácido-básico. O CO_2 atravessa facilmente a barreira hematencefálica e, uma vez formando o ácido carbônico, aumentará concomitantemente a concentração dos íons hidrogênio (H^+).

TABELA 4.2. Formação e degradação do ácido carbônico (H_2CO_3), considerando os elementos que atravessam ou não a barreira hematoencefálica

Acessam a barreira hematencefálica		Formam o ácido carbônico	O ácido carbônico instável, se degrada nas espécies iônicas		
H_2O (água)	+	CO_2 (gás carbônico)	$\rightarrow H_2CO_3 \rightarrow$ (ácido carbônico)	H^+ (íon hidrogênio)	+	HCO_3^- (bicarbonato)
				$\downarrow$	
				Altera o pH	

Fonte: Ramos, 2019.

Os barorreceptores também estão localizados nos corpos aórticos e carotídeos e reagem ao aumento ou diminuição na pressão arterial, provocando hipo e hiperventilação reflexas.

Outros sensores, com inervação mielítica, estão dispostos nas vias respiratórias. É o caso dos receptores de distensão, de irritação e os aferentes vagais broncoparenquimatosos. Os receptores de distensão são conhecidos como reflexo de insuflação de Hering-Breuer e estão presentes na musculatura lisa das vias respiratórias de grande e pequeno calibre.

Quando há a insuflação pulmonar, esses receptores são hiperdistendidos e, por meio do nervo vago, enviam impulsos inibidores ao GRD, limitando uma maior inspiração. Esse reflexo é essencial para um bom controle ventilatório durante exercícios moderados ou vigorosos. Já os receptores de irritação têm papel broncomotor e são encontrados na cavidade nasal e na extensão da árvore traqueobrônquica, sendo ativados a partir do contato com agentes irritantes, como gases tóxicos, fumaça, mediadores inflamatórios, espécies reativas de oxigênio, materiais particulados e outros. Atua em respostas como tosse, espirro, dispneia, broncoconstrição e respiração rápida e superficial. Os aferentes vagais broncoparenquimatosos contribuem para a regulação do ritmo respiratório.

No parênquima pulmonar, os receptores J são chamados justacapilares devido à sua localização. Os estímulos percebidos são transportados pela fibra C, amielínica, e favorecem o aumento na frequência respiratória, provocando taquipneia. Esses receptores são estimulados pelo edema e pela congestão vascular pulmonar.

Tanto os músculos respiratórios, estriados, quanto os tendões e as articulações da parede torácica apresentam receptores mecânicos que captam alterações no comprimento, na tensão e no movimento dos músculos respiratórios. Como resposta à sua excitação, há aumento na ventilação e no controle dos alongamentos e contrações excessivas musculares.

É interessante compreender que o tipo de exercício realizado exigirá uma adaptação ventilatória compatível com sua intensidade, velocidade e amplitude.

Outros fatores que ocasionam alteração na ventilação pulmonar são a dor e a desregulação térmica corporal. Quadros dolorosos e febris aumentam a ventilação e a frequência respiratória, havendo redução em situações contrárias.

Controle neurológico e químico do sistema respiratório

A regulação da respiração exige a integração de diversos componentes centrais e periféricos que podem ser distribuídos didaticamente em ambientes de controle voluntário e involuntário (autonômico).

Anatomicamente, o controle involuntário inclui o centro respiratório (tronco encefálico), cuja modulação é influenciada pelos níveis sanguíneos de pH e pressões gasosas (oxigênio e gás carbônico), bem como ventilação (distensão pulmonar), e a ação de elementos irritantes. O controle voluntário é atribuído ao córtex.

O tronco encefálico é a região do sistema nervoso central (SNC) responsável pelo controle da respiração e é dividido em mesencéfalo, ponte e bulbo (Figura 4.5). É na ponte e no bulbo que são encontrados os grupos de neurônios responsáveis pelo controle da respiração.

Na ponte, há dois grupos de neurônios que compõem, respectivamente, os centros pneumático, ou pneumotáxico, e apnêustico. O centro pneumotáxico regula a frequência respiratória e o tempo inspiratório, controlando o volume de ar inspirado e, consequentemente, o grau de distensão pulmonar. Por sua vez, o centro apnêustico, localizado abaixo do centro pneumotáxico, estimula a respiração profunda e de longa duração. O centro apnêustico envia estímulos excitatórios ao grupo respiratório dorsal (inspiração) e estímulos inibitórios ao grupo respiratório ventral (expiração).

Na região do bulbo, são encontrados os grupos respiratórios dorsal (GRD) e grupos respiratórios ventral (GRV), conjunto de neurônios onde o primeiro atua na fase inspiratória e o segundo em ambas as fases (inspiratória e expiratória). A progressiva ativação dos músculos inspiratórios previne a inspiração brusca, e isso se deve ao sinal da rampa inspiratória. As conexões eferentes do GRD projetam-se para o GRV, alterando as eferências deste para os neurônios motores que inervam os músculos diafragma, intercostais, abdominais e secundários da respiração.

O controle voluntário, realizado pelo córtex cerebral, pode sobrepor o controle autonômico temporariamente. Isso é útil sob condições especiais, como choro, sorriso, fala, deglutição e canto.

O Sistema Nervoso Autônomo (SNA) regula o calibre das vias respiratórias, tanto em condições normais quanto em doenças agudas ou crônicas. As fibras com atividade parassimpática estão dispostas até a quinta geração das vias respiratórias, e, quando estimuladas, causam broncoconstrição. Por outro lado, a ação adrenérgica, por meio de receptores adrenérgicos, tem ação antagônica, promovendo relaxamento da musculatura lisa das vias respiratórias. Existem evidências de não inervação simpática nem parassimpática caracterizada pela ação de neurotransmissores, como neuropeptídios encontrados nos neurônios, células neuroendócrinas e células inflamatórias.

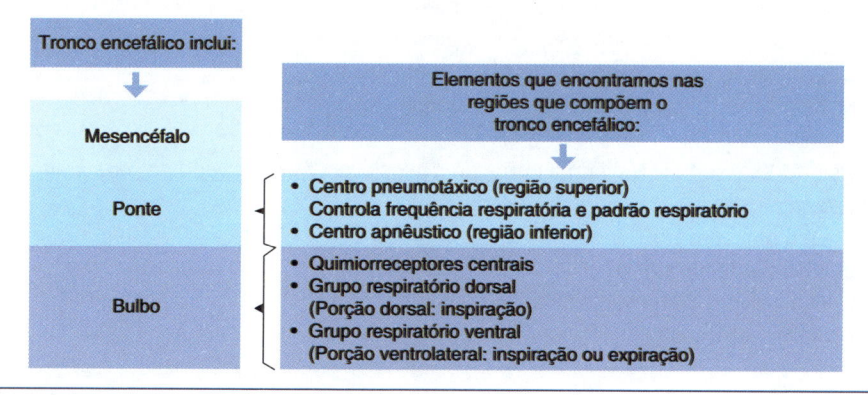

FIGURA 4.5. Tronco encefálico e grupos de neurônios que atuam na modulação do sistema respiratório. *Fonte*: Ramos, 2019.

■ Efetores

Os elementos efetores são os músculos respiratórios (inspiratórios e expiratórios) que atuam mecanicamente deformando a caixa torácica. Sua função contrátil dependente dos tratos e nervos que os ligam às estruturas suprassegmentares envolvidas com a geração e a modulação da ventilação espontânea. Descargas rítmicas são produzidas no tronco encefálico e reguladas pelas alterações das pressões parciais dos gases oxigênio, dióxido de carbono e concentração hidrogeniônica no sangue, com influências não químicas no controle da ventilação. Os principais nervos que atuam ativando os músculos são os intercostais e o nervo frênico.

Conclui-se que a regulação da respiração abrange um complexo conjunto de sensores dispostos nos vasos, vias respiratórias, parênquima pulmonar, articulações e músculos que estão integrados ao sistema articulador central (SNC) cuja ação é autônoma ou cortical. A partir das informações químicas, térmicas e mecânicas processadas, os músculos respiratórios são ativados. Afecções agudas ou crônicas podem alterar os agentes captadores, integradores e efetores da respiração, repercutindo em redução de sua eficácia ventilatória e da oxigenação.

Autoavaliação

1. Com relação ao sistema respiratório, assinale a opção correta:
   A. Os alvéolos apresentam tendência ao colabamento devido à grande quantidade de surfactante produzido pelas células de revestimento.
   B. O sangue rico em oxigênio é levado dos pulmões ao coração por meio da artéria pulmonar.
   C. No momento da inspiração, a pressão do ar dentro dos pulmões é menor do que a pressão do ar na atmosfera.
   D. Durante a inspiração, os alvéolos pulmonares aumentam de volume devido à expansão dos bronquíolos.

2. Durante o processo inspiratório, ocorre:
   A. Contração do diafragma e pressão pleural mais negativa.
   B. Contração do diafragma e pressão pleural positiva.
   C. Contração do diafragma e pressão pleural nula.
   D. Relaxamento do diafragma e pressão pleural positiva.

3. Os fatores a seguir desviam a curva de dissociação da hemoglobina para a direita, exceto:
   A. Diminuição do pH.
   B. Acidose respiratória.
   C. Diminuição de temperatura.
   D. Aumento de CO_2.

(Continua)

(Continuação)

4. Sabe-se que o aumento do 2,3-DPG leva a um desvio da curva para a direita e isso pode ser ocasionado por alguns fatores, dentre eles:
   A. Hiperóxia.
   B. Diminuição de fosfato inorgânico.
   C. Cardiopatia congênita.
   D. Hipotireoidismo.

5. Alguns asmáticos podem ter reações adversas ao praticarem exercício físico. Eles podem evoluir com tosse seca, broncospasmo e dispneia. Qual sistema estaria associado a esta reação?
   A. Sistema nervoso autônomo (simpático).
   B. Sistema nervoso autônomo (parassimpático).
   C. Córtex cerebral.
   D. Estimulação do grupo respiratório dorsal.

6. O aumento da pressão sanguínea de gás carbônico (hipercapnia) e a redução da pressão sanguínea de oxigênio (hipoxemia) ocasionam:
   A. Aumento da demanda ventilatória.
   B. Redução da demanda ventilatória.
   C. Demanda ventilatória inalterada.
   D. Baixa atividade muscular.

7. Sobre a Lei de Fick (lei da difusão), utilizada para compreendermos as trocas gasosas em nível da membrana alveolocapilar, assinale a alternativa incorreta:
   A. Quanto maior a diferença de pressão parcial de cada gás entre os compartimentos alveolar e capilar pulmonar, maior é a velocidade de difusão.
   B. O coeficiente de solubilidade de um determinado gás é diretamente proporcional a sua capacidade e velocidade de difusão.
   C. Quanto menor a espessura da membrana respiratória, menor é a velocidade de difusão de um gás por essa membrana.
   D. O peso molecular do gás é inversamente proporcional a sua velocidade de difusão.
   E. Quanto maior a área de troca da membrana respiratória, maior é a velocidade de difusão.

8. O fumo mata 3 milhões por ano, diz a OMS. "O maior estudo já realizado sobre os efeitos do fumo nos últimos 50 anos concluiu que o tabagismo se tornou a maior causa de morte entre os adultos do Primeiro Mundo." A longo prazo, o fumo pode levar o indivíduo à morte. Além disso, a cada cigarro, o fumante absorve uma substância, o monóxido de carbono, que tem efeito nocivo imediato no organismo, já que:
   A. Desnatura a hemoglobina, impossibilitando o transporte de oxigênio e de gás carbônico.
   B. Reage com a água, no plasma sanguíneo, produzindo ácido carbônico capaz de diminuir o pH do meio celular.

(Continua)

(Continuação)

C. Ao associar-se com a hemoglobina, impede-a de realizar o transporte de oxigênio.
D. Ao combinar-se com a hemoglobina, impossibilita o transporte e a liberação do gás carbônico pelo organismo.
E. Ao combinar-se com o ácido carbônico no plasma, impede a liberação do oxigênio.

Ver Gabarito na pág. 309

Referências bibliográficas

1. Avni R, Golani O, Akselrod-Ballin A, Cohen Y, Biton I, Garbow JR, et al. MR Imaging-derived oxygen-hemoglobin dissociation curves and fetal-placental oxygen-hemoglobin affinities. Radiology; 2016.
2. Guyenet PG, Abbott SB, Stornetta RL. The respiratory chemoreception conundrum: light at the end of the tunnel? Brain Res; 2013.
3. Guyenet PG, Bayliss DA. Neural control of breathing and CO2 homeostasis. Neuron; 2015.
4. Guyenet PG, Stornetta RL, Bayliss DA. Central respiratory chemoreception. J Comp Neurol; 2010.
5. Guyton AC, Hall JE. Tratado de fisiologia médica. 10. ed. Rio de Janeiro: Guanabara Koogan; 2011.
6. Julius S. Autonomic nervous system dysregulation in human hypertension. Am J Cardiol; 1991.
7. Kacmarek RM, Wilkins RL, Stoller JK. Egan, fundamentos da terapia respiratória. 9. ed. Rio de Janeiro: Elsevier; 2009.
8. Rocco P, Zin W. Fisiologia respiratória aplicada. Rio de Janeiro: Guanabara Koogan; 2009.
9. Srinivasan AJ, Morkane C, Martin DS, Welsby IJ. Should modulation of p50 be a therapeutic target in the critically ill? Expert Rev Hematol; 2017.
10. West JB. Fisiologia respiratória: princípios básicos. 9. ed. Porto Alegre: Artmed; 2013.

capítulo 5

Fisiologia do Sistema Circulatório

Luana Godinho Maynard
Richard Halti Cabral

Tássia Virgínia de Carvalho Oliveira
Estélio Henrique Martin Dantas

Objetivos do estudo

- Revisar a morfologia cardíaca.
- Diferenciar circulação pulmonar e sistêmica.
- Compreender a condução elétrica intrínseca cardíaca e os sucessivos potenciais de ação gerados durante um batimento cardíaco.
- Estudar a movimentação catiônica durante o acoplamento excitação-contração.
- Conhecer as influências neuro-humorais cardíacas.
- Explicar a dinâmica da circulação sanguínea.
- Relacionar os determinantes da pressão arterial.

Resumo

O aparelho circulatório garante o fluxo de moléculas por longas distâncias em um sistema de transporte fechado. Esse sistema se subdivide em duas circulações com funções diferenciadas, mas complementares. O coração propulsiona o sangue para dentro de uma rica rede de distintos vasos que conduzem o fluxo de nutrientes para os tecidos e os resíduos metabólicos para serem excretados do corpo. Uma importante característica desse sistema é a capacidade de administrar a relação dinâmica entre pressão arterial, fluxo e resistência ao transporte sanguíneo. Assim, as demandas teciduais vão sendo atendidas à medida que o sangue flui a favor de gradientes pressóricos, de regiões de pressão mais elevada para regiões com pressões mais baixas.

Palavras-chave

- Coração
- Circulação sanguínea
- Pressão arterial
- Hemodinâmica

Fisiologia do sistema circulatório

A compreensão anatômica e fisiológica do sistema cardiovascular que alcançamos até os dias de hoje é o resultado de estudos nas áreas da medicina, espiritualidade e religião.

Na era pré-hipocrática, os egípcios contribuíram com o reconhecimento do coração sendo o centro do sistema vascular; contudo, não há registros do reconhecimento de estruturas anatômicas específicas deste órgão. A partir de Hipócrates, as descobertas partiram de embasamento científico e pensamentos mais analíticos como fonte do conhecimento anatômico básico. A escola de Cós, da qual o filósofo grego pertenceu e foi chefe, lançou o primeiro livro detalhando a anatomia do coração e do sistema cardiovascular, *On The Heart*.

Durante a era pós-hipocrática, os anatomistas tentaram entender a verdadeira função do coração e relacioná-la com sua estrutura. No início, podemos reconhecer inúmeros estudiosos como Aristóteles, Praxágoras de Cos, Leonardo da Vinci, William Harvey cujos trabalhos foram uma contribuição significativa para a medicina e a anatomia. Estudos subsequentes foram construídos sobre essas explicações iniciais das estruturas cardíacas, até que anatomistas e médicos puderam correlacionar a natureza de diferentes doenças com o mau funcionamento de diferentes estruturas anatômicas cardiovasculares.

Os séculos XIX e XX foram caracterizados por estudos anatômicos detalhados de estruturas nas quatro câmaras do coração e pela descoberta do sistema condutor. As hipóteses aceitas e refutadas ajudaram posteriormente a elucidar as conexões anatômicas corretas no coração.

■ Coração

A circulação humana envolve um sistema fechado, cujo órgão central é o coração. Além desse órgão propulsor, o sistema cardiovascular conta com a participação do sangue e uma rica rede vascular composta por diferentes vasos como artérias, arteríolas, capilares, vênulas e veias. É através do sistema circulatório que o organismo consegue transportar oxigênio, hormônios e nutrientes, bem como direcionar resíduos tóxicos para os sistemas de excreção.

O coração é um órgão muscular especializado dividido em 4 cavidades: os átrios direito (AD) e esquerdo (AE) (na parte superior) e os ventrículos direito (VD) e esquerdo (VE) (na parte inferior). Os átrios comunicam-se com os ventrículos por meio dos óstios ocupados pelas valvas atrioventriculares, o AD com VD tem-se a valva atrioventricular direita (tricúspide) e no AE com VE a valva atrioventricular esquerda (mitral). A contração muscular cardíaca mantém uma corrente contínua por um circuito fechado por onde é capaz de diferenciar um fluxo de sangue venoso para o pulmão e outro de sangue arterial para todos os sistemas orgânicos.

O coração é formado principalmente por músculo (miocárdio), envolvido por duas camadas: uma externa (epicárdio) e outra interna (endocárdio). O miocárdio é responsável pelas contrações involuntárias do coração, sendo essa fase chamada de sístole e a do relaxamento do músculo é denominada diástole. Em uma dança ritmada pelo próprio coração, as valvas atrioventriculares se abrem durante a sístole e se fecham durante a diástole, garantindo um fluxo unidirecional não retrógrado. Ao átrio direito chegam as veias cavas superior e inferior além do seio coronário trazendo o sangue pouco oxigenado e para AE as quatro veias pulmonares trazem um sangue bastante oxigenado.

A contração do coração é involuntária, ou seja, independe do sistema nervoso. As células do miocárdio pulsam, geram o impulso nervoso e o nó sinoatrial ou marca-passo é quem que determina o ritmo das contrações. Em pessoas sem nenhum distúrbio ou alteração funcional, no repouso, a frequência cardíaca pode variar de 60 a 100 batimentos por minuto.

▪ Circulação pulmonar e sistêmica

A circulação sistêmica (Figura 5.1) ou grande circulação é aquela em que o sangue rico em oxigênio sai do VE do coração pela aorta, artéria que se ramifica pelo corpo em artérias menores e mais finas, as arteríolas e os capilares, respectivamente. O sangue oxigenado ou sangue arterial é transportado para todo o corpo, onde ocorrem as trocas gasosas e, esse retorna ao coração rico em gás carbônico (sangue venoso). As veias cavas superior e inferior recolhem o sangue venoso, das regiões acima do coração e do resto do corpo, respectivamente, lançando-o diretamente ao AD.

A circulação pulmonar (Figura 5.1) ou pequena circulação consiste em levar o sangue pobre em oxigênio e rico em gás carbônico aos pulmões e devolve o sangue oxigenado para o coração. O sangue rico em gás carbônico vai do AD para o VD e é bombeado para o pulmão pela artéria pulmonar, que se bifurca em artérias pulmonares direita e esquerda que vão para os respectivos pulmões.

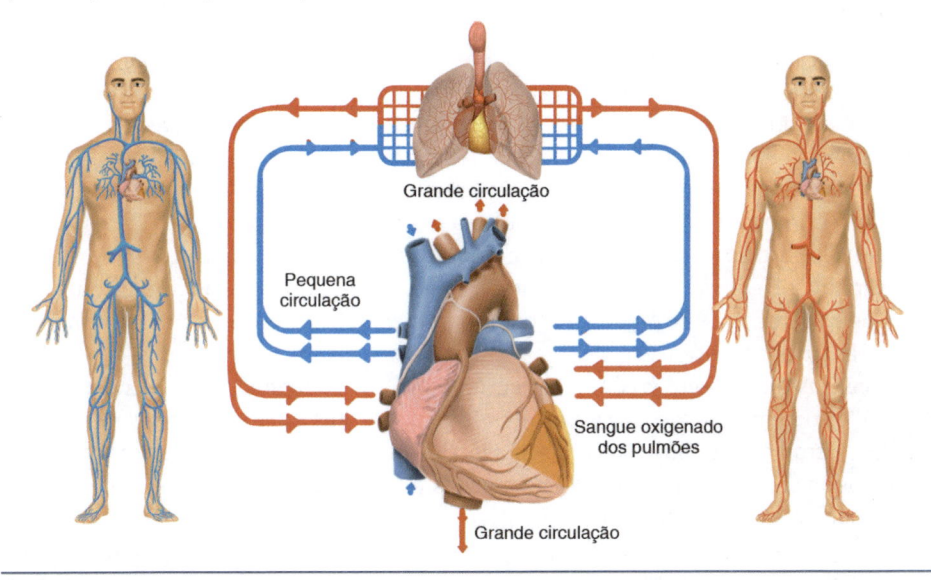

FIGURA 5.1. Esquema representativo das duas circulações do corpo, pequena e grande circulação. *Fonte*: adaptada de Byju's the learning app.

Nos capilares, que são finos e permitem as trocas dos gases, ocorre a hematose. O sangue perde gás carbônico e recebe oxigênio dos alvéolos, transformando-se em sangue arterial, rico em oxigênio, que retorna ao AE pelas veias pulmonares, reiniciando o trajeto.

Pequena circulação

A pequena circulação ou circulação pulmonar consiste no caminho que o sangue percorre do coração aos pulmões e dos pulmões ao coração.

Assim, o sangue venoso é bombeado do ventrículo direito para o tronco pulmonar, que se transforma em artéria pulmonar direita e esquerda que seguem para os pulmões. Já nos pulmões, por meio da membrana respiratória entre os alvéolos e capilares, ocorrem a saída de CO_2 e a captação de O_2. Por fim, o sangue arterial (oxigenado) é levado dos pulmões ao coração, através das veias pulmonares que se conectam no átrio esquerdo.

Grande circulação

A grande circulação ou circulação sistêmica é o caminho do sangue, que sai do coração até as demais células do corpo e vice-versa. No coração, o sangue arterial vindo dos pulmões, é bombeado do átrio esquerdo para o ventrículo esquerdo. Do ventrículo passa para a aorta, que é responsável por transportar esse sangue para os diversos tecidos do corpo.

Assim, quando esse sangue oxigenado chega aos tecidos, os vasos capilares refazem as trocas dos gases: absorvem o gás oxigênio e liberam o gás carbônico, tornando o sangue venoso.

Por fim, o sangue venoso faz o caminho de volta ao coração e chega ao átrio direito pelas veias cavas superior e inferior, completando o sistema circulatório.

■ Arquitetura do coração

Fisiologicamente o corpo requer uma interação entre as respostas celular, cardiovascular e respiratória para fornecer o aporte de oxigênio necessário às demandas metabólicas. Quando impomos o nosso organismo a estresses ou esforços que exijam maior energia para o funcionamento celular, o sistema cardiovascular atua em sinergismo aos demais sistemas controlando de forma precisa a homeostase. Nesse contexto, o coração tem papel primordial como bomba propulsora do sangue pelo corpo.

A função cardíaca é dependente da arquitetura de suas fibras musculares cujas direções variam entre disposições longitudinais, transversais e oblíquas de forma contínua e suave pelas paredes deste órgão. Essa organização complexa está intimamente relacionada com as funções mecânica e elétrica do miocárdio.

As células que integram com o tecido muscular, os cardiomiócitos, se conectam de forma eletroquímica e mecânica por meio dos discos intercalares, favorecendo a contrações sincrônicas do músculo cardíaco. Classicamente, os discos intercalares garantem fluxos catiônicos despolarizantes de uma célula a outra que servem de estímulo para a propriedade contrátil do coração.

O determinante intracelular das propriedades mecânicas passivas do coração é uma proteína fibrosa chamada titina. Já a força ativa de contração é gerada pela ligação entre actina e miosina, proteínas que compõem a unidade funcional do músculo estriado, o sarcômero.

Cada sarcômero dispõe de filamentos finos de actina ancorados às linhas Z em cada extremidade e de filamentos grossos de miosina que ficam ancorados à linha M ao centro e nas extremidades às linhas Z pela titina, que serve de sensor biomecânico para a manutenção da integridade estrutural da fibra muscular (Figura 5.2).

A actina é uma proteína globular composta por dois outros componentes denominados complexo troponina-tropomiosina. A tropomiosina é um filamento longo flexível, contendo duas cadeias polipeptídicas que se aderem à actina em forma de espiral. Já a troponina é uma proteína heterotrimérica composta por três subunidades: troponina-C (sítio de ligação para íons de Ca^{2+} – TnC), troponina-I (afinidade com a actina – TnL) e a troponina-T (ligação forte com a tropomiosina – TnT). No repouso, o complexo troponina-tropomiosina bloqueia os sítios de ligação entre os filamentos finos e grossos.

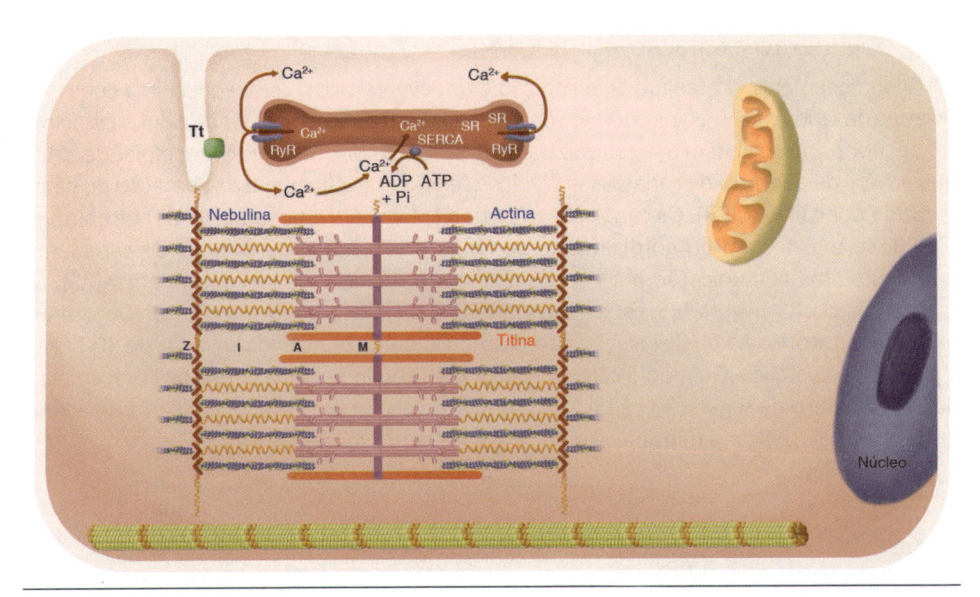

FIGURA 5.2. Demonstração esquemática da maquinaria contrátil de um cardiomiócito. *Fonte*: elaborada pela autora.

O filamento grosso de miosina possui uma região globular formada por uma cadeia polipeptídica pesada com atividade ATPásica que promove hidrólise do trifosfato de adenosina (ATP), fornecendo energia para que ocorra mudança conformacional no complexo actina-miosina. Cada "cabeça" de miosina é uma projeção do filamento conhecida como *ponte cruzada* a qual a actina se fixa no ato da contração.

A força muscular decorre em função do número de pontes cruzadas que interagem com os filamentos finos, movimentando-os em direção ao centro do sarcômero. Enquanto houver ligação do íon Ca^{2+} com TnC, hidrólises do ATP permitirão conexões das pontes cruzadas a diferentes sítios de ligação com a actina para gerar nova força de deslocamento e encurtar o sarcômero numa ação conhecida como teoria da catraca.

A intensidade de força que pode ser gerada pelo sarcômero é dependente de três fatores principais: 1) concentração de íons cálcio liberada em resposta ao potencial de ação; 2) estado de fosforilação das cadeias de miosina; 3) comprimento do sarcômero.

■ Banda ventricular helicoidal

A torção é possível pelo deslizamento de feixes musculares, formados por grupos de 4 a 6 cardiomiócitos envolvidos pelo perimísio. A orientação e a quantidade de rotação dos cardiomiócitos é variável dependendo da sua localização dentro do coração. Essa disposição anatômica é fundamental, pois permite que a superfície interna do miocárdio se contraia em uma direção diferente da superfície externa e a biomecânica facilitada pelo movimento de torção ejete o sangue dos ventrículos para dentro das artérias.

A função miocárdica considerada normal será aquela capaz de sustentar o débito cardíaco (DC) adequado às condições impostas conforme a fisiologia humana. Mecanismos que regulam a contratilidade dos ventrículos, determinada pela conformação helicoidal do coração que proporciona movimentos de torção, acabam por influenciar o ciclo ininterrupto de contração e de relaxamento cardíaco.

■ Acoplamento excitação-contração

O bombeamento do sangue pelo coração é um evento cíclico que requer uma contração síncrona de átrios e ventrículos por meio de uma rápida ativação de grupos de células cardíacas.

O fator primordial para a regulação da contração é a concentração intracelular de cálcio que advém da abertura de canais sarcolêmicos sensíveis a voltagem e da liberação do cálcio induzida por cálcio (CICR). Os canais de Ca2+ tipo L, também chamados de di-hidropiridina (DHPR) se manifestam primordialmente ao longo dos túbulos transversos do sarcolema, mantendo uma comunicação por espaço diádico com o retículo sarcoplasmático (RS). Na membrana do RS (Figura 5.3), os canais rianodina de cálcio (RyR) ativados provocam aumentos transitórios na concentração citoplasmática do Ca2+ fazendo-o variar de 100 nM a 1 μM na fase sistólica. Quando o cálcio se liga a TnC, este induz uma alteração conformacional no complexo de regulação de tal forma que a TnI expõe um local na molécula de actina, que é capaz de se ligar a miosina.

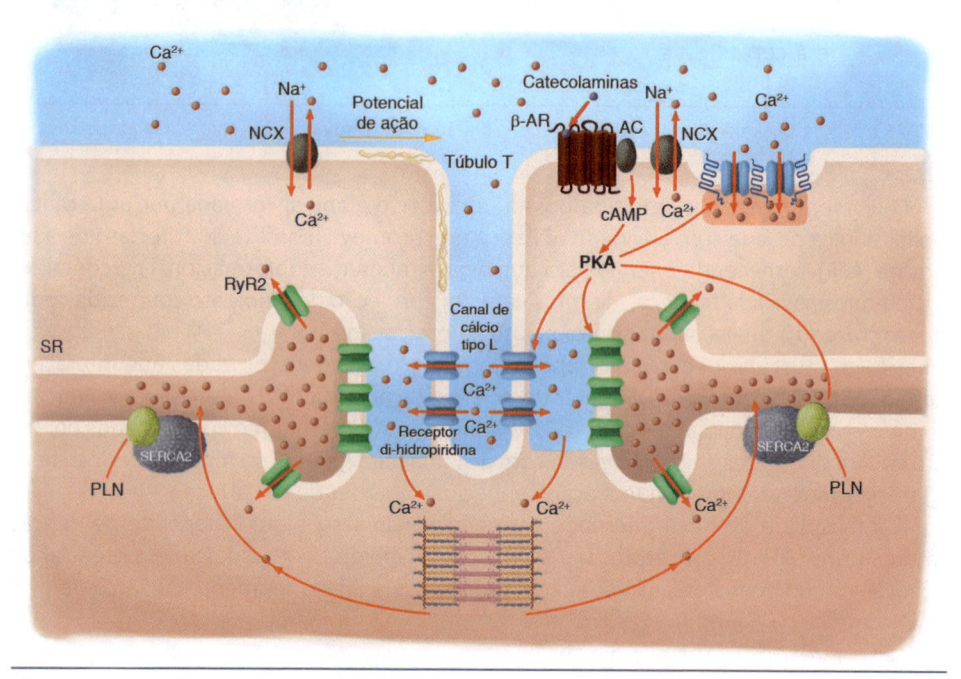

FIGURA 5.3. Bioquímica dos processos de excitação-contração cardíaca bem como representação de túbulo T e retículo sarcoplasmático com proteínas manipuladoras de cálcio e sua relação com a sinalização do receptor β-adrenérgico. *Fonte*: adaptada de Houser; Molkentin, 2008.

Em oposição, para que o relaxamento muscular cardíaco ocorra se faz necessário a remoção do Ca^{2+} citosólico, que pode ocorrer por 4 processos distintos: ativação das bombas de cálcio do RS (SERCA), ativação das bombas de cálcio da membrana (PMCA), ativação do trocador Na^+/Ca^{2+} (NCX) e recaptação do Ca^{2+} para mitocôndria. A atividade da SERCA, o principal desses mecanismos, pode ser aumentada pela fosforilação do fosfolamban (PLB) por ativação de proteinoquinase A_PKA (estimulação β2-adrenérgica), ativação de proteinoquinase C_PKC (estimulação α1-adrenérgica) ou proteinoquinase dependente de Ca^{2+}/calmodulina (CaMK II). Assim, a diminuição da concentração citosólica do cálcio para valores inferiores a 100 nM, promove a dissociação do cálcio que está ligado a TnC. Os locais ativos da actina com a miosina se inativam, ADP é substituído por outra molécula de ATP na cabeça da miosina, até que um novo evento aconteça.

■ Condução elétrica

O sistema de condução elétrica cardíaco, também chamado de complexo estimulante do coração, inicia-se no nó sinoatrial (NSA) conjunto de células musculares estriadas cardíacas especializadas localizadas na parede lateral do átrio direito.

A geração espontânea do impulso elétrico pelo NSA, nosso marca-passo primário fisiológico, é decorrente da chamada despolarização diastólica (DD), uma mudança gradual do potencial da membrana. Fatores como a progressiva redução à permeabilidade da membrana aos íons potássio, abertura dos canais conhecidos como I_f (funny) de Na^+ ativados por hiperpolarização, abertura dos canais sarcolêmicos para cálcio do tipo L e do tipo T e a corrente do trocador Na^+/Ca^{2+} (NCX) são os responsáveis por mobilizar a voltagem até o limiar de disparo de outro potencial, facilitando a atividade repetitiva do marca-passo sinusal.

A abertura de canais de cálcio do tipo L na membrana modificam as concentrações intracelulares de cálcio que ativam a liberação de cálcio pelo RS criando uma corrente de CICR. O receptor de rianodina (RyR) do retículo se ativa para a liberação do cálcio no citosol e uma bomba de cálcio (SERCA) atua no restabelecimento das concentrações a partir da receptação deste íon para o RS. A atividade da SERCA é regulada reversivelmente pelo fosfolamban (PLN) que, quando desfosforilado, interage com SERCA, inibindo a atividade de bombeamento. No entanto, quando ocorre a fosforilação de PLN pela proteinoquinase A (PKA) e/ou proteinoquinases dependentes de cálcio-calmodulina (CAMKII), a exemplo da estimulação β-adrenérgica, os efeitos inibitórios sobre a SERCA são retirados e a captação de cálcio para o RS corre com grande intensidade.

As correntes espontâneas que atuam na automação do nó SA liberam cálcio durante a despolarização diastólica tardia. A ativação do trocador NCX, que troca um íon Ca^{2+} por três íons Na^+ na célula, produz um aumento exponencial na frequência de despolarização diastólica levando à ocorrência mais precoce de um potencial de ação. A fase inicial do PA aciona canais de Ca^{2+} dependentes de voltagem do tipo L, permitindo a despolarização em larga escala da célula. Os RYRs respondem novamente com a CICR, mobilizando ainda mais Ca^{2+} intracelular e ativando a contração do miofilamento. O período de liberação local de Ca^{2+} é criticamente dependente da taxa de reposição deste íon pela SERCA. Durante os ciclos espontâneos, a ativação do "relógio intracelular de cálcio" interage com os canais sarcolêmicos para agir de forma mútua com o "relógio de membrana para cálcio".

O complexo estimulante do coração (Figura 5.4) garante que um impulso elétrico gerado possa efetivamente viajar por todo o miocárdio. Os átrios e os ventrículos são eletricamente isolados um do outro por um plano de tecido conjuntivo denso, denominado esqueleto fibroso do coração, formado pelos anéis fibrosos das valvas atrioventriculares, pelos trígonos fibrosos direito e esquerdo, pelo septo atrioventricular e pela parte membranácea do septo interventricular, além do tendão do infundíbulo. A despolarização iniciada pelas células do nó SA se espalha para os átrios cujas células são maiores do que as

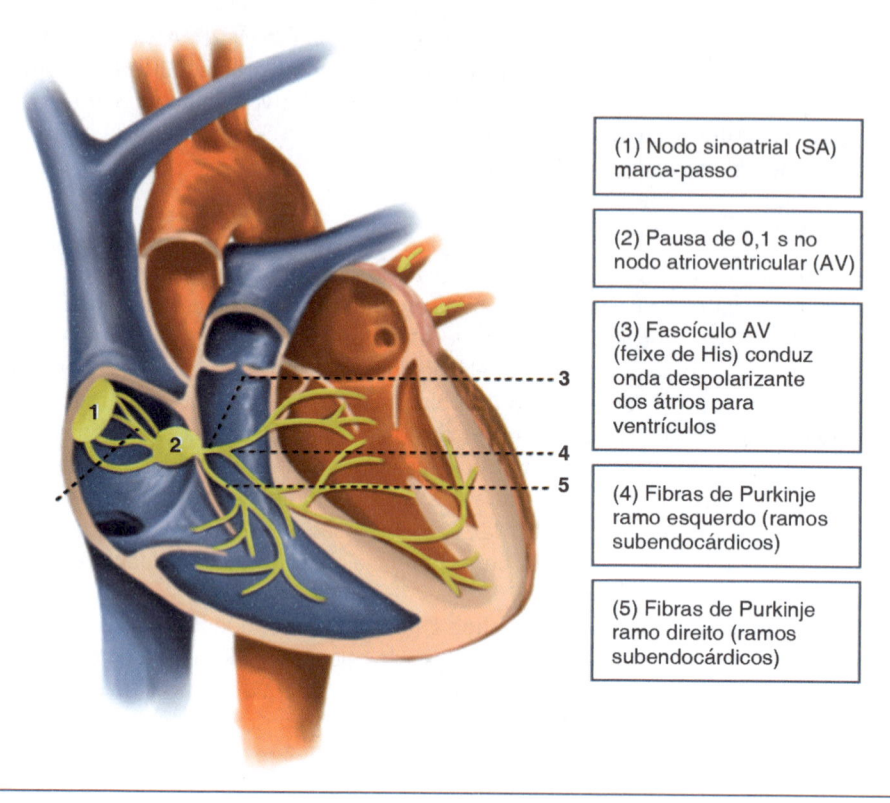

(1) Nodo sinoatrial (SA) marca-passo

(2) Pausa de 0,1 s no nodo atrioventricular (AV)

(3) Fascículo AV (feixe de His) conduz onda despolarizante dos átrios para ventrículos

(4) Fibras de Purkinje ramo esquerdo (ramos subendocárdicos)

(5) Fibras de Purkinje ramo direito (ramos subendocárdicos)

FIGURA 5.4. Sistema de condução elétrica intrínseca do coração. *Fonte*: elaborada pelos autores.

do nó SA. O pulso dos átrios se espalha para o nó AV, a porta de entrada para os ventrículos. O nó AV diminui a velocidade de ativação elétrica à próxima estrutura condutora. Esse atraso permite que os átrios se contraiam e os ventrículos se enchem antes que os próprios ventrículos sejam ativados e contraídos.

A única passagem elétrica do miocárdio atrial para ventricular é formada pelo feixe AV que está conectado ao nó AV, atravessa a parte membranácea do septo interventricular e conduz o impulso para seus ramos esquerdo e direito e, posteriormente, para a rede subendocárdica.

▪ Potencial de ação e modulação da contração cardíaca

Os batimentos cardíacos têm origem na corrente iônica resultante da dinâmica de abertura e fechamento de canais específicos expressos principalmente no sarcolema dos cardiomiócitos. Como todas as células excitáveis, os cardiomiócitos apresentam uma diferença de potencial elétrico (voltagem) por meio da membrana, e alterações na permeabilidade iônica do sarcolema levam a alterações desse potencial.

O músculo cardíaco apresenta dois potenciais de ação classificados como potencial de ação rápido e potencial de ação lento. O primeiro ocorre nos átrios, ventrículos, feixe AV e fibras subendocárdicas e são condicionados a partir da abertura de canais de sódio dependentes de voltagem. Já o potencial de ação lento, que ocorre nos nós sinusal e atrioventricular, depende de canais de cálcio tipo L cuja abertura está vinculada ao fluxo de sódio por uma corrente ativada por hiperpolarização (corrente *funny* de sódio, If) (Figura 5.5).

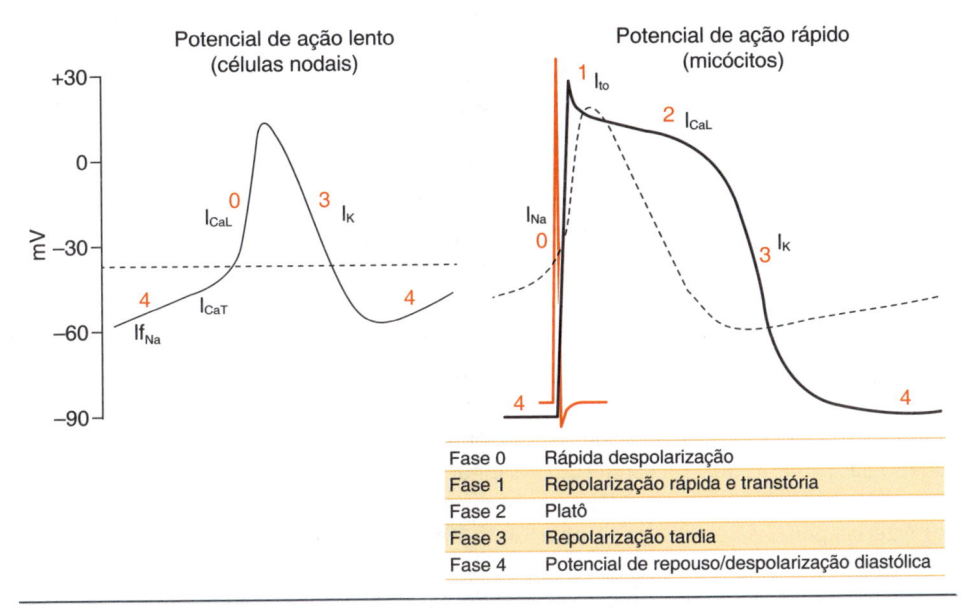

Fase 0	Rápida despolarização
Fase 1	Repolarização rápida e transtória
Fase 2	Platô
Fase 3	Repolarização tardia
Fase 4	Potencial de repouso/despolarização diastólica

FIGURA 5.5. Potenciais de ação cardíacos e movimentação catiônica transmembrana. *Fonte*: elaborada pelos autores.

O potencial de ação cardíaco rápido pode ser apresentado em cinco fases, iniciando por uma rápida despolarização com influxo de sódio (fase 0) e culminando com um balanço entre as correntes de influxo e efluxo (fase 4). Toda descrição desse tipo de potencial de ação será dada a seguir.

A fase 0, conhecida como despolarização, se inicia em resposta a um estímulo elétrico promovendo uma corrente de sódio dependente de voltagem (INa) para o interior da célula. O canal de sódio apresenta comportas de ativação e inativação que permitem que a proteína transportadora varie entre 3 estados conformacionais ao longo de todo o potencial de ação: fechado (quando a comporta de ativação está fechada, mas a de inativação está aberta, permitindo que o canal responda a estímulos liberando uma corrente iônica), aberto (quando ocorre influxo de sódio) e inativado (quando ambas comportas estão fechadas e o canal não responde a estímulos).

Na fase inicial do potencial de ação (fase 0), a condutância ao Na+ se eleva tendendo ao potencial de equilíbrio eletroquímico desse íon, ENa. Ainda nesta fase, o canal retificador de influxo do potássio (IK1, *inward rectifier channel*) se fecha quase instantaneamente depois da despolarização, colaborando para que a célula fique despolarizada durante o platô do potencial de ação.

A fase subsequente (fase 1) conhecida como repolarização inicial trata-se de uma repolarização rápida e transitória a partir da abertura do canal para potássio transiente de efluxo (I_{to}). Durante a fase de platô (fase 2), canais para cálcio do tipo L se abrem aumentando a condutância ao cálcio para dentro da célula, enquanto existe uma corrente de efluxo de potássio iniciada na fase anterior. Essas correntes opostas mantêm o potencial transmembrana relativamente estável. Vale ressaltar que essa corrente de cálcio se torna responsável por estimular a liberação de Ca^{2+} do RS, aumentando o transiente de Ca^{+2} intracelular e resultando em contração cardíaca.

Após o platô, ocorre a repolarização rápida final (fase 3) com absoluta predominância de efluxo de potássio pelos canais retificadores retardados (*delayer rectifier channel* – IK) e redução da condutância ao cálcio. Durante o final da fase 3 ocorre a abertura da corrente retificadora de influxo (IK1), responsável por atuar na fase tardia da repolarização e manter o potencial de repouso (fase 4).

Iniciado o potencial de ação, a célula fica inexcitável, indiferente a um novo estímulo durante o denominado "período refratário absoluto", que se estende desde a fase zero até a segunda metade fase 3. A partir daí entra no "período refratário relativo", retornando à "fase de repouso", (fase 4) também conhecida como "fase diastólica".

▪ Propriedades mecânicas do coração

A divisão do coração em quatro câmaras, dois átrios e dois ventrículos, além da separação dos lados direito e esquerdo pelo septo cardíaco, garantem que o sangue pouco oxigenado que transita pelo lado direito não atravesse nem se misture com o sangue oxigenado das câmaras do lado esquerdo. O sangue segue um percurso unidirecional graças a presença das valvas que impedem o refluxo de sangue dos ventrículos para os átrios e das artérias para os ventrículos. A abertura e o fechamento dessas valvas ocorrem por diferença de pressão.

Anatomicamente o coração está projetado para trabalhar em duas circulações com funções distintas e importantes. A circulação pulmonar ou pequena circulação, que se inicia com a ejeção do sangue pouco oxigenado do ventrículo direito, se relaciona com as unidades funcionais dos pulmões para garantir as trocas gasosas (hematose) e o retorno do sangue oxigenado ao átrio esquerdo. Na sequência, o ventrículo esquerdo, que estará recebendo o sangue de seu átrio ipsilateral, iniciará a circulação sistêmica ou grande circulação a partir da ejeção desse sangue oxigenado para todos os sistemas corporais.

Para que isso possa funcionar perfeitamente dentro de um circuito fechado, o coração passará por um ciclo de eventos mecânicos decorrentes da estimulação elétrica de suas fibras. O funcionamento elétrico se baseia em processos eletroquímicos que modificam a polaridade através da membrana das células do miocárdio, oscilando entre eventos despolarizantes e de repolarização para que o coração contraia e relaxe de forma cíclica. O ciclo cardíaco expressa, portanto, eventos relacionados com a mudança de volume e de pressão que ocorre no coração desde o início de um batimento cardíaco até o início do próximo batimento.

O ciclo cardíaco oscila entre momentos de relaxamento (diástole) e contração (sístole). Na diástole, o coração mantém seu comprimento de repouso facilitando o enchimento dos ventrículos. Esta fase do ciclo pode ser subdividida em: 1) relaxamento isovolumétrico, em que ocorre o relaxamento muscular sem mudanças no volume sanguíneo dentro da câmara ventricular; 2) fase de enchimento rápido, caracterizada pela abertura das valvas atrioventriculares direita e esquerda (tricúspide e mitral) e preenchimento dos ventrículos; 3) fase de enchimento lento ou diástase, caracterizada pelo fluxo mais lento de saída do sangue dos átrios para os ventrículos, devido ao leve aumento da pressão nos ventrículos; 4) sístole atrial, que representa a ação dos átrios como bomba de escorva, contribuindo para aproximadamente 25% do preenchimento ventricular. Ao longo dessas quatro fases ocorre uma variação de pressão e de volume da câmara ventricular.

O preenchimento ventricular durante a diástole é possível devido ao movimento de contratorção que se inicia na fase de relaxamento isovolumétrico e possibilita uma queda significativa da pressão sem alteração de volume, criando uma força de sucção para dentro do ventrículo. À medida que o enchimento ventricular continua, os elementos elásticos se aproximam do equilíbrio e as forças elásticas diminuem (diástase). Quando o volume ventricular excede o volume diastático, a câmara se opõe a esse aumento volumétrico com uma força compressiva líquida. A fase de diástole é então finalizada com o preenchimento total do ventrículo a partir da contração dos átrios.

A tensão passiva fornecida pelo alongamento das miofibrilas do músculo cardíaco descreve um comprimento ótimo do sarcômero, no qual a tensão ativa máxima é alcançada e além da qual, um alongamento adicional seria menos eficaz. Quanto maior a distensão gerada sobre as fibras ventriculares durante a diástole, maior será a força de contração do coração, fenômeno descrito pela Lei de Frank-Starling. A relação Frank-Starling é, portanto, a observação de que o volume sanguíneo ejetado por minuto (débito cardíaco) aumenta à medida que a pressão diastólica final (pré-carga) aumenta.

A sístole é dividida em três fases: 1) contração isovolumétrica, caracterizada pelo fechamento de todas as valvas com aumento de pressão dentro da câmara pela contração ventricular, visando a abertura das valvas pulmonar e aórtica; 2) fase de ejeção ventricular máxima, representada pela saída do sangue em alta pressão dos ventrículos para a circulação; 3) fase de ejeção ventricular reduzida, caracterizada pela ejeção em menor velocidade, diminuindo progressivamente a pressão dentro dos ventrículos até o fechamento das valvas aórtica e pulmonar.

Além da influência direta da pré-carga para o desempenho da sístole ventricular, esta ainda poderá ser determinada por outros dois fatores: pós-carga e contratilidade. A pós-carga é a força de resistência que o ventrículo deve superar para esvaziar o conteúdo no início da sístole. Depende da complacência arterial e da resistência que determina a pressão arterial.

A contratilidade cardíaca está relacionada com a velocidade de encurtamento do músculo cardíaco, que é a capacidade intrínseca do miocárdio para bombear sangue sob pré-carga constante e condições de pós-carga. Ela é dependente do conteúdo intracelular de Ca^{2+} nos cardiomiócitos, da afinidade dos miofilamentos para o Ca^{2+} e do número de filamentos disponíveis para participar do processo. A contratilidade está, portanto, vinculada a mecanismos celulares e pode ser modulada por fatores nervosos e humorais. Quando agentes conhecidos por aumentar a contratilidade ventricular são administrados ao coração, esses agentes são conhecidos como agentes "inotrópicos" positivos. Os agonistas β-adrenérgicos são um exemplo disso, pois podem aumentar a quantidade de cálcio liberada nos miofilamentos e causar um aumento na contratilidade.

■ Influências neuro-humorais

A vida consiste em um equilíbrio dinâmico, alternando constantemente estados de estresse e homeostase. Dessa forma, as forças que alteram a homeostase são equilibradas por respostas adaptativas geradas pelo organismo. O sistema cardiovascular participa ativamente das adaptações ao estresse, estando, portanto, sujeito às influências neuro-humorais.

O sistema nervoso autônomo assume papel nesse mecanismo adaptativo. Impulsos do sistema nervoso central alcançam o coração e vasos por meio das vias antagônicas do sistema nervoso autônomo, simpático e parassimpático. As ações dos nervos autônomos são mediadas pela liberação de neurotransmissores que se ligam a receptores cardíacos e vasculares específicos (Figura 5.6).

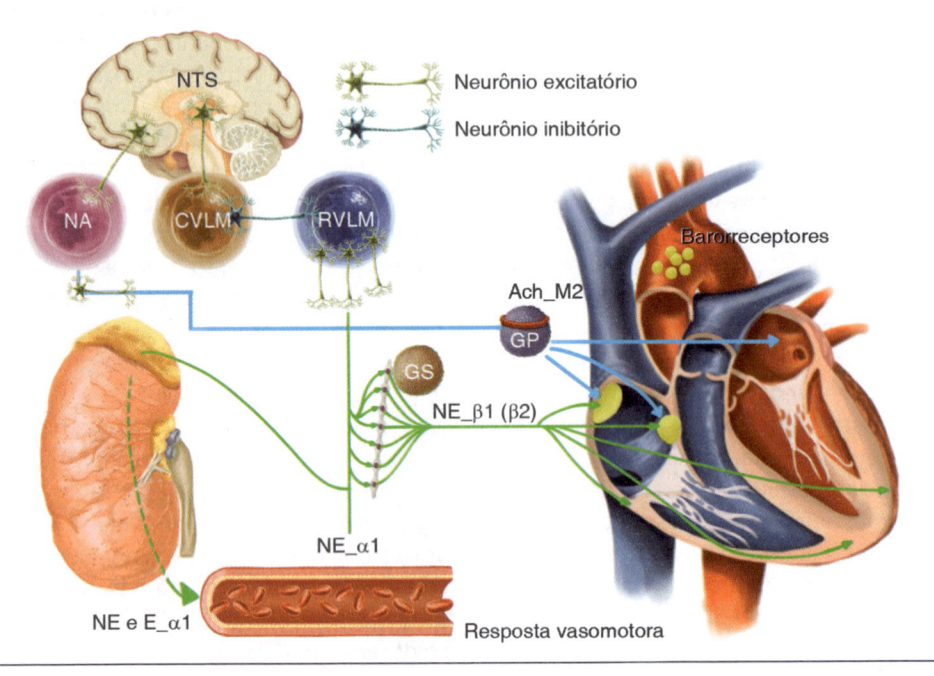

FIGURA 5.6. Regulação autonômica cardiovascular. *Fonte*: elaborada pelos autores.

O núcleo do trato solitário (NTS) é a região do tronco encefálico localizada no bulbo responsável pela influencias autonômicas sobre o sistema cardiovascular. Esta área recebe aferências de receptores sistêmicos e centrais (barorreceptores e quimiorreceptores) e forma circuitos com o hipotálamo e centros superiores, estimulando as respostas cardiovasculares à emoção e ao estresse (p. ex., exercício físico).

O sistema parassimpático tem origem craniossacral e possui dois tipos diferentes de receptores muscarínicos no sistema cardiovascular: os receptores M2 e M3. Os receptores M2 são expressos no coração, especialmente nos tecidos nodal e atrial. A ligação da acetilcolina aos receptores M2 leva à diminuição da frequência cardíaca (efeito cronotrópico negativo), reduz o DC e leva à diminuição da força contrátil do miocárdio (efeito inotrópico negativo). Além disso, a estimulação do sistema parassimpático contribui para a inibição da velocidade de condução do nó AV (efeito dromotrópico negativo) e diminui a excitabilidade do coração (efeito batmotrópico negativo).

Ao contrário do coração, a maioria dos vasos (artérias e veias) recebe apenas inervação simpática, enquanto os capilares não recebem inervação. Contudo, os receptores M3 são expressos no endotélio vascular, sendo responsáveis pela produção de óxido nítrico e dilatação dos vasos. Em consequência, esses receptores vasculares afetam a pós-carga e a resistência vascular, que podem modificar novamente o DC e a pressão sanguínea.

As respostas aos estímulos simpáticos são mediadas pelos receptores α e β-adrenérgicos. O aumento da atividade simpática é particularmente importante durante o exercício, o estresse emocional e o choque hemorrágico.

Os receptores β1-adrenérgicos são expressos no coração (no tecido nodal e na circulação coronária atrial e ventricular). A sua estimulação resulta em efeito cronotrópico positivo (aumento da frequência cardíaca), efeito inotrópico positivo (aumento da contratilidade), efeito dromotrópico positivo (melhora da condução) e efeito batmotrópico positivo (aumento da excitabilidade do coração). No coração também existem alguns poucos receptores β2 e α1 em cardiomiócitos, cujo papel ainda não está totalmente esclarecido.

No tecido muscular liso dos vasos há receptores α1-adrenérgicos que estimulam a vasoconstrição e receptores β2-adrenérgicos que medeiam a resposta vasodilatadora, regulando o tônus vascular. Uma vez que existe uma maior distribuição do receptor α1-adrenérgico que o β2-adrenérgico nas artérias, a ativação dos nervos simpáticos causa vasoconstrição e aumenta a resistência vascular sistêmica principalmente pela ativação do receptor α1.

A função cardiovascular também é influenciada por vários hormônios endócrinos. Liberados pela glândula suprarrenal, epinefrina e dopamina (e, finalmente, noradrenalina), estão envolvidos no início da resposta de *luta* ou *fuga*, enquanto vasopressina, renina, angiotensina, aldosterona e peptídeo natriurético atrial estão todos envolvidos na reabsorção da água para fins de regulação da pressão arterial.

■ Período de pré-ejeção na dinâmica cardiovascular: volumes ventriculares e débito cardíaco

A cada batimento cardíaco, um volume sistólico (VS) se desloca do ventrículo esquerdo para o sistema arterial vascular. Ele é dependente do volume diastólico final (VDF) que representa o volume total de sangue presente do ventrículo antes de sua contração.

A taxa de enchimento precoce do ventrículo esquerdo durante a diástole está diretamente relacionada com a magnitude da diferença de pressão transmitral que relaciona a pressão do átrio esquerdo com a pressão do ventrículo esquerdo durante a diástole isovolumétrica. Nesse momento, existe um volume de sangue que permaneceu no ventrículo ao final da sístole e é conhecido como volume sistólico final (VSF). O VSF contribui ativamente para o efeito de sucção ventricular relacionado com a energia potencial elástica armazenada no miocárdio.

O VS pode ser modificado quando necessário. A quantidade de sangue ejetada a cada batimento dependerá da pré-carga, da contratilidade e do pós-carga. Pré-carga se relaciona ao VDF de modo que VDF mais altos significam que os ventrículos devem ejetar mais sangue.

Para um homem de tamanho médio, o VDF é de 120 mililitros de sangue e o VSF é de 50 mililitros de sangue. Isso significa que o volume médio de VS para um homem saudável é geralmente de cerca de 70 mililitros de sangue por batimento. O VS é componente importante no cálculo do DC que expressa a função cardíaca de bomba dentro de um minuto. O DC é calculado multiplicando a frequência cardíaca e o VS.

Os valores do DC em humanos dependem do tamanho corporal e do nível de atividade. Os números comumente relatados em indivíduos saudáveis variam de 4 L/min em uma pessoa em repouso com um hábito corporal pequeno a mais de 35 L/min em atletas de elite durante o exercício.

Como a principal função do coração é bombear sangue pelo corpo, um dos parâmetros mais representativos da funcionalidade desse órgão é o DC. Débito cardíaco é a quantidade de sangue bombeada pelo coração por minuto ou, em outras palavras, é a quantidade de trabalho realizado pelo coração em resposta à necessidade de oxigênio do corpo.

Para aumentar a oferta de oxigênio aos tecidos pode-se ajustar o DC modulando os seus componentes de FC e VS. Cada componente é composto de fatores determinantes. A FC é determinada pela velocidade de propagação do sinal através do sistema condutor elétrico. A cronotropia descreve a taxa de descarga espontânea e pode ser alterada por uma variedade de fatores.

O DC pode ser alterado por influências nervosas ou humorais. Aumento do tônus simpático, secreção de catecolaminas e circulação do hormônio tireoidiano acabam por aumentar o DC. Esses mecanismos aumentam a FC exercendo efeitos positivos nos pontos de controle cronotrópico, dromotrópico e lusitrópico. Essas influências também aumentam a pré-carga por meio da vasoconstrição mediada por receptor. Além disso, a contratilidade é aprimorada por meio do mecanismo de Frank-Starling e também pela estimulação direta da catecolamina. Os efeitos opostos na FC e no VS ocorrem quando o tônus parassimpático é fortalecido em resposta à diminuição das necessidades de oxigênio.

■ Circulação coronária

O sistema arterial coronário é composto por artérias epicárdicas que fornecem ramos em direção ao endocárdio e conexões anastomóticas. Devido à capacidade anaeróbica limitada do coração, a resistência vascular coronariana é continuamente regulada para fornecer quantidades suficientes de oxigênio para atender às demandas do tecido.

Para operar essa máquina contrátil em constante funcionamento, a extração de oxigênio se aproxima de 80% mesmo em repouso. O fluxo coronário expressa a relação entre pressão de perfusão e resistência vascular das coronárias. Inúmeros mecanismos governam o fluxo coronariano e agem para garantir um equilíbrio geral entre o suprimento de oxigênio e a demanda tecidual.

Durante a fase de contração isovolumétrica da sístole, as artérias coronárias intramurais do VE são comprimidas e reduzem o fluxo sanguíneo coronário (FSC). Já no relaxamento isovolumétrico, o efeito de compressão cede rapidamente e o FSC volta a se elevar. Embora seja influenciado pelo ciclo cardíaco, o fluxo coronário depende da interação de alguns fatores fundamentais como a pressão de perfusão coronária e a resistência coronária.

O aumento no consumo de oxigênio que ocorre durante o exercício só pode acontecer à custa de aumento na oferta de oxigênio fornecido por um fluxo sanguíneo coronariano aumentado.

Mecanismos metabólicos e modulação adrenérgica atuam nas adaptações ao fluxo coronariano. A vasoconstricção coronária basal é mediada pelo receptor α-adrenérgico, embora a grande maioria (quase 85%) dos receptores adrenérgicos presentes correspondam aos β2-adrenérgicos e atuem na "vasodilatação simpática antecipada". Esse mecanismo é conhecido como componente autorregulatório da hemodinâmica coronariana.

Pressão arterial

A pressão sanguínea arterial, ou simplesmente "pressão arterial", reflete a pressão de propulsão criada pela ação de bombeamento do coração. Já que a pressão ventricular é difícil de ser medida, é comum assumir que a pressão sanguínea arterial reflete a pressão ventricular. Em indivíduos em repouso e jovens, a pressão máxima que ocorre durante a sístole equivale a 120 mmHg e durante a diástole 80 mmHg.

A contração ventricular é a força que cria o fluxo sanguíneo pelo sistema circulatório. Como o sangue sob pressão é ejetado a partir do ventrículo esquerdo, a aorta e as artérias expandem-se para acomodá-lo. Quando o ventrículo relaxa e a valva da aorta fecha, as paredes arteriais elásticas retraem, propelindo o sangue para a frente, em direção às pequenas artérias e arteríolas. As artérias mantêm a pressão, durante a diástole ventricular, e direcionam o sangue para que flua continuamente através dos vasos sanguíneos. O fluxo sanguíneo obedece a regras do fluxo de fluidos.

■ Pressão, fluxo e resistência

O fluxo é diretamente proporcional ao gradiente de pressão entre dois pontos quaisquer, ou seja, ele sempre vai fluir do local de maior pressão para o de menor pressão.

O fluxo e é inversamente proporcional à resistência dos vasos, quanto maior a resistência menor o fluxo. Por sua vez, a resistência depende de três fatores: raio e comprimento do vaso e viscosidade do sangue. Quanto maior o raio menor o comprimento do vaso e quanto menor a viscosidade do sangue menor a resistência, e vice-versa.

A pressão arterial é maior nas artérias e menor nas veias. Ela diminui continuamente à medida que o sangue flui pelo sistema circulatório. A diminuição da pressão ocorre porque é perdida energia, como consequência da resistência ao fluxo oferecida pelos vasos. A resistência ao fluxo sanguíneo também resulta do atrito entre as células sanguíneas. Na circulação sistêmica, a maior pressão ocorre na aorta e resulta da pressão gerada pelo ventrículo esquerdo.

A pressão produzida pela contração do ventrículo esquerdo é estocada nas paredes elásticas das artérias e, lentamente, é liberada por meio da retração elástica. Esse mecanismo mantém uma pressão propulsora contínua para o fluxo sanguíneo durante o período em que os ventrículos estão relaxados. Por essa razão, as artérias são conhecidas como um reservatório de pressão do sistema circulatório. A pressão diastólica, de relaxamento, alta nas artérias é decorrente da capacidade desses vasos de capturar e armazenar energia nas suas paredes elásticas.

O rápido aumento da pressão que ocorre quando o ventrículo esquerdo empurra o sangue para dentro da aorta pode ser percebido como um pulso, ou onda de pressão, transmitido ao longo das artérias preenchidas com líquido. Quando o sangue alcança as veias, a pressão diminui por causa do atrito e não há mais uma onda de pressão. O fluxo sanguíneo venoso é mais estável do que pulsátil, empurrado pelo movimento contínuo do sangue para os capilares.

Quando o sangue flui para dentro dos capilares, seu epitélio permeável permite a troca de materiais entre o plasma, o líquido intersticial e as células do corpo. Na extremidade distal dos capilares, o sangue flui para o lado venoso da circulação. As veias atuam como um reservatório de volume.

O retorno de sangue ao coração, conhecido como retorno venoso, é auxiliado pelas valvas, pela bomba musculoesquelética e pela bomba respiratória.

■ Pressão arterial média

A pressão arterial média (PAM) é a força propulsora do fluxo sanguíneo. É determinada pelo débito cardíaco e pela resistência vascular periférica. A pressão arterial é um balanço entre o fluxo sanguíneo para dentro das artérias e o fluxo sanguíneo para fora das artérias. O fluxo sanguíneo que segue para dentro da aorta no período de um minuto é igual ao débito cardíaco do ventrículo esquerdo. A dinâmica do sangue pelas artérias é influenciada pelo bombeio cardíaco e, principalmente, pela resistência vascular periférica (Figura 5.7). Outros determinantes podem influenciar de maneira direta ou indireta a pressão arterial média. Além da capacidade de autorregulação miogênica, o músculo liso vascular sofre influências de substâncias extrínsecas mediadoras de vasoconstrição e vasodilatação.

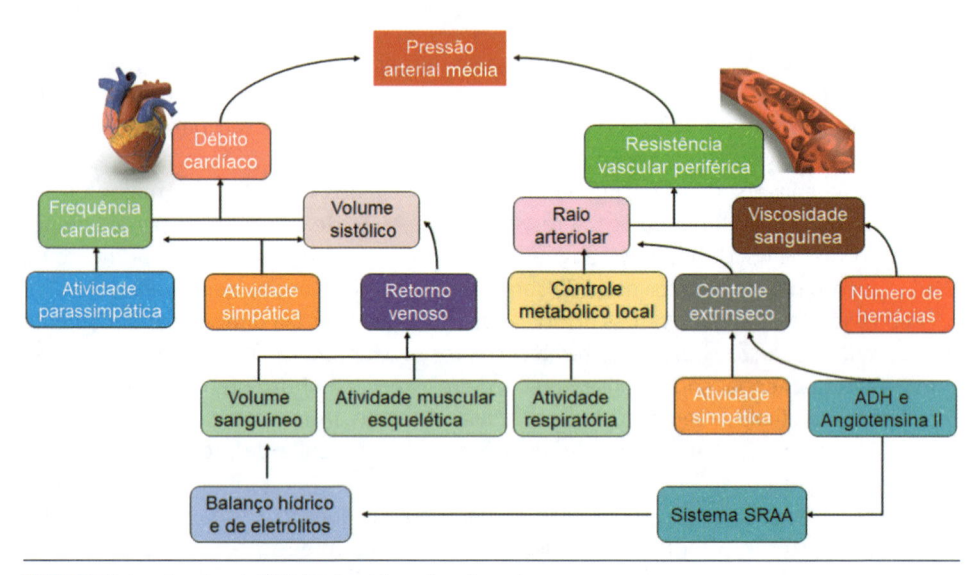

FIGURA 5.7. Determinantes da PAM. *Fonte*: elaborada pelos autores.

■ Fatores que influenciam na pressão arterial e seus mecanismos de regulação

A regulação da pressão arterial depende de ações integradas dos sistemas cardiovascular, renal, neural e endócrino que, por sua vez, são influenciados por fatores genéticos e ambientais. O controle efetivo da pressão arterial é o resultado da atividade dos sistemas de retroalimentação que operam a curto e longo prazos. Os fatores que podem influenciar a pressão sanguínea arterial são vários; mas, a maioria, se resume basicamente na distribuição de sangue na circulação sistêmica e no volume total de sangue circulante nas artérias.

Distribuição de sangue na circulação sistêmica

A distribuição relativa de sangue entre os lados arterial e venoso da circulação é um fator importante para manter a pressão sanguínea arterial. As artérias são vasos que contém pouco volume sanguíneo, já as veias, atuam como um reservatório, contêm grande volume sanguíneo, que pode ser redistribuído para as artérias, se necessário.

Se a pressão arterial cai, a atividade simpática aumenta, ocorre a constrição das veias, diminui a capacidade de reter volume, o retorno venoso aumenta e aumenta a volemia, consequentemente, a pressão arterial média se eleva.

Volume sanguíneo

Outro fator que altera a pressão arterial é o volume sanguíneo, apesar de, na maioria dos casos, ele permanecer relativamente constante. Se o volume sanguíneo aumenta, a pressão arterial aumenta, se ele diminui, a pressão arterial diminui.

Pequenos aumentos de volume sanguíneo não geram mudanças na pressão arterial; porém, grandes aumentos afetam a hemodinâmica e é necessário a entrada do sistema renal para retomar a homeostase. Se o volume sanguíneo aumenta, os rins excretam mais água na urina e o volume volta ao normal.

No caso do volume sanguíneo diminuído, são necessários o sistema renal e o circulatório agindo integrados; os rins sozinhos não são capazes de restabelecer a perda de líquidos, eles podem conservar o volume sanguíneo e prevenir quedas maiores na pressão arterial. A única forma de repor o volume de líquido é pela ingestão ou infusão intravenosa.

O sistema circulatório, no caso de diminuição de volumes sanguíneos, age por meio da estimulação simpática ao coração que realiza vasoconstrição a fim de aumentar o DC. É valido ressaltar que há limites para a efetividade da compensação cardiovascular. No caso de grandes perdas de líquido, ele não consegue manter uma pressão arterial adequada.

Resistência nas arteríolas

A resistência vascular periférica é um fator importante no tocante à pressão arterial. Ela é diretamente proporcional ao comprimento dos vasos e a viscosidade sanguínea, porém esses elementos são relativamente constantes, sendo o raio do vaso o principal elemento a ser observado no aumento da pressão arterial.

As arteríolas possuem grande quantidade de músculo liso nas suas paredes. Quando o músculo contrai ou relaxa o raio muda. Essa mudança de raio leva a uma maior ou menor resistência vascular periférica que é influenciada por mecanismos de controle sistêmico e local:

- O controle local ajusta o fluxo sanguíneo no tecido às suas necessidades metabólicas dele.O sistema nervoso central, mediado pelos reflexos simpáticos, mantém a PAM e distribui a circulação sanguínea de acordo com as necessidades homeostáticas.Os hormônios, principalmente os que regulam a excreção de sal e água pelos rins, influenciam na pressão arterial porque atuam diretamente nas arteríolas e alteram o controle do reflexo autonômico.

Autorregulação miogênica

Na autorregulação miogênica, o musculo liso vascular é capaz de regular seu próprio estado de contração. Normalmente, quando a pressão está alta as fibras da musculatura lisa da arteríola se dilatam e a arteríola se contrai no intuito de diminuir a pressão sobre aquele vaso.

Esfíncteres pré-capilares

Os esfíncteres pré-capilares são pequenos feixes de músculos nas junções metarteríola-capilar que funcionam contraindo ou relaxando, restringindo ou aumentando, respectivamente o fluxo sanguíneo para os capilares.

Mudança de resistência arteriolar

A mudança da resistência da arteríola se dá por meio das moléculas parácrinas, que inclui os gases O_2, CO_2 e NO, que são secretadas pelo endotélio vascular ou por células para as quais as arteríolas estão suprindo sangue. A depender da substância secretada haverá ou vasoconstrição ou vasodilatação, diminuindo ou aumentando o fluxo sanguíneo para o tecido. Normalmente, essas substancias são liberadas quando se tem alteração na demanda metabólica, seja para mais ou para menos.

Reflexos simpáticos

A divisão simpática controla a maioria dos músculos lisos vasculares, visto que as arteríolas sistêmicas são inervadas por neurônios simpáticos. A descarga tônica de neurotransmissores simpáticos, na maioria das vezes, por exemplo noradrenalina, faz com que ocorra a vasoconstricção e, por sua vez, a retirada deles faz a vasodilatação na maioria dos casos.

Reflexos barorreceptores e quimiorreceptores

Os reflexos originados nos barorreceptores arteriais e nos receptores de estiramento da região cardiopulmonar são os principais mecanismos de controle efetivo da pressão arterial a curto prazo. O reflexo dos barorreceptores é considerado um sistema de controle de alto ganho, que mantém a pressão arterial dentro de limites normais em períodos de segundos a minutos.

Os quimiorreceptores estão associados aos barorreceptores, mas em vez dos receptores do estiramento que iniciam a resposta, as células respondem à falta de O_2, CO_2 em excesso e de H^+.

Tem-se ainda outro mecanismo que é a resposta isquêmica do sistema nervoso central. Esses três mecanismos citados apresentam respostas em segundos.

Sinais hormonais

A contração do músculo liso nas arteríolas também é regulada por sinais hormonais. Entre os hormônios mais significativos no tocante a propriedade vasoativa estão o peptídeo natriurético atrial (PNA) e a angiotensina II (ANG II). Esses hormônios atuam também na excreção renal de íons e água e é influenciado pelo sistema renina-angiotensina-aldosterona. São necessárias algumas horas para apresentar qualquer resposta significativa.

Autoavaliação

1. Todos os itens a seguir se aplicam ao coração, exceto:
   A. É um órgão em forma de cone
   B. Pesa menos de uma libra
   C. É um órgão oco
   D. é aproximadamente o tamanho da cabeça da pessoa

2. Normalmente, a taxa de batimentos cardíacos em um ser humano é determinada por:
   A. Feixe de His
   B. Cardiomiócitos
   C. Nodo SA
   D. Gânglio cervical

3. O DC não é afetado por:
   A. Frequência cardíaca
   B. Resistência periférica
   C. Pressão sistólica
   D. Retorno venoso

4. A maior função da resistência periférica total é devida a:
   A. Vênulas
   B. Arteríolas
   C. Capilares
   D. Esfíncteres pré-capilares

5) Todas as válvulas cardíacas estão abertas durante qual estágio do ciclo cardíaco?
   A. Ejeção sistólica
   B. Relaxamento isovolumétrico
   C. Contração isovolumétrica
   D. Nenhuma das alternativas acima

6. A estimulação do barorreceptor leva a:
   A. Aumento da pressão arterial e aumento da frequência cardíaca
   B. Diminuição da pressão arterial e diminuição da frequência cardíaca
   C. Aumento da pressão arterial e diminuição da frequência cardíaca
   D. Diminuição da pressão arterial e aumento da frequência cardíaca

7. A estimulação parassimpática do coração causa:
   A. O nó SA diminui o disparo
   B. Excitabilidade do nó AV aumentada
   C. Diminuição da contração ventricular
   D. Taquicardia

(Continua)

(Continuação)

8. A lei do coração de Starling:
   A. Não opera no coração debilitado
   B. Não opera durante o exercício
   C. Explica o aumento do DC que ocorre quando o retorno venoso é aumentado
   D. Explica o aumento do DC quando os nervos simpáticos que suprem o coração são estimulados

9. O relaxamento isovolumétrico termina imediatamente:
   A. Após o fechamento da válvula AV
   B. Quando a pressão ventricular cai abaixo da pressão aórtica
   C. Quando a pressão ventricular cai abaixo da pressão atrial
   D. Nenhuma das alternativas acima

10. O que é comum entre as circulações sistêmica e pulmonar?
   A. Volume da circulação por minuto
   B. Resistência vascular periférica
   C. Pressão de pulso
   D. Capacidade total

Ver Gabarito na pág. 309

Referências bibliográficas

1. Barros VN. The heart cycle: review. MOJ Womens Health. 2019;8(1):66-9.
2. Bartos DC, Grandi E, Ripplinger CM. Ion channels in the heart. Compr Physiol. 2015 July 1; 5(3):1423-64.
3. Castro-Ferreira R, Fontes-Carvalho R, Falcão-Pires I, Leite-Moreira AF. The role of titin in the modulation of cardiac function and its pathophysiological implications. Arq Bras Cardiol. 2011;96(4):332-9.
4. Davidson BP, Giraud GD. Left ventricular function and the systemic arterial vasculature: remembering what we have learned. J Am Soc Echocardiogr. 2012 August;25(8).
5. Del Castillo JM, Boschilla T, Capuano RL, Cortese MD. Left ventricular shear strain in normal subjects: its meaning. Rev Bras Ecocardiogr Imagem Cardiovasc. 2009;22(4):20-6.
6. DiFrancesco D. The role of the funny current in pacemaker activity. Circ Res. 2010;106:434-446.
7. Ehler E. Cardiac cytoarchitecture — why the "hardware" is important for heart function! Biochimica et Biophysica Acta 1863. 2016:1857-63.
8. Eisner DA. Calcium and excitation-contraction coupling in the heart. Circ Res. 2017;121:181-95.
9. Fukuta H, Little WC. The cardiac cycle and the physiologic basis of left ventricular contraction, ejection, relaxation, and filling. Heart Failure Clin. 2008;4:1-11.
10. Garcia EA. Determinants of left ventricular ejection fraction and a novel method to improve its assessment of myocardial contractility. Ann. Intensive Care. 2019;(9):48.
11. Goodwill AG, Dick GM, Kiel AM, Tune JD. Regulation of coronary blood flow. Compr Physiol. 2017;(7):321-82.
12. Grant, AO. Cardiac ion channels. Circ Arrhythmia Electrophysiol. 2009;2:185-94.
13. Haghighi K, Bidwell P, Kranias EG. Phospholamban interactome in cardiac contractility and survival: a new vision of an old friend. J Mol Cell Cardiol. 2014 December;(0):160-7.
14. Hall JE, Guyton AC. Guyton and Hall textbook of medical physiology. Philadelphia, PA: Saunders Elsevier; 2006.
15. Kranias EG, Hajjar RJ. Modulation of cardiac contractility by the phopholamban/SERCA2a regulatome. Circ Res . 2012 June 8;110(12):1646-60.
16. Silverthorn, Dee Unglaub. Fisiologia humana: uma abordagem integrada. 7. ed. Porto Alegre: Artmed; 2017.
17. Soares TL. Modeling of myocardium compressibility and its impact in computational simulations of the healthy and infarcted heart. FIMH 2017, LNCS 10263, pp. 493-501, 2017.
18. Tixier ET. Modelling variability in cardiac electrophysiology: a moment-matching approach. J.R. Soc. Interface. 2017 August 23;(14):133.
19. De Tombe PP, ter Keurs HE. Cardiac muscle mechanics: sarcomere length matters. J Mol Cell Cardiol . 2016 February;91:148-50.
20. Vinogradova CF. Unique Ca2+ cycling protein abundance and regulation sustains local ca2+ releases and spontaneous firing of rabbit sinoatrial node cells. Int J Mol Sci. 2018;19:2173.
21. Voorhees AP, Han HC. Biomechanics of cardiac function. Compr Physiol; 2016;5(4):1623-44.

capítulo 6

Fisiologia do Sistema Renal

Luana Godinho Maynard   Estélio Henrique Martin Dantas
Marcela Fernandes Marcondes

Objetivos do estudo

- Revisar a morfologia renal.
- Discutir os processos básicos de manipulação do plasma sanguíneo.
- Estudar a regulação dos principais eletrólitos.
- Compreender o papel dos rins na manutenção da homeostase da glicose.
- Explicar o mecanismo de ação do hormônio ADH.
- Entender a hipertonicidade medular.
- Discutir o equilíbrio ácido-basico.
- Comentar sobre a remoção e a excreção de produtos metabólicos exógenos.

Resumo

Os rins desempenham sua principal função a partir da manipulação do plasma sanguíneo para formar a urina, por onde excretamos as toxinas urêmicas. A composição da urina sofre adaptações quantitativas e qualitativas a partir do balanço hidreletrolítico comandado pelas unidades funcionais dos rins, os néfrons. As funções renais estão condicionadas ao fluxo plasmático que depende da hemodinâmica sistêmica e local, estando esta sujeita à autorregulação renal. O objetivo deste capítulo é apresentar um olhar não apenas sobre o papel de *clearance* dos rins, mas também discutir as ações vitais do sistema renal na manutenção da composição dos fluidos extracelulares e sua importância em outros processos de osmorregulação que incluem equilíbrio de íons e água, regulação ácido-basico e retenção seletiva de solutos vitais como glicose e aminoácidos.

Palavras-chave

- Néfrons
- Homeostase
- Osmorregulação
- Urina

Introdução

O rim desempenha um papel primordial na regulação do equilíbrio hídrico e de eletrólitos. A partir da filtração sanguínea, o rim é capaz de manter o equilíbrio da composição do meio interno além de promover o *clearance* a partir da eliminação de produtos potencialmente tóxicos do nosso corpo.

Uma substância pode surgir a nível sérico como resultado de ingestão ou produto do metabolismo. Essa substância poderá ser metabolizada e excretada quando em excesso para manter os níveis equilibrados ao longo do dia. Desta forma, quantidades ingeridas e produzidas devem ser similares às quantidades metabolizadas e excretadas.

Além das funções acima já tão conhecidas, o rim também atua como glândula secretora liberando a eritropoietina, que estimula a proliferação das células-tronco precursoras de glóbulos vermelhos e a 1,25-di-hidroxivitamina D, metabólito ativo da vitamina D. Além disso, exerce um controle a longo prazo da pressão arterial iniciado pela secreção da renina das células justaglomerulares.

Neste capítulo, apresentaremos, inicialmente, uma revisão da anatomia do rim e, na sequência, iremos descrever a função renal na regulação das substâncias do meio interno.

Visão geral da anatomia renal

O rim é um órgão abdominal, retroperitoneal, situado de cada lado da coluna vertebral e estendendo-se entre a 11ª costela até o processo transverso da 3ª vértebra lombar.

A secção frontão deste órgão mostra a divisão em córtex, região mais externa e periférica, e medula, sua parte mais interna e central. As colunas renais se projetam do córtex até a medula, separando as pirâmides. O ápice de cada pirâmide, as papilas renais, aponta em direção à área central medular chamada de seio renal que contém a pelve renal.

As papilas renais se estendem aos cálices menores em forma de funil que se unem dando origem aos cálices maiores. Estes últimos convergem para uma câmara larga chamada de pelve renal que se estreita na saída do hilo renal para dar origem ao ureter. Este tubo de pequeno diâmetro irá conectar o rim à bexiga, órgão responsável pelo armazenamento da urina previamente formada.

Unidade histológica funcional, o néfron

Os néfrons podem ser separados em dois tipos a depender da profundidade que adentra a medula: néfron cortial e néfron justamedular. Este último, adentra profundamente a medula e é responsável por manter o gradiente osmótico do líquido intersticial da medula. Contudo, vale salientar que o líquido tubular de todos os dois tipos de néfrons irá desaguar em ductos coletores compartilhados.

Um néfron é composto por uma rede de capilares chamada de glomérulo envolvido pela cápsula de Bowman que coleta o filtrado para transportá-lo ao sistema tubular. O primeiro túbulo é o contorcido proximal seguido pela alça de Henle porção descendente, ascendente delgada e ascendente espessa, passando pelo túbulo contorcido distal até desembocar no ducto coletor.

O sangue que chega ao néfron vem pela arteríola aferente, sai pela arteríola eferente e cai em outro leito capilar chamado de capilares peritubulares que perfundem os túbulos renais. Próximo à entrada do corpúsculo, a arteríola aferente apresentará um conjunto de células secretoras chamado de células justaglomerulares (JG). Estas se combinarão com uma placa de células especializadas do túbulo contorcido distal, denominada mácula densa, para formar o aparelho justaglomerular (AJG).

O glomérulo apresenta uma característica importante relacionada com a função de filtração que é a presença de fenestras e fendas de filtração, que tornam este capilar especialmente permeável. A membrana de filtração será formada pelas células endoteliais do glomérulo, membrana basal e os podócitos que são parte da camada visceral da cápsula.

Processos básicos de manipulação do plasma sanguíneo

A formação da urina depende de três processos de manipulação do plasma sanguíneo: filtração, reabsorção e secreção. O filtrado formado ao longo no néfron conterá praticamente todas as substâncias plasmáticas, à exceção das proteínas e células do sangue. Sua composição poderá alterar a depender das necessidades do corpo, respeitando a homeostase.

Quando o sentido do movimento for do túbulo para o lúmen, teremos o processo de reabsorção. O sentido inverso será chamado de secreção. Estes dois processos serão realizados com os capilares peritubulares. Como nem todos os processos se aplicam a uma mesma substância, a quantidade excretada na urina será igual à quantidade filtrada somada à quantidade secretada e subtraída da quantidade reabsorvida.

Para muitas substâncias, a taxa de manipulação plasmática está sob controle fisiológico. Ou seja, sempre que uma substância estiver com sua concentração acima ou abaixo, os sinalizadores homeostáticos irão regular o balanço corporal. Vale ressaltar que, embora a filtração, a reabsorção e a secreção sejam processos renais básicos, as reações metabólicas das células tubulares também irão interferir no desaparecimento ou surgimento de substâncias na urina.

Regulação dos eletrólitos

O corpo contém uma variedade de eletrólitos que desempenham funções diversas nos sistemas vivos e seu equilíbrio é imprescindível para a saúde do indivíduo. Eletrólitos são partículas eletricamente carregadas encontrados na forma de sais dissolvidos. Dentre os principais íons do nosso corpo podemos citar sódio, potássio, cloreto, bicarbonato, cálcio e fosfato, entre outros.

Esses íons entram no corpo através do trato digestório e sua excreção ocorre principalmente pelos rins, com menores quantidades perdidas no suor e nas fezes. Alguns íons auxiliam na transmissão de impulsos elétricos, outros ajudam a estabilizar estruturas proteicas nas enzimas, ou ainda ajudam a liberar hormônios de glândulas endócrinas. E todos os íons no plasma contribuem para o equilíbrio osmótico que controla o movimento da água entre as células e o meio interno. O equilíbrio geral desses eletrólitos é uma indicação do bem-estar funcional de várias funções básicas do corpo.

A maior parte do sódio do corpo é encontrada no líquido extracelular e ajuda a regular a quantidade de água no corpo. O potássio é encontrado principalmente dentro das células desempenhando um papel importante no potencial elétrico das membranas. Já o cloreto se movimenta por canais na membrana para ajudar a manter a neutralidade elétrica. Devido à sua estreita associação com o sódio, o cloreto também ajuda a regular a distribuição da água no organismo. O bicarbonato, dentre outras funções, tem papel fundamental no equilíbrio ácido-basico.

■ Regulação do sódio e do potássio

O controle dos níveis de Na^+ e K^+ é realizado principalmente pelo hormônio aldosterona. O efeito primordial do mecanismo desse hormônio será conservar o sódio e acrescer os níveis de água no plasma, aumentando a osmolaridade do Líquido extracelular (LEC).

A aldosterona pode ser liberada em dois momentos fisiológicos distintos: a) numa depleção de volume intravascular (hipovolemia); b) quando os níveis sanguíneos de potássio aumentam (hipercalemia). No primeiro, a biossíntese da aldosterona é induzida a partir da ativação do receptor de angiotensina II (AngII) nas células adrenais. O segundo, estimula a produção de aldosterona a partir da despolarização direta das células com ativação dos canais de Ca^{2+} dependentes de voltagem.

A aldosterona é um hormônio esteroide produzido no córtex adrenal que promove um ajuste fino nas concentrações de Na^+, K^+ e Cl^-. Ela irá aumentar a atividade transcricional do receptor mineralocorticoide (RM) intracelular além de regular a atividade das proteínas transportadoras, o que maximiza a reabsorção de NaCl e a secreção de K^+.

As respostas do rim aos níveis elevados de aldosterona são determinadas pela ação coordenada de diferentes células tubulares constituintes, incluindo células principais, células intercaladas e células tubulares distais convolutas.

As células principais expressam os canais de sódio e os canais de potássio. O canal epitelial exclusivo para Na^+ (ENaC) que ao reabsorver este íon, gera um potencial negativo no lúmen e estabelece um gradiente eletroquímico que impulsiona o transporte de Cl^- e K^+. Já a secreção de K^+ pela membrana apical das células principais ocorre pelo canal ROMK, determinante crítico da quantidade de K+ que será excretada.

As células intercaladas expressam a H^+-ATPase e o trocador Cl^-/HCO_3^-. As células intercaladas são reconhecidas há muito tempo pelo seu papel na homeostase ácido-básica.

O papel dos rins na manutenção da homeostase da glicose

A função renal na manutenção da homeostase da glicose depende do fluxo sanguíneo renal e das características bioquímicas das células tubulares. O fluxo sanguíneo renal equivale a 20% do débito cardíaco e excede as necessidades nutricionais do tecido. Dessa forma, alguns constituintes podem ser filtrados pelo glomérulo e posteriormente absorvidos pelos túbulos, como acontece com a glicose que será completamente reabsorvida pelo túbulo contorcido proximal de volta à circulação sistêmica. Isso só é possível devido ao montante de enzimas intracelulares e a um complexo sistema de transportadores localizados na membrana plasmática dessas células.

A atividade celular para o metabolismo da glicose difere entre as partes tubulares do néfron. No TCP ocorre reabsorção de glicose e gliconeogênese, enquanto a síntese e o armazenamento de glicogênio renal ocorre somente nas células do túbulo distal e medula renal. Essas diferenças são devido a distribuição diversificada de enzimas e transportadores.

A carga de glicose reabsorvida ativamente no túbulo proximal passa pelo citoplasma intracelular sem sofrer nenhuma alteração bioquímica e é transportada na íntegra para o espaço intersticial. Somado a isto, a abundante atividade enzimática da *glicose-6-fosfatase*, permite o transporte passivo da glicose produzida a partir de substratos precursores como lactato, glutamina e glicerol, para o espaço extracelular pelo processo de gliconeogênese. A glicose formada é transportada para o espaço intersticial junto com a glicose reabsorvida e se soma ao restante da carga de glicose circulante.

Os túbulos mais distais e a medula renal se caracterizam pela presença de enzimas que promovem a utilização, o armazenamento e a oxidação de glicose. Nessas regiões há total ausência de síntese de glicose. A inexpressiva quantidade de glicose que escapa à reabsorção do TCP e atinge o túbulo distal é extraída do filtrado e servirá como fonte de energia. O excesso é armazenado como glicogênio e serve como fonte constante de glicose para oxidação na medula renal. Trata-se de uma fonte importante visto que a medula renal não tem capacidade enzimática para oxidar ácidos graxos.

Em condições que poderiam baixar significativamente a glicemia, ocorre um aumento na produção e uma queda na utilização renal de glicose. Com esta contribuição positiva ao nível de glicose circulante, o rim desempenha um importante papel na proteção do organismo contra hipoglicemia. Esta adaptação metabólica renal não só ajuda a atenuar a queda da glicemia, como também é fundamental na recuperação dos níveis normais de glicose. Desta forma, as ações hepática e renal em conjunto auxiliam na restauração da normoglicemia de forma rápida e eficiente.

Assim como o fígado, o rim também obedece a uma complexa regulação neuro-hormonal. Na fase aguda, os mecanismos glicorreguladores envolvem insulina, glucagon e catecolaminas. O glucagon não tem efeito sobre o rim, mas a insulina é capaz de minimizar a liberação de glicose renal provavelmente por inativação enzimática. Já as catecolaminas têm inúmeras ações e, embora sua ação direta na atividade enzimática do túbulo proximal renal não esteja de todo esclarecida, estudos recentes revelam a epinefrina, como maior estímulo responsável pela produção renal de glicose.

O transporte da glicose nas células renais depende de duas famílias especializadas de proteínas transportadoras: os transportadores de glicose facilitados (GLUTs) e os cotransportadores ativos de glicose acoplados a sódio (SGLTs). O filtrado que alcança a região do túbulo renal proximal apresenta elevada concentração de Na^+ que se move a favor do seu gradiente eletroquímico ativando o SGLT a transportar a glicose como um transporte ativo secundário. A glicose intracelular difunde-se pela membrana basolateral utilizando o GLUT2 como transportador (Figura 6.1).

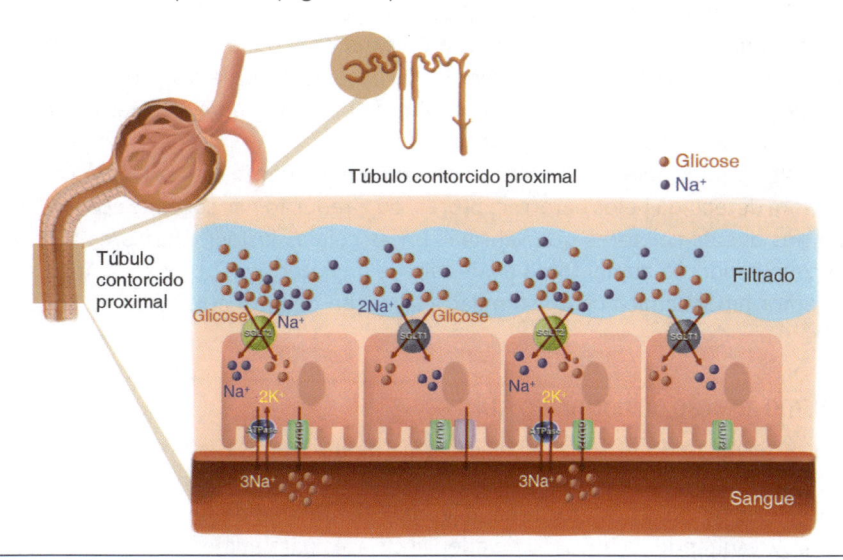

FIGURA 6.1. Reabsorção normal da glicose no túbulo contorcido proximal. *Fonte*: elaborada pelos autores.

Esse transporte é limitado devido a saturação de sistemas de transporte quando a quantidade de soluto excede a capacidade das proteínas carreadoras. A capacidade máxima conhecida de filtração de glicose varia de 260 a 350 mg/min/1,73 m^2 em indivíduos saudáveis, correspondendo a um nível plasmático de aproximadamente 200 mg/dL. Quando a excreção urinária de glicose excede o limiar de reabsorção, temos a representação do empenho renal em evitar uma hiperglicemia plasmática a níveis tóxicos a partir da promoção da glicosúria.

Regulação hídrica

Uma pequena mudança no balanço hídrico se traduz em uma mudança na osmolaridade que altera as respostas comportamentais e celulares para trazer as concentrações do meio interno de volta aos valores normais.

A sede é a principal resposta do ser humano ao estado de desidratação ou hipo-hidratação. Mudanças na osmolaridade, alterações no volume sanguíneo ou estímulos hormonais podem influenciar o início da sensação de sede. Os osmorreceptores são receptores sensoriais localizados no centro da sede do hipotálamo que monitora a concentração de solutos do sangue. Se a osmolaridade sanguínea aumentar acima do limiar, o hipotálamo envia sinais que resultam em uma sede consciente e o indivíduo responde bebendo água.

O hipotálamo também libera hormônio antidiurético (ADH), também chamado de vasopressina, por meio da glândula neuro-hipófise. O eixo hipotálamo-neuro-hipofisário-renal mantém o balanço hídrico durante variações na ingestão ou perda de água.

A perda de água do corpo ocorre predominantemente pelo sistema renal. Seu montante é variável em resposta aos níveis de hidratação, mas uma pessoa produz em média de 1,5 litro de urina/dia. Diariamente, o rim deve excretar excessos de sais e outros resíduos polares como creatinina, ureia e ácido úrico, e, para isso, deve haver a produção de um volume mínimo de urina compatível para as funções corporais adequadas. O nível mínimo de produção de urina necessário para manter a função normal é de cerca de 500 mL/dia.

O ADH é o principal hormônio regulador da água do corpo. Ele sinaliza os rins para concentrar a urina a partir da recuperação de água para o plasma sanguíneo. Esse hormônio também atua contraindo as arteríolas na circulação periférica, o que reduz o fluxo sanguíneo para as extremidades com o intuito de preservar ou aumentar o suprimento sanguíneo para a região central do corpo.

Outros estímulos podem estar relacionados com a atuação do ADH, como a resposta hipotensora detectada pelos barorreceptores, ou a redução nas concentrações de Na^+ do filtrado nos ductos coletores que sensibilizam as células justaglomerulares a liberarem renina culminando no aumento da expressão de angiotensina 2 (Ang2). A Ang2 atua no seu receptor hipotalâmico para estimular a secreção de ADH auxiliando no controle da volemia.

Mecanismo de ação do hormônio ADH

Após a secreção do ADH na circulação pela neuro-hipófise, o hormônio se ligará ao receptor de vasopressina V2 presente principalmente na membrana basolateral das células principais do ducto coletor renal (Figura 6.2). Trata-se de um receptor acoplado à proteína G, resultando na ativação de adenilil ciclases para aumentar o nível intracelular de AMP cíclico (AMPc). Isso ativa a proteinoquinase A (PKA), que induz a translocação de

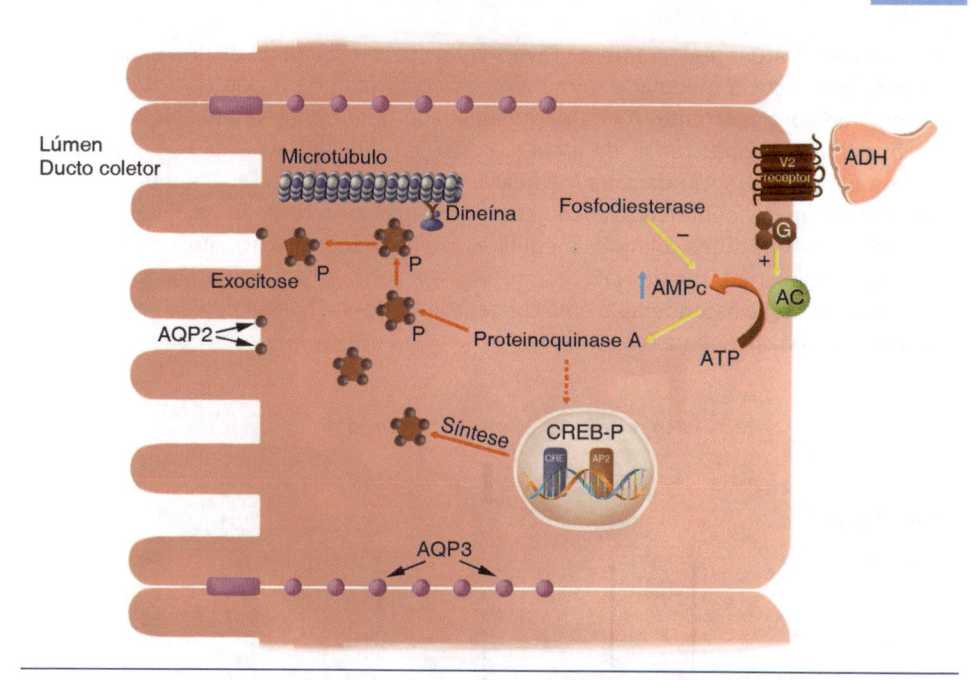

FIGURA 6.2. Regulação da permeabilidade de H_2O nas células principais dos ductos coletores. *Fonte*: elaborada pelos autores.

vesículas portadoras de aquaporinas 2 (AQP2) para a membrana apical, tornando esta membrana permeável à água. A água que entra na célula principal via AQP2, pode sair da célula via AQP3 e AQP4 expressas constitutivamente.

Hipertonicidade medular

Ter um interstício medular altamente concentrado é essencial para fornecer a força osmótica necessária para a saída de água do fluido tubular e assim conservar a água no corpo. A geração da hipertonicidade medular depende de três importantes modificações estruturais do túbulo renal. Primeiro, um arranjo anatômico da alça de Henle e de seus vasos sanguíneos associados na forma de um grampo de cabelo que passa do córtex até a medula renal e de volta para o córtex, permitindo a troca de soluto e água entre a porção descendente fina e a porção ascendente espessa. Segundo, a mobilização de solutos pela combinação do Na^+/K^+-ATPase e do cotransportador Na^+-K^+-$2Cl^-$ (NKCC2), associado à impermeabilidade da água no ramo ascendente, impulsionando o soluto para a região medular. Terceiro, o sódio que sai do membro ascendente espesso cria um gradiente de concentração que puxa a água da porção descendente da alça.

O ADH pode interferir para o deslocamento de solutos ao longo dos túbulos renais. Atuando sobre a absorção ativa de sódio, na alça espessa de Henle, aumentará a multiplicação em contracorrente, processo responsável pelo acúmulo de solutos na medula renal. Essa alta concentração de solutos no interstício medular fornece o gradiente osmótico necessário para impulsionar a reabsorção da água dos dutos coletores renais. Assim, a regulação positiva do acúmulo intersticial de solutos pelo ADH contribui para a regulação da excreção de água.

O ADH pode atuar no incremento reversível da permeabilidade da ureia, que se desloca para o interstício medular e aumenta a osmolaridade da região contribuindo para o sistema de contracorrente. A alta permeabilidade da ureia no ducto coletor medular é atribuível às proteínas canais da ureia (UT-A1 e UT-A3). A ureia então se move passivamente para o interstício da zona medular interna circundante. Esse aumento da concentração de ureia no interstício medular interno auxilia na retirada de água da porção descendentes e dos dutos coletores medulares internos, reduzindo assim a concentração intersticial medular interna de NaCl. Isso resulta em concentração de ureia no interstício superior à da porção ascendente e uma concentração de NaCl dessa porção da alça maior do que no interstício (Figura 6.3).

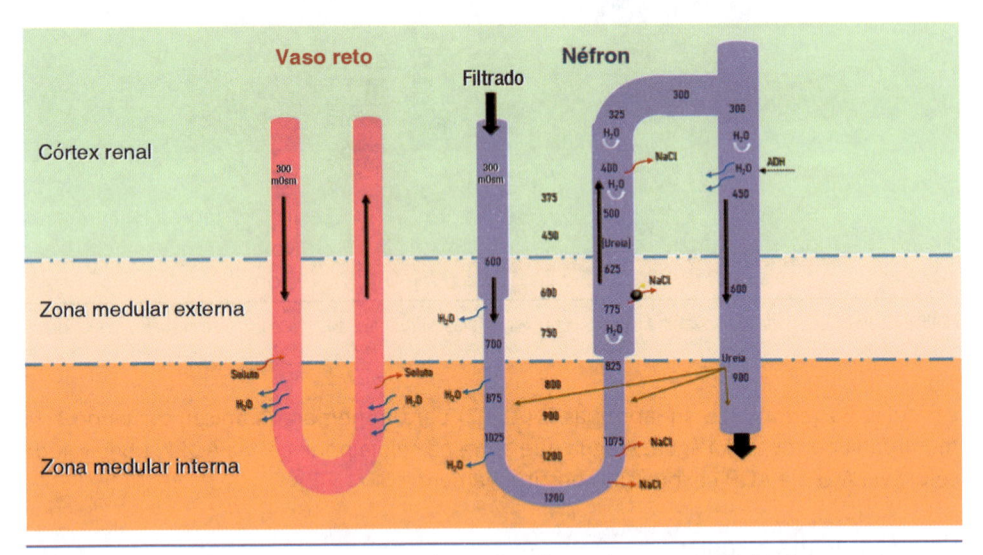

FIGURA 6.3. Diagrama de um único vaso reto e um único néfron ilustrando como a multiplicação por contracorrente poderia produzir o gradiente osmótico na zona medular. *Fonte*: elaborada pelos autores.

Equilíbrio ácido-básico

Segundo Bronstein-Lowry, ácido é todo composto capaz de doar prótons enquanto as bases são os compostos capazes de incorporar os prótons. Tal descrição esclarece o controle do pH sanguíneo a partir do domínio das concentrações de [H^+] para a estabilidade do meio interno.

O pH do sangue normalmente é mantido em 7,35 a 7,45. Qualquer desvio dessa faixa indica uma alteração na concentração de íons hidrogênio [H^+]. Um aumento de [H^+] reflete uma queda do pH sanguíneo e é denominado acidemia. O inverso, ou seja, uma diminuição de [H^+], que equivale a elevação do pH do sangue, é denominada alcalemia.

O equilíbrio da homeostasia ácido-basico é mantido, em parte, pela relação existente entre a tensão de dióxido de carbono arterial (PaCO$_2$) e a concentração plasmática de bicarbonato [HCO$_3^-$]. A manutenção do pH na faixa de normalidade, requer a atuação de três mecanismos fisiológicos fundamentais: tamponamento intra e extracelular, sistema respiratório e funcionamento renal.

O ácido gerado de forma mais abundante em nosso organismo é o ácido carbônico, um ácido volátil proveniente da oxidação completa de ácidos orgânicos. A produção mmol de CO_2/dia não se acumula no corpo pois ele é facilmente eliminado pelos pulmões. Durante a oxidação de substratos orgânicos, há geração de intermediários e metabólitos que são ácidos orgânicos relativamente fortes a exemplo do ácido lático ou cetoácidos. Os ânions desses ácidos, igualmente não se acumulam, pois são metabolizados a CO_2 e H_2O ou são eliminados na urina.

Uma dieta ocidental típica é favorável à produção de ácidos não voláteis pelo metabolismo diário que são rapidamente tamponados no sistema renal por meio dos íons bicarbonatos (HCO_3^-). Logo, o equilíbrio ácido-basico sistêmico é alcançado quando a excreção renal líquida de ácido (NAE) se equipara à produção endógena de ácidos (NEAP) a partir da dieta.

Os rins trabalham para manter o equilíbrio ácido-basico de três maneiras: a) excretando ácido, b) neutralizando ácido e c) reabsorvendo o bicarbonato.

■ Excreção de ácidos

A secreção dos ácidos poderia ser inibida por uma alta concentração de H^+ livres que faz o pH da urina cair abaixo dos níveis críticos de 4,0 a 4,5. No entanto, essa limitação pode ser superada pela presença de tampões urinários que se combinam aos íons hidrogênio livre e, assim, possibilitam a secreção contínua de ácido.

A maior parte dos ácidos excretados chegam à urina por secreção tubular que acontece por meio de um trocador Na^+/H^+ ou por processos ativos da bomba H-ATPase. A quantidade secretada é variável ao longo do sistema tubular, a maior parte (80 a 90%) ocorrendo no túbulo contorcido proximal.

Ainda que fosse possível alcançar pHs urinários extremamente baixos, o epitélio dos túbulos não suportaria tamanha acidez e, por isso, a presença de tampões fixos na urina funcionam como receptores de H^+ e auxiliam a intensificar o transporte desse íon para fora do corpo. Um dos tampões é o íon fosfato ($HPO_4^{2-} + H^+ = H_2PO_4^{1-}$). Outros como a creatinina e o ácido úrico também podem agir como tampões caso o pH urinário se acidifique. Os ácidos excretados com os tampões descritos serão chamados de tituláveis.

■ Neutralização de ácidos

A amônia é um dos tampões urinários mais importantes. Ela tem a vantagem de poder aumentar substancialmente sua concentração na presença de uma carga ácida. A principal região do néfron produtora de amônia são as células do túbulo proximal. Após a síntese, ela pode sofrer difusão para o interior do lúmen tubular ou tornar-se acidificada e formar amônio que entra no lúmen substituindo o H^+ no contratransportador Na^+/H^+.

Acredita-se que a glutamina seja a principal fonte dessa amônia. A glutamina é um aminoácido com diversas funções no organismo cuja metabolização ajuda a excretar H^+ na forma de amônio ($NH4^+$). Como resultado da desaminação intracelular (células do túbulo contorcido proximal) desse aminoácido, duas moléculas de amônia são secretadas pelo contratransportador Na^+/H^+ num processo em que o NH_4^+ assume o lugar do íon H^+, favorecido pela relativa acidez do interior das células. Além disso, uma molécula de α-cetoglutarato (α-CG) será metabolizada a gás carbônico, a glicose ou mesmo a bicarbonato o qual poderá ser reabsorvido.

A quantidade de amônia produzida é estimulada tanto pela acidemia como pela hipocalemia (baixas concentrações séricas de K^+). Já no ramo ascendente da alça de Henle, local de alcalinização progressiva devido à concentração de HCO_3^-, o amônio é transportado substituindo o potássio no transportador de $Na^+/K^+/2Cl^-$. O íon NH_4^+ volta então a dissociar-se, gerando a amônia (NH_3) que se difunde facilmente para o interstício medular. No ducto coletor, a pressão parcial da NH_3 será muito baixa, ocorrendo difusão contínua de NH_3 do interstício para o ducto coletor, ajudando a tamponar uma parcela considerável de íons H^+ lançados ali. O NH_4^+ então é excretado como NH_4Cl para manter a eletroneutralidade. Independentemente da via percorrida pela amônia/amônio, o sistema funcionará tanto melhor quanto mais ácido for o fluido que percorre o ducto coletor medular interno.

Independentemente do mecanismo, para cada NH_4 secretado no líquido tubular, um novo HCO_3^- é devolvido ao sangue. Assim para cada íon hidrogênio que é excretado (na forma de NH_4^+), um novo íon HCO_3^- é transferido para o sangue, repondo o bicarbonato que foi perdido devido a ingestão ou a geração de ácidos no organismo, mantendo-se o equilíbrio ácido-basico do indivíduo.

■ Reabsorção de bicarbonato

A [HCO_3^-] plasmática é normalmente mantida em torno de 25 mEq/L por meio da reabsorção diária da carga de bicarbonato filtrado. Ao longo do néfron a secreção de H^+ se combina com o HCO_3^- da luz tubular formando o ácido carbônico (H_2CO_3) que, na presença da enzima anidrase carbônica (presentes sobretudo no túbulo contorcido proximal e na alça de Henle), é rapidamente convertido a CO_2 e a H_2O.

O CO_2 do lúmen difunde-se imediatamente para o interior da célula sendo reidratado e voltando a se dissociar em H^+ e HCO_3^-. Este bicarbonato deixa a célula pela membrana basolateral por cotransporte com o Na^+ (túbulo contorcido proximal) ou através do trocador HCO_3^-/Cl^- (porção ascendente espessa da alça) retornando à circulação.

Remoção e excreção de produtos metabólicos endógenos

Os rins constituem as principais vias para a eliminação de produtos indesejáveis do metabolismo, os quais são desnecessários para o corpo. Entre eles temos a ureia (resultado do metabolismo dos aminoácidos), a creatinina (da creatina muscular), o ácido úrico (dos ácidos nucleicos), os produtos finais da degradação da hemoglobina e os metabólicos de vários hormônios. Todas essas substâncias precisam ser eliminadas pelo corpo, à medida que são produzidas.

A excreção através da urina é constituída por três processos: a filtração glomerular, a reabsorção pelos túbulos renais e, por último, a secreção de substâncias do sangue para os túbulos renais. Uma combinação das três etapas aplica-se a cada substância no plasma e, para muitas delas, as taxas com que os processos ocorrem estão sujeitas ao controle fisiológico. Ao desencadear alterações nas taxas de filtração, reabsorção ou secreção toda vez que a quantidade de uma substância no organismo estiver acima ou abaixo dos limites normais, mecanismos homeostáticos podem regular o equilíbrio corporal da substância.

A reabsorção e a secreção dos inúmeros solutos, por meio do epitélio renal, são feitas por mecanismos específicos. Por exemplo, a reabsorção de sódio e cloreto, os solutos de maior presença no filtrado glomerular, estabelece gradientes osmóticos pelo epitélio tubular que permitem a reabsorção passiva de água. Esta passa do interstício para a circulação peritubular por meio de um balanço entre as pressões oncótica e hidrostática existentes no interior dos capilares peritubulares. A reabsorção de água aumenta a concentração dos solutos no líquido tubular. Portanto, a reabsorção de água modifica o gradiente químico responsável pelo transporte passivo de determinados solutos por meio do epitélio, como no caso da ureia. Ao final, o que se tem é uma reabsorção de produtos de degradação relativamente incompleta (como no caso da ureia) e grande parte de suas cargas filtradas são excretadas na urina e a reabsorção da maior parte dos componentes plasmáticos úteis, como água, íons inorgânicos e nutrientes orgânicos relativamente completa, de modo que as quantidades excretadas na urina representam um quantitativo muito pequeno de suas cargas filtradas.

A ureia, além de ser o principal catabólito do metabolismo proteico é também, em geral, o mais relevante catabólito não volátil. A principal via de excreção de ureia é a urina, embora seja possível encontrar ureia nas fezes e no suor. A concentração plasmática normal de ureia é 2,5 a 6 mM. Um indivíduo adulto sadio, com dieta normal e fluxo urinário diário em torno de 2 litros, elimina diariamente, na urina, em torno de 450 mmoles de ureia. Essa substância não é tóxica, sendo sua retenção em lesões renais apenas um sinal de retenção de outras substâncias, as quais podem ter efeitos deletérios sobre o organismo quando presentes em excesso. Portanto, seu nível sanguíneo é uma avaliação grosseira, mas muito acessível, da suficiência ou insuficiência renal.

A ureia foi a primeira substância com a qual se realizaram *clearances* (índice de depuração). Para quantificar o *clearance* de ureia era costume utilizar a concentração de ureia no sangue e não no plasma, por conveniências de dosagem em laboratórios clínicos. Em pesquisa, entretanto, para a medida do *clearance* de ureia, sua determinação deve ser feita no plasma, e, preferencialmente, a fluxos urinários altos, quando o *clearance* de ureia se torna comparável aos *clearances* de inulina ou creatinina.

A relação entre fluxo urinário e excreção de ureia contribuiu para firmar o conceito da reabsorção passiva de ureia, já que o fluxo interfere na reabsorção de substâncias transportadas passivamente. Quando o fluxo é baixo, sua reabsorção tubular aumenta devido ao aumento da sua concentração urinária, enquanto em situações de fluxo elevado diminui sua reabsorção.

Ainda que o resultado final do processo de transporte de ureia seja uma grande reabsorção, existe ao nível da alça de Henle secreção passiva de ureia, proveniente do ducto coletor, possibilitando uma recirculação tubular desse soluto. A relevante função da ureia no mecanismo de controle da concentração da urina tornou-se evidente quando foi demonstrado que animais submetidos a uma dieta hipoproteica eram menos capazes de concentrar a urina do que os que mantinham uma dieta numa quantidade habitual de proteínas. Mais recentemente, descobriu-se que a conservação de ureia no rim depende de um processo de recirculação. Em vista disso, ela é continuamente reabsorvida, sobretudo no coletor da medula interna, passando para o interstício; contudo, somente 13% de sua carga filtrada são eliminados na urina.

Após ser filtrada, 50% da ureia é reabsorvida no túbulo proximal por difusão, pelas vias transcelular e paracelular, a favor de seu gradiente de concentração, criado pela reabsorção de fluido, ao longo desse segmento. A porção fina descendente da alça de Henle, tanto de néfrons superficiais como justamedulares, apresenta um transportador de ureia, UT2, que secreta o soluto para o túbulo, por difusão facilitada. No ramo fino ascendente, as células continuam secretando ureia para a luz, provavelmente, também por difusão facilitada. A reabsorção de água no ducto coletor, estimulada pelo ADH, resulta em aumento da concentração luminal de ureia, que atinge níveis cada vez mais elevados em direção à papila renal. Dessa forma, o ducto coletor da medula interna reabsorve ureia por meio da via transcelular, por difusão facilitada, tanto na membrana apical (por meio do transportador tipo UT1), como na membrana basolateral (pelo transportador UT4). A passagem de ureia do interstício medular para o ramo descendente dos vasos retos ocorre por difusão facilitada, mediada pelo transportador tipo UT3, estruturalmente bastante semelhante ao UT2.

A creatinina é outro produto do metabolismo. Por ser uma molécula maior que a ureia não atravessa a membrana tubular. Dessa forma, quase nada dessa substância é reabsorvida, de modo que praticamente toda a creatinina filtrada pelo glomérulo é excretada na urina.

Remoção e excreção de produtos metabólicos exógenos

O rim maduro é um órgão primorosamente complexo que contém mais de 20 tipos especializados de células. Além de ser composto por vários tipos celulares diferenciados, cada rim humano adulto contém aproximadamente 1 milhão de unidades de filtragem individuais conhecidas como néfrons, que recebem aproximadamente 20% do débito cardíaco e produzem 180 litros de filtrado urinário primário por dia. Esse processo de filtragem garante que o excesso de sal e líquidos, resíduos metabólicos e toxinas exógenas sejam excretados.

Os rins eliminam a maioria das toxinas e de outras substâncias estranhas que são produzidas pelo corpo ou ingeridas, como pesticidas, fármacos e aditivos alimentícios. Essas substâncias são secretadas do sangue para os túbulos, de modo que suas intensidades de excreção sejam altas.

É possível eliminar alguns fármacos na sua forma inalterada, contudo, a maioria dos fármacos precisa ser previamente metabolizada. A eliminação dos fármacos do organismo pode ocorrer por meio de numerosas vias, entre elas os rins. O fármaco chega aos rins pelas artérias renais. O medicamento livre difunde-se pelas fendas capilares para a cápsula de Bowman, constituindo parte do filtrado glomerular.

A secreção tubular dá-se ao nível do túbulo renal proximal, recorrendo a mecanismos de transporte ativo, o que implica gasto de energia. Esses sistemas de transporte apresentam baixa especificidade e podem transportar inúmeros compostos, podendo ocorrer competição entre fármacos que utilizam o mesmo sistema de transporte. É muito útil para excretar fármacos como a penicilina G.

A reabsorção ocorre, em sua maioria, no túbulo distal, por difusão passiva. Os fármacos lipossolúveis são facilmente reabsorvidos, já que a membrana é permeável para lípidos. Isso se deve ao fato de a grande maioria da água, que se encontra no filtrado glomerular, ser reabsorvida, o que faz com que o gradiente de concentração fique a favor da reabsorção. Muitos fármacos são bases ou ácidos fracos, sendo de extrema importância o valor do pH do filtrado, de forma a determinar o grau de ionização e, consequentemente, a reabsorção/excreção do fármaco. As moléculas que se encontram ionizadas e que são mais hidrossolúveis tendem a ser eliminadas. Já as que se encontram na forma não ionizada, as quais são mais lipossolúveis, tendem a ser reabsorvidas.

Os anti-inflamatórios não esteroides são medicamentos usados em processos inflamatórios. Seu mecanismo de ação consiste na inibição da síntese de prostaglandinas, compostos envolvidos na patogênese da dor e da inflamação. Elas também agem como moduladores do efeito do ADH, atenuando sua ação antidiurética. Por essa razão, essa classe de fármacos aumentam a sensibilidade dos túbulos distal e coletor ao ADH, podendo assim dificultar a diluição da urina.

Autoavaliação

1. Um aumento na concentração de potássio plasmático causa aumento em:
   A. Liberação de renina
   B. Secreção de aldosterona
   C. Secreção de ADH
   D. Liberação do hormônio natriurético
   E. Produção de angiotensina II

2. Os aminoácidos são quase completamente reabsorvidos do filtrado glomerular via transporte ativo no:
   A. Túbulo proximal
   B. Laço de Henle
   C. Túbulo distal
   D. Ducto coletor
   E. Pelve renal

3. A taxa de filtração glomerular seria aumentada em:
   A. Constrição da arteríola aferente
   B. Diminuição da pressão arteriolar aferente
   C. Compressão da cápsula renal
   D. Uma diminuição na concentração de proteína plasmática
   E. Diminuição do fluxo sanguíneo renal

4. A maior quantidade de íons hidrogênio secretada pela região proximal do túbulo está associada a:
   A. Excreção de íons potássio
   B. Excreção de íons hidrogênio
   C. Reabsorção do íon cálcio
   D. Reabsorção do íon bicarbonato
   E. Reabsorção do íon fosfato

5. No controle da síntese e da secreção de aldosterona, qual dos seguintes fatores são menos importantes?
   A. Renina
   B. Angiotensina II
   C. Concentração de Na^+ plasmático
   D. Concentração de K^+ no plasma
   E. Hormônio adrenocorticotrópico

(Continua)

(Continuação)

6. A maior parte da glicose filtrada pelo glomérulo sofre reabsorção no:
   A. Túbulo proximal
   B. Descida mole do laço de Henle
   C. Membro ascendente do laço de Henle
   D. Túbulo distal
   E. Duto coletor

7. A amônia é um *buffer* urinário importante e afetivo para qual das seguintes razões:
   A. Sua produção no rim diminui durante acidose crônica
   B. As paredes dos túbulos renais são impermeáveis ao NH_3
   C. As paredes dos túbulos renais são impermeáveis ao NH_4
   D. Sua reação ácido-basico tem um baixo pKa
   E. Nenhuma das opções acima

8. Quando uma pessoa está desidratada, o líquido hipotônico é encontrado no:
   A. Filtrado glomerular
   B. Túbulo proximal
   C. Alça de Henle
   D. Túbulo contorcido distal
   E. Duto coletor

9. Nos túbulos distais, a reabsorção de sódio é aumentada diretamente por:
   A. Estimulação nervosa simpática do rim
   B. Secreção de hormônio natriurético atrial
   C. Secreção de ADH
   D. Secreção de aldosterona
   E. Secreção de angiotensina

10. A capacidade do rim de excretar uma urina concentrada será aumentada se:
    A. A permeabilidade do túbulo proximal à água diminuir
    B. A taxa de fluxo sanguíneo pela medula diminuir
    C. A taxa de fluxo pelo *loop* de Henle aumentar
    D. A atividade da bomba de Na-K no circuito de Henle diminuir
    E. A permeabilidade do duto coletor da água diminuir

11. Um aumento na osmolaridade do compartimento extracelular vai:
    A. Estimular o volume e os osmorreceptores e inibir a secreção de ADH
    B. Inibir o volume e os osmorreceptores e estimular a secreção de ADH
    C. Inibir o volume, os osmorreceptores e a secreção de ADH
    D. Estimular o volume, os osmorreceptores e a secreção de ADH
    E. Deixar de causar alteração na secreção de ADH

Ver Gabarito na pág. 309

Bibliografia

Aires MM. Fisiologia. 3. ed. Rio de Janeiro: Guanabara Koogan; 2008.

Aristizábal-Salazara RE et al. Acid-base equilibrium: the best clinical approach. Rev Colomb Anestesiol. 2015; 43(3):219-24.

Bobulescu A, Moe OW. Na+/H+ exchangers in renal regulation of acid-base balance. Semin Nephrol. 2006 Sep;26(5):334-4.

Boone M, Deen PMT. Physiology and pathophysiology of the vasopressin-regulated renal water reabsorption. Pflugers Arch- Eur J Physiol. 2008;456:1005-24.

Correia PA. Hydro electrolyte balance homeostasis. Port J Nephrol Hypert. 2015;29(1):21-7.

Danziger J, Zeidel ML. Osmotic homeostasis. Clin J Am Soc Nephrol. 2015;10:852-62.

Gumz ML, Rabinowitz L, Wingo CS. An integrated view of potassium homeostasis. N Engl J Med. 2015 July 2;373(1):60-72.

Hamm LL, Nakhoul N, Hering-Smith KS. Acid-base homeostasis. Clin J Am Soc Nephrol. 2015;10:2232-42.

Knepper MA, Kwon TH, Nielsen S. Molecular physiology of water balance. N Engl J Med. 2015;372:1349-58.

Koeppen BM. The kidney and acid-base regulation. Adv Physiol Educ. 2009;33:275-81.

Pallone TL, Turner MR, Edwards A, Jamison RL. Countercurrent exchange in the renal medulla. Am J Physiol Regul Integr Comp Physiol. 2003;284:R1153-R75.

Widmaier EP, Raff H, Strang KT. Vander fisiologia humana: os mecanismos das funções corporais. 14a ed. Rio de Janeiro: Gaunabara Koogan; 2017.

Weiner D; Verlander JW. Role of NH3 and NH4+ transporters in renal acid-base transport. Am J Physiol Renal Physiol. 2011;300:F11-F23.

Zatz R. Bases fisiológicas da nefrologia. São Paulo: Atheneu; 2011.

capítulo 7

Sistema Endócrino

Grace Barros de Sá
Luana Godinho Maynard

Estélio Henrique Martin Dantas

Objetivos do estudo

- Definir as principais glândulas do corpo humano.
- Identificar os principais hormônios do organismo humano.
- Compreender os aspectos funcionais do sistema endócrino.
- Descrever os eixos hipotalâmicos-hipofisários.
- Explicar as principais respostas hormonais agudas e crônicas ao exercício físico.

Resumo

Este capítulo abordará o funcionamento do sistema endócrino em homeostase e no exercício físico. Os hormônios interferem e controlam todas as ações no corpo humano, em uma grande rede de conexões e interfaces. O sistema endócrino tem suas funções controladas por sistemas de estimulação e inibição, a partir de regulações por *feedbacks* positivo ou negativo para a manutenção da homeostase. Cada hormônio possui seus mediadores e interagem com células que apresentam os receptores específicos. A ação desses hormônios em cada célula tecidual será desencadeada por complexas vias de sinalização, que podem, inclusive, sofrer interferências em suas cascatas por outras substâncias (*cross-talking*), que ainda não são totalmente elucidadas.

Os efeitos agudos, subagudos e crônicos do exercício servem de estímulo para a secreção de determinados hormônios e de fator inibitório para outros. Diversos biomarcadores em atletas refletem uma adaptação positiva ou má adaptação às cargas de treinamento. Essas adaptações dependerão do tipo de exercício e da carga a qual o indivíduo é submetido, além das interferências de fatores genotípicos, epigenéticos e fenotípicos, mas ainda há inconsistência nessas interpretações, em parte devido à grande variabilidade interindividual e entre os estudos. Este capítulo revisará os principais hormônios, seus processos de regulação, assim como os efeitos do exercício físico sobre esses mecanismos.

Palavras-chave

- Hormônios
- Sistema endócrino
- Exercício

Aspectos funcionais do sistema endócrino

O sistema endócrino (significa *secretor de hormônios*) consiste em órgãos hospedeiros (glândulas), que sintetizam e secretam mensageiros químicos (hormônios), que promovem a sinalização endócrina que podem percorrer distâncias no corpo humano pela circulação sanguínea até chegar a um tecido ou órgão-alvo (Figura 7.1).

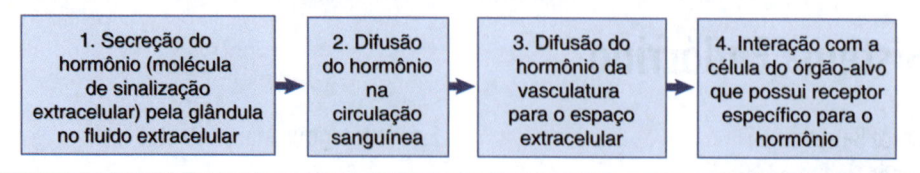

FIGURA 7.1. Etapas da sinalização endócrina. *Fonte*: elaborada pela autora.

No corpo humano há diversas glândulas. Algumas desempenham funções endócrinas (secretam substâncias que são lançadas nos espaços extracelulares) e outras funções exócrinas (lançam em ductos ou canais), ou até as duas funções. As principais glândulas endócrinas do corpo humano são o *hipotálamo*, a *hipófise* ou *pituitária*, a *tireoide*, a *paratireoide*, as *suprarrenais* ou *adrenais*, o *pâncreas* e as *gônadas* (ovários nas mulheres e testículos nos homens), entre outras como a *glândula pineal* e *timo*. Além das glândulas clássicas, alguns tecidos, como o muscular, o adiposo, o cardíaco, o renal e o do fígado que produzem substâncias, atuam com função endócrina.

Os hormônios liberados pelas glândulas endócrinas possuem diversas funções, entre elas: a) integrar e regular as funções corporais; b) ativar os sistemas enzimáticos e controlar a velocidade de reações químicas; c) alterar a permeabilidade das membranas celulares e afetar o transporte de substâncias; d) interferir no crescimento celular; e) induzir a contração e o relaxamento dos músculos; f) estimular a síntese das proteínas e das gorduras; g) iniciar a secreção celular; h) controlar o metabolismo; i) determinar respostas fisiológicas aos estresses físico e psicológico.

O grau de ativação de uma célula-alvo por um hormônio depende da concentração hormonal, do número de receptores e da sensibilidade ou força de união entre o hormônio e o receptor. Os hormônios podem ter a composição de: *peptídeos* (composto por aminoácidos), *esteroides* (produzidos a partir de colesterol), *aminas* ou *eicosanoides* (derivados do araquidonato). Em geral, os hormônios são liberados à medida que recebem sinais provindos de estímulos *humorais*, *neurais* ou *hormonais*.

■ Hormônios hipotalâmicos e hipofisários

O *hipotálamo* é um aglomerado de neurônios, que secreta *hormônios de liberação* (XRHs), de natureza peptídea, que agem em interação com a *hipófise anterior* (*adeno-hipófise*), no que se denomina *eixo hipotalâmico-hipofisário*, para liberação ou produção de *hormônios tróficos* (XTHs) (em alguns casos inibição – XIH) essenciais para o controle de diversas funções (Tabela 7.1). Os hormônios tróficos da *hipófise*, também chamada de *glândula pituitária*, estimulam a produção e a secreção de hormônios nas *glândulas endócrinas periféricas* (X), que formam o terceiro nível do eixo e afetam diversos tipos celulares. Esses últimos hormônios do eixo, em geral, agem com uma retroalimentação negativa (*feedback* negativo) para o hipotálamo e a hipófise, reduzindo a produção/liberação dos hormônios de liberação e tróficos.

Uma região do hipotálamo chamada de núcleo supraquiasmático (SCN) desempenha uma importante função de impor o *ritmo circadiano*, ou seja, um relógio intrínseco biológico que determina a magnitude dos impulsos elétricos a cada 24 horas, controlado pelo ciclo claro-escuro.

A *adeno-hipófise* recebe o apelido de *glândula mestre*, devido a sua grande importância para regulação de diversas funções orgânicas. É também responsável por liberar *prolactina* (PRL), que age no desenvolvimento das mamas e na secreção do leite na amamentação, regula a resposta imune e atua em outros tecidos. Os hormônios do hipotálamo costumam estimular a liberação de outros hormônios pela adeno-hipófise, com exceção da *somatostatina*, que é um inibidor de GH e TSH; e da *dopamina*, que é um fator inibidor de prolactina.

TABELA 7.1. Eixo hipotalâmico-hipofisário e as principais ações

Hormônio hipotalâmico de liberação (XRHs)	Hormônio trófico hipofisário (XTHs)	Alvo	Efeito principal
Hormônio liberador do hormônio do crescimento [GHRH]	Hormônio do crescimento (GH) ou somatotrofina	Diversos tecidos	Crescimento; estimula o crescimento do osso e dos tecidos moles e diversas outras células; regula o metabolismo das proteínas, dos lipídios e carboidratos
Hormônio liberador de corticotropina [CRH]	Hormônio adrenocorticotrófico ou corticotropina (ACTH)	Suprarrenal	Estimula a secreção de glicocorticoides
Hormônio liberador de tireotropina [TRH]	Hormônio tireoestimulante (TSH)	Tireoide	Estimula a secreção de hormônios tireóideos
Hormônio liberador de gonadotropina [GnRH]	Hormônio folículo-estimulante (FSH)	Gônadas	Mulheres: estimula o crescimento e o desenvolvimento dos folículos ovarianos
	Hormônio luteinizante (LH)	Gônadas	Homens: produção de espermatozoides pelo testículo

Fonte: elaborada pela autora.

O hipotálamo também possui uma extensão formando a *neuro-hipófise* ou *hipófise posterior*, que é uma estrutura neurovascular, onde há a liberação de neuro-hormônios como o *hormônio antidiurético* (ADH ou vasopressina) e a *oxitocina*. A neuro-hipófise armazena esses hormônios, no entanto, o dano ou a remoção da neuro-hipófise não afeta drasticamente a produção de ADH nem de oxitocina, pois suas produções são atribuídas ao hipotálamo.

A *oxitocina* atua sobre as células musculares do útero e das glândulas mamárias, tendo papel importante, embora não fundamental, durante o parto, já que provoca contrações no útero no final da gestação. Nos homens, sua função ainda é discutida. Os efeitos do exercício sobre a liberação de oxitocina continuam indefinidos.

O *ADH* reduz o débito urinário, em ação conjunta com a *aldosterona*, aumentando a reabsorção de água nos néfrons renais, e promove a vasoconstrição das arteríolas. A aldosterona é um mineralocorticoide, produzido pelas *glândulas suprarrenais*, também chamadas de *adrenais*. O órgão-alvo desse hormônio também é o rim, onde regula a reabsorção de sódio nos túbulos distais. É diminuída a excreção de sódio e água pela urina na presença de aldosterona, e, com isso, há contribuição para o equilíbrio homeostático (em sinergia com o hormônio ADH), regulando as concentrações de potássio sérico e o pH, bem como os níveis de K^+ e H^+, importantíssimos para a atividade neuromuscular.

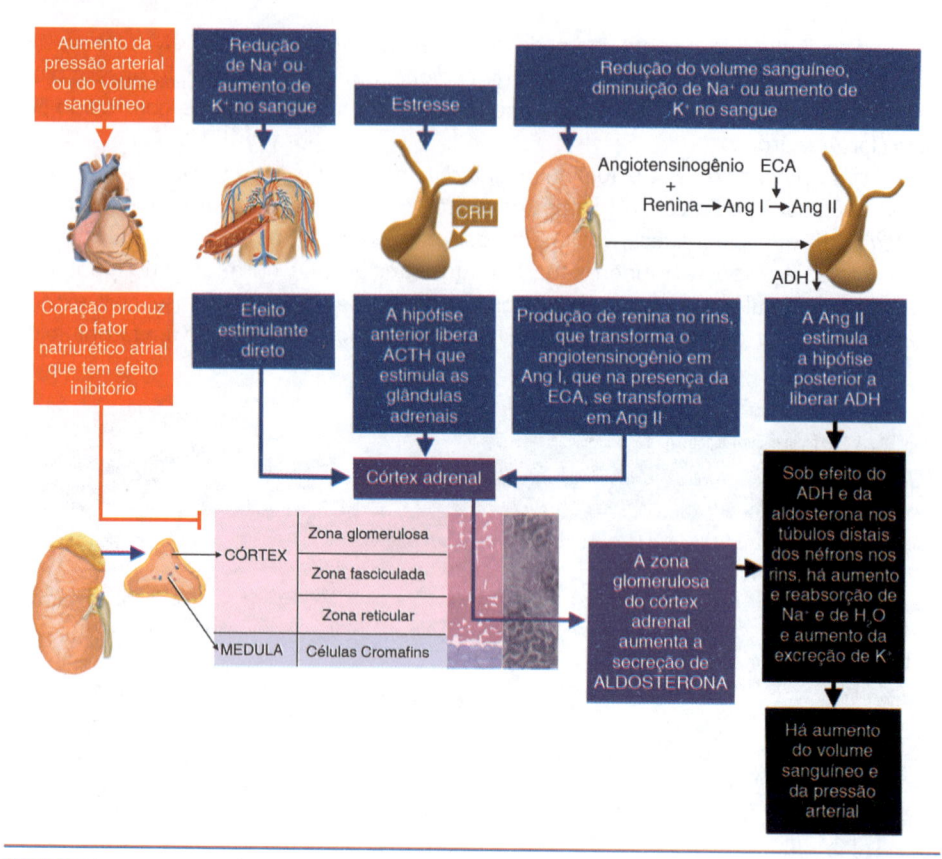

FIGURA 7.2. Mecanismos envolvidos no SRA. *Fonte*: elaborada pela autora.

▪ Eixo GH – IGF-1

O *hormônio do crescimento* (GH) pode agir em diversos tecidos, estimulando o *crescimento celular* e *regulando o metabolismo energético*, entre outras ações como: a) aumentar o transporte dos aminoácidos pela membrana plasmática; b) estimular a formação de DNA e RNA; c) ativar os ribossomos celulares para aumentar a síntese proteica; d) tornar mais lenta a degradação dos carboidratos e poupar proteínas, mobilizando a utilização de lipídios como fonte energética.

Na verdade, o GH é uma família de hormônios com mais de 100 variantes. O GHRH, liberado pelo hipotálamo, sinaliza a adeno-hipófise para produção/liberação de GH a partir das células somatotrópicas. Por outro lado, a inibição da produção de GH ocorre devido à liberação de somatostatina (Figura 7.3).

O GH é um hormônio *anabolizante* e *lipolítico*, que age principalmente no fígado e nos tecidos muscular e adiposo, contribuindo de forma direta e indireta no crescimento do tecido ósseo e vísceras nas fases de crescimento da infância e adolescência. Esse processo fisiológico fundamental para os processos de crescimento e desenvolvimento humano é denominado *eixo GH – IGF-1* (Figura 7.2). Tem maior atividade nos dois estirões de crescimento, sendo o primeiro estirão na primeira infância e o segundo na puberdade, culminando com o período de maturação sexual.

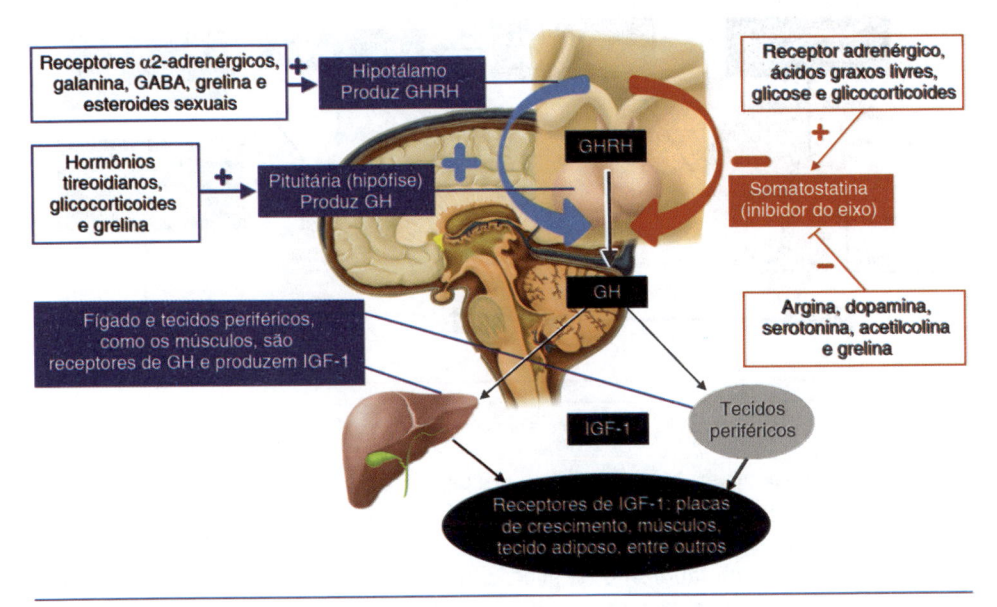

FIGURA 7.3. Fatores envolvidos na regulação do GH no eixo hipotalâmico-hipofisário. Fonte: elaborada pela autora. *Fonte*: adaptada de Hackney *et al.* 2016;3.

A maioria desses efeitos é mediada por esse grupo de hormônios chamados *fatores de crescimento semelhantes à insulina (IGF-1)*, que são hormônios multifuncionais que regulam a proliferação, a diferenciação e o metabolismo celular. As atividades que afetam a secreção de GH incluem idade, sexo, sono, exercício e estresse físico, como jejum e hipoglicemia, hiperglicemia, choque hipovolêmico e cirurgias eletivas, além de composição e fatores fisiológicos, como insulina e IGF-1. A secreção de GH demonstra diferenças entre os sexos, com secreção 'pulsátil' masculina *versus* secreção 'contínua' feminina. E há evidências da queda do GH com o avançar da idade, em um fenômeno denominado "somatopause".

■ Eixo hipotálamo-pituitária-adrenal

O *hormônio adrenocorticotrófico* (ACTH) ou *corticotropina* é liberado como parte do *eixo hipotalâmico-hipofisário-adrenal* ou eixo *hipotálamo-pituitária-adrenal* (HPA). O eixo HPA é principalmente controlado pelo *hormônio liberador de corticotropina* (CRH), secretado pelo hipotálamo, que estimula a hipófise a secretar o ACTH em pulsos, que tem como alvo principal a glândula suprarrenal ou adrenal. O ACTH possui meia-vida curta, de cerca de 10 minutos, e age diretamente aumentando a mobilização dos ácidos graxos a partir do tecido adiposo, aumentando a gliconeogênese e estimulando o catabolismo proteico. O aumento da concentração de ACTH ativa os receptores adrenocorticotrópicos no córtex adrenal a secretar glicocorticoides, como o *cortisol* (um hormônio esteroide), e andrógenos adrenais (Figura 7.4). Como produto final hormonal, o cortisol age como *feedback* negativo, suprimindo a atividade no hipocampo, hipotálamo e hipófise, exercendo *feedback* negativo para a liberação de ACTH. A *arginina vasopressina* (AVP) também pode agir sinergicamente com o CRH para estimular a síntese e a secreção de ACTH pela hipófise anterior.

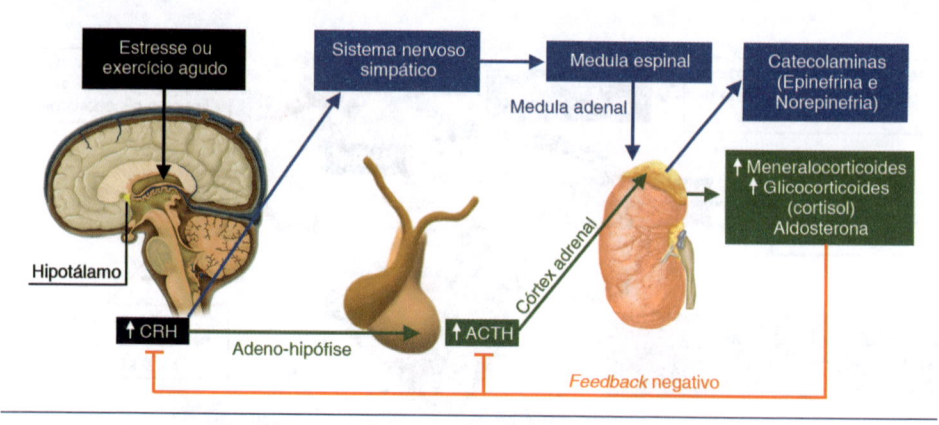

FIGURA 7.4. Mecanismo hormonal do Eixo HPA. *Fonte*: elaborada pela autora.

O cortisol (hidrocortisona) desempenha um papel proeminente em uma variedade de funções, incluindo metabólicas, respostas imunitárias e efeitos psicológicos em razão da ligação aos receptores de glicocorticoides citoplasmáticos.

O cortisol afeta o metabolismo da glicose, das proteínas e dos ácidos graxos livres, pois aumenta a gliconeogênese, se opondo à hipoglicemia. Auxilia o glucagon, o GH e as catecolaminas sobre a lipólise e a proteólise, promovendo a degradação do triacilglicerol no tecido adiposo (glicerol e ácidos graxos) e degradando proteínas em aminoácidos para serem estocadas como glicose no fígado para, por fim, poupar a glicose para obtenção de energia. Com os aumentos rápidos e significativos na produção do cortisol, o fígado degrada a gordura mobilizada que pode resultar em cetose (uma forma de acidose) em sujeitos com dietas pobres em carboidratos. O consumo de refeições com alto teor de proteína podem causar episódios secretórios adicionais do cortisol.

O cortisol também inibe a síntese proteica, pois aumenta a proteólise – especialmente no tecido muscular –, aumenta a reabsorção óssea, produzindo o equilíbrio do cálcio negativo; além de ser antagonista do ADH nos rins. O exercício representa um potente estímulo fisiológico no *eixo HPA*. A intensidade e a duração modulam a resposta do eixo HPA ao exercício.

A secreção de cortisol é altamente rítmica com forte variação diurna, sucessivos declínios durante o dia e alguns períodos noturnos de quiescência, controlada pelo relógio biológico do hipotálamo. Pode ter influências de fatores psicofisiológicos, do ciclo sono/vigília, da incidência da luz, da alimentação, além da idade e do sexo. O aumento do estresse emocional pode ocasionar aumento da liberação de CRH e ACTH, em detrimento da resposta imune. O excesso de cortisol está associado à instabilidade emocional, depressão, perda de massa muscular e massa óssea, inflamação, diminuição da função reprodutiva, aumento do débito cardíaco e pressão arterial, policitemia (excesso de hemácias) por estimular a produção de eritropoietina, disfunções gastrintestinais e aumento de peso, visto que pode aumentar o apetite.

■ Catecolaminas

As catecolaminas, como a *epinefrina* e a *norepinefrina*, também conhecidas como *adrenalina* e *noradrenalina*, são produzidas pela medula adrenal e desempenham papéis importantes no desenvolvimento cardiovascular, metabólico e do sistema imunológico, além de serem determinantes na capacidade de realização do exercício, agindo no mecanismo determinado de *sistema luta e fuga*. Quando lançadas na corrente sanguínea, devido a quaisquer condições do meio ambiente que ameacem a integridade física do corpo (fisicamente ou psicologicamente), esses hormônios aumentam a frequência dos batimentos cardíacos (efeito cronotrópico positivo) e o volume sistólico; aumentam a broncodilatação; aumentam a mobilização de gorduras decorrente da lipólise nas células adiposas; além de elevar a glicemia e provocar vasoconstrição em diversas regiões, enquanto realiza a redistribuição de fluxo, maximizando o fluxo sanguíneo para os músculos voluntários ativos.

Fatores estressores externos ou internos que ameaçam a homeostase ou o equilíbrio dinâmico, como o exercício físico, acionam o eixo HPA e o sistema nervoso simpático, aumentam a liberação de catecolaminas e cortisol. O metabolismo adequado das catecolaminas é importante para a depuração circulatória dessas potentes aminas biogênicas, na prevenção da estimulação prolongada dos adrenorreceptores teciduais e consequentes elevações nos níveis cardiorrespiratórios e taxas metabólicas. As respostas rápidas podem ser necessárias para sobrevivência, mas a elevação sustentada das catecolaminas circulantes por períodos prolongados também pode produzir condições patológicas, como hipertrofia cardíaca e insuficiência cardíaca, hipertensão e transtorno de estresse pós-traumático.

■ Hormônios tireoidianos

O *TSH* ou *tireotropina* é um hormônio glicoproteico que controla a secreção hormonal por parte da tireoide, mantém o crescimento e o desenvolvimento da tireoide e aumenta o metabolismo das células tireóideas. Esse hormônio possui meia-vida longa, podendo chegar a algumas horas e faz parte do *Eixo Hipotalâmico-Hipofisário-Tireoidiano* (Figura 7.5), sendo estimulado pelo *hormônio hipotalâmico de liberação* (TRH). O TRH é regulado por vários tipos de estresses, que podem inibi-lo a partir da retroalimentação negativa de *tri-iodotironina* (T_3), a forma ativa de hormônio tireoidiano.

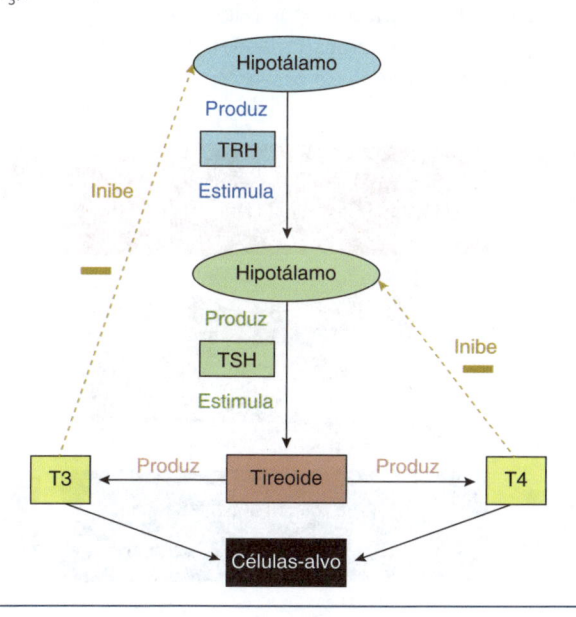

FIGURA 7.5. Eixo hipotalâmico-hipofisário-tireoidiano. *Fonte*: elaborada pela autora.

O TSH estimula o metabolismo de todas as células e acelera a degradação dos carboidratos e das gorduras no metabolismo energético. Devido ao importante papel dos hormônios tireóideos na regulação do metabolismo, era de se esperar que aumentassem durante o exercício; porém, essa resposta nem sempre ocorre.

A tireoide é importante para o crescimento e o desenvolvimento dos tecidos, para a formação dos sistemas esquelético e nervoso, o amadurecimento e a reprodução. Os hormônios tireoidianos são produzidos a partir do iodeto, sendo os principais hormônios metabólicos a *tiroxina* ou *tetraiodotironina* (T_4), hormônio tireoidiano de forma livre, e o T_3. Apesar de ser menos abundante, o T_3 possui atuação mais rápida e pode ser resultante da retirada do iodo (desionização) de T_4 nos tecidos periféricos, principalmente no fígado e rim.

A idade avançada diminui a liberação do TSH, incluindo a redução de T_4. A disfunção tireóidea tem impacto direto sobre a função metabólica, com consequente redução da taxa metabólica, do metabolismo da glicose e da síntese das proteínas.

Outro hormônio importante liberado pela tireoide é a *calcitonina*, que é responsável pela regulação do cálcio. A homeostasia dos íons cálcio no plasma modula a condução dos impulsos nervosos, a contração muscular e a coagulação do sangue, como será descrito no próximo item.

■ Hormônios da paratireoide e vitamina D

O *paratormônio* (PTH), liberado pela glândula paratireoide, regula a concentração plasmática de cálcio e de fosfato, em oposição à ação da calcitonina. A liberação de PTH é desencadeada por uma baixa nos níveis plasmáticos de cálcio que induz a ativação de osteoclastos para reabsorção de cálcio da matriz óssea, acelera a reabsorção do íon cálcio pela mucosa intestinal e provoca menor retenção de fosfato pelos rins, com a finalidade de liberar cálcio iônico e fosfato para o sangue (Figura 7.6). Algumas evidências sugerem que a atividade física aumenta a liberação de PTH, efeito que pode contribuir para os efeitos positivos no crescimento da massa óssea.

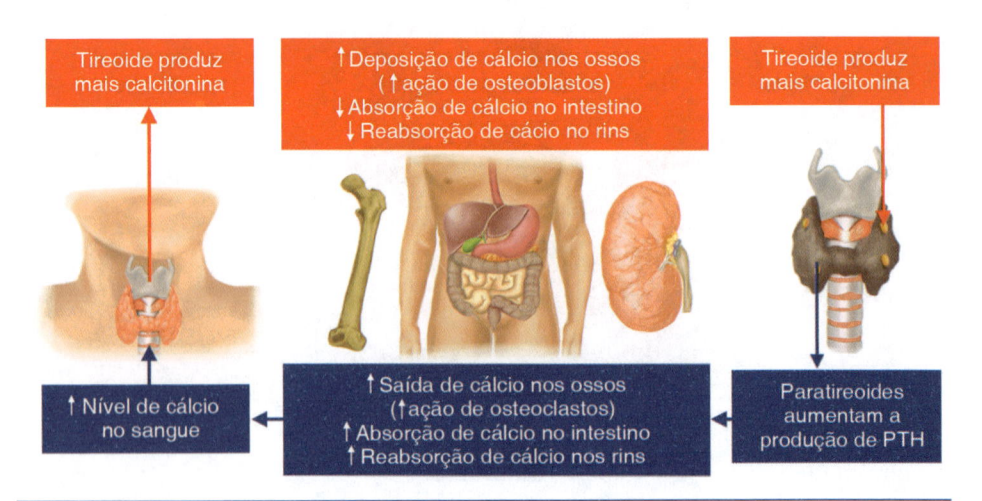

FIGURA 7.6. Controle hormonal do cálcio sanguíneo. *Fonte*: elaborada pela autora.

Os benefícios do exercício para a saúde do sistema esquelético são fundamentais para atletas jovens e idosos, tanto na prevenção como no tratamento da osteoporose, pois a saúde óssea afeta a capacidade de ser ativo durante toda vida. A *vitamina D* também é essencial para o crescimento, a densidade e a remodelação óssea, desempenhando um papel central no osso por meio de mecanismos endócrinos e autócrinos, auxiliando na manutenção da homeostase de cálcio e fosfato, agindo no intestino, rins, glândulas para-tireoides, ossos e músculos esqueléticos. A prevalência de insuficiência de vitamina D em atletas é de cerca de 56%, sobretudo pela diminuição da incidência de radiação ultravio-leta no inverno e em esportes *indoor*.

■ Hormônio folículo-estimulante, hormônio luteinizante e hormônios sexuais

O *hormônio folículo-estimulante* (FSH) e o *hormônio luteinizante* (LH), também deno-minados *gonadotrofinas*, regulam as funções das gônadas de ambos os sexos, compondo a integração do *eixo hipotalâmico-hipofisário-gonadal* (Figura 7.7), regulado pela libera-ção de GnRH pelo hipotálamo.

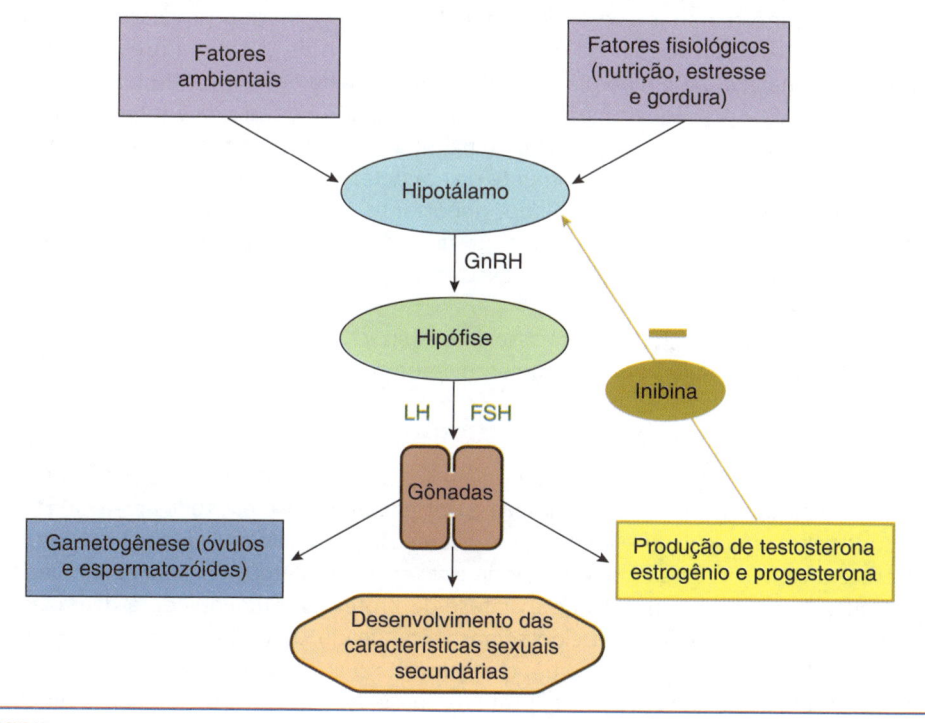

FIGURA 7.7. Eixo hipotalâmico-hipofisário-gonadal. *Fonte*: elaborada pela autora.

As ações do FSH e do LH sobre as gônadas são complexas, sendo liberadas de forma pulsátil mais regular no homem, que vão desencadear em aumento de *testosterona* e da *espermatogênese*; e liberados em ciclos na mulher, favorecendo o *crescimento* e o *amadurecimento do folículo* e a liberação de *estrógenos* e *progesterona*. Inclusive, o hor-mônio melatonina, produzido pela glândula pineal, pode ter influência nesse processo no homem. A melatonina atua como um modulador nos testículos, promovendo uma regulação sobre a esteroidogênese. O FSH aumenta a secreção de um hormônio denominado inibina (TGF-β) em ambos os sexos, que promove um *feedback* negativo, assim como a testosterona e o estrógeno, para liberação de FSH e LH por parte da hipófise, sendo a inibina mais seletiva sobre a secreção de FSH.

Na mulher, um pico desses hormônios, principalmente de LH, provoca a *ovulação* no meio do ciclo (aproximadamente no 14º dia). Antes da ovulação, há o crescimento do folículo e a liberação de estrogênio e, por isso, é denominada fase folicular. Já após a ovulação, há a formação de um corpo lúteo ou corpo amarelo no ovário, e, por esse motivo é denominada fase lútea, que secreta tanto estrogênio quanto progesterona, com maior ênfase na progesterona. No entanto, com a ausência da fecundação, o corpo amarelo se desconstitui e diminui a produção hormonal, que provoca a descamação da parede do útero, ou seja, o período menstrual, que estimula a hipófise a produzir mais FSH e LH iniciando um novo ciclo.

Caso ocorra a fecundação, a célula-ovo produz o hormônio *gonadotrofina coriônica humana* (HCG), produzida pelas células trofoblásticas, que mantém o corpo lúteo, a produção de progesterona e estrogênio, que impedem a iniciação de novo ciclo.

É importante ressaltar que o despertar desse eixo permite o processo pubertário de maturação sexual. Apesar da influência ambiental e de outros fatores fisiológicos interferirem na atividade hipotalâmica, algum fator ainda desconhecido faz com que o hipotálamo passe a produzir FSH e LH em determinado período da adolescência, que promove a primeira menstruação na menina (menarca) e a primeira ejaculação masculina (espermarca), além do aparecimento das características sexuais. Um hormônio que pode desempenhar um papel mediador importante nesse eixo é a *leptina*, que necessita de adiposidade adequada para manutenção da sua produção pelo tecido adiposo branco. Baixa gordura corporal em adolescentes pode prejudicar o ciclo ovariano e a maturação sexual.

O envelhecimento também está associado a alterações nas funções nesse eixo, mas que podem ser atenuadas pelo treinamento aeróbico.

■ Hormônios pancreáticos

Os hormônios pancreáticos são a *insulina* e o *glucagon*. A insulina é produzida nas células β das ilhotas pancreáticas, regula a entrada de glicose em todos os tecidos (sobretudo células musculares e adiposas), com exceção do encéfalo. A liberação de insulina favorece a captação de glicose na maioria dos tecidos (exceto no encéfalo, no fígado e nos músculos ativos), aumentando a síntese de proteínas e diminuindo a degradação, em oposição ao glucagon. No tecido adiposo e no fígado, a insulina suprime a lipólise e a glicogenólise, ao mesmo tempo em que aumenta o armazenamento de ácidos graxos e triacilgliceróis pela ativação da lipoproteína lipase. No fígado e nos músculos, sintetiza glicogênio no intuito de armazenar glicose e reduzir a glicemia sanguínea (Figura 7.8).

O *glucagon* é um polipeptídeo secretado pelas células α das ilhotas pancreáticas em resposta a hipoglicemia, arginina, polipeptídeo inibitório gástrico (durante os níveis reduzidos de glicose no ambiente), gastrina e cloreto de potássio. A ação do glucagon é possibilitada por receptores acoplados às proteínas G, encontrados no fígado, no músculo liso intestinal, no cérebro, no tecido adiposo, no coração e nas células β pancreáticas.

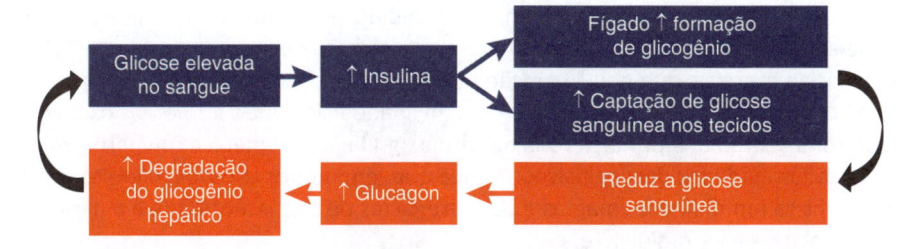

FIGURA 7.8. Regulação da glicemia sanguínea. *Fonte*: elaborada pela autora.

O glucagon pode estar envolvido com ações em múltiplos órgãos, como efeitos inotrópicos e cronotrópicos no coração, na saciedade, na taxa de filtração nos rins, na secreção de insulina, no cortisol, na grelina, no GH e na somatostatina. Além disso, o glucagon desempenha um papel central na oxidação de ácidos graxos durante o jejum prolongado e em resposta ao exercício.

Respostas hormonais agudas ao exercício físico

Existe um consenso de que as respostas hormonais aos exercícios dependem de características do protocolo, da massa muscular ativada, dos volumes totais de treinamento, da ordem de exercício, da carga utilizada, do número de repetições por série, da velocidade de execução, do número de séries e de exercícios, e da duração do intervalo de descanso entre as séries. Em geral, o exercício agudo leva a um aumento na produção e na liberação de muitos hormônios: catecolaminas, GH, glucagon, testosterona, ACTH, cortisol e prolactina, enquanto cada um deles têm efeitos local e sistêmico.

O aumento da temperatura corporal altera a fixação proteica de vários hormônios, entre eles o T_4 livre, que aumenta a concentração. Mas as alterações nos hormônios tireoidianos T_3 e T_4 são muito variáveis. O estresse da atividade física estimula a secreção hipotalâmica do CRH, despertando o eixo HPA, que responde a numerosos estímulos como: sinais homeostáticos neuronais (quimiorreceptor, barorreceptor e estimulação dos osmorreceptores), sinais homeostáticos circulantes (glicose, leptina, grelina e peptídeo natriurético atrial) e sinais inflamatórios (IL1, IL-6 e TNF-α).

O desafio no exercício físico é aumentar a produção de ATP, e vários processos celulares funcionam para atender a essa necessidade. Em geral, as concentrações plasmáticas de ADH, Ang II e endotelina-1 (ET-1) aumentam durante o exercício dinâmico, de forma intensidade-dependente. A Ang II e ET-1 são importantes vias vasoconstritoras para a manutenção da pressão arterial durante o exercício.

A função primária da secreção de diversos hormônios, como o cortisol em resposta aguda exercício, é aumentar a disponibilidade de substratos para metabolismo, tanto durante a atividade quanto na recuperação para reparo dos tecidos, por isso, há um aumento da secreção, dependente da intensidade da sessão, acompanhado de um efeito rebote de 24 a 48 horas depois de exercícios extenuantes. A glicose entra na célula por receptores GLUT. No exercício há uma redução de insulina, mas há um deslocamento de GLUT 4, concomitante aumento da sensibilidade à insulina que promove a manutenção dos níveis de glicemia em ação sincrônica com o aumento do glucagon. A insulina possibilita a síntese de proteína muscular e inibe o aumento da degradação, sendo importante para hipertrofia muscular após as sessões.

O eixo hipotalâmico-hipofisário-gonadal é inibido por vários componentes do eixo HPA. Relatos ainda inconsistentes descrevem as alterações em curto prazo no FSH e LH associadas ao exercício, até pela liberação pulsátil de LH, que torna difícil a análise.

Em geral, alguns estudos mostram que a atividade física pode aumentar os níveis de testosterona, estradiol e progesterona de forma aguda, em homens e mulheres, mas esses resultados ainda são inconclusivos. Parece que, em muitos estudos, o efeito geral da atividade física em mulheres magras e para exercícios de alta intensidade é a diminuição do estradiol total e estradiol livre.

É importante ressaltar que o exercício físico pode aumentar os efeitos locais dos hormônios esteroides sexuais. A testosterona leva à ativação de muitos processos anabólicos, incluindo aumentos na transcrição, tradução, enzimas de sinalização e proteínas, além do aumento de força e do estímulo à síntese e liberação de IGF. A testosterona também tem sido associada de forma aguda à expressão de energia. Mas a testosterona tenderá a baixar a concentração após exercício exaustivo, reduzindo seu efeito anabólico.

O exercício pode aumentar a produção de ácido lático que promove a secreção de GH. Assim como há aumentos diferenciais subagudos de GH e IGF-1 na recuperação, principalmente em exercícios resistidos. Há evidências de que o exercício físico induz a atividade do eixo de IGF-1 e, portanto, produz efeitos anabolizantes nos músculos esqueléticos, e o *fator de crescimento mecânico* (MGF), uma isoforma de IGF-1 produzida localmente, parece ser importante nesse processo. Há cada vez mais evidências de que as células musculares esqueléticas secretam ativamente *miocinas*, contribuindo para os amplos efeitos benéficos nas saúdes cardiovascular, metabólica e mental.

Efeitos crônicos do exercício físico sobre o sistema endócrino

Não há evidências concretas sobre alterações em valores de repouso de GH e hormônios do eixo HPA entre sujeitos treinados saudáveis e não treinados, com exceção das catecolaminas e de T_3 total que tendem a diminuir em repouso com o treinamento. Porém, atletas e indivíduos treinados apresentam menor liberação desses hormônios, de catecolaminas induzidas pelo exercício submáximo e melhor recuperação dos níveis hormonais, pois há uma sensibilidade e resposta hipofisária diminuída. Uma grande diversidade de outros mecanismos está envolvida nessa adaptação. Essa resiliência ao estresse do indivíduo fisicamente treinado talvez explique a capacidade de suportar com sucesso uma segunda sessão de exercício após um curto período de descanso.

Há constatações de aumento de hormônios anabólicos como GH e testosterona (que podem estar associados ao aumento de potência) e redução de hormônios catabólicos como ACTH, glucagon e cortisol como efeito crônico do treinamento. Mas atletas altamente treinados podem manter um estado de hipersecreção crônica de ACTH e hiperfunção adrenal, que leva ao hipercortisolismo e aumento de catecolaminas em repouso, que é intensificado antes da competição ou do treinamento intenso, podendo ocasionar queda de rendimento. Um quadro de *overtraining* pode suprimir respostas de GH e de ACTH mediante o exercício máximo, podendo afetar também o desempenho.

As razões de testosterona/cortisol (T/C) e testosterona/estradiol (T/E) são positivamente correlacionadas com o desempenho. As mudanças nessas relações têm sido utilizadas com sucesso para determinar a tensão fisiológica de treinamento. No entanto, a razão T/E parece reduzir em indivíduos com sintomas de *overtraining* devido a maior conversão da testosterona em estradiol pela enzima aromatase.

Em mulheres, o baixo estrogênio da fase lútea para a fase folicular leva a diminuição do desempenho esportivo de meninas nesta fase. Uma má adaptação ao treinamento pode ser refletida pela *tríade da mulher atleta* (Figura 7.9), que se caracteriza por desordem alimentar, amenorreia, osteoporose, entre outros efeitos fisiológicos menos graves.

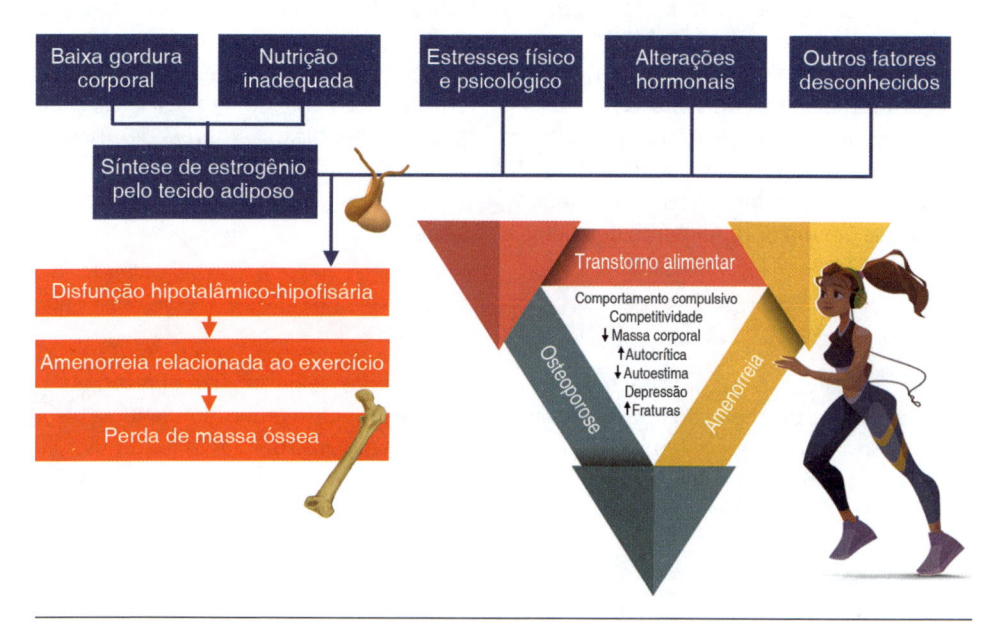

FIGURA 7.9. Tríade da mulher atleta. *Fonte*: elaborada pela autora.

O excesso de treinamento físico com intervalos inadequados pode levar a um hipercortisolismo basal, que pode causar uma supressão da função gonadal, ocasionando hipogonadismo e amenorreia. Vários fatores genéticos, composição corporal, hormonais, fatores psicológicos e mecanismos fisiológicos têm sido sugeridos para explicar essa supressão. No entanto, acredita-se que a principal causa de amenorreia atlética é a reduzida disponibilidade de energia (balanço gasto/ingesta calórica). A prevenção e o reconhecimento precoce dos distúrbios da tríade são cruciais para garantir uma intervenção oportuna.

Conclusão

Como foi visto neste capítulo, os hormônios possuem diversas funções reguladoras nos diversos sistemas orgânicos. Alterações hormonais são evidenciadas em respostas agudas e crônicas aos exercícios. O aumento na produção e liberação de alguns hormônios: catecolaminas, GH, glucagon (acompanhado de uma redução de insulina), testosterona, ACTH e cortisol ocorrem em resposta aguda ao exercício no sentido de otimizar a mobilização de energia. O aumento da temperatura corporal durante o exercício altera a fixação proteica de vários hormônios, entre eles o T_4 livre, que aumenta a concentração. Após uma sessão de treinamento, ou seja, em resposta subaguda, pode ocorrer aumento de hormônios com função anabólica como GH, IGF-1 e testosterona. Há constatações de aumento desses hormônios anabólicos, que podem estar associadas ao aumento de potência, e redução de hormônios catabólicos como ACTH, glucagon e cortisol como efeito crônico do treinamento.

Mas a testosterona tenderá a baixar concentração após exercício exaustivo, reduzindo seu efeito anabólico. A magnitude de liberação desses hormônios depende de diversas variáveis do exercício como duração, intensidade, densidade, intervalo de recuperação, ordem de exercícios e frequência de treinamento, assim como fatores externos ambientais e fatores endógenos como idade, nível de treinamento, condição atual de saúde, polimorfismos genéticos, entre outros fatores. Nem sempre as alterações agudas nos ajudam a compreender as adaptações crônicas ao exercício e, por isso, há a necessidade de mais estudos crônicos. Devido à gama de variáveis intervenientes nas alterações hormonais, muitos estudos ainda são inconclusivos com relação às respostas hormonais ao exercício. Compreender melhor as respostas hormonais ao exercício podem auxiliar os treinadores a planejar melhor as sessões de treinamento e ajustar a periodização no intuito de alcançar os objetivos de treinamento e um maior rendimento de atletas e não atletas.

Autoavaliação

1. Qual a glândula que se caracteriza por um aglomerado de neurônios, que secreta hormônios de liberação (XRHs), de natureza peptídea, que agem estimulando a hipófise anterior (adenohipófise), para liberação ou produção de outros hormônios, denominados hormônios tróficos (XTHs)?
   A. Hipófise Porterior
   B. Hipotálamo
   C. Pâncreas
   D. Suprarrenal

2. Assinale a alternativa que cita os hormônios liberados pela hipófise anterior ou glândula pituitária.
   A. GH, GHRH, TRH e GnRH
   B. GHRH, Testosterona e Cortisol
   C. T3, T4, LH, TSH e FSH
   D. GH, ACTH, TSH, LH e FSH

3. Qual a função principal do Sistema Renina-Angiotensina-Aldosterona (SRA)?
   A. Elevar a Pressão Arterial
   B. Reduzir a Pressão Arterial
   C. Promover o Crescimento Celular
   D. Aumentar a Mobilização de Energia

4. Quais são os hormônios multifuncionais que regulam a proliferação, a diferenciação e o metabolismo celular, que são estimulados pelo Hormônio de Crescimento (GH) e que são fundamentais para os processos de crescimento e desenvolvimento humano?
   A. Catecolaminas
   B. Glicocorticoides
   C. Fatores de Crescimento Semelhantes à Insulina (IGF-1)
   D. Hormônios Hipotalâmicos

(Continua)

(Continuação)

5. O eixo hipotálamo-pituitária-adrenal (HPA) é principalmente controlado pelo hormônio liberador de corticotropina (CRH), secretado pelo hipotálamo, que estimula a hipófise a secretar o ACTH em pulsos, que tem como alvo principal a glândula suprarrenal ou adrenal. Sobre esse eixo, é correto afirmar que:

A. É estimulado pelo estresse ou exercício, tendo como produto a insulina que aumenta a gliconeogênese, se opondo à hiperglicemia.

B. É estimulado pelo estresse ou exercício, tendo como produto o cortisol que aumenta a gliconeogênese, se opondo à hipoglicemia.

C. É estimulado pelo sono, tendo como produto neurotransmissores que promovem o relaxamento e a sensação de bem-estar.

D. É estimulado em efeito crônico do exercício, tendo como produto hormônios androgênicos que estimulam a hipertrofia.

6. As catecolaminas, como a epinefrina e a norepinefrina, também conhecidas como adrenalina e noradrenalina, são produzidas pela medula adrenal e desempenham papéis importantes no desenvolvimento cardiovascular, metabólico e do sistema imunológico, além de serem determinantes na capacidade de realização do exercício. Assinale as alternativas que melhor exemplificam as ações desses hormônios sobre os sistemas funcionais:

A. Aumentam a contração muscular, promovendo a ligação das pontes cruzadas de actinas e miosinas nas unidades contráteis muscular, além de aumenta r ressíntese de ATP.

B. Diminuem a glicemia, aumentando a gliconeogênese e o armazenamento de triglicerídeos no fígado, para que tenha um estoque de energia para o exercício.

C. Diminuem a frequência cardíaca, o volume sistólico; a broncodilatação; a lipólise nos adipócitos, a glicemia e provoca vasodilatação em diversas regiões.

D. Aumentam a frequência cardíaca, o volume sistólico; a broncodilatação; a lipólise nos adipócitos, a glicemia e provoca vasoconstrição em diversas regiões.

7. Os hormônios pancreáticos são fundamentais para controle da glicemia. Enquanto um desses hormônios (hormônio A) atua favorece a captação de glicose em diversos tecidos, o outro (hormônio B) atua principalmente na degradação de glicogênio hepático para aumento da glicemia, o que aumenta durante o exercício. De quais hormônios A e B estamos nos referindo, respectivamente?

A. Insulina (hormônio A) e Glucagon (hormônio B).

B. Glucagon (hormônio A) e Insulina (hormônio B).

C. Testosterona (hormônio A) e Estrogênio (hormônio B).

D. Estrogênio (hormônio A) e Testosterona (hormônio B).

8. Alguns hormônios apresentam sua secreção aumentada após uma sessão de exercícios, de forma intensidade-volume dependente, que auxiliam no efeito anabólico muscular. Quais são esses hormônios?

A. Estradiol, Hormônios Tireoidianos, ACTH e GH.

B. Adrenalina, Insulina, Glucagon e Prolactina.

C. Testosterona, Glucagon, Estradiol e Insulina.

D. Testosterona, GH, IGF-1 e Insulina.

(Continua)

(Continuação)

9. Relações entre hormônios podem ser acompanhadas em efeito crônico ao exercício como marcadores de desempenho e para controle das cargas de treinamento, visando evitar a Síndrome de Overtraining ou Tríade da Mulher Atleta. Quais são as razões que estão positivamente relacionadas com o aumento de desempenho atlético?
   A. Corticotropina/Testosterona (C/T) e Cortisol/Glucagon (C/G).
   B. Epinefrina/Cortisol (E/C) e Norepinefrina/Cortisol (N/C).
   C. Testosterona/Cortisol (T/C) e Testosterona/Estradiol (T/E).
   D. Cortisol/Testosterona (C/T) e Estradiol/Testosterona (E/T).

10. Existe um hormônio que regula a concentração plasmática de cálcio e de fosfato, em oposição à ação da calcitonina. A liberação deste hormônio é desencadeada por uma baixa nos níveis plasmáticos de cálcio, que induz a ativação de osteoclastos para reabsorção de cálcio da matriz óssea, acelera a reabsorção do íon cálcio pela mucosa intestinal e provoca menor retenção de fosfato pelos rins, com a finalidade de liberar cálcio iônico e fosfato para o sangue. Estamos falando de qual hormônio?
    A. Paratormônio (PTH) liberado pela Paratireoide.
    B. Epinefrina, liberada pela glândula adrenal.
    C. Hormônio do Crescimento, liberado pela hipófise.
    D. Tiroxina (T4), liberado pela tireoide.

Ver Gabarito na pág. 309

Bibliografia

Anderson T, Lane AR, Hackney AC. Cortisol and testosterone dynamics following exhaustive endurance exercise. Eur J Appl Physiol. 2016 Aug 1;116(8):1503-9.

Anderson T, Wideman L. Exercise and the cortisol awakening response: a systematic review. Sports Med Open. Springer. 2017;3(1):1-15.

Arazi H, Damirchi A, Asadi A. Age-related hormonal adaptations, muscle circumference and strength development with 8 weeks moderate intensity resistance training. Ann Endocrinol (Paris). 2013 Feb;74(1):30-5.

Bajer B, Vlcek M, Galusova A, Imrich RPA. Exercise associated hormonal signals as powerful determinants of an effective fat mass loss. Endocr Regul. 2015;49(3):151-63.

Bracken RM, Brooks S. Plasma catecholamine and nephrine responses following 7 weeks of sprint cycle training. Amino Acids. 2010;38(5):1351-9.

Cadegiani FA, Kater CE. Hypothalamic-pituitary-adrenal (HPA) axis functioning in overtraining syndrome: findings from endocrine and metabolic responses on overtraining syndrome (EROS) – EROS-HPA axis. Sci Med Open. 2017 Dec 1;3(1):1-11.

Cadegiani FA, Kater CE. Novel insights of overtraining syndrome discovered from the EROS study. BMJ Open SEM. 2019 Jun 1;5(1):1-11.

Cairns SP, Borrani F. β-adrenergic modulation of skeletal muscle contraction: key role of excitation-contraction coupling. J Physiol. 2015 Nov 1;593(21):4713-27.

Canali ES, Kruel LFM. Respostas hormonais ao exercício. Rev Paul Educ Fís. 2001;15(2):141-53.

Cano Sokoloff N, Misra M, Ackerman KE. Exercise, training, and the hypothalamic-pituitary-gonadal axis in men and women. Front Horm Res. 2016;47:27-43.

Charron MJ, Vuguin PM. Lack of glucagon receptor signaling and its implications beyond glucose homeostasis. J Endocrinol. BioScientifica Ltd.; 2015;224(3):123-30.

Clow A, Thorn L, Evans P, Hucklebridge F. The awakening cortisol response: methodological issues and significance. Stress. 2004;7:29-37.

Cook CJ, Beaven CM. Salivary testosterone is related to self-selected training load in elite female athletes. Physiol Behav. 2013 May 7;116-7:8-12.

Daly W, Seegers CA, Rubin DA, Dobridge JD, Hackney AC. Relationship between stress hormones and testosterone with prolonged endurance exercise. Eur J Appl Physiol. 2005 Jan;93(4):375-80.

Duclos M, Tabarin A. Exercise and the hypothalamo-pituitary-adrenal axis. Front Horm Res. 2016;47:12-26.

Eliakim A, Nemet D. Interval training and the GH-IGF-I axis - a new look into an old training regimen. J Pediatr Endocrinol Metab. 2012;25:815-21.

Eliakim A. Endocrine response to exercise and training - closing the gaps. Pediatri Exerc Sci. Human Kinetics Publishers Inc. 2016;28:226-32.

Ennour-Idrissi K, Maunsell E, Diorio C. Effect of physical activity on sex hormones in women: a systematic review and meta-analysis of randomized controlled trials. Breast Cancer Res. 2015 Nov 5;17(1).

Geesmann B, Gibbs JC, Mester J, Koehler K. Association between energy balance and metabolic hormone suppression during ultraendurance exercise. Int J Sports Physiol Perform. 2017 Aug 1;12(7):984-9.

Giudice J, Taylor JM. Muscle as a paracrine and endocrine organ. Curr Opin Pharmacol. 2017;34:49-55.

Gonzalez AM, Hoffman JR, Stout JR, Fukuda DH, Willoughby DS. Intramuscular anabolic signaling and endocrine response following resistance exercise: implications for muscle hypertrophy. Sports Med. 2016;46:671-85.

Goolsby MA, Boniquit N. Bone health in athletes: the role of exercise, nutrition, and hormones. Sports Health. 2017 Mar 1;9(2):108-17.

Greenham G, Buckley JD, Garrett J, Eston R, Norton K. Biomarkers of physiological responses to periods of intensified, non-resistance-based exercise training in well-trained male athletes: a systematic review and meta-analysis. Sports Med. 2018;48(11):2517-48.

Hackney AC, Davis HC, Lane AR. Growth hormone-insulin-like growth factor axis, thyroid axis, prolactin, and exercise. Front Horm Res. 2016;47:1-11.

Hammami MA, Ben Abderrahman A, Hackney AC, Kebsi W, Owen AL, Nebigh A, et al. Hormonal (cortical-gonadotropic axis) and physical changes with two years intense exercise training in elite young soccer players. J Strength Cond Res. 2017 Sep 1;31(9):2388-97.

Herbert P, Hayes LD, Sculthorpe NF, Grace FM. HIIT produces increases in muscle power and free testosterone in male masters athletes. Endocr Connect. 2017 Oct 1;6(7):430-6.

Hofstra WA, de Weerd AW. How to assess circadian rhythm in humans: a review of literature. Epilepsy Behav. 2008;13:438-44.

Holwerda SW, Restaino RM, Fadel PJ. Adrenergic and non-adrenergic control of active skeletal muscle blood flow: Implications for blood pressure regulation during exercise. Auton Neurosci Basic Clin. 2015 Mar 1;188:24-31.

Janssen JAMJL. Impact of physical exercise on endocrine aging. Front Horm Res. 2016;47:68-81.

Javed A, Tebben PJ, Fischer PR, Lteif AN. Female athlete triad and its components: toward improved screening and management. Mayo Clin Proc. 2013;88(9):996-1009.

Jürimäe J, Hills AP, Jürimäe T. Exercise training, physical fitness and the growth hormone-insulin-like growth factor-1 axis and cytokine balance. Med Sport Sci. Basel, Karger. 2010;55:128-40.

Kallen VL, Stubbe JH, Zwolle HJ, Valk P. Capturing effort and recovery: reactive and recuperative cortisol responses to competition in well-trained rowers. BMJ Open Sport Exerc Med [Internet]. 2017;3:1-6.

Kraemer WJ, Ratamess NA, Nindl BC. Recovery responses of testosterone, growth hormone, and IGF-1 after resistance exercise. J Appl Physiol. 2017;122:549-58.

Lim CT, Khoo B. Normal physiology of ACTH and GH release in the hypothalamus and anterior pituitary in man. Endotext- NCBI Bookshelf. MDText.com, Inc.; 2000.

Maïmoun L, Georgopoulos NA, Sultan C. Endocrine disorders in adolescent and young female athletes: Impact on growth, menstrual cycles, and bone mass acquisition. J Clin Endocrinol Metab. 2014;99:4037-50.

Mangine G, Van Dusseldorp T, Feito Y, Holmes A, Serafini P, Box A, et al. Testosterone and cortisol responses to five high-intensity functional training competition workouts in recreationally active adults. Sports. 2018 Jul 14;6(3):62.

Mastorakos G, Pavlatou M, Diamanti-Kandarakis E, Chrousos GP, Vamva Str N. Exercise and the stress system. Hormones. 2005;4(2):73-89.

Meira TB, De Moraes FL, Böhme MTS. Relações entre leptina, puberdade e exercício no sexo feminino – correlations among leptin, puberty and exercise in females. Rev Bras Med Esporte. 2009;15.

Moschos S, Chan JL, Mantzoros CS. Leptin and reproduction: a review. Am Soc Reprod Med. 2002;77(3): 433-44.

Mul JD, Stanford KI, Hirshman MF, Goodyear LJ. Exercise and regulation of carbohydrate metabolism. Prog Mol Biol Transl Sci. Elsevier BV; 2015;135:17-37.

Peltonen H, Walker S, Hackney AC, Avela J, Häkkinen K. Increased rate of force development during periodized maximum strength and power training is highly individual. Eur J Appl Physiol. 2018 May 1;118(5):1033-42.

Schweizer JROL, Ribeiro-Oliveira Jr A, Bidlingmaier M. Growth hormone: isoforms, clinical aspects and assays interference. Clin Diabetes Endocrinol. 2018;4(1):1-11.

Saltiel AR. Insulin signaling in the control of glucose and lipid homeostasis. Handb Exp Pharmacol. 2015 Jan; 233:251-73.

Seo DI, Jun TW, Park KS, Chang H, So WY, Song W. 12 Weeks of combined exercise is better than aerobic exercise for increasing growth hormone in middle-aged women. Int J Sport Nutr Exerc Metab. 2010;20:21-6.

Sigalos JT, Pastuszak AW. The safety and efficacy of growth hormone secretagogues. Sex Med Rev. 2018;6(1):45-53.

Stachowicz M, Lebiedzińska A. The role of vitamin D in health preservation and exertional capacity of athletes. Postep Hig Med Dosw [Internet]. 2016;70:637-43.

Stranahan AM, Lee K, Mattson MP. Central mechanisms of HPA axis regulation by voluntary exercise. Neuromolecular Med. 2008;10:118-27.

Taipale RS, Kyröläinen H, Gagnon SS, Nindl B, Ahtiainen J, Häkkinen K. Active and passive recovery influence responses of luteinizing hormone and testosterone to a fatiguing strength loading. Eur J Appl Physiol. 2018 Jan 1;118(1):123-31.

Tank AW, Wong DL. Peripheral and central effects of circulating catecholamines. Compr Physiol. 2015 Jan 1;5(1):1-15.

West DWD, Burd NA, Tang JE, Moore DR, Staples AW, Holwerda AM, et al. Elevations in ostensibly anabolic hormones with resistance exercise enhance neither training-induced muscle hypertrophy nor strength of the elbow flexors. J Appl Physiol [Internet]. 2010;108:60-7.

Yu K, Deng SL, Sun TC, Li YY, Liu YX. Melatonin regulates the synthesis of steroid hormones on male reproduction: a review. Molecules. MDPI AG; 2018;23(2):447.

capítulo 8

Neurociência do Exercício e Saúde Mental

Camila Ferreira Vorkapic
Eugênio Fonseca da Silva Júnior

Luana Godinho Maynard
Estélio Henrique Martin Dantas

Objetivos do estudo

- Compreender a importância do movimento para o funcionamento adequado do cérebro.
- Atualizar sobre a temática exercício físico e saúde mental.

Resumo

A hipótese evolutiva da corrida de resistência afirma que o movimento teve um papel crucial no aparecimento de características anatômicas tipicamente humanas, assim como no modelamento da estrutura e forma de cérebro humano. A íntima ligação entre exercício e evolução humana é evidenciada pelo fato de a inatividade nos tornar doentes. Efetivamente, o corpo humano, incluindo o cérebro, evoluiu para suportar períodos prolongados de estresse cardiovascular. O movimento é de tal modo essencial para o cérebro, que este não só precisa, mas requer atividade física regular para funcionar de modo adequado. Estudos vêm demonstrando que o exercício aeróbico aumenta a proliferação de novos neurônios, a síntese de fatores neurotróficos, gliogênese, sinaptogênese, regula sistemas de neurotransmissão e neuromodulação, além de reduzir a inflamação sistêmica. Todos esses efeitos têm impacto significativo no sentido de melhorar a saúde mental, reduzir o declínio de massa cinzenta associado à idade e melhorar as funções cognitivas. Deste modo, o objetivo deste texto é apresentar uma atualização sobre a temática exercício físico e saúde mental. Dados os recentes avanços, apresentados neste manuscrito, sobre a neurobiologia do exercício e o potencial terapêutico e econômico deste na população em geral, espera-se que pesquisas futuras correlacionando pesquisas básicas a variáveis psicológicas e estudos de imagem possam elucidar melhor os mecanismos pelos quais o exercício melhora a saúde cerebral.

Palavras-chave

- Exercício
- Neurociência
- Neurofisiologia
- Saúde mental

Introdução

Em 2004, Bramble e Lieberman sugeriram, por meio da hipótese da corrida de resistência, que humanos haviam evoluído de ancestrais parecidos com macacos, especificamente devido à sua capacidade de correr longas distâncias. Segundo os autores,[1] a forte seleção para a corrida foi crucial na modelagem do corpo do homem moderno, sendo exatamente a habilidade em correr, um fator crucial para o aparecimento de características anatômicas específicas.[2,3] Os autores concluem que a corrida nos tornou humanos, pelo menos no sentido anatômico, e o nosso aparecimento está intimamente ligado à evolução da corrida. Deste modo, o que está implícito na hipótese da corrida de resistência é que o corpo humano evoluiu para suportar longos períodos de estresse cardiovascular, adaptando-se a um estilo de vida extremamente ativo, que por sua vez pode ter direcionado o crescimento do cérebro há dois milhões de anos. Como consequência, o movimento teve um papel crucial na modelagem da estrutura e forma do cérebro humano.[4] A possibilidade da ligação íntima entre exercício e evolução humana é sugerida pelo fato de a inatividade nos tornar doentes, física e mentalmente.[5] Na verdade, no que diz respeito ao sistema nervoso, estudos vêm demonstrando que o movimento é tão essencial para humanos que o cérebro não só precisa, mas requer atividade física regular para funcionar de modo adequado.[6]

De fato, décadas de estudo vêm demonstrando o efeito significativamente positivo do exercício no cérebro, evidenciando a relação ancestral entre estresse cardiovascular (exercício) e saúde mental.[7] Uma revisão[8] sugeriu também que o exercício aeróbico regular reduz sintomas associados a diferentes transtornos mentais e doenças neurodegenerativas, como Alzheimer e Parkinson. Os autores concluíram que o exercício aeróbico pode ser usado como intervenção adjunta no tratamento de transtornos mentais. Outros estudos demonstraram que altos níveis de atividade física estão associados a níveis mais elevados de qualidade de vida entre indivíduos saudáveis e acometidos por diferentes transtornos mentais.[9] Sugere-se que os efeitos do exercício aeróbico no bem-estar mental sejam consequência da regulação para baixo do eixo hipotalâmico-pituitário-adrenal (HPA).[10] Paradoxalmente, o exercício é um fator estressor, mas apresenta efeito neuroprotetor. Estudos mostram que indivíduos submetidos a um programa de exercícios apresentam níveis mais baixos de cortisol durante repouso ou submetidos a um fator estressor, quando comparados a sedentários.[10] Estima-se que a regulação para baixo do eixo HPA pelo exercício aeróbico aconteça a partir de mecanismos de *feedback* negativo, por meio de um aumento na densidade e eficiência de mineralocorticoides e inibição de cortisol.[10]

O exercício aeróbico também tem sido relacionado com melhoras cognitivas em jovens e idosos,[11,12] sendo assim, uma melhor aptidão física está associada a melhores funções executivas e processos visuoespaciais. Estudos recentes propuseram que o exercício aeróbico protege o cérebro contra a demência ou retarda o declínio cognitivo relacionado com a idade.[12]

Os estudos que sugerem que o exercício tem impacto nas funções cerebrais têm focado primariamente nos efeitos biológicos diretos, utilizando modelos animais e humanos. O exercício também pode tornar melhor a cognição através da melhora geral em condições de saúde e da redução dos sintomas das doenças crônicas que têm impacto em funções neurocognitivas. A maioria das evidências acerca dos efeitos do exercício no cérebro, no entanto, vem de estudos em animais[11-16] que sugerem que os mecanismos neurobiológicos básicos associados ao exercício podem ocorrer em dois níveis: no nível extracelular, no qual o exercício induz a angiogênese a partir de vasos preexistentes, e no nível intracelular, em que o exercício tem sido associado à neurogênese hipocampal.[11] O significado funcional desse efeito ainda é incerto, mas alguns estudos propõem que neurônios recém-formados podem ser totalmente integrados à rede neural, tornando--se funcionais.[14] O exercício parece ainda induzir o crescimento de novas sinapses (sinaptogênese).[14] Além disso, estudos em animais mostraram alterações induzidas pelo exercício em fatores moleculares de crescimento como o fator neurotrófico derivado do cérebro (BDNF) e o fator de crescimento semelhante à insulina tipo (IGF-1), proteínas com papel crucial na neuroplasticidade, neuroproteção e neurogênese.[10] Há ainda vasta evidência de que os sistemas de neuromodulação e neurotransmissão sejam modulados pelo exercício.[17,18]

Por último, um conceito emergente sugere que a saúde cerebral e as funções cognitivas são moduladas pela inter-relação entre fatores centrais e periféricos.[19] Processos inflamatórios sistêmicos, presentes em doenças metabólicas como hipertensão arterial ou resistência à insulina, aumentam a inflamação no sistema nervoso central e estão associados ao declínio cognitivo.[19]

Em suma, décadas de estudos vêm demonstrando que os efeitos do exercício no cérebro são únicos no sentido de melhorar a saúde mental, funções cognitivas e reduzir fatores periféricos de risco que parecem influenciar diretamente a saúde do cérebro. Dados os recentes avanços na presente temática, o objetivo deste capítulo é fornecer uma atualização da literatura no que concerne a neurofisiologia e a neurociência do exercício. Deste modo, enfatizaremos os vários efeitos do exercício no cérebro de humanos e animais, como as alterações nas funções cerebrais, neuroquímica, sistemas de transmissão e gênese de novas células nervosas, assim como na relação entre estas mudanças e a saúde mental. Sendo assim, este capítulo se divide em duas partes: 1) Alterações neurofisiológicas e neuroquímicas após o exercício aeróbico em estudos humanos e animais e 2) a relação entre estas alterações e melhoras na saúde mental.

Alterações neurofisiológicas e neuroquímicas após o exercício aeróbico

■ Mudanças bioquímicas e alterações no eixo HPA

A ativação do eixo HPA, envolvido na regulação de hormônios do estresse, como o cortisol, parece ter papel fundamental no efeito do exercício no cérebro. Quando estimulado, o hipotálamo libera o hormônio liberador de corticotrofina (CRH), que por sua vez estimula a glândula pituitária a sintetizar o hormônio adrenocorticotrófico. Este último interage com a glândula adrenal promovendo a síntese do cortisol (corticosterona em animais).[20,21] Paradoxalmente, apesar de o exercício agudo ser um agente estressor, o exercício crônico tem efeito neuroprotetor. Estudos mostram que indivíduos submetidos a um programa de exercícios apresentam menores níveis de cortisol em repouso ou em resposta a um agente estressor, quando comparados a sedentários.[10] Algumas hipóteses sugerem que alterações na atividade do eixo HPA, como maior densidade e eficiência de receptores mineralocorticoides, menores níveis de cortisol e inibição da síntese de cortisol, podem representar mecanismos eficientes de *feedback* negativo.[20]

Além disso, estudos em animais e humanos mostraram que alterações hormonais podem influenciar comportamentos e funções alimentares por meio da interação com fatores anorexigênicos, como glicose e leptina, e fatores orexigênicos, como neuropeptídeo

Y e grelina. Estes fatores podem regular o circuito alimentar no núcleo ventrolateral do hipotálamo, ativando o sistema em situações de estresse. Consequentemente, uma combinação de ingestão de aminoácidos e ativação do eixo HPA pode fazer com que o corpo guarde energia para situações estressantes.[20]

Outros estudos observaram que o exercício crônico tem efeitos antioxidantes, que podem ser explicados pela sinalização mediada por espécies reativas de oxigênio (ROS). A produção mitocondrial de ROS, resultante da alta demanda metabólica, induz a sinalização mediada pelo fator de transcrição nuclear kappa B (NF-κB). Este induz a expressão de genes que codificam enzimas antioxidantes como a superóxido dismutase e a glutationa peroxidase, que combatem o acúmulo de radicais livres.[22] Além disso, o aumento na concentração de ROS modula a atividade de vias intracelulares envolvidas no comportamento de fibras musculares. Estudos animais observaram que maiores níveis de ROS ativam a proteína CREB (*cAMP response element-binding*) e o receptor ativado por proliferadores de peroxissoma gama (PGC-1α) no núcleo, induzindo a biogênese mitocondrial. Deste modo, o exercício aeróbico crônico promove um aumento da atividade biogênica mitocondrial (expressão dos fatores de respiração nuclear, NRF-1 e NRF-2, e em consequência, ativação do fator de transcrição mitocondrial A – TFAM) mediada por antioxidantes.[22]

■ Alterações na neurotransmissão e neuromodulação

Evidências mostram que o exercício agudo promove alterações cerebrais em consequência do aumento no metabolismo, oxigenação e fluxo sanguíneo no cérebro. No entanto, a maioria das evidências disponíveis provém de pesquisas em animais.[11] Estes estudos mostram que o exercício agudo modula a maioria dos neurotransmissores no sistema nervoso central associados a inibição e sedação (GABA), estado de alerta (norepinefrina), sistema de recompensa (dopamina) e humor (serotonina).[23,24] A ativação das monoaminas pela atividade física reduz a incidência e aumenta as chances de recuperação de transtornos mentais como depressão, ansiedade e estresse.[24] Nesse contexto, é interessante o fato de que agonistas de serotonina, incluindo alguns antidepressivos como a fluoxetina, podem aumentar a gênese celular,[25-27] enquanto a administração de antagonistas de receptores de serotonina reduz a proliferação celular no giro denteado, uma região do hipocampo associada à potenciação de longo prazo.[27] De fato, os efeitos antidepressivos do exercício em humanos[24,28,29] têm se mostrado tão potentes quanto o de medicações agonistas de serotonina, aumentando a possibilidade de a neurogênese ser o mecanismo comum terapêutico por trás das melhoras nos sintomas. Análises de varredura mostraram que tanto o exercício agudo quanto o crônico afetam a expressão de genes hipocampais associados à plasticidade sináptica de uma forma geral.[30] Mais especificamente, genes relacionados com o sistema glutamatérgico são regulados para cima e aqueles associados ao sistema GABAérgico, para baixo.[29] Na verdade, a função glutamatérgica no giro denteado pode regular a neurogênese.[29] As alterações na função glutamatérgica induzidas pelo exercício podem, desse modo, influenciar a produção e função de novos neurônios no cérebro adulto. No entanto, é improvável que esse aumento de ativação resulte em excitotoxicidade associada ao glutamato, já que o exercício também eleva os níveis de proteínas neuroprotetoras como o BDNF.[25]

Outros fatores neuroquímicos liberados durante o exercício agudo incluem o aumento na síntese de opioides e endocanabinoides, responsáveis pela sensação de euforia, bem-estar, sedação e redução à sensibilidade da dor.[31-37] Além disso, agonistas externos exógenos, como a morfina e a heroína, suprimem a neurogênese *in vivo*,[31,32] enquanto, endorfinas e encefalinas estimulam a gênese celular *in vitro*.[33-35] Os complexos efeitos dos opioides na produção de novos neurônios, no entanto, ainda permanecem incertos.

Outros estudos em animais mostraram ainda que o sistema endocanabinoide pode ter um papel relevante na sensação de sedação e bem-estar após o exercício, conhecida como "onda de corredor".[37] As endorfinas não atravessam a barreira hematencefálica, mas a molécula lipossolúvel da anandamida, um endocanabinoide, pode entrar no cérebro e desencadear as conhecidas sensações. Os autores fornecem uma visão completa de como esse importante sistema de recompensa está envolvido na melhora do estado psicológico e na sensibilidade à dor, em consequência do exercício.

■ Fatores neurotróficos

Fatores neurotróficos, proteínas essenciais para sobrevivência, proliferação e maturação neuronal, também são ativados e sintetizados durante o exercício agudo. Estudos em animais mostram aumento nos níveis de expressão de diversas neurotrofinas como o fator neurotrófico derivado do cérebro (BDNF), fator de crescimento semelhante à insulina tipo 1 (IGF-1), fator de crescimento vascular endotelial (VEGF), neurotrofina-3 (NT3), fator de crescimento de fibroblasto (FGF-2), fator neurotrófico derivado da glia (GDNF), fator de crescimento epidérmico (EGF) e fator de crescimento nervoso (NGF), após exercício.[38,39]

Nas últimas décadas, vem crescendo o interesse na relação entre fatores angiogênicos e neurogênese. No giro denteado, no hipocampo, os novos neurônios se aglomeram próximos aos vasos sanguíneos e se proliferam em resposta aos fatores vasculares, como VEGF e IGF-1.[38,39] Isto levou à hipótese de que células neurais progenitoras estão associadas a um nicho vascular e que a neurogênese e a angiogênese estão intimamente relacionadas.[40]

Em particular, estudos mostraram que a expressão do gene hipocampal de VEGF em animais adultos resulta em aproximadamente o dobro do número de neurônios no giro denteado e melhoras na cognição.[41-44] Além disso, a infusão periférica de IGF-1 também aumenta a neurogênese no cérebro de animais adultos, além de reverter a redução neuronal relacionada com o envelhecimento.[45] Deste modo, muitos autores concluem que as alterações vasculares no cérebro em consequência do exercício podem ser mediadas por fatores como o IGF e o VEGF.[44-49]

Os efeitos de longo prazo do exercício parecem resultar de diferentes respostas e adaptações, comparados com os efeitos do exercício agudo. Uma série de alterações neuroquímicas, como o aumento na expressão de fatores neurotróficos e a indução de processos anti-inflamatórios que promovem angiogênese, neurogênese e sinaptogênese, advém do aumento no fluxo sanguíneo cerebral em decorrência do exercício crônico.[38] Apesar de a maioria dos estudos serem realizados em animais, alguns destes resultados já foram concluídos com sucesso para humanos, já que os mecanismos adjacentes apresentam respostas muito similares em animais e humanos.

■ Neurogênese, angiogênese e sinaptogênese

Dentre todos os efeitos da atividade física no cérebro, é a neurogênese o fenômeno neuroquímico mais associado ao impacto do exercício no SNC. O aumento da neurogênese hipocampal é um fenômeno robusto e claramente evidenciado.[38-40,50-56] Estudos mostraram, no entanto, que parece não haver produção de novos neurônios ou células gliais em consequência do exercício, em outras regiões do cérebro, como por exemplo no bulbo olfatório ou zona subventricular.[57] Isso não se deve à falta de plasticidade na neurogênese olfatória. Na verdade, foi observado que o nascimento de novos neurônios olfatórios pode ser induzido por exposição a um ambiente rico em odores.[57] Em outras regiões, as evidências de neurogênese induzida pelo exercício ainda são controversas.[58-60] O exercício é capaz também de aumentar a proliferação de células da glia em camadas corticais superficiais, córtex motor[59] e córtex pré-frontal de animais.[60] Ainda não se sabe, até então, o significado funcional desse aumento na gliogênese.

O exercício não só aumenta o número de novos neurônios, mas também influencia a morfologia de neurônios recém-nascidos, sugerindo que os efeitos do exercício nos novos neurônios são quantitativos e qualitativos. Utilizando uma estratégia de marcação retroviral, mostrou-se que neurônios recém-nascidos em consequência do exercício desenvolveram-se por meses no cérebro adulto.[61] Além disso, foram observadas também alterações sinápticas nas mesmas regiões em que ocorreu neurogênese, sugerindo que as novas células têm papel funcional na integração do circuito neural. A neurogênese em consequência do exercício parece estar acompanhada ainda de um aumento no tamanho de espinhas dendríticas em áreas do hipocampo de corredores[62] e na proliferação de células da glia (gliogênese) em camadas corticais superficiais, córtex motor e córtex pré-frontal de animais.[62]

A correlação entre exercício, neurogênese e memória também tem sido observada durante o envelhecimento normal. O exercício tem mostrado efeitos neuroprotetores contra o declínio cognitivo associado a idade e atrofia cerebral[63,64] em cérebros adultos. Nos estudos em roedores e primatas não humanos, se observou que a neurogênese cai a níveis baixos em consequência do envelhecimento e tem sido associada a déficits cognitivos.[65] A análise morfológica dos neurônios recém-nascidos em animais jovens e idosos mostrou não haver diferença entre os grupos no que diz respeito à morfologia dendrítica.[66]

■ Inflamação e fatores periféricos de risco

Por último, mecanismos sistêmicos apontam uma redução de fatores de risco periféricos em consequência do exercício. Um conceito emergente fundamental é que a saúde do cérebro e as funções cognitivas são moduladas pela inter-relação de diversos fatores centrais e periféricos. Especificamente, a função cerebral depende da presença de fatores de risco periféricos para declínio cognitivo, incluindo hipertensão, hiperglicemia, resistência à insulina e dislipidemia – um amontoado de fatores que foram conceituados como *síndrome metabólica*[67] Alguns dos vários aspectos dessa síndrome, os mais cruciais para a função cognitiva, são a hipertensão e a intolerância à glicose. Uma característica comum de muitas dessas condições é a inflamação sistêmica, que contribui para a maioria das condições na síndrome metabólica. Além disso, a inflamação sistêmica aumenta a inflamação no SNC e está associada ao declínio cognitivo.[19] Surpreendentemente, o exercício reduz todos os fatores de risco periféricos, melhorando a capacidade cardiovascular, equilíbrio lipídio-colesterol, metabolismo energético, utilização de glicose, sensibilidade à insulina e inflamação.[19] Os efeitos centrais e periféricos do exercício, que resultam em melhoras da saúde cerebral e funções cognitivas, podem ser mediados por mecanismos comuns que convergem na modulação da sinalização de fatores de crescimento. Particularmente, o exercício pode induzir a sinalização de fatores de crescimento por meio do aumento direto destes fatores e da redução de citocinas pró-inflamatórias, que prejudica-riam a sinalização de fatores neurotróficos.[38] Os efeitos do exercício na sinalização central e periférica de IGF-1 são um exemplo.

Estudos mostram que a presença de citocinas pró-inflamatórias prejudica a transdução do sinal de IGF-1 e é um mecanismo de resistência à insulina.[19,38] O IGF-1 periférico é essencial para o metabolismo de glicose, manutenção do tecido, função cerebrovascular e, observou-se ainda que um baixo nível de IGF-1 traz riscos de prejuízo cognitivo.[19] O exercício aumenta o IGF-1 periférico, levando a melhoras na sua sinalização e na sensi-bilidade à insulina e, consequentemente, na saúde cerebral e funções cognitivas.[19] Além disso, citocinas pró-inflamatórias prejudicam a transdução do sinal de IGF-1 em neurô-nios.[19] O exercício pode contra-atuar com os efeitos negativos desta inflamação por meio da recuperação do sinal de IGF-1, já que reduz a circulação de citocinas pró-inflamatórias. Outros estudos mostraram ainda que a redução na inflamação pelo exercício melhora a sinalização de BDNF. Citocinas pró-inflamatórias prejudicam a sinalização de BDNF nos neurônios, levando a uma condição conhecida como resistência à neurotrofina, que é conceitualmente similar à resistência à insulina.[67] Dados recentes indicam ainda que o exercício melhora a condição imune do cérebro, reduzindo, por exemplo a IL-1b (uma citocina pró-inflamatória) em modelos animais de Alzheimer e, desta forma, reduzindo a resposta inflamatória ao derrame ou infecção periférica.[19]

Desse modo, o efeito do exercício no cérebro é único, no sentido de melhorar a saúde cerebral e as funções cognitivas por meio da redução de fatores de risco periféricos (in-diretos) para declínio cognitivo e diretamente pelas inúmeras alterações neuroquímicas mencionadas anteriormente. No entanto, apesar de evidências consistentes apoiarem a ideia de o exercício facilitar a memória e a aprendizagem em humanos e animais, há uma lacuna na literatura sobre quais tipos de aprendizagem podem melhorar com o exercício. Por exemplo, estudos em humanos sobre os efeitos do exercício na cognição têm obser-vado alterações em tarefas associadas à área frontal ou funções executivas e estudos em animais avaliaram primariamente aprendizagem e plasticidade relacionada com o hipo-campo. Pesquisas futuras devem refinar os estudos que investigam os efeitos do exercício na cognição, de modo a melhorar a relevância tradução dos resultados em humanos. A Tabela 8.1 apresenta o resumo dos efeitos neurofisiológicos e neuroquímicos do exercício no cérebro.

TABELA 8.1. Resumo dos efeitos neurofisiológicos e neuroquímicos do exercício no cérebro

Alterações no eixo HPA - redução do cortisol
Aumento do fluxo sanguíneo cerebral
Regulação para cima de neurotransmissores - GABA, serotonina, dopamina e norepinefrina
Aumento na atividade dos sistemas opioides - endorfinas, encefalinas e anandamida
Aumento na síntese de fatores neurotróficos - BDNF, IGF-1, VEGF, NT3
Redução na síntese de citocinas inflamatórias
Aumento da neurogênese, sinaptogênese, angiogênese e gliogênese
Redução na incidência de transtornos mentais e doenças neurodegenerativas

Fonte: elaborado pelo autor.

Exercício e saúde mental

Nas últimas décadas, observou-se um progressivo aumento da prevalência de transtornos de humor na população adulta mundial. As estimativas mundiais para a prevalência destes transtornos são significativamente altas, cerca de 20%.[68] Isto significa que um grande número de pessoas experimentará algum tipo de transtorno de humor em algum período da vida, de maneira contínua ou recorrente. Algumas condições como estresse, ansiedade, depressão, fobias, transtornos compulsivos e pânico compreendem uma boa parte dos transtornos mentais observados. O estresse e a ansiedade excessiva são componentes-chave ou sintomas comuns em quase todas estas condições. O estresse é frequente em adultos relativamente saudáveis e tem sido associado a consequências negativas na saúde, absenteísmo e redução na produtividade profissional.[68] Uma compreensão mais ampla da etiologia dos problemas relacionados com o estresse inclui uma multiplicidade de fatores: biológicos, psicológicos e sociais; todos mediados por fatores de risco e proteção.[69] O tratamento atual para transtornos de humor inclui intervenções terapêuticas e farmacológicas, ambas embasadas por grande quantidade de evidências empíricas por meio de estudos controlados.[69] No entanto, as pesquisas também sugerem que muitos indivíduos acometidos por estes transtornos acabam não procurando ajuda profissional, o que indica a necessidade da criação de autoestratégias complementares apropriadas e confiáveis. Além disso, tanto pacientes quanto pesquisadores concordam em dois pontos: 1) não é satisfatório passar uma vida inteira fazendo uso de medicamentos e, 2) as estratégias terapêuticas tradicionais podem ser extremamente custosas se realizadas durante longo período. Ensaios clínicos vêm demonstrando que tanto drogas ansiolíticas quanto antidepressivas têm eficácia limitada em longo prazo,[69-71] causam dependência e sonolência, afetam cognição e memória e produzem disfunção sexual.[71]

Existe uma diversidade de abordagens terapêuticas tradicionais para o tratamento de transtornos mentais, mas muitas vezes os pacientes preferem procurar intervenções complementares por diversos motivos, como: efeitos adversos da medicação, falta de resposta ao tratamento, alto custo das psicoterapias, ou simplesmente preferência por alguma intervenção complementar específica.

Dentre as intervenções complementares comprovadamente eficazes no tratamento de transtornos mentais, estão o exercício físico e as práticas contemplativas, como a ioga e a meditação.[72,73] Embora com métodos e objetivos bem diversos, ambas as práticas têm em comum o efeito significativamente benéfico no sistema nervoso central e o fato de representarem para indivíduos saudáveis ou acometidos por transtornos mentais uma completa reformulação do estilo de vida e uma ação efetiva de promoção de saúde e prevenção de doenças.

■ Exercício e transtornos de humor

O tratamento farmacológico é ainda hoje o padrão ouro para tratamento de transtornos mentais, no entanto, os conhecidos efeitos adversos contribuem para possíveis falhas na conformidade e não aderência ao tratamento.[70] Deste modo, devem ser priorizadas estratégias que auxiliem na redução de medicações e internações e aumentem a qualidade de vida dos pacientes. Uma revisão mostrou que o exercício regular reduz os sintomas associados à transtornos mentais como depressão e doenças neurodegenerativos como Alzheimer e Parkinson[18]. Segundo os autores, a prática regular de exercício pode ser utilizada como coadjuvante eficaz no tratamento de diferentes transtornos mentais.

A depressão é um dos maiores problemas de saúde pública do mundo. Sua incidência é estimada em aproximadamente 20% da população mundial.[74] Os sintomas incluem perda de peso, sentimento de culpa, ideação suicida, hipocondria, queixa de dores e psicose. Esses sintomas são mais acentuados em deprimidos idosos do que em jovens e contribuem para declínio cognitivo e do condicionamento cardiorrespiratório.[74] Além disso, somente cerca de 40% dos pacientes depressivos respondem ao tratamento com psicofármacos.[75] Estudos mostram que o tratamento farmacológico reduz em cerca de 50% os sintomas relacionados, observados através de escalas de avaliação de depressão. No entanto, para a eventual remissão, faz-se necessária a utilização de outros métodos coadjuvantes de tratamento.

Ernst C et al.,[76] sugerem que, dentre outros métodos, o exercício pode ser considerado eficaz no tratamento da depressão. Dentre os benefícios agudos e crônicos do exercício estão: melhora no condicionamento físico; diminuição da perda de massa óssea e muscular; aumento da força, coordenação e equilíbrio; redução da incapacidade funcional, da intensidade dos pensamentos negativos e das doenças físicas; e promoção da melhoria do bem-estar e do humor. Estudos que utilizaram o exercício como intervenção terapêutica na depressão concluíram que o grupo que praticava exercício apresentou maior recuperação e menor recaída que os outros e que quanto maior for o tempo gasto com exercícios, menores serão os níveis de depressão.[75-77] Outros estudos[78] relacionaram ainda a diminuição da depressão a alterações no sistema imunológico.

Embora com resultados significativos no tratamento da depressão, os mecanismos pelos quais a atividade física proporciona efeitos antidepressivos são especulativos. Para tentar elucidá-los, faz-se necessário um entendimento da neurobiologia e neuropsicologia da depressão. No entanto, evidências emergentes sugerem que de fato o exercício tem efeitos preventivos e de tratamento na depressão. A depressão está relacionada com o declínio cognitivo e é considerada um fardo na saúde mundial.[75] Os efeitos terapêuticos do exercício na depressão têm sido estabelecidos em estudos humanos. Estudos randomizados demonstraram a eficácia do exercício aeróbico e de resistência (de 2 a 4 meses) como tratamento da depressão em indivíduos jovens e idosos.[74,75;79-81] Os benefícios são similares àqueles alcançados com antidepressivos e são dependentes da "dose": melhoras mais significativas estão associadas a maiores volumes de exercício.[80] Estudos observaram que tanto o exercício aeróbico moderado quanto o de resistência têm efeitos positivos nos sintomas depressivos.[75,77] Os autores concluíram que estes efeitos em idosos e indivíduos com sintomas depressivos moderados e que a eficácia do exercício depende do nível de aderência ao programa de exercícios e da combinação de exercício aeróbico moderado e exercício de resistência de alta intensidade.

Estudos de imagem observaram alterações no fluxo sanguíneo e no metabolismo do córtex pré-frontal; hiperatividade da região subgenual pré-frontal cortical; e aumento do metabolismo de glicose em várias regiões límbicas, especialmente na amígdala,[82] em função da depressão. Modificações na regulação do eixo HPA, como hipersecreção de cortisol, também estão relacionadas com o transtorno depressivo.[83,84] Além disso, alterações neurocognitivas como comprometimento na atenção, memória, velocidade de processamento, função executiva, emoção e tomada de decisão foram observadas em idosos depressivos.[83] Um dos fatores que podem explicar o déficit de memória na depressão é a alteração na atividade hipocampal, em consequência de hipercortisolemia, redução do BDNF e da neurogênese.[84]

Os efeitos do exercício no cérebro e, consequentemente na depressão, podem também estar relacionados com o aumento na liberação de monoaminas, como serotonina, dopamina e noradrenalina.[85,86] O processo da biossíntese de serotonina pode ocorrer pelo aumento de seu precursor triptofano no cérebro, influenciado pelo exercício.[85] A serotonina pode atenuar a formação de memórias relacionadas com o medo e diminuir as respostas a eventos ameaçadores por meio de projeções serotoninérgicas que partem do núcleo da rafe para o hipocampo.[85] O exercício também pode influenciar a síntese de dopamina em consequência do aumento nos níveis de cálcio no cérebro, em virtude do aumento da atividade enzimática do sistema cálcio-calmodulina.[86] De modo geral e tendo em vista os benefícios físicos e psicológicos do exercício, é possível concluir que sua prática por indivíduos depressivos é capaz de prevenir e reduzir significativamente sintomas depressivos. Há, no entanto, uma necessidade atual de pesquisas rigorosas, desenhadas para elucidar os mecanismos pelos quais o exercício promove a saúde mental.

■ Exercício e doenças neurodegenerativas

Diversos estudos têm demonstrado que o exercício físico promove benefícios em portadores de doenças neurodegenerativas como Alzheimer[87,88] e Parkinson.[89,90] Atualmente, o Alzheimer tornou-se a forma mais comum de demência em idosos, acometendo cerca de 50% de indivíduos acima de 90 anos.[87] As alterações fisiopatológicas, como acúmulo de placas β-amiloide e emaranhados neurofibrilares, estão relacionadas com a diminuição do volume cerebral, do número de neurônios, do número de sinapses e da extensão das ramificações dendríticas.[87,88]

O exercício físico vem sendo apontado como uma eficaz estratégia não farmacológica, cujo efeito protetor retarda o declínio cognitivo em consequência do envelhecimento.[91-93] Estudos em animais verificaram que o exercício de corrida voluntária aumenta a expressão de BNDF (fator neurotrófico derivado do cérebro), IGF1 (fator de crescimento semelhante a insulina tipo 1) e VEGF (Fator de crescimento endotelial vascular).[44-49] Como já mencionado, o BNDF é um importante regulador da plasticidade sináptica e níveis diminuídos dessa proteína causam redução da plasticidade sináptica em áreas do cérebro afetadas, durante o processo de envelhecimento[11] mostraram também que uma redução nos níveis de IGF-1 no cérebro pode contribuir para o declínio das funções cognitivas durante o envelhecimento,[94] afirmando que maiores níveis de IGF1 em idosos saudáveis possuem correlação positiva com o aumento no volume do hipocampo e melhor desempenho verbal. Por outro lado, o exercício físico é capaz de regular para cima as concentrações de IGF-1 no cérebro.

Verificou-se também que o exercício aeróbico aumenta a complexidade dendrítica, o número de espinhas dendríticas no giro denteado[26] e a perfusão hipocampal em estado de repouso, tanto em roedores como em seres humanos jovens,[25] evidenciando a correlação entre angiogênese e neurogênese.[94] É possível que esse aumento do fluxo sanguíneo cerebral e maior metabolismo cerebral da glicose tenha relação com a degradação da proteína β-amiloide,[95] cujo acúmulo é responsável pela morte de neurônios colinérgicos no Alzheimer.

Além disso, o exercício influencia fatores de risco associados à demência, tais como a resistência à insulina, já que este em idosos está associado à redução do metabolismo de glicose no lobo temporal medial.[96,97] Assim, o exercício é capaz de melhorar a sensibilidade à insulina e contribuir potencialmente para a melhora da memória na doença.[98]

É possível, deste modo, que existam diferentes mecanismos pelos quais o exercício atua como fator neuroprotetor para Alzheimer. Tais mecanismos incluem os efeitos mediados por fatores de risco cardiovascular (hipertensão, diabete, obesidade), e fatores neurobiológicos, como o aumento na concentração de neurotrofinas, essenciais para a manutenção das funções cognitivas e da plasticidade neural.[99]

Ainda não se sabe ao certo, no entanto, qual o melhor programa de exercícios para pacientes com Alzheimer. O exercício aeróbico parece ser o mais indicado para essa população, já que está associado a uma melhora significativa na função cognitiva geral.[88] No entanto, pacientes acometidos por essa demência também apresentam baixa força e massa muscular.[100,101] Um estudo no qual o programa compreendia um treinamento físico com exercício aeróbico, equilíbrio e treinamento de força, mostrou-se altamente eficaz na melhora da postura, do funcionamento motor e na redução do risco de queda.[100]

A doença de Parkinson é considerada a segunda doença neurodegenerativa mais comum atualmente, afetando cerca de 0,3% da população em geral.[101] Considerada uma síndrome degenerativa e progressiva do sistema nervoso central, caracteriza-se pela perda dos neurônios dopaminérgicos da substância negra, provocando desordem dos movimentos, tremores em repouso, rigidez e bradicinesia.[101] Com a progressão da doença, outros problemas podem surgir, como instabilidade postural e disfunções da marcha, quedas e limitações funcionais progressivas, reduzindo substancialmente a qualidade de vida do paciente.[101]

A degeneração dopaminérgica nigro-estriatal é um dos principais mecanismos da doença, cujos déficits atingem, principalmente, mecanismos motores.[101,102] Além destes, outros, como os circuitos serotoninérgicos, noradrenérgicos e colinérgicos, também são afetados na doença de Parkinson, e contribuem para as disfunções cognitivas presentes em alguns casos.[103]

O conhecimento atual sobre os mecanismos envolvidos no efeito neuroprotetor contra o Parkinson, baseia-se em resultados obtidos em modelos animais.[87] Tem sido demonstrado que o exercício tem efeito significativo na função dopaminérgica, de modo a estimular a expressão de fatores neurotróficos e angiogênese.[102] Em resposta ao exercício aeróbico, observa-se um aumento na concentração de dopamina, assim como na sensibilidade de seus receptores.[104] Mais especificamente, verifica-se uma redução da alteração dos neurônios dopaminérgicos na substância negra, o que contribui para a reconstituição da função dos gânglios da base, envolvidos no comando do movimento, mecanismos adaptativos da dopamina e neurotransmissão glutamatérgica,[105] e tal ação está relacionada com o aumento da concentração de BDNF.[87]

Estudos sugerem ainda que a prática de atividade física pode impedir o desenvolvimento da doença.[106-111] Alguns autores verificaram que o risco de desenvolver Parkinson parece ser inversamente proporcional à quantidade de atividade física praticada ao longo da vida.[106] Esculier *et al.* (2012) sugerem, também, que as pessoas que praticam exercícios durante a idade adulta no fim da vida têm um risco 40% menor de desenvolver a doença do que as pessoas que permaneceram inativas durante os mesmos períodos. Além disso, os efeitos positivos dessa prática sobre os componentes cognitivos e automáticos de controle motor em indivíduos parkinsonianos é resultado de mecanismos de neuroplasticidade que envolvem conexões sinápticas de redes neurais.[87] No que concerne à função motora de indivíduos parkinsonianos, há evidências de que o treinamento de força melhora de modo significativo a velocidade de força muscular.[107]

Diante disso, evidencia-se a importância do exercício físico na prevenção e intervenção terapêutica em doença neurodegenerativa, atenuando e até limitando a progressão destas doenças.

Ainda sobre o efeito neuroprotetor do exercício, esta influência pode também estra associada à redução de dano cerebral e ao atraso no estabelecimento e declínio de doenças neurodegenerativas. Estudos mostram, por exemplo, que a participação em um programa de exercícios após acidente vascular cerebral (AVC) acelera a reabilitação funcional.[112] Modelos animais de isquemia (oclusão da artéria medial cerebral) sugerem que terapias cardiovasculares sozinhas podem reduzir dano associado ao AVC e melhorar a recuperação.[112] Um objetivo essencial de pesquisas futuras sobre reabilitação é definir o tipo, intensidade e frequência das intervenções com exercício. Além dos benefícios do exercício na reabilitação pós-AVC, estudos retrospectivos sugerem que a prática de atividades físicas retarda o aparecimento e reduz risco para Alzheimer, Parkinson e Huntington, podendo ainda reduzir o declínio funcional após início da neurodegeneração.[99,112] Indivíduos com Alzheimer mostram melhoras em escalas de atividades cotidianas, em testes cognitivos, sintomas depressivos e funções físicas, comparados aos que não se exercitam, cujas funções continuam a declinar.[113] Estudos com pacientes com Parkinson mostram que o exercício aeróbico melhora a iniciação do movimento e capacidade aeróbica,[110] assim como o desempenho de atividades diárias.

As altas taxas de inatividade física, no entanto, tornam difícil a aquisição integral de todos os benefícios do exercício supracitados. Quanto maior o volume de atividade física não extenuante, maiores os efeitos.[114,115] Tais autores observaram que a resposta aguda afetiva ao exercício é fator determinante na aderência, pois são utilizadas vias cognitivas como o aumento da autonomia percebida e autoeficácia interoceptiva e o acúmulo de lactato sanguíneo. Isto é, a relação entre exercício (aeróbico) e estado afetivo induzido pode predizer com certa acurácia a aderência a um programa de exercícios, fator essencial para a condição terapêutica desta prática.[114] De acordo com,[116] há uma relação de U invertido entre a intensidade do exercício aeróbico e estado afetivo. Esta teoria sugere que a intensidade ótima do exercício, aquela que produz respostas afetivas mais positivas, seria a moderada, próxima ao limiar ventilatório ($\sim$65% VO_2 máx.).[116] Sugere-se ainda que intensidades acima deste limiar são percebidas como ameaçadoras pela maioria dos indivíduos e tendem a gerar estados afetivos negativos, prejudicando a aderência ao programa de exercícios.[116] Uma metanálise recente concluiu que exercícios de baixa intensidade com duração de 35 minutos ou menos são capazes de induzir fortemente estados afetivos positivos.[117] Há ainda evidências que sugerem que resultados comportamentais positivos relacionados com a aderência podem ocorrer quando indivíduos se exercitam em intensidades autosselecionadas.[117]

Deste modo, conclui-se que, a fim se de obter o potencial máximo dos efeitos do exercício, deve-se levar em consideração primariamente a prescrição ideal (volume *versus* intensidade) e a individualidade biológica do praticante. Mas, de modo geral, os melhores resultados da relação entre duração/intensidade do exercício e qualidade de vida, assim como efeitos nas funções cognitivas, apontam para intensidades moderadas de exercício aeróbico.

Por fim, a área da Neurociência do Exercício é relativamente nova, mas décadas de estudos experimentais e longitudinais em humanos e animais vêm demonstrando que os efeitos do exercício no cérebro são significativamente positivos, representando uma poderosa estratégia terapêutica em saúde mental. Seja por meio de efeitos diretos no sistema nervoso central como a proliferação de novos neurônios, o aumento de fatores neurotróficos, gliogênese, sinaptogênese e regulação de sistemas de neurotransmissão e neuromodulação ou a partir de efeitos indiretos como a redução da inflamação sistêmica, o impacto do exercício no cérebro é único no sentido de melhorar a saúde mental, reduzir o declínio de massa cinzenta associado à idade e melhorar as funções cognitivas. Além disso, o exercício tem se mostrado uma ferramenta altamente eficaz no tratamento de transtornos mentais como depressão, ansiedade e doenças neurodegenerativas. Em virtude dos recentes avanços na presente temática, e o potencial terapêutico e econômico do exercício na população em geral, espera-se que pesquisas futuras correlacionando pesquisas básicas a variáveis psicológicas e estudos de imagem possam elucidar melhor os mecanismos pelos quais o exercício melhora a saúde cerebral.

Autoavaliação

1. Explique a Hipótese da Corrida de *Endurance*, de Bramble e Lieberman, e sua relação com a evolução humana.

2. Qual a possível relação entre o movimento (períodos estendidos de estresse cardiovascular) e a evolução do cérebro humano?

3. Dê exemplos de características tipicamente humanas que tornaram a corrida possível.

4. Como o exercício é capaz de reduzir os níveis de estresse se, paradoxalmente, representa um agente estressor?

5. Estabeleça a correlação entre a regulação de determinado neurotransmissor (em consequência do exercício), e sua respectiva alteração comportamental.

6. Do ponto de vista neuroquímico, como o exercício altera a atividade do hipocampo e, consequentemente, a neurogênese?

7. Explique como se dá a famosa sensação de "onda do corredor"?

8. O que são fatores neurotróficos e qual a relação com o mais conhecido fenômeno da neurociência do exercício, a neurogênese?

9. Qual a relação entre a saúde cerebral, funções cognitivas e alterações em fatores periféricos?

10. Como a prática de exercício pode reduzir a incidência de transtornos mentais e doenças neurodegenerativas?

Ver Gabarito na pág. 309

Referências bibliográficas

1. Bramble DM, Lieberman DE. Endurance running and the evolution of homo. Nature. 2004;432: 345-52.
2. Lieberman DE. Understanding apes. The story of the human body: evolution, health and disease. New York: Pantheon Press, 2013;1-460.
3. Lieberman DE. Much depends on dinner. The story of the human body: evolution, health and disease. New York: Pantheon Press, 2013;1-460.
4. Lieberman DE. Four legs good, two legs fortuitous: brains, brawn and the evolution of human bipedalism. In the light of evolution. Ed. Jonathan B. Losos 55-71. Greenwood Village, CO: Roberts and Company, 2010.
5. Booth F, Roberts CK, Laye MJ. Lack of exercise is a major cause of chronic diseases. Compr Physiol. 2012; 2(2);1143-211.
6. Biddle SJ, Fox KR, Boutcher SH. Physical activity and psychological well-being. London: Routledge; 2000.
7. Chang YK, Nien YH, Tsai CL, Etnier JL. Physical activity and cognition in older adults: the potential of tai chi chuan. Journal of Aging and Physical Activity 2010;8:451-72.
8. Blumenthal JA, Babyak MA, Doraiswamy PM, Watkins L, Hoffman BM, Barbour KA, et al. Exercise and pharmacotherapy in the treatment of major depressive disorder. Psychosom Med. 2007;69:587-96.
9. Duzel E, Praag HV, Sendtner M. Can physical exercise in old age improve memory and hippocampal function? A Journal of Neurology. 2016;139:662-7.
10. Mello MT, Boscolo RA, Esteves AM, Tufilk SO. Exercício físico e os aspectos psicobiológicos. Revista Brasileira de Medicina do Esporte. 2005;11(3):195-9.
11. List I, Sorrentino G. Biological mechanisms of physical activity in preventing cognitive decline. Cell Mol Neurobiol. 2010;30(4):493-503.
12. Chaddock L, Erickson KI, Prakash RS, Kim JS, Voss MW, VanPatter M, et al. A neuroimaging investigation of the association between aerobic fitness, hippocampal volume and memory performance in preadolescent children. Brain Res. 2010;28(1358):172-83.
13. Jin K, Galvan V, Xie L, Mao XO, Gorostiza OF, Bredesen DE, et al. Enhanced neurogenesis in Alzheimer's disease transgenic (PDGF-APPSw, Ind) mice. Proceedings of the National Academy of Sciences of the United States of America. 2004;101:13363-7.
14. Zhao C, Teng EM, Summers RGJ, Ming GL, Gage FH. Distinct morphological stages of dentate granule neuron maturation in the adult mouse hippocampus. Journal of Neuroscience. 2006;26:3-11.
15. Portugal EM, Cevada T, Junior RS, Guimarães T, Rubini E, Lattari E, et al. Neuroscience of exercise: from neurobiology mechanisms to mental health. Neuropsychobiology. 2013;68:1-14.
16. Leem YH, Lee YI, Son HJ, Lee SH. Chronic exercise ameliorates the neuroinflammation in mice carrying NSE/htau23. Biochem Biophys Res Commun. 2011;406:359-65.
17. Kronenberg G, Bick-Sander A, Bunk E, Wolf E, Ehninger D, Kempermann G. Physical exercise prevents age-related decline in precursor cell activity in the mouse dentate gyrus. Neurobiology of Aging. 2006;27:1505-13.
18. Deslandes A, Moraes H, Ferreira C, Veiga H, Silveira H, Mouta R, et al. Exercise and mental health: many reasons to move. Neuropsychobiology. 2008;59:191-8.
19. Kim B, Feldman E. Insulin resistance as a key link for the increased risk of cognitive impairment in the metabolic syndrome. Exp Mol Med. 2015;47(3):e149.
20. Laugero KD. A new perspective on glucocorticoid feedback: relation to stress, carbohydrate feeding and feeling better. J Neuroendocrinol. 2001;13:827-35.
21. Radak Z, Chung HY, Goto S. Systemic adaptation to oxidative challenge induced by regular exercise. Free Radic Biol Med. 2008;44:153-9.
22. Powers SK, Talbert EE, Adhihetty PJ. Reactive oxygen and nitrogen species as intracellular signals in skeletal muscle. J Physiol. 2011;589:2129-38.
23. Cheick NC, Reis IT, Heredia RAG, Ventura ML, Tufik S, Antunes KM, et al. Efeitos do exercício físico e da atividade física na depressão e ansiedade em indivíduos idosos. Revista Brasileira de Ciência e Movimento. 2003;11(3):45-52.
24. Encinas JM, Vaahtokari A, Enikolopov G. Fluoxetine targets early progenitor cells in the adult brain. Proceedings of the National Academy of Sciences of the United States of America. 2006;103:8233-8.
25. Maass A, Duzel S, Goerke M, Becke A, Sobieray U, Neumann K, et al. Relationship between peripheral IGF-1, VEGF and BDNF levels and exercise-related changes in memory, hippocampal perfusion and volumes in older adults. Neuroimage. 2015b.

26. Eadie BD, Redila VA, Christie BR. Voluntary exercise alters the cytoarchitecture of the adult dentate gyrus by increasing cellular proliferation, dendritic complexity, and spine density. J Comp Neurol. 2005;486:39-47.

27. Tong L, Shen H, Perreau VM, Balazs R, Cotman CW. Effects of exercise on gene-expression profile in the rat hippocampus. Neurobiology of Disease. 2001;8:1046-105.

28. Molteni R, Ying Z, Gomez-Pinilla F. Differential effects of acute and chronic exercise on plasticity-related genes in the rat hippocampus revealed by microarray. European Journal of Neuroscience. 2002;16:1107-16.

29. Schlett K. Glutamate as a modulator of embryonic and adult neurogenesis. Current Topics in Medicinal Chemistry. 2006;6:949-60.

30. Neeper SA, Gomez-Pinilla F, Choi J, Cotman C. Exercise and brain neurotrophins. Nature. 1995;373(6510):109.

31. Sforzo GA, Seeger TF, Pert CB, Pert A, Dotson CO. In vivo opioid receptor occupation in the rat brain following exercise. Medicine and Science in Sports and Exercise. 1986;18:380-4.

32. Eisch AJ, Barrot M, Schad CA, Self DW, Nestler EJ. Opiates inhibit neurogenesis in the adult rat hippocampus. Proceedings of the National Academy of Sciences of the United States of America. 2000;97:7579-84.

33. Harburg GC, Hall FS, Harrist AV, Sora I, Uhl GR, Eisch, AJ. Knockout of the mu opioid receptor enhances the survival of adult-generated hippocampal granule cell neurons. Neuroscience. 2007;144:77-87.

34. Persson AI, Naylor AS, Jonsottir IH, Nyberg F, Eriksson PS, Thorlin T. Differential regulation of hippocampal progenitor proliferation by opioid receptor antagonists in running and non-running spontaneously hypertensive rats. European Journal of Neuroscience. 2004;19:1847-55.

35. Narita M, Kuzumaki N, Miyatake M, Sato F, Wachi H, Seyama Y, et al. Role of delta-opioid receptor function in neurogenesis and neuroprotection. Journal of Neurochemistry. 2006;97:1494-505.

36. Koehl M, Meerlo P, Gonzales D, Rontal A, Turek FW, Abrous DN. Exercise-induced promotion of hippocampal cell proliferation requires b-endorphin. FASEB Journal 2008 [Epub ahead of print].

37. Fuss J, Steinle J, Bindila L, Auer MK, Kirchherr H, Lutz B, et al. A runner's high depends on cannabinoid receptors in mice. Proc Natl Acad Sci USA. 2015;112:13105-8.

38. Cotman CW, Berchtold NC, Christie LA. Exercise builds brain health: key roles of growth factor cascades and inflammation. Trends Neurosci. 2007;30:464-72.

39. Russo-Neustadt A, Beard RC, Cotman CW. Exercise, antidepressant medications, and enhanced brain derived neurotrophic factor expression. Neuropsychopharmacology. 1999;21:679-82.

40. Palmer TD, Willhoite AR, Gage FH. Vascular niche for adult hippocampal neurogenesis. J Comp Neurol. 2000;425:479-94.

41. Chen H, Zhang SM, Schwarzschild MA, Hernán MA, Ascherio A. Physical activity and the risk of Parkinson disease. Neurology. 2005;64:664-9.

42. Winter B, Breitenstein C, Mooren FC, et al. High impact running improves learning. Neurobiol Learn Mem. 2007;87:597-609.

43. Isaacs KR, Anderson BJ, Alcantara AA, Black JE, Greenough WT. Exercise and the brain: angiogenesis in the adult rat cerebellum after vigorous physical activity and motor skillieaming. J Cereb Blood Flow Metab. 1992;12:111-9.

44. Cao L, Jiao X, Zuzga DS, Liu Y, Fong DM, Young D, et al. VEGF links hippocampal activity with neurogenesis, learning and memory. Nature Genetics. 2004;36:827-35.

45. Aberg MAI, Aberg ND, Hedbacker H, Oscarsson J, Eriksson PS. Peripheral infusion of IGF-1 selectively induces neurogenesis in the adult rat hippocampus. J Neuroscience. 2000;20:2896-903.

46. Shen Q, Goderie SK, Jin L, Karanth N, Sun Y, Abramova N, et al. Endothelial cells stimulate self-renewal and expand neurogenesis of neural stem cells. Science. 2004;304:1338-40.

47. Thored P, Wood J, Arvidsson A, Cammenga J, Kokaia Z, Lindvall O. Long-term neuroblast migration along blood vessels in an area with transient angiogenesis and increased vascularization after stroke. Stroke. 2007;38:3032-9.

48. De Rossi P, Harde E, Dupuis JP, et al. A critical role for VEGF and VEGFR2 in NMDA receptor synaptic function and fear-related behavior. Molecular Psychiatry. 2016;21(12):1768-78.

49. Lichtenwalner R, Forbes M, Bennett S, Lynch C, Sonntag W, Riddle D. Intracerebroventricular infusion of insulinlike growth factor-1 ameliorates the age-related decline in hippocampal neurogenesis. Neuroscience. 2011;107:606-13.

50. Colcombe SJ, Erickson KI, Raz N, Webb AG, Cohen NJ, McAuley E, et al. Aerobic fitness reduces brain tissue loss in aging humans. Journals of Gerontology. Series A: Biological Sciences and Medical Sciences. 2003;58:176-80.

51. van Praag H, Shubert T, Zhao C, Gage FH. Exercise enhances learning and hippocampal neurogenesis in aged mice. Journal of Neuroscience. 2005;25:8680-5.

52. Fabel K, Tam B, Kaufer D, Baiker A, Simmons N, Kuo CJ, et al. VEGF is necessary for exercise-induced adult hippocampal neurogenesis. European Journal of Neuroscience. 2003;18:2803-12.

53. Trejo JL, Carro E, Torres-Aleman I. Circulating insulin-like growth factor I mediates exercise-induced increases in the number of new neurons in the adult hippocampus. Journal of Neuroscience. 2001;21:1628-34.

54. Vivar C, Potter MC, van Praag H. All about running: synaptic plasticity, growth factors and adult hippocampal neurogenesis. Curr Top Behav Neurosci. 2013;15:189-210.

55. van Praag H, Schinder AF, Christie BR, Toni N, Palmer TD, Gage FH. Functional neurogenesis in the adult hippocampus. Nature. 2002;415:1030-4.

56. Kitamura T, Mishina M, Sugiyama H. Enhancement of neurogenesis by running wheel exercises is suppressed in mice lacking NMDA receptor epsilon 1 subunit. Neuroscience Research. 2003;47:55-63.

57. Rochefort C, Gheusi G, Vincent JD, Lledo PM. Enriched odor exposure increases the number of newborn neurons in the adult olfactory bulb and improves odor memory. Journal of Neuroscience. 2002;22:2679-89.

58. Gould E, Reeves AJ, Graziano MS, Gross CG. Neurogenesis in the neocortex of adult primates. Science. 1999;286:548-52.

59. Dayer AG, Cleaver KM, Abouantoun T, Cameron HA. New GABAergic interneurons in the adult neocortex and striatum are generated from different precursors. Journal of Cell Biology. 2005;168:415-27.

60. Kornack DR, Rakic P. Cell proliferation without neurogenesis in adult primate neocortex. Science. 2001;294:2127-30.

61. Bronzino JD, Abu-Hasaballah K, Austin-LaFrance RJ, Morgane PJ. Maturation of long-term potentiation in the hippocampal dentate gyrus of the freely moving rat. Hippocampus. 1994;4(4):439-46.

62. Ehninger D, Kempermann G. Regional effects of wheel running and environmental enrichment on cell genesis and microglia proliferation in the adult murine neocortex. Cerebral Cortex. 2003;13:845-51.

63. Kramer AF, Hahn S, Cohen NJ, Banich M, McAuley E, Harrison CR, et al. Ageing, fitness and neurocognitive function. Nature. 1999;400:418-9.

64. Yaffe K, Barnes D, Nevitt M, Lui LY, Covinsky K. A prospective study of physical activity and cognitive decline in elderly women: Women who walk. Archives of Internal Medicine. 2001;161:1703-8.

65. Leuner B, Kozorovitskiy Y, Gross CG, Gould E. Diminished adult neurogenesis in the marmoset brain precedes old age. Proceedings of the National Academy of Sciences of the United States of America. 2001;4:17169-73.

66. van Praag H, Schinder AF, Christie BR, Toni N, Palmer TD, Gage FH. Functional neurogenesis in the adult hippocampus. Nature. 2002;415:1030-4.

67. Willette AA, Bendlin BB, Starks EJ, Birdsill AC, Johnson SC, Christian BT, et al. Association of insulin resistance with cerebral glucose uptake in late middle-aged adults at risk for Alzheimer disease. JAMA Neurol. 2015;72:1013-20.

68. Manzoni GM, Pagnini F, Castelnuovo G, Molinari E. Relaxation training for anxiety: a ten-years systematic review with meta-analysis. BMC Psychiatry. 2008 Jun 2;8:41.

69. Somers JM, Goldner EM, Waraich P, Hsu L. Prevalence and incidence studies of anxiety disorders: a systematic review of the literature. Can J Psychiatry. 2006;51:100-13.

70. Youngstedt SD, Kripke DF. Does bright light have anxiolytic effects? An open trial. BMC Psychiatry. 2007;7(1):62.

71. Buffet-Jerrott SE, Stewart SH. Cognitive and sedative effects of benzodiazepines use. Curr Pharm Des. 2002;8(1):45-58.

72. Balasubramaniam M, Telles S, Doraiswamy PM. Yoga on our minds: a systematic review of yoga for neuropsychiatric disorders. Front Psychiatry. 2012;3:117.

73. Struzik L, Vermani M, Coonerty-Femiano A, Katzman MA. Treatments for generalized anxiety disorder. Expert Rev Neurother. 2004;4(2):285-410.

74. Antunes HK, Stella SG, Santos RF, Bueno OF, Mello MT. Depression, anxiety and quality of life scores in seniors after an endurance exercise program. Rev Bras Psiquiatr. 2005;27(4):266-71.

75. Frazer CJ, Christensen H, Griffiths KM. Effectiveness of treatments for depression in older people. Med J Aust. 2005;182(12):627-32.

76. Ernst C, Olson AK, Pinel JP, Lam RW, Christie BR. Antidepressant effects of exercise: Evidence for an adult-neurogenesis. J Psychiatry Neurosc. 2006;31(2):84-92.

77. Fountoulakis KN, O'Hara R, Iacovides A, Camilleri CP, Kaprinis S, Kaprinis G, et al. Unipolar late-onset depression: a comprehensive review. Ann Gen Hosp Psychiatry. 2003;2(1):1.

78. Kohut ML, Lee W, Martin A, Arnston B, Russell DW, Ekkekakis P, et al. The exercise-induced enhancement of influenza immunity is mediated in part by improvements in psychosocial factors in older adults. Brain Behav Immun. 2005;19(4):357-66.

79. Haboush A, Floyd M, Caron J, LaSota M, Alvarez K. Ballroom dance lessons for geriatric depression: an exploratory study. Arts Psychother. 2006;33(2):89-97.
80. Lawlor DA, Hopker SW. The effectiveness of exercise as an intervention in the management of depression: systematic review and meta-regression. BMJ. 2017;322(7289):763-7.
81. Hurley BF, Hanson ED, Sheaff AK. Strength training as a countermeasure to aging muscle and chronic disease. Sports Med. 2011;41:289-306.
82. Davidson RJ, Lewis DA, Alloy LB, Amaral DG, Bush G, Cohen JD, et al. Neural and behavioral substrates of mood and mood regulation. Biol Psychiatry. 2002;52(6):478-502.
83. Barden N. Implication of the hypothalamic-pituitary-adrenal axis in the physiopatology of depression. J Psychiatry Neurosci. 2004;29(3):185-93.
84. Joca SR, Padovan CM, Guimarães FS. Stress, depression and the hippocampus. Rev Bras Psiquiatr. 2003;25(2):46-51.
85. Weicker H, Struder HK. Influence of exercise on serotonergic neuromodulation in the brain. Amino Acids. 2001;20(1):35-47.
86. Sutoo D, Akiyama K. Regulation of brain function by exercise. Neurobiol Dis. 2003;13(1):1-14.
87. Pailard T, Rolland Y, Barreto PS. Protective effects os physical exercise in alzheimer's disease and parkinson's disease: a narrative review. J Clin Neurol. 2015;11(3):212-9.
88. Teri L, Gibbons LE, Curry SM, Buschner DM, Barlow WL, Larson EB, et al. Exercise plus behavioral management in patients with Alzheimer disease: a randomized controlled trial. J Am Med Assoc. 2013;290:2015-22.
89. GM, Fisher BE, McEwen S, Beeler JA, Walsh JP, Jakowec MW. Exercise-enhanced neuroplasticity targeting motor and cognitive circuitry in Parkinson's disease. Lancet Neurol. 2013;12:716-26.
90. Petzinger GM, Fisher BE, Van Leeuwen JE, Vukovic M, Akopian G, Meshul CK, et al. Enhancing neuroplasticity in the basal ganglia: the role of exercise in Parkinson's disease. Mov Disord. 2010;25(Suppl 1):S141-S145.
91. Jorm AF, Jolley D. The incidence of dementia: a meta-analysis. Neurology. 1998;51:728-33.
92. Swerdlow RH. Pathogenesis of Alzheimer's disease. Clinical Interventions in Aging. 2007;2(3):347-59.
93. Zigmond MJ, Cameron JL, Hoffer BJ, Smeyne RJ. Neurorestoration by physical exercise: moving forward. Parkinsonism Relat Disord. 2012;18(Suppl 1):S147-S150.
94. Aleman A, Torres-Aleman I. Circulating insulin-like growth factor I and cognitive function: neuromodulation throughout the lifespan. Progress in Neurobiology. 2009;89:256-65.
95. Matta MPE, Cevada T, Guimarães TT, Rubini EC, Blois C, et al. Neuroscience of exercise: from neurobiology mechanisms to mental health. Neuropsychobiology. 2013;68(1):1-14.
96. Brown BM, Peiffer JJ, Taddei K, Lui JK, Laws SM, Gupta VB, et al. Physical activity and amyloid-beta plasma and brain levels: results from the Australian Imaging, Biomarkers and Lifestyle Study of Ageing. Mol Psychiatry. 2013;18:875-81.
97. Cooper C, Sommerlad A, Lyketsos CG, Livingston G. Modifiable predictors of dementia in mild cognitive impairment: a systematic review and meta-analysis. Am J Psychiatry. 2015;172:323-34.
98. Lucas SJ, Cotter JD, Brassard P, Bailey DM. High-intensity interval exercise and cerebrovascular health: curiosity, cause, and consequence. J Cerebr Blood Flow Metab. 2015;35:902-11.
99. Vaisberg M, Mello MT. Exercícios na saúde e na doença. Barueri: Manole; 2010.
100. Suttanon P, Hill KD, Said CM, Williams SB, Byrne KN, LoGiudice D, et al. Feasibility, safety and preliminary evidence of the effectiveness of a home-based exercise programme for older people with Alzheimer's disease: a pilot randomized controlled trial. Clin Rehabil. 2013;27:427-38.
101. Ibañez V. Les maladies neuro-dégénératives: problemes cliniques. Med Nucl. 2005;29:213-9.
102. Speelman AD, van de Warrenburg BP, van Nimwegen M, Petzinger GM, Munneke M, Bloem BR. How might physical activity benefit patients with Parkinson disease? Nat Rev Neurol. 2011;7:528-34.
103. Zgaljardic DJ, Foldi NS, Borod JC Cognitive and behavioral dysfunction in Parkinsons's disease: neurochemical and clinicopathological contributios. Neural Transm. 2004;11:1287-91.
104. Speelman AD, van de Warrenburg BP, van Nimwegen M, Petzinger GM, Munneke M, Bloem BR. How might physical activity benefit patients with Parkinson disease? Nat Rev Neurol. 2011;7:528-34.
105. Alonso-Frech F, Sanahuja JJ, Rodriguez AM. Exercise and physical therapy in early management of Parkinson disease. Neurologist. 2011;17(6 Suppl 1):S47-S53.
106. Xu Q, Park Y, Huang X, Hollenbeck A, Blair A, Schatzkin A, et al. Physical activities and future risk of Parkinson disease. Neurology. 2010;75:341-8.
107. Lima LO, Scianni A, Rodrigues-de-Paula F. Progressive resistance exercise improves strength and physical performance in people with mild to moderate Parkinson's disease: a systematic review. J Physiother. 2013;59:7-13.

108. Earhart GM, Williams AJ. Treadmill training for individuals with Parkinson disease. Phys Ther. 2012;92:893-7.
109. Esculier JF, Vaudrin J, Bériault P, Gagnon K, Tremblay LE. Home-based balance training programme using wii fit with balance board for Parkinsons's disease: a pilot study. J Rehabil Med. 2012;44:144-50.
110. Bergen JL, Toole T, Elliott 3rd RG, Wallace B, Robinson B, Maitland CG. Aerobic exercise intervention improves aerobic capacity and movement initiation in Parkinson's disease patients. Neuro Rehabilitation. 2002;17:161-8.
111. Weuve J, van de Warrenburg BP, van Nimwegen M, Petzinger GM, Munneke M, Bloem BR, et al. Physical activity, including walking, and cognitive function in older women. J. Am. Med. Assoc. 2004;292:1454-61.
112. Rabadi MH. Randomized clinical stroke rehabilitation trials in 2005. Neurochem Res. 2007;32:807-21.
113. Heyn P, Abreu BC, Ottenbacker KJ. The effects of exercise training on elderly persons with cognitive impairment and dementia: a meta-analysis. Arch Phys Med Rehabil. 2004;85:1694-704.
114. Ekkekakis P, Petruzzello SJ. Acute aerobic exercise and affect: current status, problems and prospects regarding dose-response. Sports Med. 1999;28:337-74.
115. Ekkekakis P. Pleasure and displeasure from the body: perspectives from exercise. Cogn Emot. 2003;17:213-39.
116. Ekkekakis P, Hall EE, Petruzzello SJ. The relationship between exercise intensity and affective responses demystified: to crack the 40-year-old nut, replace the 40-year-old nutcracker! Ann Behav Med. 2008;35:136-49.
117. Ekkekakis P. Let them roam free? Physiological and psychological evidence for the potential of self-selected exercise intensity in public health. Sports Med. 2009;39:857-88.

capítulo 9

Tecido Adiposo

Anita Nishiyama
Dalva Teresinha de Souza Zardo Miranda

Luana Godinho Maynard
Estélio Henrique Martin Dantas

Objetivos do estudo

- Ampliar o conceito do tecido adiposo como parte do sistema endócrino.
- Compreender a importância do tecido adiposo na regulação da homeostase energética corporal.
- Explicar a especialização do tecido adiposo no armazenamento de lipídios, bem como no processo de oxidação dos lipídios para produção de energia e de calor.
- Entender o processo de diferenciação dos adipócitos, de acordo com o tipo e a funcionalidade do tecido adiposo.
- Identificar desequilíbrios que ocorrem no armazenamento de lipídios na obesidade e resultam em remodelamento e expansão alterados e na deposição ectópica de tecido adiposo.
- Citar moléculas sinalizadoras com papel imunorregulatório secretadas pelos adipócitos e outras células adjacentes ao tecido adiposo.
- Distinguir o tecido adiposo nos três tipos conhecidos, de acordo com a produção e a secreção de moléculas sinalizadoras e quimiotáxicas e a expressão de enzimas e de receptores celulares.

Resumo

O metabolismo do tecido adiposo exerce um significativo impacto sobre vários sistemas orgânicos, sendo este tecido *per se*, considerado como parte do sistema endócrino. O processo de diferenciação de pré-adipócitos em adipócitos e a hipertrofia/hiperplasia desse tecido resultam na modulação do estoque de lipídios, que são elementos importantes para a homeostase energética. A atividade física é um elemento controlador relevante das reservas metabólicas do tecido adiposo. Esse tecido é capaz de sintetizar e secretar moléculas bioativas, de natureza lipídica ou proteica, como hormônios, citocinas, fatores de crescimento e endocanabinoides. Ele produz e secreta leptina, resistina, adiponectina, visfatina, TNF-α, IL-6, PAI-1, 2-araquidonoil glicerol, dentre outros, e expressa enzimas, como a aromatase e o hidroxiesteroide desidrogenases (HSD), capazes de modificar a atividade biológica de outros hormônios. Os diferentes tipos de tecido adiposo, branco, bege e marrom, não são funcionalmente uniformes. O perfil de moléculas sinalizadoras secretadas e de enzimas e receptores celulares expressos, o modo como os lipídios são armazenados e utilizados nesses tecidos e sua distribuição, são distintos, o que resulta em adaptações específicas de cada tipo de tecido adiposo à dieta e à prática de exercício físico. A secreção parácrina de moléculas estabelece uma comunicação entre o tecido adiposo e suas células adjacentes: fibroblastos, macrófagos, células endoteliais e células musculares lisas. Um desequilíbrio desse processo pode resultar em alterações na diferenciação dos adipócitos bem como na deposição ectópica do tecido adiposo. O metabolismo dos adipócitos e as moléculas bioativas secretadas por essas células interagem com outros componentes do sistema endócrino e com os sistemas cardiovascular, renal, imunológico e nervoso. Nesse último caso, os sinais moleculares do tecido adiposo influenciam alterações no comportamento alimentar, desempenho motor, atenção e processos de avaliação cognitiva. Em suma, a funcionalidade do tecido adiposo representa um ponto central para explicar distúrbios metabólicos, pois o desequilíbrio endócrino--sistêmico repercute tanto nas respostas imunológicas como nas comportamentais. Assim, como solução desses desequilíbrios, devem ser consideradas a implementação de estratégias nutricionais e atividade física para o restabelecimento da homeostase dos sistemas orgânicos.

Palavras-chave

- Tecido adiposo
- Adipocinas
- Metabolismo
- Lipídios
- Moléculas bioativas

Introdução

O *tecido gorduroso* ou *adiposo* é um tecido conjuntivo frouxo composto principalmente de *adipócitos*, os quais se originam dos pré-adipócitos. Este tecido ainda é formado por células estromais, fibroblastos, células endoteliais vasculares, leucócitos e células-tronco pluripotentes. Esses componentes em conjunto funcionam como uma unidade integrada respondendo aos sinais aferentes dos sistemas hormonais tradicionais e do sistema nervoso autônomo, mas também expressando e segregando fatores com importantes funções endócrinas. As interações metabólicas, endócrinas e parácrinas desse tecido ocorrem por meio da liberação de moléculas bioativas (hormônios, citocinas, fatores de crescimento) ou pela metabolização de hormônios nesse tecido. Muitas proteínas e lipídios são secretados pelos adipócitos, mas é importante considerar que outras moléculas são derivadas da fração não adipocitária do tecido adiposo. Moléculas bioativas secretadas incluem leptina, citocinas, adiponectina, componentes do complemento, inibidor do ativador do plasminogênio-1, proteínas do sistema renina-angiotensina, resistina, dentre outros. É igualmente relevante ressaltar que, além da secreção de hormônios e citocinas, o tecido adiposo é também um local para o metabolismo de esteroides sexuais e glicocorticoides. Ou seja, interfere de forma significativa na ação de outros hormônios com influência nos processos bioquímicos de todos os tecidos do organismo.

O *papel endócrino do tecido adiposo* é enfatizado nos exames bioquímicos-laboratoriais, consequência das alterações metabólicas adversas do excesso e deficiência do tecido adiposo. Quando há aumento ou redução da massa adiposa, verifica-se uma relação causal com muitos outros hormônios e metabólitos, tais como hormônio do crescimento, esteroides sexuais e glicocorticoides, os quais normalizam-se quando ocorre o retorno para um padrão eutrófico. No passado, o papel principal atribuído ao tecido adiposo era o de armazenar energia na forma de lipídios, mas também amortecendo e isolando o corpo pelas suas propriedades físicas. Contudo, as ações do tecido adiposo se mostraram altamente complexas, afetando o metabolismo corporal, influenciando a secreção de muitos outros hormônios e, como resultado, influenciando o comportamento, as avaliações cognitivas e os estados emocionais.

Tecido adiposo

A reserva de energia é uma atividade fisiológica essencial para a sobrevivência do organismo. O tecido gorduroso ou adiposo desempenha papel essencial na regulação da homeostase energética e tem a característica de poder se expandir para acomodar mais energia. Em condições de excesso de nutrientes, o tecido adiposo armazena os nutrientes na forma de lipídios, e em condições de déficit de nutrientes, ele fornece substratos para outros tecidos. Os lipídios, por serem hidrofóbicos, podem ser armazenados em grandes quantidades pelo tecido adiposo e fornecem mais energia metabólica que proteínas e carboidratos. Esse tecido tem uma intensa atividade metabólica e sofre influência de vários hormônios que promovem efeitos diversos sobre seu metabolismo, sua função endócrina e sua formação no organismo. O tecido adiposo humano apresenta três tipos específicos, que são: o *tecido adiposo branco* (WAT), especializado no armazenamento de energia, o *tecido adiposo bege*, intermediário, e o *tecido adiposo marrom* (BAT), que gera calor corporal (Figura 9.1).

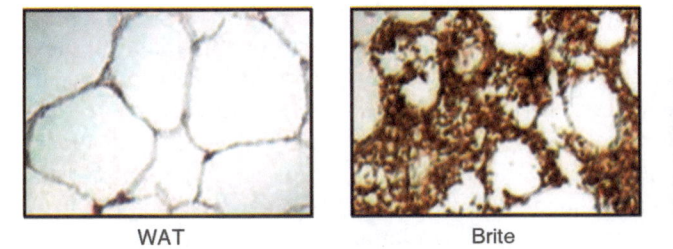
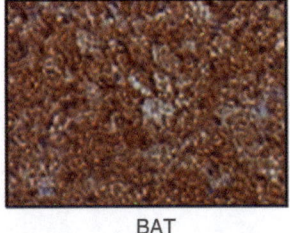

| WAT | Brite | BAT |

FIGURA 9.1. Imagens histológicas de adipócitos dos tipos branco, bege e marrom. WAT: *white adipose tissue* ou tecido adiposo branco; BRITE: *brown in white adipose tissue* ou tecido adiposo bege; BAT: *brown adipose tissue* ou tecido adiposo marrom. *Fonte*: Feng; Zhang; Xu; 2013.

O *tecido adiposo branco* compreende os dois maiores depósitos de tecido adiposo: o subcutâneo e o visceral, e tem uma distribuição extensa no organismo humano (Figura 9.2). Esse tipo de tecido oferece proteção mecânica, amortecendo impactos e permitindo deslizamento apropriado entre os feixes musculares, e isolamento térmico, contribuindo para manutenção da temperatura. Diferentemente dos tecidos adiposos marrom e bege, o tecido adiposo branco é composto principalmente por adipócitos que apresentam uma única gota lipídica grande, um número relativamente menor de mitocôndrias e baixa taxa oxidativa. Os adipócitos brancos maduros são células grandes, com 90 a 100 micrômetros de diâmetro, e sua gota lipídica ocupa de 85 a 90% do seu citoplasma, empurrando o núcleo e uma fina camada de citosol para a periferia da célula. Essas células possuem capacidade de alterar seu volume e diâmetro conforme a quantidade de lipídios a ser armazenada. Essas diferenças morfológicas estão relacionadas com diferentes funções, já que o tecido adiposo branco está envolvido no armazenamento de lipídios para o fornecimento de ácidos graxos livres para outros tecidos, em situações de aumento da demanda energética, como o exercício físico, e na secreção de diversas substâncias bioativas. O *tecido adiposo branco subcutâneo* se acumula em diferentes regiões do corpo, como no tronco (região central: abdominal, subescapular) e nos membros (região periférica: glútea, femoral etc.) (Figura 9.2), sendo o maior depósito de tecido adiposo do corpo humano e o mais importante do ponto de vista de sua contribuição para a reserva de lipídios e a função endócrina. O *tecido adiposo branco visceral* envolve órgãos internos e concentra-se mais na cavidade abdominal, nos depósitos mesentérico, omental, peritoneal e perirrenal (Figura 9.2). A localização do tecido adiposo branco tanto subcutânea quanto visceral varia de acordo com o sexo e a idade, e determina sua identidade metabólica e funcional. O acúmulo de tecido adiposo branco na região abdominal, tanto subcutâneo quanto visceral (central), confere maior risco de desenvolvimento de doenças metabólicas do que nas regiões periféricas do corpo. Os depósitos mesentérico e omental são particularmente importantes na resistência a insulina hepática e na esteatose, uma vez que o fígado está diretamente exposto aos fatores liberados a partir desses tecidos via veia porta.

O tecido adiposo branco subcutâneo se desenvolve no feto humano a partir da cabeça e do pescoço para o tronco e os membros por meio do aumento do número de adipócitos, e os depósitos se formam e são organizados em torno de 28 semanas de gestação. Depois do nascimento, os adipócitos aumentam tanto em número como em tamanho e na infância o número se mantém geralmente estável até a adolescência, quando novamente começa a aumentar. Já o tecido adiposo branco visceral raramente se forma antes do nascimento e a quantidade total permanece a mesma até a adolescência. No adulto, o tecido adiposo branco mantém a habilidade de se expandir em resposta às flutuações no equilíbrio energético, mas existem variações consideráveis no armazenamento de lipídios em resposta ao excesso de energia entre os indivíduos. Embora o tecido adiposo branco subcutâneo tenha maior capacidade para o armazenamento de lipídios e seja o mais adequado para essa função em relação aos outros tipos, ele também tem um limite de expansão. Quando há falha do tecido adiposo subcutâneo em expandir-se apropriadamente para armazenar a energia excedente, o resultado pode ser a deposição ectópica de gordura em outros tecidos envolvidos na homeostase energética, como o fígado, o músculo esquelético e o tecido adiposo visceral. A quantidade e a localização em que os lipídios são armazenados é controlada, pelo menos em parte, por fatores genéticos. De fato, a relação cintura-quadril, uma medida indireta da distribuição regional da gordura corporal, é um traço hereditário e estudos já identificaram genes que possivelmente controlam a distribuição da gordura corporal e o perfil metabólico do excesso de adiposidade. Alguns desses genes estão envolvidos na diferenciação de adipócitos e na sinalização da insulina. As alterações na expressão desses genes e no nível e nas funções dos seus produtos podem levar a variabilidade na distribuição da gordura corporal, relacionando a obesidade com anormalidades

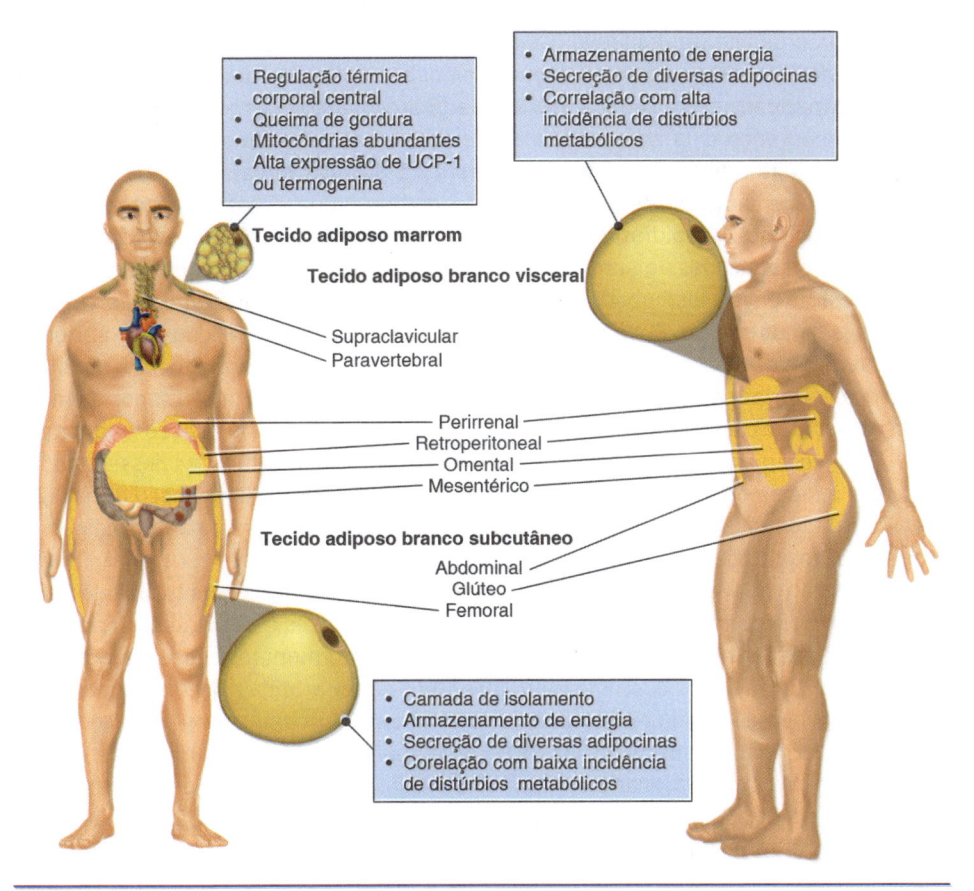

- Regulação térmica corporal central
- Queima de gordura
- Mitocôndrias abundantes
- Alta expressão de UCP-1 ou termogenina

- Armazenamento de energia
- Secreção de diversas adipocinas
- Correlação com alta incidência de distúrbios metabólicos

Tecido adiposo marrom

Tecido adiposo branco visceral

Supraclavicular
Paravertebral

Perirrenal
Retroperitoneal
Omental
Mesentérico

Tecido adiposo branco subcutâneo

Abdominal
Glúteo
Femoral

- Camada de isolamento
- Armazenamento de energia
- Secreção de diversas adipocinas
- Corelação com baixa incidência de distúrbios metabólicos

FIGURA 9.2. Funções dos diferentes tipos de tecido adiposo na homeostase energética e na regulação térmica. Em seres humanos, o tecido adiposo marrom localizado nos ombros e nas costas contribui para a geração de calor. Os adipócitos marrons exibem muitas mitocôndrias e expressão de UCP-1 relacionada com a termogênese. Tem sido especulado recentemente que a eficiência do tecido adiposo marrom no gasto energético pode ser aproveitada para reduzir obesidade. O tecido adiposo branco tanto visceral como subcutâneo possui considerável capacidade de armazenamento de energia. O tecido adiposo visceral envolve órgãos intra-abdominais, enquanto o tecido adiposo subcutâneo se espalha por todo corpo sob a pele. O tecido adiposo visceral é mais fortemente associado a distúrbios metabólicos induzidos pela obesidade do que o tecido adiposo subcutâneo.

metabólicas. O exercício físico também pode promover adaptações no tecido adiposo branco, tanto subcutâneo quanto visceral, como: redução no tamanho do adipócito e no conteúdo lipídico; aumento da atividade mitocondrial; alterações na secreção de adipocinas; e até mesmo alterações na expressão de genes.

O *tecido adiposo marrom* predomina nas regiões supraclavicular e paravertebral de adultos (Figura 9.2). Apesar da pequena quantidade em relação ao tecido adiposo branco no organismo, o tecido adiposo marrom é importante pelo seu potencial de rapidamente produzir grande quantidade de calor no processo da termorregulação. Essa função é essencial em recém-nascidos, nos quais os depósitos de adipócitos marrons são encontrados, sobretudo na região interescapular, e a exposição ao frio do ambiente extrauterino catalisa o processo de produção de calor (termogênese) por essas células. Com a idade, a quantidade de tecido adiposo marrom diminui e sua distribuição é modificada. Devido a sua capacidade termogênica, o tecido adiposo marrom também tem impacto no equilíbrio energético e na homeostase dos lipídios e carboidratos e, por isso, é alvo de intervenções para o tratamento da obesidade e de doenças metabólicas. Os adipócitos marrons que formam esse tipo de tecido são menores do que os adipócitos brancos, podendo atingir até 60 micrômetros de diâmetro e apresentam várias gotículas lipídicas espalhadas no seu citoplasma relativamente abundante. A cor marrom desse tipo de tecido adiposo se deve à alta vascularização e à alta densidade de mitocôndrias em relação ao tecido adiposo branco. Os vasos sanguíneos ajudam na disponibilidade de nutrientes para oxidação e na dispersão do calor gerado para as outras partes do corpo. A quantidade de mitocôndrias e a expressão de proteínas nos adipócitos marrons refletem em um distinto padrão metabólico e funcional desse tecido. A Figura 9.2 apresenta a localização do tecido adiposo branco e marrom no corpo humano e indica as funções desses diferentes tipos de tecido no organismo para a homeostase energética e a regulação térmica, de acordo com a quantidade de mitocôndrias e com a expressão de proteínas nos adipócitos predominantes no tecido.

Os diferentes tipos de tecido adiposo, branco ou marrom, e a sua localização anatômica, subcutânea ou visceral, oferecem medidas para avaliar diferentes riscos para a saúde. Enquanto o tecido adiposo branco está envolvido na patogênese de distúrbios metabólicos, o tecido adiposo marrom apresenta papel protetor para a saúde metabólica e cardiovascular; e o tecido adiposo branco tanto visceral como ectópico (p. ex., acumulado no fígado, músculos e coração) está mais relacionado com a resistência à insulina e doenças metabólicas e cardiovasculares do que o tecido adiposo branco subcutâneo. Existe distinção na síntese e na secreção de adipocinas e lipocinas entre o tecido adiposo branco visceral e subcutâneo. No tecido visceral são observadas maiores concentrações de moléculas pró-inflamatórias e pró-trombóticas, com papel na resistência à insulina e outros distúrbios metabólicos. Por sua vez, o tecido subcutâneo tem maior concentração de leptina e adiponectina, consideradas protetoras em relação aos distúrbios metabólicos, pois aumentam a sensibilidade à insulina e influenciam a atividade dos leucócitos e outras células no microambiente do tecido adiposo. A prática de exercícios físicos pode alterar tanto a concentração de adipocinas circulantes como a expressão de adipocinas pelo tecido adiposo. Essas alterações sobre o tecido adiposo, além dos já bem estabelecidos efeitos sobre o músculo esquelético e outros sistemas, representam parte do mecanismo pelo qual o exercício melhora a saúde metabólica do organismo.

O *tecido adiposo bege*, identificado mais recentemente, se constitui de adipócitos brancos, semelhantes ao do tipo marrom, infiltrados no tecido adiposo branco (predominantemente subcutâneo), ou seja, são adipócitos considerados intermediários (também chamados em inglês de *brite* – da junção de *brown in white*). As características estruturais e funcionais do adipócito bege são semelhantes às do adipócito marrom (lipídios em gotículas multiloculares, maior número de mitocôndrias e capacidade termogênica) apesar dos dois tipos originarem-se de uma linhagem distinta. Ainda existem controvérsias sobre como acontece a diferenciação do adipócito do tipo bege. Pode ser que ele derive da transdiferenciação de adipócitos brancos maduros; ou pode ser que se diferencie a partir de um subtipo de células precursoras de adipócitos brancos.

Alguns estudos têm conseguido demonstrar os efeitos do exercício físico sobre a diferenciação do tecido adiposo bege a partir do tecido branco subcutâneo em animais; no entanto, esse efeito ainda não foi demonstrado em humanos.

▪ Adipócito

O adipócito é uma célula especializada no armazenamento de energia na forma de lipídios, que fica embebido na matriz extracelular do tecido conjuntivo (estruturas de sustentação e barreira física) que preenche e protege certas regiões do corpo junto com outras células especializadas, como fibroblastos, macrófagos, células endoteliais e células musculares lisas. O armazenamento de energia na forma de lipídios é determinado pelo equilíbrio entre a síntese de lipídios (*lipogênese*) e a hidrólise dos lipídios (*lipólise*/oxidação dos ácidos graxos), processos fundamentais para a homeostase energética (Figura 9.3).

▪ Síntese e degradação de triacilgliceróis nos adipócitos

As atividades metabólicas que ocorrem nos adipócitos podem ser divididas em lipogênicas e lipolíticas (Figura 9.3). A *lipogênese* é o processo da síntese de lipídios que ocorre preferencialmente nos adipócitos, mas também em outros tecidos, como o fígado. No tecido adiposo, que é especializado no armazenamento de triacilgliceróis, a gotícula de lipídios é envolta em uma capa proteica de perilipina, o que impede que os triacilgliceróis sejam metabolizados e apresentem lipotoxicidade. Em outros tecidos, o armazenamento de triacilgliceróis no citoplasma pode não evitar a metabolização e

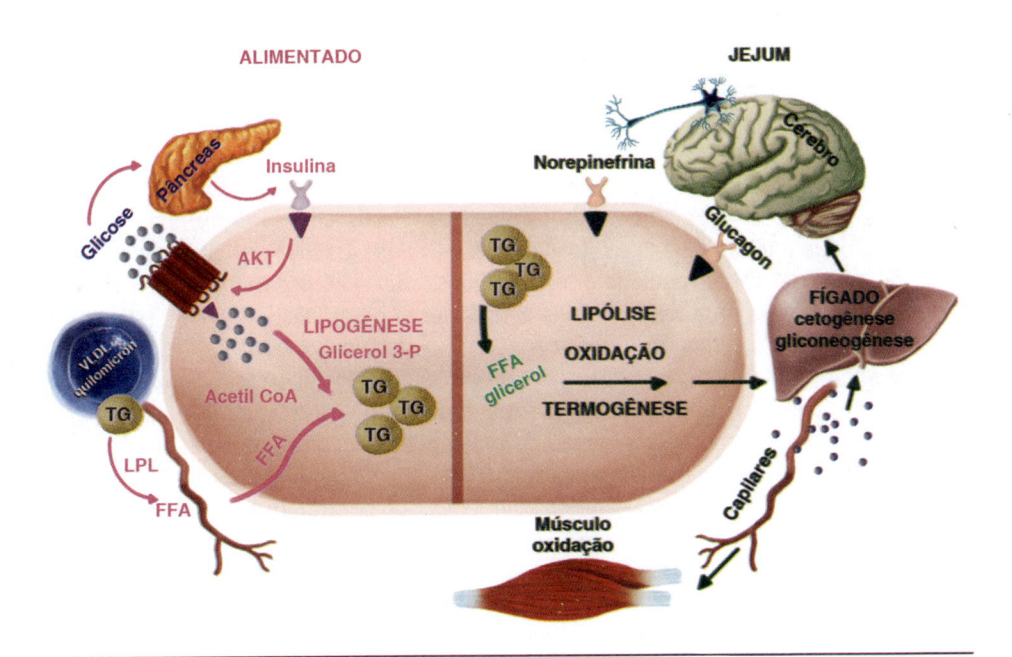

FIGURA 9.3. Metabolismo e mobilização de lipídios controlados pelo tecido adiposo. Tanto as vias lipogênicas quanto as vias lipolíticas são sensíveis aos nutrientes e aos hormônios como insulina, norepinefrina e glucagon. Assim, a regulação da lipogênese e da lipólise é necessária para a homeostase energética e para a sensibilidade à insulina.

o fenômeno da lipotoxicidade. Na lipogênese os ácidos graxos livres são esterificados ao glicerol-3-fosfato para formar moléculas de triacilglicerol, que são armazenadas em gotículas no tecido adiposo. Os ácidos graxos livres presentes no tecido adiposo são derivados de duas fontes:

- Da hidrólise dos triacilgliceróis provenientes dos quilomícrons formados no intestino ou das lipoproteínas de muito baixa densidade (VLDL) formados no fígado. Depois da alimentação, essas lipoproteínas que chegam via corrente sanguínea são hidrolisadas para formar ácidos graxos livres, pela ação da lipase lipoproteica (LPL) do endotélio vascular do tecido adiposo. Esses ácidos graxos são transportados para os adipócitos por proteínas transportadoras de ácidos graxos.
- Da lipogênese *de novo*, também denominada liponeogênese, que consiste na conversão de moléculas de carboidrato em ácidos graxos. Na lipogênese *de novo*, a glicose derivada dos carboidratos da dieta, passa pelas reações metabólicas da glicólise e pelo ciclo do ácido tricarboxílico, para produzir citrato na mitocôndria. Este substrato é transportado para o citosol e libera acetilcoenzima A pela ação da ATPcitratoliase. Em seguida, a acetilcoenzima A é convertida em malonilcoenzima A pela acetilcoenzima A carboxilase 1. Então, o ácido graxo sintase, enzima-chave limitante na lipogênese *de novo*, converte malonilcoenzima A em palmitato, que é o primeiro ácido graxo produzido da lipogênese *de novo*, e, finalmente, o palmitato sofre reações de alongamento e desaturação para gerar ácidos graxos complexos, incluindo ácido esteárico, ácido palmítico e ácido oleico. Em princípio, a lipogênese *de novo* acontece em todas as células, uma vez que os ácidos graxos são elementos estruturais das membranas celulares; contudo, é mais ativo em tecidos metabólicos, como tecido adiposo, fígado e músculo esquelético. A liponeogênese no tecido adiposo é uma fonte importante de ácidos graxos endógenos com papel na manutenção da homeostase metabólica sistêmica, uma vez que esses ácidos graxos podem modular respostas inflamatórias e sensibilidade à insulina.

■ Regulação da lipogênese

A lipogênese no tecido adiposo é alterada pela dieta, sendo estimulada por dietas ricas em carboidratos (que aumentam os níveis de triacilglicerol pós-prandial), e inibida pelo jejum (que aumenta os níveis de glicose e de ácidos graxos livres plasmáticos). Essa alteração é parcialmente regulada por hormônios, podendo, por exemplo, ser estimulada pela angiotensina e/ou pela proteína estimuladora de acilação e inibida pela leptina. A glicose por si só é substrato para a lipogênese, e aumenta o processo estimulando a liberação de insulina e inibindo a liberação de glucagon pelo pâncreas, os quais alteram a atividade das enzimas que participam das reações metabólicas (Figura 9.3). A lipogênese *de novo* também depende da captação de moléculas de glicose, que é estimulada pela insulina nos adipócitos. A insulina ativa as enzimas glicolíticas e lipogênicas e estimula a expressão de fatores de transcrição nos adipócitos que controlam a expressão de genes necessários também para síntese de outros lipídios como colesterol e fosfolipídios, que são importantes também para as funções secretoras do tecido adiposo.

A *lipólise* é a quebra ou degradação das reservas de energia armazenada como gordura para a produção de energia, na qual as moléculas de triacilglicerol são hidrolisadas em ácidos graxos livres e glicerol. Durante o estresse metabólico (jejum ou exercício prolongado, quando a energia necessária para o organismo excede a energia de nutrientes), as gotas de triacilglicerol dos adipócitos são degradadas para prover ácidos graxos livres.

Cada molécula de trialcilglicerol é hidrolisada em três moléculas de ácidos graxos e uma molécula de glicerol. Nesse processo, três enzimas agem de modo sequencial. Primeiramente, a triacilglicerol-lipase hidrolisa a molécula de triacilglicerol em diacilglicerol e uma molécula de ácido graxo não esterificado. Em seguida, a lipase hormônio sensível (LHS) quebra o diacilglicerol resultante em uma molécula de monoacilglicerol e outra molécula de ácido graxo livre (não esterificado). Por último, a monoacilglicerol-lipase converte o monoacilglicerol em uma molécula de glicerol e a terceira molécula de ácido graxo livre. Esses ácidos graxos são disponibilizados via sistema linfático para utilização em outros tecidos do organismo, de acordo com a necessidade, por exemplo, o músculo (para oxidação e síntese de ATP), ou o próprio tecido adiposo (para a termogênese, por exemplo). O glicerol pode ser usado como precursor de gliconeogênese no fígado. O glicerol sai dos adipócitos via molécula transportadora tipo aquaporina e pode ser devolvido ao fígado para oxidação ou gliconeogênese.

■ Regulação da lipólise

Numerosos estímulos são capazes de ativar a resposta lipolítica nos adipócitos. Durante os períodos de jejum, por exemplo, os baixos níveis de insulina resultam em ativação da lipólise e supressão da lipogênese e os altos níveis de glucagon também estimulam a lipólise, via ativação da proteinoquinase A (PKA) dependente do monofosfato de adenosina cíclico (cAMP). As catecolaminas são liberadas em períodos de jejum e exercício pelo sistema nervoso simpático e também ativam a PKA e a via lipolítica (Figura 9.3). A atividade da lipase hormônio sensível é favorecida pela presença de glucagon e epinefrina e inibida pela insulina. Em condições lipolíticas máximas, a reciclagem substancial de ácidos graxos ocorre numa média de duas moléculas de ácidos graxos liberadas por molécula de glicerol. A taxa de captação de ácidos graxos pelos músculos ativos é correlacionada ao aumento da concentração de ácidos graxos livres. Assim, a degradação de triacilgliceróis no tecido adiposo pode determinar a velocidade de utilização dos ácidos graxos como fonte de energia durante o exercício.

Como descrito, as reações metabólicas que ocorrem nos adipócitos consistem em lipogênese, lipólise, liponeogênese e glicólise e ocorrem em resposta a alterações no estado energético. Essas reações são fisiologicamente reguladas por interações complexas entre mediadores endócrinos e o sistema nervoso simpático, com a insulina promovendo o armazenamento de triacilglicerol em fases pós-prandiais e as catecolaminas iniciando a lipólise nos períodos de jejum e durante a atividade física. Entretanto, sinais locais no microambiente do tecido adiposo também influenciam o seu metabolismo e sua diferenciação. Durante a diferenciação de pré-adipócitos em adipócitos, ou *adipogênese*, mudanças na expressão e atividade de fatores de transcrição produzem adipócitos maduros brancos, marrons ou beges, com diferentes características morfológicas e funcionais, que modulam o estoque de lipídios da célula, a homeostase energética e a capacidade secretora. Os adipócitos se diferenciam a partir de células precursoras esteladas ou fusiformes de origem mesenquimal, que se localizam ao longo dos capilares sanguíneos, em nichos perivasculares. Ainda não está bem esclarecido se as células precursoras estromais perivasculares são células residentes ou derivadas da medula óssea e recrutadas para o tecido adiposo para iniciar a adipogênese. Também a partir da diferenciação dessas células precursoras em todos os tipos de tecido adiposo, acontece a angiogênese, importante para a manutenção das funções endócrinas e da capacidade de armazenamento de lipídios dos adipócitos.

A funcionalidade do adipócito é controlada pelo número e pela atividade das mitocôndrias, que por sua vez dependem da biogênese mitocondrial, e afetam a *fosforilação oxidativa* e a *termogênese*. O exercício físico aeróbio moderado e/ou intenso aumentam a expressão de genes mitocondriais no tecido adiposo, o que pode representar mais uma evidência do exercício como instrumento terapêutico para melhora da saúde metabólica.

■ Adipogênese

As células-tronco mesenquimais mantêm as características de ambos os tipos de tecido adiposo e podem se diferenciar em pré-adipócitos que originam adipócitos do tipo branco ou bege ou em células precursoras de adipócitos marrons, que são de uma linhagem comum às precursoras de células musculares esqueléticas, e expressam o fator miogênico 5 (Myf5) (Figura 9.4).

Como citado anteriormente, as diferenças morfológicas entre adipócitos brancos e marrons estão relacionadas com as diferentes funções, já que os adipócitos brancos estão envolvidos no armazenamento de lipídios para o fornecimento de ácidos graxos livres para outros tecidos em situações de aumento da demanda energética, como o exercício, e na secreção de diversas substâncias bioativas, enquanto os adipócitos marrons armazenam lipídios nas suas gotículas preferencialmente para produzirem calor (termogênese sem tremor) do que para fornecer ácidos graxos livres a outros tecidos. No adipócito marrom, as numerosas mitocôndrias apresentam alto nível de expressão da proteína mitocondrial desacopladora (*mitochondrial uncoupling protein-1* [UCP-1]), ou termogenina, em sua membrana interna. A UCP-1 desacopla a *fosforilação oxidativa* da síntese de ATP. A fosforilação oxidativa na mitocôndria cria um gradiente eletroquímico de prótons por meio da membrana interna mitocondrial, e a estimulação dessa proteína resulta no fluxo eletroquímico dos prótons pela membrana interna mitocondrial, produzindo energia na forma de calor e contornando a conversão de ADP em ATP que ocorre nas mitocôndrias de outros tecidos, em que o fluxo

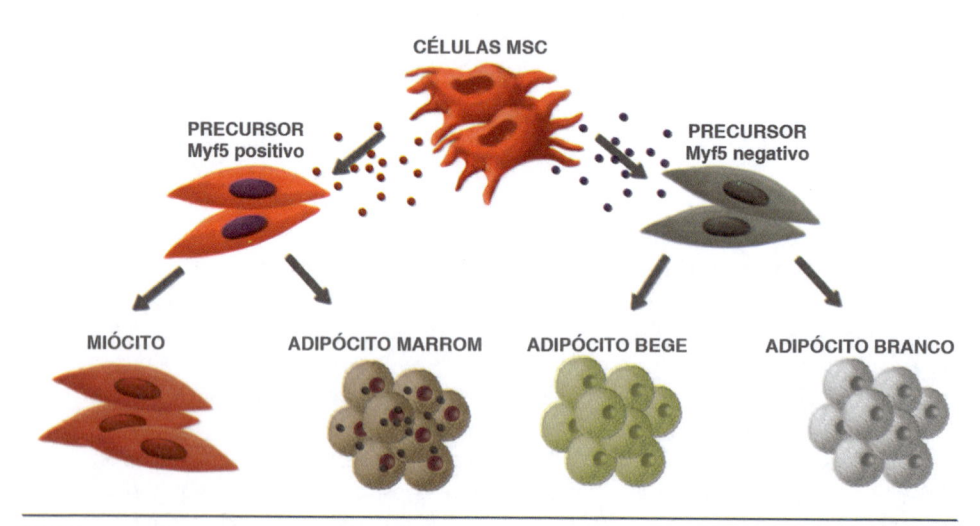

FIGURA 9.4. Linhagens dos tipos de tecido adiposo. Células-tronco mesenquimais originam precursores Myf5 positivos e Myf5 negativos. As células Myf5 positivas dão origem aos adipócitos marrons sob efeito da BMP-7, PRDM16 e PGC-1alfa; as células Myf5 negativas dão origem aos adipócitos do tipo branco e bege, sob efeito do PPAR-γ e C/EBP (*CCAAT enhancer binding protein*).

de prótons é feito pela ATP-sintase. A presença da UCP-1 nas mitocôndrias dos adipócitos marrons tem como consequência uma alta taxa de oxidação de ácidos graxos (Figura 9.5), pois a inibição por retroalimentação negativa exercida pela alta quantidade de ATP e/ou baixa quantidade de ADP para o ciclo do ácido tricarboxílico (também chamado ciclo de Krebs ou ciclo do ácido cítrico) não ocorre nesse caso.

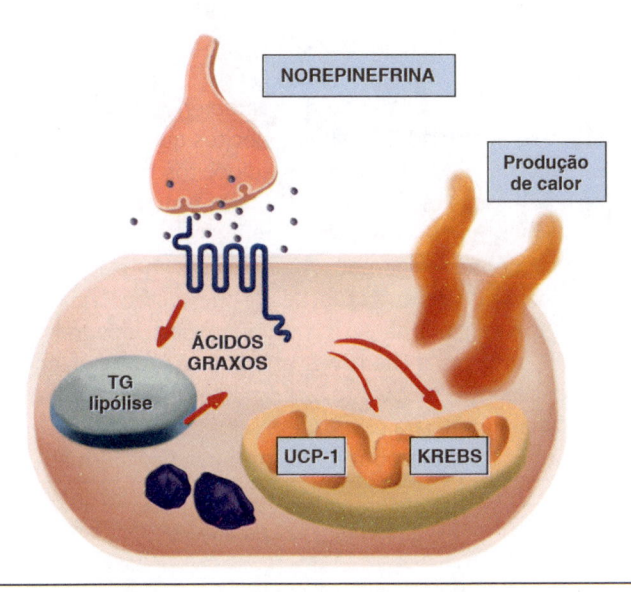

FIGURA 9.5. Termogênese no tecido adiposo marrom, mediada pela proteína mitocondrial desacopladora (UCP-1). A produção de calor mediada pela UCP-1 no tecido adiposo marrom é ativada pelos ácidos graxos produzidos a partir da lipólise de triacilglicerol intracelular, induzida via norepinefrina durante exposição ao frio.

O tecido adiposo marrom é ricamente inervado por fibras eferentes do sistema nervoso simpático, sendo a *termogênese* ativada fisiologicamente por meio de vias adrenérgicas, que estimulam a lipólise dos triacilgliceróis, liberando ácidos graxos que por sua vez ativam a UCP-1 e a termogênese. Os ácidos graxos liberados além de regularem a atividade da UCP-1, são substratos para a termogênese, sendo oxidados e utilizados nas reações metabólicas mitocondriais que levam à formação do gradiente eletroquímico de prótons pela membrana interna mitocondrial. A UCP-1 permite o fluxo de prótons de volta para a matriz mitocondrial, gerando energia na forma de calor (Figura 9.6).

Além do controle do metabolismo dos adipócitos marrons pelas fibras nervosas que os alcançam, a atividade desse tipo de adipócito depende da disponibilidade adequada de oxigênio e substratos, que chegam pelos capilares sanguíneos, e da dispersão do calor produzido pelos capilares (Figura 9.7), o que torna relevante o número de células endoteliais capilares, células intersticiais e pré-adipócitos que podem se dividir e se diferenciar para formar novos adipócitos no caso de aumento da demanda da produção de calor. Dessa forma, nessas fases de recrutamento, não só o número de adipócitos marrons tem que aumentar, mas também os capilares e terminais nervosos precisam se expandir de maneira coordenada.

A temperatura ambiente reduzida é o mais potente estimulador da termogênese no adipócito marrom, tanto que a exposição de recém-nascidos ao frio do ambiente extrauterino é o catalisador primário da termogênese sem tremor. Essa adaptação é acompanhada por

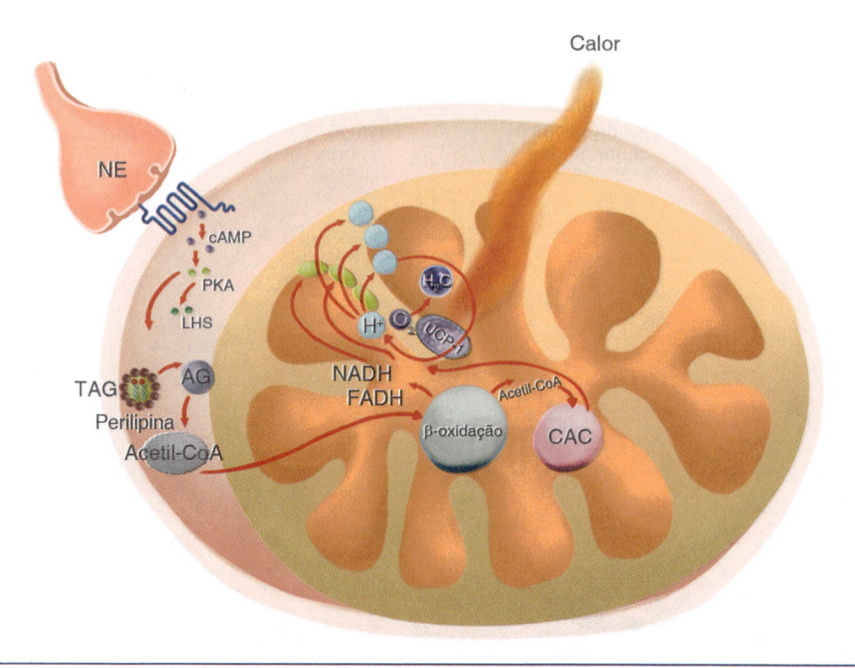

FIGURA 9.6. Estimulação da termogênese induzida por epinefrina em adipócitos marrons. Há uma ativação da lipólise, aumentando os níveis de AMP cíclico (cAMP) com consequente ativação da PKA. A PKA atua também sobre as perilipinas de forma semelhante a LHS. As perilipinas se deslocam da superfície das gotículas de triacilglicerol e se dispersam pelo citosol, abrindo espaço para o acesso da LHS ao seu substrato (TAG). Os ácidos graxos livres ativados da acetil CoA são transferidos para acil-carnitina, que provavelmente entra na mitocôndria e é reconvertida em acetil CoA. A beta-oxidação da acetil CoA, assim como a atividade do ciclo do ácido cítrico (CAC), leva a redução dos carreadores de elétrons NAD e FAD formando NADH e FADH, os quais são oxidados pela cadeia transportadora de elétrons da membrana interna mitocondrial. A passagem dos elétrons na sequência de proteínas da cadeia respiratória resulta no bombeamento de prótons para o espaço entre a membrana interna e a externa mitocondrial e na formação de um gradiente eletroquímico de prótons de volta para a matriz mitocondrial por meio da proteína mitocondrial desacopladora (UCP-1). A energia é então liberada na forma de calor. Na figura, o tamanho da mitocôndria em relação ao adipócito foi exagerado para melhor visualização do esquema das reações metabólicas. PKA: proteinoquinase A; LHS: lipase hormônio sensível; TAG: gotícula de triacilglicerol.

uma rápida liberação de hormônios metabólicos, como as catecolaminas, os hormônios tireodianos, o cortisol e a leptina. Depois da exposição ao frio, aumenta a captação de lipídios e a biogênese mitocondrial nessas células. Também em resposta ao frio, aumenta a expressão de fatores pró-angiogênicos, como o fator de crescimento vascular endotelial (VEGF). A adipogênese e a angiogênese são mecanismos conectados por interações recíprocas. A expressão de VEGF pelo tecido adiposo marrom além de aumentar a vascularização do tecido regula a expressão de UCP-1 e PGC-1 alfa e, consequentemente, aumenta a termogênese no tecido exposto ao frio, demonstrando o papel direto desse fator de crescimento na ativação e na expansão do tecido adiposo marrom e no metabolismo.

Várias outras moléculas agem sobre o adipócito marrom e determinam a sua diferenciação e capacidade termogênica, a maioria delas pela expressão da UCP-1, mas algumas também por processos independentes. O fator de crescimento de fibroblastos 21 (FGF21), secretado pelo tecido adiposo e pelo fígado, pode agir local ou centralmente

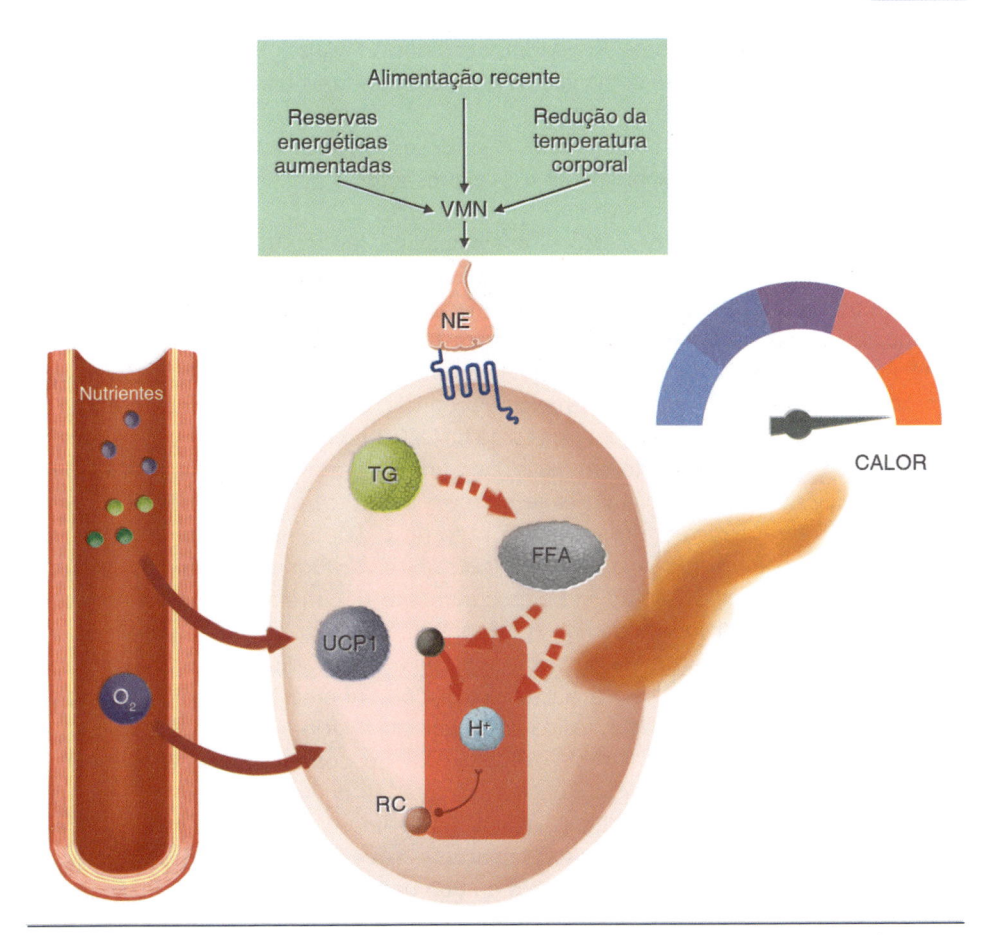

FIGURA 9.7. Visão geral de fatores agudos que controlam a atividade do tecido adiposo marrom. As informações sobre a temperatura corporal, a quantidade de energia armazenada e o estado nutricional são coordenados (provavelmente em áreas cerebrais como o núcleo hipotalâmico ventromedial) e sinalizam a necessidade de hidrólise de nutrientes e/ou do aumento da produção de calor pelo sistema nervoso simpático. A norepinefrina liberada inicia a lipólise de triacilgliceróis, principalmente por meio de receptores adrenérgicos beta-3.

na promoção da termogênese. Também entre essas moléculas estão algumas proteínas transportadoras de ácidos graxos (*fatty acid binding proteins* [FABP]) e as proteínas BMP-4,-7 e-8b (*bone morphogenetic proteins*). Essas moléculas têm sido vistas como potenciais candidatas para intervenções farmacológicas na obesidade, pois a modulação do metabolismo dos adipócitos marrons influencia o equilíbrio energético do organismo, e a atividade aumentada se contrapõe a obesidade e a diabetes.

A influência do exercício sobre o metabolismo do adipócito marrom ainda não está bem definida. Como o próprio exercício já é uma atividade termogênica e resulta em aumento das temperaturas muscular e corporal, então não seria de se esperar que o exercício aumentasse a termogênese do adipócito marrom. Entretanto, como o exercício também estimula o sistema nervoso simpático e a liberação de catecolaminas (norepinefrina), dependendo da duração e intensidade, é possível que o exercício possa estimular o adipócito marrom e aumentar, desse modo, a expressão de UCP-1 e a biogênese mitocondrial.

Os mecanismos moleculares de diferenciação dos adipócitos beges ainda não estão totalmente elucidados, assim como sua origem. Existem duas hipóteses para explicar a sua origem:

- Adipócitos do tipo branco seriam induzidos a desenvolver características do adipócito marrom, em resposta à exposição ao frio, expressando a proteína mitocondrial desacopladora (UCP-1).
- Uma linhagem de células precursoras dos adipócitos brancos (Myf5 negativas), daria origem aos adipócitos do tipo bege. Os adipócitos beges apresentam níveis comparáveis da proteína UCP-1 com os adipócitos marrons, quando estimulados. O papel dos adipócitos beges no aumento do gasto energético está sendo implicado como estratégia para tratamento da obesidade, uma vez que sua atividade contribui substancialmente para o gasto energético por meio da produção de calor e ainda melhora o perfil metabólico em adultos. Embora a expressão da UCP-1 no adipócito marrom seja maior do que no bege, o que reflete em maior capacidade termogênica do primeiro em relação ao segundo, a presença do bege entre os depósitos de tecido adiposo branco o torna alvo terapêutico em potencial na prevenção da obesidade e/ou diabetes. Os estudos demonstram que a captação de glicose nos tecidos termogênicos aumenta com estímulos de exposição ao frio e esse aumento se correlaciona com a termogênese, mesmo em indivíduos que não apresentam ativação do tecido adiposo marrom, embora essa seja menor do que naqueles em que o tecido adiposo marrom é ativado. Em indivíduos diabéticos, também há indícios de que a homeostase da glicose pode ser melhorada com a estimulação induzida por exposição ao frio.

Outros fatores ambientais além da exposição ao frio, como exercício, estresse, hormônios tireoidianos, catecolaminas e outros agonistas adrenérgicos têm sido associados à estimulação da atividade semelhante à do tecido adiposo marrom no tecido adiposo branco. No contexto da obesidade, a inflamação e as citocinas secretadas estão associadas à redução na geração dos adipócitos do tipo bege, o que reduz a sensibilidade do tecido à insulina.

O sistema endocanabinoide, por seu envolvimento no controle do metabolismo energético, termogênese e inflamação, está sendo avaliado como alvo terapêutico (farmacológico) na obesidade. Os receptores de endocanabinoides do tipo 2 (CB2) têm capacidade de aumentar a atividade termogênica. Da mesma forma que os adipócitos brancos podem se transdiferenciar em bege em resposta a vários estímulos, a interrupção dos estímulos pode reverter o adipócito ao seu fenótipo e atividade original. Além disso, a estimulação subsequente reconverte os brancos em beges, o que sugere o potencial para a transdiferenciação repetida. O limite ou extensão para a qual os desafios de frio repetidos podem ser usados para aumentar a atividade do tecido marrom permanece atualmente um importante marco na pesquisa de estratégias para combate à obesidade.

Em condições patológicas como a obesidade, a adipogênese está prejudicada, podendo ocorrer a deposição ectópica de lipídios em outros órgãos metabólicos, a qual contribui para a resistência à insulina e à inflamação. A deposição ectópica pode resultar também da inabilidade do tecido adiposo de aumentar de tamanho (hipertrofia) para atender a necessidade de armazenamento de lipídios. Tanto o volume do tecido adiposo branco visceral quanto do tecido adiposo branco subcutâneo e seus fatores quantitativos, como densidade lipídica e vascularização, podem ter papel na determinação do risco cardiometabólico na obesidade.

Alguns estudos demonstram que a disfunção mitocondrial pode ser uma razão para o problema de expansibilidade do tecido adiposo e o consequente acúmulo ectópico de lipídios para aguentar o excesso de nutrientes e insultos lipotóxicos sistêmicos. Recentemente, a função mitocondrial do tecido adiposo branco ganhou interesse, especialmente depois da noção de que a biogênese mitocondrial e o metabolismo oxidativo estão regulados para baixo no tecido adiposo branco de humanos na obesidade. A regulação para baixo (*downregulation*) das vias mitocondriais no tecido adiposo se correlaciona com esteatose hepática e com resistência à insulina. Como fonte dos processos biossintéticos de ATP, o metabolismo mitocondrial é essencial para a proliferação e a diferenciação de adipócitos ativos para manutenção e expansão do tecido. Assim, a perda de função mitocondrial pode resultar em redução da capacidade adipogênica e da manutenção de adipócitos maduros, o que pode contribuir para a morte celular, inflamação e disfunção geral do tecido adiposo.

O papel endócrino do tecido adiposo

- **O tecido adiposo é capaz de sintetizar e secretar moléculas bioativas e modular a secreção de outros hormônios**

O tecido adiposo é capaz de sintetizar e secretar hormônios, citocinas e fatores de crescimento. As moléculas bioativas secretadas por esse tecido apresentam propriedades endócrinas e parácrinas, tendo um papel importante na regulação do metabolismo, resposta imunológica e regulação de outros hormônios. Estudos investigam os mecanismos fisiológicos dos efeitos do exercício físico sobre o tecido adiposo branco e marrom, no contexto de uma resposta adaptativa sistêmica. Independentemente dos mecanismos fisiológicos envolvidos, é fato que o exercício físico leva a efeitos benéficos em vários tecidos e sistemas orgânicos e oferece proteção contra a obesidade e o diabetes do tipo 2.

Durante a atividade física, a modulação neuroendócrina resulta na regulação do metabolismo do adipócito por meio do controle da atividade enzimática de síntese e de degradação dos triacilgliceróis. Os resultados sobre a fisiologia do tecido adiposo podem ser observados dependendo de variáveis tais como o tempo, intensidade e tipo de exercício físico. Adicionalmente, a diferenciação de pré-adipócitos em adipócitos, sua capacidade de secretar hormônios e a resposta inflamatória local são significativamente modificadas. Assim, é indubitável que as alterações induzidas pelo exercício, no tecido adiposo, podem fazer parte do mecanismo pelo qual o exercício melhora a saúde metabólica.

As moléculas biotivas secretadas pelo tecido adiposo podem ter natureza proteica ou lipídica, assim como as produzidas pelas glândulas endócrinas clássicas. Essas moléculas se ligam em receptores específicos num modelo do tipo chave-fechadura desencadeando a formação dos segundos-mensageiros intracelulares e/ou promovendo a regulação da expressão gênica. Tanto a expressão de moléculas quanto a de seus receptores são finamente controlados no microambiente em que estão localizados e estas substâncias podem ter ação em alvos distantes, atuar nas imediações ou então ter uma ação autócrina. O tecido adiposo é um órgão endócrino que tem sido reconhecido como tal há décadas, sobretudo depois da descoberta da leptina e, subsequentemente, pela descoberta de novas moléculas com atividade biológica relevante sintetizadas por esse tecido. As moléculas secretadas pelo tecido adiposo têm atividades imunorregulatórias (pro-inflamatórias ou anti-inflamatórias), e a produção e secreção desregulada de adipocinas, causada

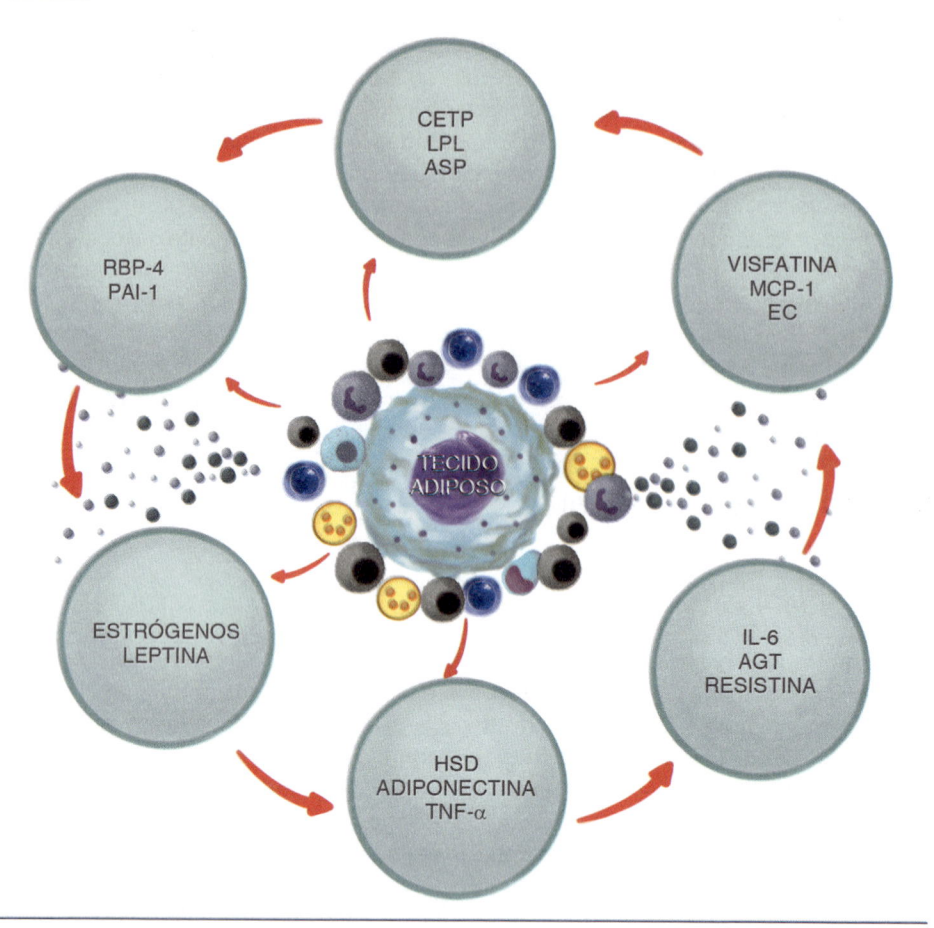

FIGURA 9.8. Moléculas bioativas secretadas pelo tecido adiposo em suas múltiplas interações. CETP: proteína de transferência de éster de colesterol; LPL: lipase lipoproteica; ASP: proteína estimuladora de acilação; RBP-4: proteína ligante de retinol; PAI-1: inibidor do ativador de plasminogênio; HSD: hidroxiesteroide desidrogenase; TNF-α: fator de necrose tumoral α; IL-6: interleucina 6; AGT: angiotensinogênio; MCP-1: proteína quimiotática de monócitos; EC: endocanabinoides.

pelo excesso de adiposidade e/ou por disfunções dos adipócitos, podem contribuir para a patogênese das complicações associadas à obesidade. Assim, nos itens a seguir, são apresentadas moléculas secretadas pelo tecido adiposo e suas funções. Abaixo de cada item, um resumo da importância da molécula em questão e a sua correlação com a seguinte tem o intuito de provocar uma reflexão a respeito dos processos que governam o sistema endócrino, tendo como ponto central o tecido adiposo (Figura 9.8).

■ Proteína de transferência do éster de colesterol

A proteína de transferência do éster de colesterol (CETP) é altamente expressa em vários tecidos, incluindo tecido adiposo, fígado e intestino. Coletivamente, esses tecidos desempenham papéis cruciais na captação de lipídios, na síntese de lipoproteínas e no armazenamento de lipídios. A CETP é um mediador chave do metabolismo das lipoproteínas plasmáticas em humanos. Por meio da sua capacidade de facilitar a movimentação líquida de moléculas de éster de colesterol (EC) e TG entre as classes de lipoproteínas, a atividade da CETP altera a composição das lipoproteínas e influencia diretamente o seu catabolismo. A síntese ou também a secreção da CETP no tecido adiposo está aumentada no jejum, após o consumo de dietas ricas em colesterol e gorduras saturadas, bem como após o estímulo pela insulina e na obesidade. A correlação positiva da CETP circulante com a insulinemia e glicemia basais sugere uma relação com a resistência à insulina. Por outro lado, o exercício físico se opõe à ação dessa enzima uma vez que promove melhora da sensibilidade à insulina e aumenta a tolerância à glicose. O mecanismo fisiológico envolvido demonstrado é que a atividade física modula a distribuição de gordura subcutânea/visceral, fato intimamente relacionado com uma resposta inflamatória crônica de baixo grau. Nesse contexto, estudos mostram que a expressão da CETP na gordura do omento é maior do que no tecido subcutâneo. As concentrações plasmáticas de CETP estão altamente correlacionadas com os níveis de mRNA da CETP no tecido adiposo, mostrando a importância desse tecido tanto no armazenamento de lípidos como na modulação do metabolismo lipídico intravascular.

Síntese

A CETP secretada pelos adipócitos participa na regulação das lipoproteínas plasmáticas, as quais, hidrolisadas por uma lipase, a LPL, participarão da biossíntese de lipídios no próprio tecido adiposo.

■ Lipase lipoproteica

A lipase lipoproteica (LPL) é sintetizada no tecido adiposo, no coração e no músculo esquelético. Outros tecidos com atividade mensurável da LPL incluem pulmões, glândulas mamárias lactantes, cérebro, rim e células do sistema imunológico. Em todos os tecidos, a LPL é encontrada revestindo o lúmen endotelial capilar e sua principal função é hidrolisar os triacilgliceróis centrais nas lipoproteínas ricas em triglicérides, como os quilomícrons e as lipoproteínas de muito baixa densidade (VLDLs), produzindo glicerol e ácidos graxos livres para absorção pelos adipócitos e células de outros tecidos. A LPL é um dos reguladores mais importante para a deposição dos triglicerídeos nos tecidos. Além da hidrólise de TG, a LPL também facilita a captação de partículas de lipoproteínas nos tecidos, ancorando-as à parede do vaso e servindo como um ligante para os receptores de lipoproteínas. Quanto à regulação hormonal da LPL, a insulina e os glicocorticoides são os estimuladores fisiológicos da atividade da LPL e a sua relação com esses hormônios tem um papel importante na regulação topográfica da gordura corporal, sendo a LPL central para o desenvolvimento da obesidade visceral abdominal. Por outro lado, as catecolaminas, o hormônio de crescimento e a testosterona reduzem a atividade da LPL do tecido adiposo. A atividade da LPL é aumentada no ambiente hiperinsulinêmico do estado alimentado e inibida durante o exercício físico, o jejum, e quando a insulina é baixa, predomina a estimulação mediada por catecolaminas da lipólise.

Síntese

A LPL hidrolisa os triacilgliceróis contidos nas lipoproteínas, liberando ácidos graxos livres para absorção pelo tecido adiposo, realizada pela ação da ASP do tecido adiposo. A ativação dessa enzima resulta na síntese eficiente de triacilgliceróis no tecido adiposo.

■ Proteína estimuladora de acilação

A proteína estimuladora de acilação (ASP) é uma adipocina produzida pelos adipócitos e gerada pela ativação da via alternativa do sistema complemento, bem como sistemicamente após ativação da resposta pró-inflamatória. Essa condição pró-inflamatória crônica de baixo grau é encontrada comumente no tecido adiposo de indivíduos obesos e, sabidamente, atenuada pela prática de exercícios físicos. Os adipócitos humanos secretam três proteínas da via alternativa do complemento: C3, B e fator D (adipsina) que interagem extracelularmente para produzir um peptídeo de 77 aminoácidos, a ASP. A ASP estimula a incorporação de ácidos graxos livres no tecido adiposo aumentando a síntese e o armazenamento de triglicérides, sendo este o estimulador mais potente da síntese de triglicerídeos no adipócito humano. A medida que os ácidos graxos são liberados das lipoproteínas ricas em triglicerídeos e quilomícrons pela ação da LPL, a ASP é também produzida. A ASP aumenta a captação de glicose por meio da translocação aumentada de transportadores de glicose e reduz a lipólise de triglicérides nos adipócitos via inibição da lipase sensível a hormônios. As concentrações de ASP em jejum estão elevadas em indivíduos que apresentam obesidade, resistência à insulina e diabetes tipo 2. Vários distúrbios metabólicos, como a síndrome dos ovários policísticos, doença renal crônica, hepatite esteatótica não alcoólica e dislipidemia, também estão associados ao aumento das concentrações plasmáticas de ASP, independentemente da obesidade. O exercício físico de resistência, a curto prazo, é capaz de reduzir a atividade da ASP.

Síntese

Enquanto a ASP estimula a lipogênese, a lipólise é inibida e a captação de glicose aumenta nos adipócitos. Em contraposição, dentre vários mecanismos, a atividade de GLUT-4 é inibida por RBP4 nas mesmas células estando relacionada com a resistência à insulina.

■ Proteína ligante do retinol

A proteína 4 de ligação ao retinol (RBP4), também conhecida como proteína de ligação do retinol (RBP), é um transportador de retinol plasmático que transporta retinol do fígado para a periferia. Embora o fígado detenha o principal local de armazenamento do retinol e o principal local de síntese da RBP4, a proteína pode ser sintetizada e secretada a partir do tecido adiposo e é também referida como uma adipocina. Essa molécula tem sido fortemente relacionada com a resistência à insulina pela sua capacidade de reduzir da atividade de GLUT-4. As concentrações de RBP4 se correlacionam com o IMC, com a obesidade abdominal e com a insulinemia em jejum. Os níveis de RBP4 encontram-se aumentados em indivíduos com intolerância à glicose ou diabéticos em relação aos controles euglicêmicos. Em indivíduos praticantes de atividade física, eutróficos, a expressão da RBP4 encontra-se diminuída em comparação com indivíduos obesos.

Síntese

Em obesos diabéticos, observa-se a resistência à insulina modulada pelas ações da RPB, dentre inúmeros outros processos. Concomitantemente, encontra-se um estado de desregulação sistêmica que predispõe a formação de coágulos e trombos. O tecido adiposo participa do processo de coagulação pelas ações de PAI-1 produzidas no próprio tecido.

■ Inibidor do ativador do plasminogênio 1

O inibidor do ativador do plasminogênio-1 (PAI-1), também conhecido como serpina E1, é uma proteína que em humanos é codificada pelo gene SERPINE-1. O PAI-1 elevado é um fator de risco para trombose e aterosclerose, ou seja, é um fator pró-trombótico. Essa proteína inibe a conversão do plasminogênio em plasmina e, portanto, promove a formação de coágulos e a consequente formação de trombos. Embora as fontes mais importantes do PAI-1 sejam os hepatócitos e células endoteliais, os adipócitos também contribuem para os níveis circulantes desta proteína, que estão elevados na obesidade, apresentando uma correlação elevada com os parâmetros que definem a resistência à insulina, particularmente a insulinemia e a trigliceridemia basais, além do índice de massa corporal e o acúmulo de gordura visceral. PAI-1 está associado a doenças cardiovasculares em vários estudos clínicos. Quanto maior o tamanho dos adipócitos e a massa do tecido adiposo, maior é a contribuição da produção de gordura para o PAI-1 circulante. Dados experimentais mostram que o tecido adiposo visceral tem maior capacidade de produzir PAI-1 do que o tecido adiposo subcutâneo. Estudos em adipócitos humanos indicam que a síntese de PAI-1 é aumentada pela insulina, glicocorticoides, angiotensina II, alguns ácidos graxos e, mais potencialmente, por citocinas como TNF-α e TGF-β. Por outro lado, as catecolaminas e a associação de dieta e exercícios físicos são capazes de melhorar os parâmetros de saúde metabólica e cardiovascular, incluindo a redução de PAI-1. De fato, essa proteína pode alterar o equilíbrio entre fibrinólise e fibrinogênese, contribuindo para a remodelagem da arquitetura vascular e a formação do processo aterosclerótico.

Síntese

As ações de PAI-1 influenciam o estado de coagulação e formação de trombos com importantes repercussões para o sistema vascular. Nesse contexto, os estrógenos do tecido adiposo também tem seu papel relevante sobre os sistemas de coagulação e as consequências sobre o sistema cardiovascular e a intervenção da atividade física no metabolismo de indivíduos obesos devem ser consideradas.

■ Estrogênios

O tecido adiposo é importante para a produção de estrogênios tanto no homem quanto na mulher. A atividade da principal enzima de conversão, a aromatase, foi detectada em células estromais do tecido adiposo subcutâneo humano. Todos os estrogênios são sintetizados a partir de precursores androgênicos por uma enzima única denominada aromatase, mais especificamente classificada como aromatase do citocromo P450 (CYP19a1). A aromatase utiliza os substratos androgênicos androstenediona, testosterona e 16-hidroxitestosterona com alta especificidade e os converte em seus respectivos estrogênios: estrona, estradiol e estriol. Portanto, a expressão dessa enzima no tecido adiposo deve ser considerada pois promove alterações significativas na atividade de estrógenos e androgênios. O 17β-estradiol (E2), o membro mais ativo dos estrogênios, é crucial para o funcionamento normal de uma ampla gama de células e órgãos e estes, produzidos localmente no tecido adiposo, podem apresentar uma ação parácrina, interagindo com os correspondentes receptores nas mesmas ou células próximas onde ocorreu a sua síntese antes da sua liberação para o ambiente extracelular. Além de seu papel essencial na função reprodutiva, o estrogênio também está envolvido na biologia vascular, metabolismo de lipídios e carboidratos, mineralização óssea e funções cognitivas e outras relacionadas com o cérebro. O estrogênio também desempenha um papel importante na inicialização do desenvolvimento e no crescimento de uma série de distúrbios dependentes de hormônios benignos e malignos, incluindo cânceres de mama e endometriais.

No homem, a conversão periférica da testosterona a estradiol e da androstenediona a estrona estão aumentados na obesidade, bem como os correspondentes níveis circulantes. Esses estrogênios regulam os receptores para testosterona que, associada com uma atividade excessiva da aromatase no tecido adiposo resulta na diminuição dos níveis e efeitos da testosterona e pode se constituir na causa da infertilidade masculina relacionada com a obesidade. Na mulher, a conversão da androstenediona a estrona, aumenta em função da obesidade, pelo aumento na transcrição da aromatase P450 na gordura subcutânea dos adipócitos estimulada pela insulina e cortisol, citocinas e TNF-α. Após a menopausa, a androstenediona, secretada pela glândula supra-renal, é convertida em estrona no tecido adiposo. A estrona é então eventualmente convertida em estradiol pelas enzimas 17-HSD presentes nos tecidos periféricos. A atividade excessiva da aromatase em mulheres obesas está relacionada com aumentos na concentração de estradiol e o aparecimento de cânceres hormônio-dependentes. Assim, sob esse ponto de vista, controlar a quantidade de tecido adiposo por meio da atividade física se traduz em uma importante ferramenta de intervenção relacionada tanto ao combate à infertilidade quanto à profilaxia de alguns tipos de cânceres.

Síntese

Os estrogênios regulam o metabolismo, o peso corporal, o gasto de energia, a sensibilidade à insulina, a distribuição da gordura corporal e a ingestão de alimentos. Todas essas ações também são efeitos da leptina, o mais bem conhecido hormônio produzido pelo tecido adiposo, sendo a regulação da ingestão de alimentos uma das funções mais estudadas dentre todos os efeitos da leptina.

■ Leptina

A leptina é uma proteína de 167 aminoácidos, produto do gene Ob, secretada principalmente pelo tecido adiposo branco para a corrente sanguínea e pode ser transportada através da barreira hematoencefálica. A leptina também é expressa em tecido adiposo marrom (BAT), glândula mamária, placenta, músculo esquelético, estômago e hipófise; entretanto, a contribuição relativa desses tecidos para os níveis totais de leptina circulante é insignificante. Em humanos, os níveis de leptina geralmente se correlacionam com a quantidade total de gordura corporal, exceto durante o jejum. Os níveis circulantes de leptina variam, e as concentrações de leptina no tecido adiposo e no plasma são dependentes da quantidade de energia armazenada como gordura, bem como do *status* do balanço de energia. Portanto, os níveis de leptina são mais altos em indivíduos obesos e aumentam com alimentação. Por outro lado, indivíduos magros apresentam níveis mais baixos de leptina e resultados do estado de jejum demonstram redução da leptina circulante. A regulação nutricional da leptina é mediada, pelo menos em parte, pela insulina, uma vez que a leptina diminui em resposta a baixos níveis de insulina e aumenta com a alimentação ou em resposta à estimulação da insulina.

Esse hormônio apresenta propriedades estruturais e funcionais das família de citocinas, como a IL-6, uma citocina pró-inflamatória. De fato, os efeitos da leptina são mediados pela ativação do seu receptor denominado Ob-R (ou Lep-R), cujo receptor pertence à família das citocinas do tipo I e a forma longa do seu receptor medeia os sinais intercelulares similares aos do receptores da IL-6. A leptina é aumentada com a infecção aguda, citocinas pró-inflamatórias, glicocorticoides TNF-α e estrógenos. Em contraste, a exposição ao frio, a estimulação b3-adrenérgica, o hormônio do crescimento (GH), o hormônio tireoidiano, a melatonina, o soro e as tiazolidinedionas, os ácidos graxos livres e as agonistas do PPAR-γ diminuem a produção de leptina. Indivíduos obesos e diabéticos apresentam resistência aos efeitos da leptina e da insulina, os quais podem ser revertidos quando se retorna a um estado eutrófico (redução da massa adiposa), mediados por um controle da dieta associada a prática de exercícios físicos.

As concentrações de leptina plasmática são mais altas em mulheres do que em homens, em parte como resultado da inibição por andrógenos, estimulação por estrogênio e diferenças relacionadas com a expressão de leptina. A síntese de leptina é maior no tecido adiposo subcutâneo do que no tecido adiposo visceral e a maior concentração circulante de leptina nas fêmeas é provavelmente devido, em parte, a uma maior proporção de gordura subcutânea. A leptina tem sido implicada em outros papéis, incluindo a modulação do circuito de recompensa pela alimentação, metabolismo da glicose, oxidação lipídica, partição do substrato e apoptose de adipócitos. A leptina também desempenha um papel importante na manutenção da função reprodutiva normal e no crescimento e desenvolvimento fetal durante a gravidez. Recentemente, a desregulação da leptina tem sido associada à psicopatologia, incluindo depressão, ansiedade, esquizofrenia e autismo.

Síntese

A leptina participa do controle do apetite, distribuição da massa adiposa, reprodução, angiogênese, imunidade, função cardiovascular, dentre outros efeitos. Na obesidade, embora os níveis deste hormônio encontrem-se aumentados, é acompanhado de um estado de resistência à leptina. Esses efeitos podem ser revertidos pela prática de exercícios físicos, pela redução da hiper-reatividade adrenal. De fato, dentre as várias ações da leptina, estão aquelas influenciadas pelos glicocorticoides, cuja atividade permissiva modifica significativamente os efeitos citados bem como o metabolismo do adipócito. A atividade biológica dos glicocorticoides é regulada, em parte, pelas 11-hidroxiesteroides desidrogenases (11-HSDs) expressas em adipócitos.

■ HSDs/glicocorticoides

As enzimas 11-hidroxiesteroides desidrogenases (11-HSDs) estão envolvidas na regulação dos glicocorticoides (GC) ativos localmente nos tecidos. Existem duas isoformas, as 11-HSD tipo 1 e 2 as quais mostram ter funções opostas (Figura 9.9). A 11β-HSD1 converte o glicocorticoide inativo (cortisona) em formas bioativas (cortisol) e é considerada um amplificador crucial da atividade dos glicocorticides nos tecidos periféricos, incluindo o tecido adiposo. A 11β-HSD2 catalisa a reação inversa e é altamente expressa em tecidos alvos seletivos clássicos para aldosterona, como o rim, e impede a ativação inadequada de receptores mineralocorticoides pelo cortisol.

Estudos mostram que a 11β-HSD1 é um poderoso regulador na modulação do metabolismo e da função do tecido adiposo branco. A inibição de 11β-HSD1 pode impedir a diferenciação desses adipócitos, reduzir o acúmulo de gordura e melhorar a sua

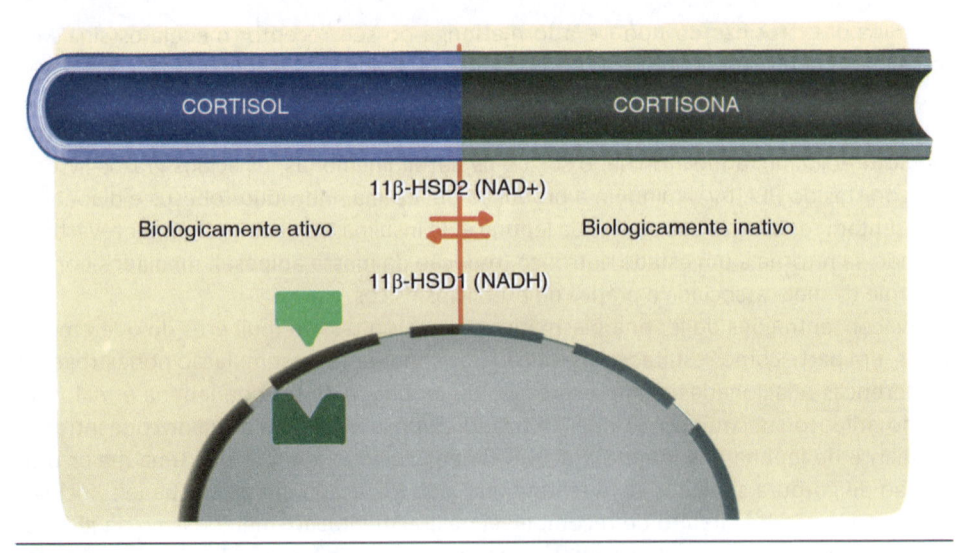

FIGURA 9.9. Interconversão de cortisol e cortisona pelas isoformas de 11β hidroxiesteroide desidrogenase.

funcionalidade. Além disso, a ação de um inibidor seletivo de 11β-HSD1, poderia até mesmo controlar a inflamação do tecido adiposo branco na obesidade induzida por dieta. Adicionalmente, o aumento da atividade da 11β-HSD1 observada após a prática de exercícios físicos intensos e agudos poderia se constituir no mecanismo para limitar a resposta inflamatória induzida por exercícios no tecido-alvo: os músculos.

O papel da 11β-HSD1 no tecido adiposo marrom permanece em grande parte desconhecido. A expressão e a atividade da 11β-HSD1 encontram-se significativamente aumentadas no tecido adiposo de pacientes com diabetes melito tipo 2 (DM2), sugestivo de amplificação da ação glicocorticoide local, relacionada assim com a obesidade e o desenvolvimento da síndrome metabólica.

Síntese

Nos tecidos periféricos, os glicocorticoides ativos influenciam a diferenciação de pré-adipócitos em adipócitos maduros, metabolismo, resposta imunológica, distribuição de gordura corporal, dentre outros efeitos. Uma adipocina denominada adiponectina atua como antagonista local dos efeitos dos glicocorticoides e estes hormônios compartilham uma característica comum: seus efeitos são observados a longo prazo.

■ Adiponectina

A adiponectina é uma das adipocinas mais abundantes secretadas pelos adipócitos. É predominantemente secretada pela gordura visceral e detectada no plasma humano, correlaciona-se negativamente com o índice de massa corporal e área da gordura visceral abdominal. A adiponectina é regulada por fatores ambientais, por exemplo, dieta rica em gordura e falta de atividade física, não somente promovendo a obesidade mas levando a prejuízos nas ações da adiponectina e função dos seus receptores. Em consequência, estabelecendo-se a resistência a insulina, diabetes tipo 2/síndrome metabólica e aterosclerose.

A adiponectina existe naturalmente na forma de multímeros e é gerada como monômeros, sendo então montada em várias formas que incluem trímeros de baixo peso molecular, hexâmeros de peso molecular médio e oligômeros de 4 a 6 trímeros de alto peso molecular (HMW). A adiponectina HMW parece ser a forma fisiologicamente mais relevante e dominante da adiponectina no plasma e está associada ao aumento da sensibilidade à insulina, redução da gordura abdominal, alta taxa de oxidação lipídica basal, aumentada capacidade de captar glicose pelo músculo esquelético e no tecido adiposo. Estudos indicam que os níveis alterados de adiponectina HMW podem ser utilizados como um marcador para disfunção adipocitária associada à disfunção endotelial. Um grande número de elementos, incluindo a nutrição, atividade física, o estado inflamatório, a genética e as modificações pós-transcricionais parecem ter um papel na regulação dos níveis de adiponectina.

A adiponectina não apresenta grandes flutuações na corrente sanguínea, o que significa que sua liberação não é aguda, mas regulada por alterações metabólicas a longo prazo. A adiponectina regula o gasto energético por meio da ativação da AMPK no hipotálamo, onde receptores AdipoR1 e AdipoR2 colocalizam com o receptor da leptina ObR. Além de influenciar o *status* metabólico, a adiponectina atua como um regulador-chave da resposta imunológica inata. Alguns estudos relatam que a adiponectina funciona como um mediador anti-inflamatório durante a progressão de doenças metabólicas. Em contraste, outros estudos mostram que a adiponectina promove uma resposta pro-inflamatória ao ativar o NF-κB e induzir as citocinas inflamatórias IL-1 e IL-6.

Síntese

A adiponectina aumenta a sensibilidade à insulina e esta encontra-se reduzida nos obesos em estados de resistência à insulina. Por outro lado, em indivíduos eutróficos e atletas, a atividade da adiponectina encontra-se aumentada possivelmente pelo seu *status* inflamatório. TNF-α pode ser um dos agentes causais sobre essa condição prejudicada da adiponectina pois tem sido extensamente documentada a supressão do RNAm da adiponectina por TNF-α em ensaios *in vitro*.

■ Fator de necrose tumoral α

O fator de necrose tumoral α (TNF-α) é uma citocina imunomoduladora e pró-inflamatória produzida por leucócitos e adipócitos. A avaliação histológica do tecido adiposo e eutrófico de obeso apresenta clara diferença: o tecido adiposo do indivíduo obeso apresenta infiltração de leucócitos, com formação semelhante a uma coroa (*crown-like*); portanto, consequência de quimiotaxia e por ativação da resposta inflamatória resultando na liberação de inúmeros mediadores químicos da inflamação, incluindo o TNF-α. Ele é uma citocina multifuncional, envolvida em inflamação, apoptose, citotoxicidade e produção de outras citocinas, como IL-1 e IL-6. O TNF-α foi o primeiro fator derivado do tecido adiposo a representar uma ligação entre obesidade, inflamação e diabetes. Foi sugerido por algum tempo que os adipócitos seriam a principal fonte de TNF-α no tecido adiposo de obesos. Contudo, foi reconhecido que os adipócitos não são a principal fonte de citocinas inflamatórias, mas a sua fonte, neste tecido, é proveniente de macrófagos da fração vascular do estroma. Esses leucócitos estão presentes em maiores quantidades no tecido adiposo visceral do que no tecido adiposo subcutâneo, correlacionando-se positivamente com a massa adiposa total e com o volume dos adipócitos. Postula-se que o aumento de TNF-α na obesidade se deve ao aumento da infiltração, no tecido adiposo, de macrófagos do tipo M1, indutores de inflamação. Uma das consequências do aumento de TNF-α local e plasmático no organismo humano é a resistência à insulina, mas também indução da caquexia, inibição da lipogênese e estimulação da lipólise em adipócitos. Quando estimulados por TNF-α produzem sinais pró-apoptóticos que atingem os adipócitos, os quais liberam ácidos graxos no microambiente tecidual.

Em humanos obesos, há uma correlação inversa significativa entre o TNF-α e o metabolismo da glicose, devido à supressão da sinalização da insulina, reduzindo a fosforilação do substrato receptor de insulina-1 (IRS-1) e de fosfatidilinositol-3-quinase (PI3K), com reduzida síntese e translocação do transportador de glicose GLUT-4 para a membrana. Apesar da gravidade endócrino-metabólica observada em indivíduos obesos, essas correlações entre a adiponectina, resistência à insulina e inflamação podem ser sobrepujadas pelo estabelecimento de estratégias nutricionais e atividade física para perda de massa adiposa.

Síntese

A TNF-α é uma citocina pró-inflamatória capaz de influenciar de maneira significativa o desenvolvimento da obesidade e de distúrbios concomitantes, tais como diabetes do tipo 2, hipertensão e distúrbios metabólicos. Esta citocina compartilha com a IL-6 muitas características comuns em muitos aspectos da resposta inflamatória bem como na influência sobre o balanço de energia e metabolismo de lipídios e carboidratos.

■ Interleucina-6

A interleucina-6 (IL-6) é uma citocina pleiotrópica produzida por pré-adipócitos, adipócitos e macrófagos que residem no tecido adiposo. Os níveis plasmáticos de IL-6 aumentam e correlacionam-se positivamente com a massa corporal e com as concentrações plasmáticas de ácidos graxos livres. Assim como o TNF-α, a maior quantidade de IL-6 é derivada das células das frações vasculares estromais, enquanto a outra parte, aproximadamente 1/3, da IL-6 detectada no plasma é atribuída à produção de tecido adiposo branco. As concentrações de IL-6 são maiores na gordura visceral em comparação com a gordura subcutânea e são estimuladas pelo TNF e pela IL-1. Esta citocina estimula a lipólise, inibe a atividade da lipoproteína lipase e antagoniza a captação de glicose estimulada pela insulina. A IL-6 inibe a via de sinalização da insulina regulando positivamente a expressão de SOCS3, que por sua vez, é conhecida por prejudicar o receptor de insulina e a fosforilação do IRS-1 em adipócitos. A IL-6 suprime a liberação de adiponectina, uma adipocina sensibilizadora de insulina cujos níveis circulantes são reduzidos em pacientes resistentes à insulina e obesos. Níveis séricos elevados de IL-6 estão associados a aterosclerose, angina instável e ao aumento do risco cardiovascular em pacientes obesos e diabéticos. Por outro lado, tem sido demonstrado que a atividade física aeróbia de moderada intensidade é capaz de modificar parâmetros antropométricos e inflamatórios, incluindo as concentrações de IL-6.

O papel da IL-6 na homeostase energética é altamente complexa. A IL-6 atua no SNC aumentando o gasto energético e diminuindo a gordura corporal. Contudo, as concentrações de IL-6 no SNC estão inversamente correlacionadas com a massa adiposa em humanos obesos, sugerindo uma deficiência de efeito central da IL-6.

Síntese

Ações metabólicas da IL-6 se relacionam com a liberação de ácidos graxos livres pelos adipócitos. Esta citocina é estimulada a partir de angiotensina II, produzida a partir de angiotensinogênio, reforçando a ideia da ação pró-inflamatória da angiotensina II. Esse efeito parece ser mediado pelos receptores do tipo AT1 e menos pelo subtipo do receptor AT2.

■ Angiotensinogênio

O tecido adiposo branco expressa angiotensinogênio (AGT) e múltiplos componentes do sistema renina-angiotensina (SRA) requeridos para a síntese de angiotensina II e de angiotensina I. Observa-se a diminuição da expressão de AGT no jejum e aumento na realimentação. Essa fonte de AGT do tecido adiposo representa uma importante contribuição para o funcionamento do SRA, além da produção, pelo fígado, na hipertensão induzida pela obesidade. O AGT é o único precursor conhecido da angiotensina II, que sabidamente regula a pressão arterial sistêmica, a qual, claramente é modificada pelo exercício dinâmico regular. O tecido adiposo expressa receptores para angiotensina II, denominados AT1 e AT2, indicando que o sistema renina-angiotensina atua na funcionalidade do tecido adiposo. A expressão de AT1 é mais abundante e a de AT2 é de aproximadamente 1% da expressão do receptor AT1 em pré-adipócitos, aumentando após a indução da sua diferenciação. Sugere-se que a angiotensina possa regular a diferenciação dos pré-adipócitos bem como atuar na lipogênese, na hemostasia e sobre a vasculatura em alvos distantes para regular a pressão arterial e respostas cardiovasculares em indivíduos obesos.

Síntese

O tecido adiposo sintetiza componentes do SRA, um importante modulador da pressão arterial, e assim, confere seu papel nesse processo sendo este regulado indiretamente pelo sistema nervoso simpático em resposta ao exercício físico. Se o tecido adiposo expressa receptores para angiotensina II, é de se esperar que esse sistema também regule a sua funcionalidade, como a síntese de lipídios e a diferenciação de pré-adipócitos em adipócitos maduros, como de fato é observado. Esses últimos efeitos são também compartilhados pela resistina, bem como o envolvimento com a regulação da pressão arterial e a disfunção endotelial em pacientes obesos.

■ Resistina

A resistina, descoberta em 2001, é um pequeno peptídeo de 12,5 kDa, sintetizado como um peptídeo com 108 aminoácidos, contendo altas quantidades de cisteína. Seu nome se origina da relação entre esse peptídeo e a resistência à insulina induzida pela obesidade. Embora seja expresso e secretado em indivíduos magros, os níveis geralmente são mais elevados em indivíduos obesos induzidos por dieta e em diabéticos. Promove resistência à insulina modulando negativamente as etapas da sinalização da insulina e captação de glicose, além de aumentar a gliconeogênese hepática. Estudos recentes demonstram que a prática de exercícios físicos reduz a resistência à insulina no diabetes tipo 2 por meio de uma via relacionada com o eixo da resistina.

Quanto a sua expressão gênica, sabe-se que a da resistina é cerca de três vezes maior nos pré-adipócitos em relação aos adipócitos maduros, o que sugere um potencial básico na regulação da adipogênese. A resistina é secretada não apenas pelos adipócitos, mas também por um grande número de células, em particular por células do sistema imunológico. Esse peptídeo exibe propriedades pró-inflamatórias e é estimulado por inflamação, lipopolissacarídeo (LPS), IL-6 além dos glicocorticoides, hiperglicemia e hormônios gonadais. Por outro lado, sua inibição ocorre pela estimulação β-adrenérgica e ativação do receptor gama ativado por proliferador de peroxissoma (PPARγ). Os níveis circulantes de resistina são diminuídos pelo medicamento antidiabético rosiglitazona. A resistina também estimula as células endoteliais a secretar substâncias como proteína quimiotática le monócitos-1 (MCP-1), molécula de adesão celular vascular 1 (VCAM-1), molécula de adesão intercelular 1 (ICAM-1), e é indicada como um antagonista da adiponectina.

Síntese

A resistina promove resistência à insulina e aumento da resposta pró-inflamatória, fato que pode ser contrabalanceado pelo exercício físico. Alterar o metabolismo e inflamação são características da resistina tanto quanto da visfatina. De fato, resistina e visfatina compartilham de características semelhantes como mediadores inflamatórios, sendo influenciadas por incretinas: *glucagon-like peptide* (GLP-1) e *glucose-dependent insulinotropic polypeptide* (GIP) e, portanto, capazes de alterar o metabolismo corporal.

■ Visfatina

A visfatina é uma adipocina de 52 kDa, também identificada como nicotinamida fosforibosiltransferase (NAMPT) e fator de crescimento de colônias pré-célula B (PBEF), secretada pelo tecido adiposo visceral e considerada pró-inflamatória. A expressão de mRNA de visfatina aumenta significativamente durante a diferenciação de pré-adipócitos para adipócitos, sendo principalmente produzida por essas células embora também pelos macrófagos do tecido adiposo visceral e em pequenas quantidades pelo tecido adiposo subcutâneo. Seus níveis sanguíneos se correlacionam com a obesidade, desempenhando um grande papel na estimulação da síntese de triglicérides (TG) e transporte de glicose. Logo após a prática de exercício físico de alta intensidade, foram observados aumentos temporários na concentração de visfatina plasmática. Contudo, os dados da literatura demonstram que os efeitos da visfatina não estão bem elucidados. Esta molécula foi originalmente proposta como uma molécula com efeitos miméticos aos da insulina; no entanto, os resultados permanecem controversos não havendo consenso sobre as concentrações de visfatina na obesidade ou mesmo em indivíduos saudáveis. Tem sido relatado que a visfatina contribui para a produção de energia por meio da regulação do NAD+ e regula os níveis de ATP intracelular. Além disso, concentrações elevadas de visfatina no plasma foram observadas nos estágios iniciais da nefropatia diabética e está envolvida em vários tumores malignos, incluindo câncer de cólon, estômago, pâncreas, fígado, próstata e mama.

Síntese

A visfatina é uma adipocina pró-inflamatória e está envolvida com a resposta inflamatória observada em tumores malignos. Além de seus efeitos sobre o metabolismo, a visfatina induz a quimiotaxia, a produção de IL-1β, TNF-α, IL-6 e moléculas coestimulatórias por monócitos CD14+. Esta propriedade quimiotáxica é compartilhada pela MCP-1, produzida pelo tecido adiposo de pacientes obesos, sendo modulada pela atividade física.

■ Proteína quimiotática de monócitos 1

A proteína quimiotática de monócitos 1 (MCP1) é uma citocina induzível pertencente à família das quimiocinas produzidas no tecido adiposo. Sua ativação leva ao recrutamento de monócitos, células T de memória e células dendríticas para os locais de inflamação produzidos por lesão ou infecção tecidual. Além dos leucócitos, foi demonstrada a expressão gênica dessa quimiocina e seus receptores no tecido adiposo, sendo maior esta expressão nos tecidos adiposos visceral e subcutâneo de pacientes obesos em relação aos controles eutróficos. Além disso, a expressão da proteína MCP-1 é maior na gordura omental do que na gordura subcutânea em pacientes com obesidade grave, acompanhado por uma elevada infiltração de macrófagos na gordura omental. Se, por um lado a 25-di-hidroxicolecalciferol, a forma hormonalmente ativa da vitamina D, atenua a produção de MCP-1 em adipócitos humanos; por outro, os altos níveis de MCP-1 circulante em pacientes obesos ficam aumentados ainda mais pelo consumo de frutose e reduzido pela dieta com baixo índice glicêmico.

Assim, é congruente a observação de que a inatividade física causa o acúmulo de gordura visceral, relacionada com inflamação sistêmica de baixo grau, estando os seus adipócitos com função endócrina alterada. Ocorre um aumento de adipocinas pró-inflamatórias incluindo a MCP-1, implicada nos mecanismos de resistência à insulina, se constituindo na patogênese do diabetes tipo 2.

Síntese

A MCP-1 é uma molécula capaz de promover a quimiotaxia de leucócitos e sua concomitante ativação principalmente na gordura omental de pacientes obesos, acompanhado desse modo, de infiltração leucocitária local. Esse equilíbrio inflamatório do tecido adiposo omental tem sido atribuído, em grande parte, aos endocanabinoides.

Na contra-mão dessa resposta pró-inflamatória, agonistas de receptor endocanabinoide, CB2, têm sido implicados na diminuição da resposta inflamatória pela indução de apoptose e imunossupressão. A estimulação dos receptores canabinoides tipo 1 (CB1) nos adipócitos brancos aumenta a captação da glicose e a lipogênese, inibindo a lipólise, a biogênese mitocondrial e a transdiferenciação dos adipócitos.

■ Endocanabinoides

Os endocanabinoides são mediadores lipídicos capazes de se ligar e ativar os receptores canabinoides, os principais alvos moleculares responsáveis pelos efeitos farmacológicos do Δ9-tetra-hidrocanabinol. Esses lipídios bioativos pertencem principalmente a duas classes de compostos: N-acetiletanolaminas e acilésteres, sendo N-araquidonoiletanolamina (AEA) e 2-araquidonoilglicerol (2-AG), respectivamente, seus principais representantes. Essas moléculas bioativas se ligam a receptores canabinoides acoplados à proteína G dos tipos 1 e 2 (CB1 e CB2) produzindo efeitos fisiológicos no SNC e tecidos periféricos. Os endocanabinoides são produzidos pelos neurônios mas também pelos adipócitos, onde estimulam a lipogênese via receptores canabinoides CB1 e estão sob o controle da leptina e da insulina. Os níveis de endocanabinoides estão elevados no sangue de indivíduos obesos e de pacientes com diabetes tipo 2. No tecido adiposo, os endocanabinoides influenciam não somente o metabolismo dos adipócitos de forma importante, mas também a funcionalidade dos leucócitos adjacentes se constituindo em mais um elo entre o tecido adiposo e sistema imunológico (Figura 9.10).

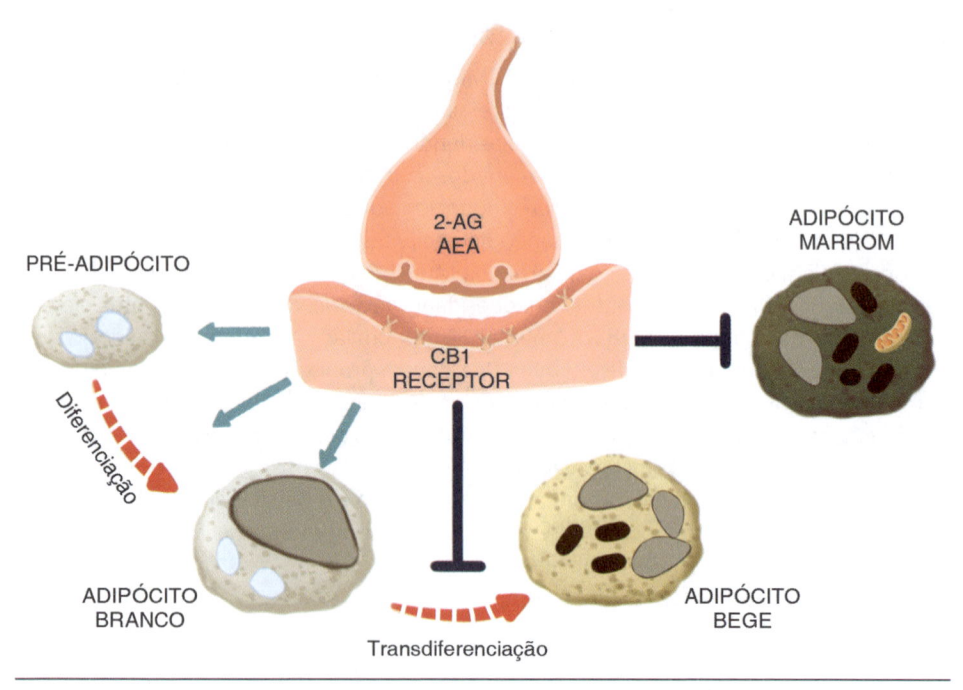

FIGURA 9.10. O sistema endocanabinoide está implicado em processos de diferenciação de pré-adipócitos e a determinação do seu fenótipo.

Síntese

Os processos impulsionados pelos endocanabinoides no adipócito levam à preservação da energia e podem contribuir para a obesidade sob condições de excesso de energia (Fig. 9.10). O exercício físico mobiliza os endocanabinoides contribuindo para o reabastecimento de reservas de energia e também para efeitos analgésicos e de elevação do humor decorrente da atividade motora. Os endocanabinoides também são sintetizados no tecido adiposo, contribuindo para a concentração plasmática dessas moléculas bioativas e repercutindo em efeitos importantes sobre a lipogênese, cujo processo é dependente da ativação da LPL e CETP.

O sistema endocanabinoide está implicado na estimulação do pré-adipócito, incluindo a determinação do seu fenótipo, inibindo as ações fisiológicas do tecido adiposo marrom e bege e estimulando o tecido adiposo branco, por meio dos receptores do tipo 1 (CB1).

Considerações finais e conclusão

Como discutido nas seções anteriores, várias alterações morfofuncionais podem ser modificadas pelo exercício físico em contraposição à obesidade: alterações no metabolismo do adipócito, a sua capacidade de secretar hormônios, citocinas e fatores. A avaliação no nível celular mostra que ocorre um processo de comunicação parácrina e bidirecional entre adipócitos e leucócitos. O adipócito hipertrófico apresenta modificações no seu metabolismo acompanhado por aumento ou redução da secreção de moléculas bioativas: leptina, PAI-1, resistina, MCP-1 etc., e os leucócitos sofrem alterações da resposta inflamatória. Como resultado observa-se uma mudança no padrão hormonal local bem como uma inflamação crônica de baixo grau do tecido adiposo. Esse pequeno desbalanço hormonal se expande gradativamente para outros tecidos como uma cascata crescente. São detectadas alterações metabólicas em tecidos-chave como músculos, fígado e o próprio tecido adiposo. No plasma, é possível detectar a presença de marcadores inflamatórios inespecíficos e metabólitos em diferentes graus de desbalanço, inicialmente subclínico e, posteriormente, em proporções maiores e mais relevantes.

Quando o tecido adiposo apresenta características de hiperplasia e hipertrofia acentuadas, a produção de moléculas bioativas desproporcionais influencia o sistema endócrino para criar o círculo vicioso que desencadeia em um desequilíbrio metabólico sistêmico, levando ao acúmulo de mais gorduras e resistência à insulina. Contudo, algumas das alterações endócrinas encontradas na obesidade (hiperleptinemia, hiperinsulinemia, hiperreatividade adrenal, redução da produção do GH e dos hormônios sexuais gonadais) podem ser contrabalanceadas pelo perfil hormonal adquirido pela prática de exercícios físicos. Na maioria dos casos, essas alterações endócrino-metabólicas são reversíveis pela perda ponderal e, portanto, pela redução do volume de tecido adiposo.

Do ponto de vista do microambiente celular, é importante ressaltar que o tecido adiposo secreta hormônios que regulam o metabolismo lipídico de forma autócrina, e ela é uma característica importante pois os hormônios secretados pelo tecido adiposo, em obesos, sofrem um processo de resistência à ação de seus próprios hormônios, relacionando uma das principais características metabólicas do tecido adiposo: a regulação da síntese e a degradação de triacilgliceróis. Ou seja, no obeso, a perda de um processo autorregulado se constituirá na origem de desequilíbrios em muitos sistemas como o cardiovascular, respiratório, renal, imunológico, se estendendo inclusive para o sistema nervoso. Nesse último caso, os sinais moleculares do tecido adiposo ou de outros hormônios relacionados (p. ex., cortisol, insulina, esteroides sexuais) influenciam alterações comportamentais e psicológicas, como o comportamento alimentar e os processos de avaliação emocional e cognitiva. A condição de obesidade é amplamente conhecida por ser acompanhada por uma resposta inadequada ao estresse percebido, um risco maior de transtornos psiquiátricos e uma taxa mais alta de suicídio. De fato, vários estudos relatam a coexistência de obesidade com o transtorno depressivo maior e/ou transtornos de ansiedade e estes estão bidirecionalmente relacionados. Uma explicação para essas relações poderia ser a expressão de genes pleiotrópicos e vias metabólicas compartilhadas que funcionam como um centro para ligar os distúrbios. Alguns potenciais mecanismos biológicos subjacentes aos transtornos do humor e às comorbidades comportamentais da obesidade incluem a função do eixo anormal hipotalâmico-hipofisário-adrenal, desequilíbrio na expressão de neurotransmissores e inflamação. Como apontado neste capítulo, a contraposição do desequilíbrio endócrino causado pelo excesso de tecido adiposo pode ser realizada pela introdução à prática de exercícios físicos devidamente orientada. Se o desequilíbrio endócrino sistêmico tiver origem no tecido adiposo, o restabelecimento do processo homeostático ocorrerá quando houver redução do seu volume.

O desequilíbrio endócrino-sistêmico repercute tanto nas respostas imunológicas quanto nas comportamentais, fundamentadas nas bem conhecidas interações psico-neuro-endócrino-imunológicas. Uma compreensão mais profunda de como o tecido adiposo contribui para a homeostase endócrino-metabólica, imunológica e comportamental é essencial para o entendimento dos mecanismos de desencadeamento de comorbidades associadas ou as originadas a partir dela, como as doenças autoimunes, as neurodegenerativas e o câncer. Embora a implementação da atividade física e de mudanças de estilo de vida sejam as escolhas primárias de intervenção, pode-se considerar a utilização de medicamentos para melhorar a sensibilidade à insulina e a utilização de glicose. Estudos recentes vêm sendo realizados como a modulação da produção de moléculas bioativas do tecido adiposo e as intervenções com células-tronco. Pesquisas futuras da biogênese mitocondrial influenciando a diferenciação dos pré-adipócitos em adipócitos podem se constituir num importante alvo de intervenção. O conhecimento dos mecanismos que desencadeiam e perpetuam essa patologia poderia ajudar no desenvolvimento de abordagens múltiplas para combater a própria obesidade bem como as doenças crônicas associadas.

Autoavaliação

1. Como estão relacionados o metabolismo do adipócito e as secreções do tecido adiposo?

2. Qual é o significado funcional dos tecidos adiposos branco, bege e marrom?

3. Como se dá o processo de regulação do metabolismo do tecido adiposo?

4. Das substâncias secretadas pelo tecido adiposo, quais são as que têm efeitos endócrinos?

5. Descreva os principais fatores que regulam a diferenciação dos adipócitos.

6. Qual é a ligação entre o tecido adiposo e a resposta inflamatória?

7. Quais são as moléculas bioativas secretadas pelo tecido adiposo que modulam a funcionalidade dos sistemas cardiovascular, renal, respiratório e nervoso?

8. Cite possíveis intervenções para o combate à obesidade.

9. O tecido adiposo deve ser considerado um órgão endócrino?

10. Como o exercício pode promover adaptações nos diferentes tipos de adipócitos?

Ver Gabarito na pág. 309

Bibliografia

Anil TM, Dandu A, Harsha K, Singh J, Shree N, Kumar VS, et al. A novel 11β-hydroxysteroid dehydrogenase type1 inhibitor CNX-010-49 improves hyperglycemia, lipid profile and reduces body weight in diet induced obese C57B6/J mice with a potential to provide cardio protective benefits. BMC Pharmacol Toxicol. 2014; 15(43):1-15.

Annuzi G, Piscitelli F, Di Marino L, Patti L, Giacco R, Costabile G, et al. Differential alterations of the concentrations of endocannabinoids and related lipids in the subcutaneous adipose tissue of obese diabetic patients. Lipids Health Dis. 2010;9(43):1-8.

Bajek A, Gurtowska N, Ookowska J, Kazmierski L, Maj M, Drewa T. Adipose-derived stem cells as a tool in cell-based therapies. Arch Immunol Ther Exp. 2016;64(6):443-54.

Bluher M. Adipose tissue inflammation: a cause or consequence of obesity-related insulin resistance? Clin Sci (Lond). 2016;130(18):1603-14.

Cable JC, Tan GD, Alexander SP, O'Sullivan SE. The activity of the endocannabinoid metabolising enzyme fatty acid amide hydrolase in subcutaneous adipocytes correlates with BMI in metabolically healthy humans. Lipids Health Dis. 2011;10(129):1-9.

Cannon B, Nedergaard J. Brown adipose tissue: function and physiological significance. Physiol Rev. 2004;84(1): 277-359.

Cappel DA, Lantier L, Palmisano BT, Wasserman DH, Stafford JM. CETP expression protects female mice from obesity-induced decline in exercise capacity. PLoS One. 2015;10(8):e0136915.

Carpentier AC, Blondin DP, Virtanen KA, Richard D, Haman F, Turcotte EE. Brown adipose tissue energy metabolism in humans. Frontiers in Endocrinology. 2018;9:447.

Cawthorn WP, Sethi JK. TNF-alpha and adipocyte biology. FEBS Lett. 2008;582(1):117-31.

Choe SS, Huh JY, Hwang IJ, Kim JI, Kim JB. Adipose tissue remodeling: its role in energy metabolism and metabolic disorders. Front Endocrinol. 2016;7:30.

Coelho M, Oliveira T, Fernandes R. Biochemistry of adipose tissue: an endocrine organ. Arch Med Sci. 2013;9(2):191-200.

Craig RL, Chu WS, Elbein SC. Retinol binding protein 4 as a candidate gene for type 2 diabetes and prediabetic intermediate traits. Mol Genet Metab. 2007;90(3):338-44.

Dewal RS, Stanford KI. Effects of exercise on brown and beige adipocytes. Biochim Biophys Acta Mol Cell Biol Lipids. 2019;1864(1):71-7.

D'Souza AM, Neumann UH, Glavas MM, Kieffer TJ. The glucoregulatory actions of leptin. Mol Metab. 2017;6(9): 1052-65.

Feng B, Zhang T Xu H. Human adipose dynamics and metabolic health. Ann NY Acad Sci. 2013;1281(1):160-77.

Fisher FM, Kleiner S, Douris N, Fox EC, Mepani RJ, Verdeguer F, et al. FGF21 regulates PGC-1a and browning of white adipose tissues in adaptive thermogenesis. Genes and Development. 2012;26:271-81.

Fonseca-Alaniz MH, Takada J, Alonso-Vale MI, Lima FB. Adipose tissue as an endocrine organ: from theory to practice. J Pediatr. 2007;83(5 Suppl):S192-203.

Geldenhuys WJ, Lin L, Darvesh AS, Sadana P. Emerging strategies of targeting lipoprotein lipase for metabolic and cardiovascular diseases. Drug Discov Today. 2017;22(2):352-65.

Gimeno RE, Klaman LD. Adipose tissue as an active endocrine organ: recent advances. Current Opinion in Pharmacolgy. 2005;5:122-8.

Goossens GH. The metabolic phenotype in obesity: fat mas, body fat distribution, and adipose tissue function. Obes Facts. 2017;10:207-15.

Gregorio ID, Busiello RA, Aceves MAB, Lepreti M, Paolella G, Lionetti L. Environmental pollutants effect on brown adipose tissue. Frontiers in Physiology. 2019;1891:9.

Grygiel-Górniak B, Puszczewicz M. A review on irisin, a new protagonist that mediates muscle–adipose–bone–neuron connectivity. European Review for Medical and Pharmacological Sciences. 2017;21:4687-93.

He Y, Lu L, Wei X, Jin D, Qian T, Yu A, et al. The multimerization and secretion of adiponectin are regulated by TNF-alpha. Endocrine. 2016;51(3):456-68.

Hetta HF, Ez-Eldeen ME, Mohamed GA, et al. Visfatin serum levels in obese type 2 diabetic patients: relation to proinflammatory cytokines and insulin resistance. Egypt J Immunol. 2018;25(2):141-51.

Hillard CJ. Circulating endocannabinoids: from whence do they come and where are they going? Neuropsychopharmacology. 2018;43(1):155-72.

Hu GX, Lin H, Lian QQ, Zhou SH, Guo J, Zhou HY, et al. Curcumin as a potent and selective inhibitor of 11β-hydroxysteroid dehydrogenase 1: improving lipid profiles in high-fat-diet-treated rats. PLoS One. 2013;8(3):49976.

Iacobini C, Pugliese G, Fantauzzi CB, Federici M, Menini S. Metabolically healthy versus metabolically unhealthy obesity. Metabolism Clinical and Experimental. 2018;92:51-60.

Iwai M, Horiuchi M. Role of renin-angiotensin system in adipose tissue dysfunction. Hypertens Res. 2009;32(6):425-7.

Jokinen R, Pirnes-Karhu S, Pietilainen KH, Pirinen E. Adipose tissue NAD+-homeostasis, sirtuins and poly(ADP--ribose) polymerases- important players in mitochondrial metabolism and metabolic health. Redox Biology. 2017;12:246-63.

Keipert S, Kutschke M, Ost M, Schwarzmayr T, Schothorst EMV, Lamp D, et al. Long-term cold adaptation does not require FGF21 or UCP1. Cell Metabolism. 2017;26:437-46.

Khalil RA. Estrogen, vascular estrogen receptor and hormone therapy in postmenopausal vascular disease. Biochem Pharmacol. 2013;86(12):1627-42.

Kohlgruber AC, Lamarche, Lynch L. Adipose tissue at the nexus of systemic and celullar immunometabolism. Seminars in Immunology. 2016;28:431-40.

Kusminski CM, Bickel PE, Scherer PE. Targeting adipose tissue in tre treatment of obesity-associated diabetes. Nature Reviews. 2016;15:639-60.

Lapensee CR, Hugo ER, Ben-Jonathan N. Insulin stimulates interleukin-6 expression and release in LS14 human adipocytes through multiple signaling pathways. Endocrinology. 2008;149(11):5415-22.

Luo L, Liu M. Adipose tissue in control of metabolism. Adipose tissue and metabolism. 2016;231(3):77-99.

Luo Y, Liu M. Adiponectin: a versatile player of innate immunity. J Mol Cell Biol. 2016;2:120-8.

MacLaren, RE, Cui W, Lu H, Simard S, Cianflone K. Association of adipocyte genes with ASP expression: a microarray analysis of subcutaneous and omental adipose tissue in morbidly obese subjects. BMC Med Genomics. 2010;3:3.

Matias I, Belluomo I, Cota D. The fat side of the endocannabinoid system: role of endocannabinoids in the adipocyte. Cannabis and Cannabinoid Research. 2016;1:176-85.

Mauvais-Jarvis F, Clegg DJ, Hevener AL. The role of estrogens in control of energy balance and glucose homeostasis. Endocr Rev. 2013;34(3):309-38.

Mittendorfer B. Origins of metabolic complications in obesity: adipose tissue and free fatty acid trafficking. Curr Opin Clin Nutr Metab Care. 2011;14(6):535-54.

Moseti D, Regassa A, Kim WK. Molecular regulation of adipogenesis and potential anti-adipogenic bioactive molecules. International Journal of Molecular Sciences. 2016;17(1):124.

Noy N, Li L, Abola MV, Berger NA. Is retinol binding protein 4 a link between adiposity and cancer? Horm Mol Biol Clin Investig. 2015;23(2):39-46.

Onat A, Altay S, Yuksel M, Karadeniz Y, Can G, Yuksel H, Ademoglu E. Low acylation stimulating protein levels are associated with cardiometabolic disorders-secondary to autoimmune activation? Anatol J Cardiol. 2017;17(2):97-106.

Ortega SP, Chouchani ET, Boudina S. Stress turns on the heat: regulation of mitochondrial biogenesis and UCP1 by ROS in adipocytes. Adipocyte. 2017;6(1):56-61.

Paniagua JA. Nutrition, insulin resistance and dysfunctional adipose tissue determine the different components of metabolic syndrome. World J Diabetes. 2016;7(19):483-514.

Panina YA, Yakimov AS, Komleva YK, Morgun AV, Lopatina OL, Natalia A, et al. Plasticity of adipose tissue-derived stem cells and regulation of angiogenesis. Frontiers in Physiology. 2018;9:2018.

Romacho T, Sánchez-Ferrer CF, Peiró C. Visfatin/nampt: an adipokine with cardiovascular impact. Mediators Inflamm. 2013;2013:946427.

Ruan H, Dong L. Q. Adiponectin signaling and function in insulin target tissues. J Mol Cell Biol. 2016;8(2):101-9.

Silva KR, Côrtes I, Liwchocki S, Carneiro JRI, Souza AAP, Borojevic R, et al. Characterization of stromal vascular fraction and adipose stem cells from subcutaneous, preperitoneal and visceral morbidly obese human adipose tissue depots. PLoS ONE. 2017;12:3.

Skurk T. Angiotensin II stimulates the release of interleukin-6 and interleukin-8 from cultured human adipocytes by activation of NF-kappaB. Arterioscler Thromb Vasc Biol. 2004;24(7):1199-203.

Smith U, Kahn BB. Adipose tissue regulates insulin sensitivity: role of adipogenesis, de novo lipogenesis and novel lipids. The Association for the Publication of the Journal of Internal Medicine Journal of Internal Medicine. 2016;280:465-75.

Song Z, Xiaoli AM, Yang F. Regulation and metabolic significance of de novo lipogenesis in adipose tissues. Nutrients. 2018;10:1383.

Stocco C. Tissue physiology and pathology of aromatase. Steroids. 2012;77(1-2):27-35.

Stolarczyk E. Adipose tissue inflammation in obesity: a metabolic or immune response? Current Opinion in Pharmacolgy. 2017;37:35-40.

Symonds ME, Aldiss P, Pope M, Budge H. Recent advances in our understanding of brown and beige adipose tissue: the good fat that keeps you healthy. F1000Research. 2018;7:1129.

Thatcher S, Yiannikouris F, Gupte M, Cassis L. The adipose renin-angiotensin system: role in cardiovascular disease. Mol Cell Endocrinol. 2009;302(2):111-7.

Thomas D, Apovian C. Macrophage functions in lean and obese adipose tissue. Metabolism. 2017;72:120-43.

Turcotte C, Blanchet MR, Laviolette M, Flamand N. The CB2 receptor and its role as a regulator of inflammation. Cell Mol Life Sci. 2016;73(23):4449-70.

Unal R, Pokrovskaya I, Tripathi P, Monia BP, Kern PA, Ranganathan G. Translational regulation of lipoprotein lipase in adipocytes: depletion of cellular protein kinase Calpha activates binding of the C subunit of protein kinase A to the 3'-untranslated region of the lipoprotein lipase mRNA. Biochem J. 2008;413(2):315-22.

Valleau JC, Sullivan EL. The impact of leptin on perinatal development and psychopathology. J Chem Neuroanat. 2014;61(62):221-32.

Vegiopoulos A, Rohm M, Herzig S. Adipose tissue: between the extremes. The EMBO Journal. 2017;14(36): 1999-2017.

Virtanen KA, Lidell ME, Orava J, Redling M, Niemi T, Laine J, et al. Functional brown adipose tissue in healthy adults. N Engl J Med. 2009;360:1518-25.

Zabetian-Targhi F, Mahmoudi MJ, Rezaei N, Mahmoudi M. Retinol binding protein 4 in relation to diet, inflammation, immunity, and cardiovascular diseases. Adv Nutr. 2015;6(6):748-62.

Zhao H, Zhou L, Shanagguan AJ, Bulun SE. Aromatase expression and regulation in breast and endometrial cancer. J Mol Endocrinol. 2016;57(1):19-33.

Parte 3

Fisiologia e Bioquímica do Esporte e do Exercício

capítulo 10

Nutrição no Esporte e no Exercício

Paula Paraguassú Brandão   Estélio Henrique Martin Dantas
Josiana Kely Rodrigues Moreira da Silva

Objetivos do estudo
- Mostrar as modificações nos padrões dietéticos alimentares do atleta ou esportista.
- Facilitar o caminho da aprendizagem sobre o papel da alimentação nos hábitos cotidianos de atletas e/ou desportistas enfatizando os hábitos e comportamentos alimentares.

Resumo

A prática do exercício físico pode proporcionar benefícios à saúde, à qualidade de vida e à estética. O conhecimento a respeito da nutrição esportiva é um dos grandes anseios do homem na atualidade, pois este representa um sinônimo de equilíbrio do corpo, e a literatura científica pode facilitar o caminho de aprendizagem da associação entre exercício físico e alimentação correta.

A busca incessante pelo "corpo perfeito" e "boa forma" é proveniente de um conjunto de fatores socioculturais inerentes a sociedade contemporânea. Para chegar nesse "corpo perfeito", o indivíduo busca qualquer meio para obtê-lo. Nessa perspectiva e compreendendo a importância do tema, serão abordados neste capítulo erros alimentares na prática esportiva, transtornos alimentares e aspectos nutricionais em atletas com e sem deficiências físicas.

As alterações fisiológicas e os desgastes nutricionais gerados pelo exercício físico induzem o desportista e/ou atleta ao limiar de saúde e doença, ainda mais quando se fala dos aspectos nutricionais em portadores de deficiências físicas. Esses atletas em especial, com deficiências, sofrem mudanças ou alterações na estrutura e na função corporal causando limitações nas atividades da vida diária e na prática do exercício físico. Além disso, fatores ambientais e sociais podem influenciar nessas atividades, na qual se destaca a alimentação como assunto fundamental na discussão nutricional.

As recomendações relativas aos padrões dietéticos, consumo nutricional e estratégias nutricionais que aperfeiçoam e facilitam o impacto do exercício físico serão bastante enfatizadas neste capítulo. Assim sendo, destacaremos os principais tipos de intervenções alimentares, a partir dos hábitos cotidianos, prescrevendo com base na avaliação dos costumes culturais e possibilidades financeiras dos atletas e/ou desportistas.

Palavras-chave

- Exercício físico
- Alimentação
- Consumo de alimentos
- Necessidades nutricionais
- Transtornos da alimentação

Introdução

Os padrões alimentares alteraram-se nas diferentes regiões do Brasil (Figura 10.1), devido às condições socioeconômicas da população, produção de alimentos, variações climáticas e, principalmente, características culturais.[1] A alimentação é um aspecto fundamental para a promoção da saúde, e as práticas alimentares são compreendidas como uma prática social, implicando o deslocamento de abordagens biológicas e metabólicas na compreensão antropológica e social.[2]

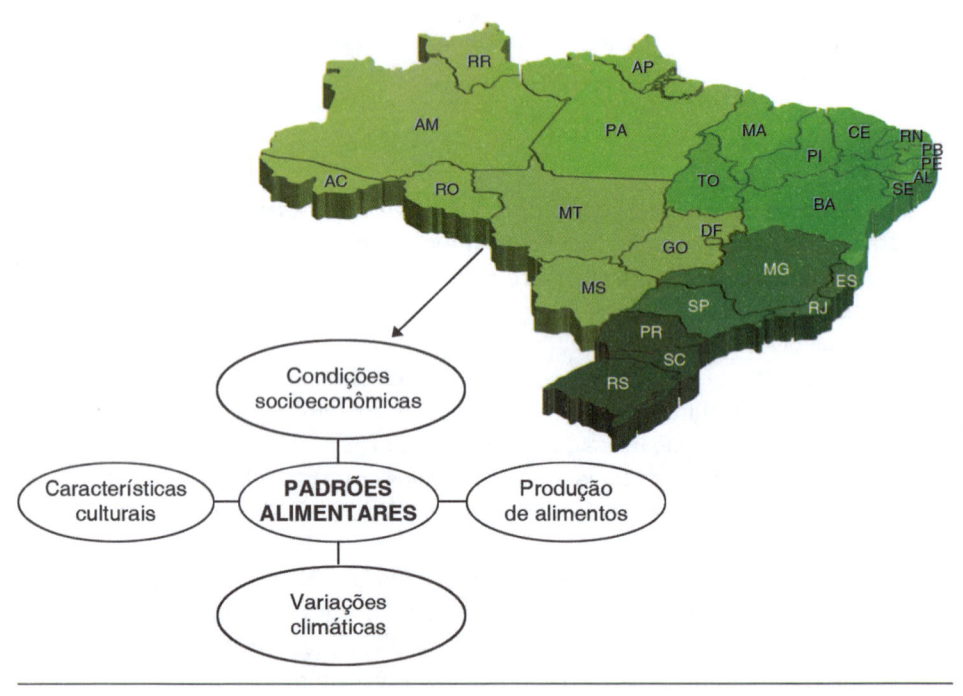

FIGURA 10.1. Padrões alimentares nas diferentes regiões do Brasil. *Fonte*: adaptada de Florindo *et al.*, 2016.

Nota-se que no século XX, a população brasileira era caracterizada por uma alimentação habitual baseada no consumo de cereais, leguminosas e tubérculos, combinado pequenas quantidades de alimentos de origem animal. Hoje, no século XXI, depois de diversas modificações, esse padrão alimentar se altera, sendo caracterizado pela diminuição dos alimentos básicos (cereais, leguminosas e tubérculos) e crescimento no consumo de carnes, leite e seus derivados, alimentos ricos em gorduras, açúcares e sal (Figura 10.2).[3]

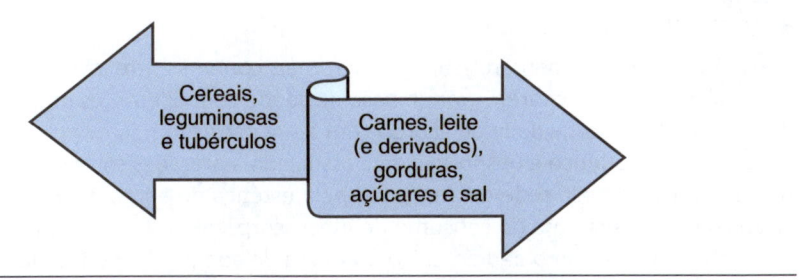

FIGURA 10.2. Modificações alimentares no século XXI. Fonte: adaptada de Alexandre *et al.*, 2014.

As modificações são reflexos da globalização e da industrialização aliados pela busca da beleza e notoriedade incessante do *corpo perfeito* e *boa forma*, ocasionando erros alimentares advindos da alimentação inadequada, rica em gorduras e alimentos industrializados e com o baixo consumo de frutas, legumes e verduras.[4,5]

A busca por padrões estereotipados da imagem corporal vincula-se ao aumento dos desequilíbrios corporais e transtornos alimentares, levando esportistas e atletas a desenvolverem hábitos alimentares inadequados e, muitas vezes, recorrendo à utilização de suplementos alimentares sem a informação e a orientação adequada em relação à nutrição ideal, podendo prejudicar o desempenho desportivo.[6]

Importante destacar que a literatura apresenta maior prevalência de transtornos alimentares em indivíduos que trabalham em profissões em que a estética corporal é considerada um valor de agregação, tais como: como atletas, profissionais da área de saúde, modelos, bailarinas e atores.[7-10]

As recomendações relativas aos padrões dietéticos, consumo nutricional e estratégias nutricionais que aperfeiçoam e facilitam o impacto do exercício físico serão bastante enfatizadas neste capítulo.

■ Aspectos nutricionais em atletas com e sem deficiências

A nutrição de atletas com e sem deficiências, principalmente os de elite, não deve ter em sua alimentação a ingestão de um só macronutriente, mas a união de todos para a eficiência de uma dieta nutricionalmente equilibrada e correta.[11] Sabendo-se que esse grupo necessita de um maior aporte energético nutricional quando comparado com as pessoas que não praticam exercício físico, devido a carga de treinamento intenso, faixa etária, gênero, entre outras características.

O plano alimentar desses atletas deve fornecer nutrientes em qualidade e em quantidades adequadas para produzir energia, manter o desempenho e a saúde, tanto durante o esforço físico quanto nos períodos de repouso, garantindo assim um equilíbrio com as reais necessidades do atleta.

As necessidades nutricionais de atletas com e sem deficiências precisam ser analisadas de acordo com as características de cada desporto e das dificuldades individuais do atleta, sendo imprescindível a avaliação e o acompanhamento do estado nutricional, levando em consideração as avaliações antropométricas, bioquímica e clínica.

■ Transtornos alimentares

Os transtornos alimentares são cada vez mais comuns entre jovens atletas e desportistas, além de apresentarem grande risco de saúde com diferentes prognósticos e graus de morbidade e mortalidade de acordo com a sua natureza.[12]

O ambiente atlético e desportivo está associado a pressões sociais, psicológicas e culturais, motivadas pela sede de vencer, e, pela estética do corpo magro e atlético. Hoje, vivemos em uma cultura de consumo de ideais corporais, que induz o jovem a busca de uma estética irreal como padrão único ou forma de adequação dentro da sociedade.[13-15]

Apesar de os transtornos alimentares serem por muitos anos relacionados em sua maior prevalência com o público feminino, há relatos da existência desses distúrbios em homens não somente pela estética relacionada com o "homem metrossexual", mas pela busca de um corpo emagrecido, com o medo de engordar e havendo distorção da imagem corporal.[16]

Em geral, os transtornos alimentares são doenças psiquiátricas, diagnosticadas por médicos, seguindo os pontos de corte do Manual de Doenças Mentais (DSM-5), ou pela Classificação Internacional de Doenças (CID-11). Reconhecidamente, a anorexia nervosa (AN), a bulimia nervosa (BN), o transtorno da compulsão alimentar periódica (TCAP) e a ortorexia (ORTO) são os transtornos alimentares descritos em literatura.[17,18] Existe uma grande confusão acerca da vigorexia, que é descrita como transtorno dismórfico, dessa forma, não sendo um transtorno alimentar.[19]

Tais distúrbios possuem etiologia multifatorial relacionados com predisposições genéticas e socioculturais de grande vulnerabilidades biológica e psicológica. Estão relacionados com o transtorno do humor na família, com os padrões de interação presentes no ambiente familiar, além do contexto em que vivem: sociocultural, caracterizado pelo culto ao corpo magro, que desencadeiam uma série de disfunções no metabolismo, além da alteração de personalidade, isolamento social e associação com uso de medicamentos e drogas.[20,21]

Perini *et al*. (2009), ao avaliarem 27 atletas de nado sincronizado da seleção brasileira, sendo 19 da categoria juniores (15,6 ± 0,8 ano) e oito da categoria de seniores (19,0 ± 1,3 ano), e 32 adolescentes não atletas (15,0 ± 1,6 ano), buscaram identificar a presença de transtorno do comportamento alimentar (TCA) ou síndromes precursoras e o grau de distorção da imagem corporal. Embora tenham apresentado parâmetros antropométricos adequados (eutróficos) para a idade e o sexo, os resultados das nadadoras evidenciaram a insatisfação com a própria imagem corporal, o que foi determinante para a adoção de práticas não saudáveis para o controle da massa corporal, expondo-as a risco nutricional.

Na Tabela 10.1 constaram questões selecionadas dos três instrumentos adotados (EAT-26, BITE e BSQ) que representaram sentimentos de insatisfação, comportamentos inadequados de controle da alimentação e de insatisfação com a imagem corporal. Eles podem desencadear ações prejudiciais à saúde e ao desempenho das jovens analisadas.[12]

Os transtornos alimentares (TA) são quadros caracterizados por aspectos vinculados ao medo incessante de engordar, apreensão demasiada com a forma física e o peso corporal, diminuição constante do consumo alimentar e nutricional, além da ingestão de alimentos seguido de vômitos e uso abusivo de medicamentos, como laxantes e/ou diuréticos.[22]

Essas alterações alimentares têm significativo aumento de sua prevalência mostrando a relação entre os aspectos cognitivos, afetivos, sociais/culturais, motores e o poder prejudicial ao bem-estar físico e psicológico dos indivíduos, salientando o papel dos aspectos históricos, estéticos, midiáticos, transculturais, socioeconômicos, raciais e de gênero, principalmente no que se refere ao grupo de atletas e desportistas.[23,24]

TABELA 10.1. Frequência de respostas sugestivas de comportamento alimentar alterado

	Nado sincronizado júnior (n = 19)	Nado sincronizado sênior (n = 08)	Não atletas (n = 32)
Questões do EAT-26	**Respostas sugestivas de comportamentos característicos de anorexia**		
Evito experimentar comidas "engordantes"	57,9%	50%	87,5%
Desejo de ser mais magra	26,3%	75%	28,1%
Quando faço exercícios penso em queimar calorias	47,4%	62,5%	53,1%
Preocupa-me a possibilidade de ter gordura no meu corpo	21,1%	12,5%	56,3%
Demonstro autocontrole em relação a comida	47,4%	50%	43,8%
Questões do BITE	**Respostas sugestivas de comportamentos característicos de bulimia nervosa**		
Pensamento obsessivo por comida	42,1%	25%	31,3%
Ansiedade leva a descontrole alimentar	63,2%	75%	37,5%
O pensamento de tornar-me gorda me apavora	47,4%	62,5%	81,3%
Como grandes quantidades de comida muito rapidamente	42,1%	87,5%	53,1%
Já tive episódios exagerados de alimentação	52,6%	87,5%	34,4%
Questões do BSQ	**Respostas sugestivas de insatisfação com a imagem corporal**		
Necessidade extrema de fazer dieta devido a insatisfação com a forma física	50,0%	66,7%	47,9%
Medo de ficar gorda	50,9%	54,2%	65,6%
Preferência por estar de estômago vazio	51,8%	60,4%	51%
Preocupação com o fato de estarem surgindo "dobrinhas" no corpo	51,8%	60,4%	57,3%
Preocupação excessiva com a forma física a ponto de sentir necessidade de fazer exercício	46,5%	79,2%	60,9%

Fonte: Perini *et al.*, 2009. EAT-26 = Eating Attitudes Test (presença de comportamentos alimentares inadequados); BITE = Bulimic Investigatory Test Edinburgh (presença de atitudes sugestivas de bulimia nervosa); BSQ = Body Shape Questionnaire (insatisfação da autoimagem corporal).

O ideal inatingível de "corpo perfeito" e "boa forma" vinculado pela mídia atinge indivíduos que trabalham em profissões em que a estética corporal é considerada um valor agregado, como atletas, profissionais da área de saúde, modelos, bailarinas, atores, dentre outros, propiciando assim o desenvolvimento acelerado de TA. Para-lelamente, as dificuldades do conhecimento acerca da qualidade dos alimentos, a oferta de alimentos hipercalóricos, os maus hábitos alimentares e o estilo de vida não saudável do mundo atual contribuem para o estímulo aos transtornos alimentares na sociedade.

Há relatos de transtornos alimentares na dança, por exemplo, no balé,[25-28] na ginástica rítmica desportiva,[29,30] em jóqueis,[31-33] no nado sincronizado,[12] em esportes de combate no qual há a obrigatoriedade da pesagem para luta por categoria de peso.[34,35]

Dentre os transtornos alimentares, a AN foi a primeira a ser descrita e classificada no século XIX. Foi a pioneira a ter critérios diagnósticos reconhecidos, seguido da BN, TCAP e, por fim, a mais recente descrição de transtorno alimentar caracteriza a ortorexia que ainda está sendo estudada.[36]

A anorexia pode ser caracterizada, segundo a DSM-IV, pelo medo mórbido de engordar, que faz seus portadores manterem um índice de massa corporal abaixo dos padrões de normalidade, a pessoa ainda possui distúrbio de imagem corporal, ou seja, pode se ver gorda na frente do espelho, enquanto na verdade já se encontra emagrecida. Em mulheres, a baixa adiposidade corporal pode alterar o ciclo menstrual, induzindo amenorreia por três ciclos consecutivos.[37]

Ainda, pode ser do tipo restritivo (não há episódio de compulsão alimentar ou de realização de prática purgativa como a indução de vômito, o uso de laxante e diuréticos, medicamentos para promoção do controle e/ou perda de peso ou apetite), ou do tipo purgativo, em que há o episódio de comer compulsivamente seguido de purgação, além da verificação da prática de exercícios excessivos e uso de anorexígenos e/ou diuréticos.[37]

Segundo a CID-10, o início pré-puberal pode levar a uma sequência de eventos da puberdade tardia, como o crescimento que cessa em garotas, as mamas não se desenvolvem e há uma amenorreia primária; nos garotos, em geral, os genitais permanecem juvenis.[38]

Os sinais e sintomas para AN são diversos em decorrência da má nutrição e de comportamentos inadequados para o controle do peso, podendo ocorrer queda da temperatura corporal, desidratação, desmaio, fadiga, osteopenia e osteoporose, pressão baixa, tontura ou distúrbios do equilíbrio hidreletrolítico (água e eletrólitos), além de comportamento compulsivo com a estética corporal, compulsão alimentar, hiperatividade, impulsividade ou isolamento social, ansiedade, apreensão ou sentimento de culpa.[39,40]

Em geral, esses indivíduos estão abaixo do peso adequado para a idade, mas persistem na perda de peso ou na extrema magreza corporal. Quando estão na fase da adolescência, há risco de crescimento lento ou puberdade atrasada, em meninas há ausência de menstruação (amenorreia), constipação, náuseas, vômitos, aumento da insegurança, depressão ou medo. Também é comum o aparecimento de cabelos enfraquecidos, fáceis de serem arrancados, despigmentados, ressecados, dor de cabeça, lesões de pele, pele seca desidratada, ritmo cardíaco lento, sensibilidade ao frio e unhas quebradiças.[39-41]

Na bulimia, há relatos de transtornos de personalidade e comportamentos impulsivos, ansiedade, culpa, descontentamento geral, mudanças de humor ou raiva, tentativas de suicídio, depressão, automutilação, cleptomania, azia, constipação ou estômago não digere totalmente os alimentos, anormalidade no paladar, redução do paladar ou sensibilidade ao frio, aversão a alimentos, sinal de Russel (calosidade ou escaras em mãos por provocar vômitos), irregularidade na menstruação, desidratação, fadiga, fome ou distúrbios do equilíbrio hidreletrolítico, abuso de substâncias medicamentosas e drogas.[41,42]

Assim como a AN, na BN há distúrbios de autoimagem, no qual o indivíduo se vê em proporção maior do que realmente o é no espelho. Possui subtipos: purgativo onde há autoindução de vômitos, uso indevido de laxantes e diuréticos e enemas; e o subtipo sem purgação, onde observa-se a prática de exercícios excessivos ou jejuns.[37,38,40]

Segundo a CID-10, na BN o paciente sucumbe a episódios de hiperfagia, além de possuir a preocupação persistente com o ato de comer e o medo de engordar, seguidos de sentimento de culpa, sentindo-se fracassados, envergonhados ou deprimidos pela falta de controle do ato compulsivo alimentar.[38]

O TCAP difere da BN por não apresentar uso de comportamentos compensatórios, dessa forma, tem sido relatado que esses indivíduos têm risco alto para sobrepeso e obesidade.[43] No Brasil, o TCAP é verificado entre 15 e 22% dos pacientes que procuram emagrecimento. Indivíduos com esse distúrbio apresentam grau de psicopatologia pior, sendo relacionados com o hábito alimentar inadequado.[44]

Nos critérios diagnósticos propostos pelo Manual de Diagnóstico e Estatística das Perturbações Mentais (DSM-V) há episódios recorrentes de compulsão alimentar, sendo caracterizados por comer grande quantidade de comida em curto espaço de tempo (menor que duas horas), com falta de controle sobre o consumo alimentar e, associados a três (ou mais) dos seguintes critérios: comer muito e mais rapidamente do que o normal; comer até sentir-se incomodamente repleto; comer grandes quantidades de alimentos, quando não está fisicamente faminto; comer sozinho por embaraço devido à quantidade de alimentos que consome; sentir repulsa por si mesmo, depressão ou demasiada culpa após comer excessivamente. A compulsão alimentar ocorre, em média, 1 dia por semana, durante 3 meses e não é associada a comportamentos purgativos.[37]

Ortorexia nervosa é um transtorno alimentar recentemente descrito para o comportamento obsessivo compulsivo por saúde alimentar, com a fixação na qualidade dos alimentos e na pureza da dieta, sendo abomináveis da dieta desses indivíduos a ingestão de alimentos industrializados, prontos para consumo ou que tenham relação com o surgimento de doenças. Ainda são necessários mais trabalhos científicos para elucidar as consequências desse distúrbio alimentar.[45-47]

Em um trabalho com 12 atletas jovens adultas com média de quatro anos de treinamento foi verificado que 50% delas apresentavam dismenorreia (menstruação acompanhada de fortes cólicas), 75% das atletas declararam apresentar alteração do desempenho físico quando competiam durante o período menstrual, 33% das atletas apresentavam leve distorção da imagem corporal mesmo estando com valores de gordura corporal dentro de padrões de normalidade para a idade e o sexo, além de verificar que 16,6% das atletas possuíam padrão alimentar não usual.[48]

Outro trabalho investigou o risco para a ocorrência de distúrbios alimentares em 101 atletas de judô do Paraná. Foi observado que as 29 judocas mulheres participantes dos Jogos da Juventude do Paraná (JOJUPs) apresentaram maior probabilidade de desenvolver distúrbios alimentares com distorção na imagem corporal.[33] Resultado semelhante foi observado em atletas de nado sincronizado da categoria juniores que mesmo apresentando parâmetros antropométricos adequados para a idade e o sexo, evidenciaram a presença de insatisfação com a autoimagem corporal e a adoção de práticas inadequadas de alimentação para o controle de peso.[12]

O diagnóstico precoce, bem como uma abordagem terapêutica multidisciplinar, integrativa com a família, podem ser um cruciais para a adequada abordagem dos pacientes com os transtornos alimentares, além de ser fundamental para o manejo clínico adequado e o prognóstico positivo, a humanização e a sociabilidade da terapêutica podem ser de grande valia para o retorno desses indivíduos às suas atividades de rotina e melhora.[49,50]

■ Terapia e aconselhamento nutricional

Por meio da avaliação nutricional, os praticantes de atividades físicas devem ser orientados sobre a importância da educação dietética para promoção da saúde e do desempenho esportivo. A avaliação nutricional deve incluir indicadores nutricionais e de desempenho físico para estabelecer as necessidades nutricionais e compará-las com a ingestão nutricional. A alimentação balanceada é de suma importância na formação, reparação e reconstituição de tecidos corporais, mantendo a integridade funcional e estrutural do organismo, logo, tornando possível e vantajosa a prática de exercícios físicos.[51,52]

Para avaliar o estado nutricional, individual ou coletivo, e definir um acompanhamento dietético, a junção de dados dietéticos, bioquímicos, clínicos e antropométricos ainda são considerados padrão-ouro para o diagnóstico nutricional final.[53-55]

A abordagem nutricional junto com a educação nutricional visam a promoção e a orientação alimentar para o restabelecimento de padrões alimentares adequados para o indivídio e para o atelta. A reflexão sobre sentimentos, mitos, crenças e comportamentos é medida importante na adoção de uma alimentação equilibrada e adequada às suas necessidades, sendo essencial para garantir e promover a saúde e o desempenho esportivo desse atleta.

Conclusão

Considerando que a alimentação dos atletas encontrará dificuldades no que tange as adequações das necessidades nutricionais e a ausência de uma alimentação apropriada aos objetivos do treinamento, competição e alterações fisiológicas, poderá conduzir o esportista a um melhor desempenho, manutenção da saúde, controle da composição corporal e do próprio peso, além do comprometimento com a eficácia e segurança à adesão de práticas alimentares saudáveis e coerentes. Assim sendo, as recomendações relativas aos padrões dietéticos, consumo nutricional e estratégias nutricionais devem sempre ter os esforços interligados com exercício físico e o seu dia a dia.

Autoavaliação

1. Qual doença psiquiátrica o paciente se recusa em manter um peso mínimo, possui medo intenso de ganhar peso, além de apresentar distorções de imagem corporal e negar sua gravidade?
   A. Anorexia nervosa
   B. Bulimia nervosa
   C. TCAP
   D. Ortorexia
   E. Vigorexia

2. Qual doença psiquiátrica o paciente apresenta distúrbios hormonais que levam a amenorreia por três ciclos seguidos, além de ter peso abaixo do recomendado para sexo e idade?
   A. Anorexia nervosa
   B. Bulimia nervosa
   C. TCAP
   D. Ortorexia
   E. Vigorexia

3. Marque verdadeiro (V) e falso (F) para as afirmativas a seguir:
   i. ( ) A bulimia é um transtorno alimentar com distúrbio de autoimagem corporal, episódios de compulsão alimentar seguidos de purgação.
   ii. ( ) O TCAP possui dois tipos: purgativo e não purgativo.
   iii. ( ) O TCAP pode ser relacionado com IMC abaixo de 18,5 kg/m².
   iv. ( ) A anorexia pode ser considerada pela presença de amenorreia, baixo peso e medo mórbido de engordar.

(Continua)

(Continuação)

4. Com o importante crescimento do esporte paralímpico, as competições se tornam ainda mais requisitadas, exigindo dos atletas níveis elevados de desempenho. Isso leva ao surgimento de um risco inerente, provocado pelas recompensas pessoais e financeiras. Portanto, com o desejo de vencer a todo custo, alguns atletas fazem o uso de meios não apropriados para atingir o máximo desempenho. Para que tais fatos não ocorram, é imprescindível que o atleta seja monitorado por meio de avaliações. Dentre elas, podemos destacar:
   A. Avaliações clínica e antropométrica
   B. Avaliações clínica, bioquímica e psicológica
   C. Avaliação antropométrica e avaliação e acompanhamento do estado nutricional
   D. Avaliações clínica, bioquímica, antropométrica e avaliação e acompanhamento do estado nutricional
   E. Somente avaliação do estado nutricional

5. Os inquéritos alimentares constituem uma forma de perfeição para caracterizar os padrões alimentares em todas as fases da vida, seja atleta ou não. Quais são os principais métodos de inquérito alimentar para um atleta?

6. O lipídio é um macronutriente essencial. Tem como função ser isolante térmico, transportador de vitaminas lipossolúveis, ser fonte de energia, formação de membrana e formação hormonal. A recomendação para um indivíduo adulto praticante de exercício físico pode atingir, no máximo, 30% do valor energético total (VET). Sendo assim quais as vitaminas lipossolúveis que o atleta e/ou desportista deve consumir na sua alimentação?
   A. A, D, C, K
   B. A, D, E, K
   C. C e complexo B
   D. Complexo B, D, K
   E. E, K e C

7. A literatura científica e a observação clínica sugerem que a AN, assim como outros transtornos alimentares, tem múltiplas causas. Devido à etiopatologia multifatorial e às potenciais complicações decorrentes do transtorno, é preconizado o tratamento por:
   A. Médico
   B. Nutricionista
   C. Professor de educação física
   D. Psicólogo
   E. Equipe multidisciplinar

8. A prática dos exercícios físicos proporcionam benefícios à composição corporal, à saúde e à qualidade de vida de atletas com e sem deficiências. No entanto, o esporte de alto nível nem sempre representa sinônimo de equilíbrio no organismo apresentando alterações fisiológicas e desgastes nutricionais. De acordo com o contexto acima, as necessidades nutricionais desses atletas precisam ser analisadas de acordo:

(Continua)

(Continuação)

A. Com as características familiares e culturais
B. Com as características de cada desporto e as dificuldades individuais do atleta
C. Com as características de cada desporto e as demandas gerais dos atletas
D. Somente com as características de cada desporto
E. Somente com as características do atleta

9. A baixa ingestão de energia pode resultar em fornecimento insuficiente de importantes nutrientes relacionados com o metabolismo energético, com a reparação tecidual, com o sistema antioxidante e com a resposta imunológica. Qual(is) macronutrientes estão explicitados acima?
A. Carboidrato
B. Proteína
C. Lipídio
D. Carboidrato, proteína e lipídio
E. Carboidrato e lipídio

10. O desequilíbrio alimentar, como no aspecto calórico-energético, pode acarretar alterações físicas, psicológicas e, consequentemente, a diminuição do rendimento desportivo. Assinale o que for correto referente aos riscos decorrentes desses desequilíbrios:
1. Aumento de doenças
2. Maior incidência de lesões
3. Diminuição da taxa metabólica
4. Deficiência de micronutrientes
5. Irregularidades na menstruação
6. Desidratação
7. Alterações ósseas
8. Desenvolvimento de transtornos de comportamento alimentar.

Dê como resposta a soma dos itens corretos:
A. 15.
B. 21.
C. 23.
D. 28.
E. 36.

Ver Gabarito na pág. 309

Referências bibliográficas

1. Florindo AA. Description of health promotion actions in Brazilian cities that received funds to develop "Academia da Saúde" program. Rev Bras Cineantropom Desempenho Hum. v. 18, n. 4, p. 483-92, 2016. http://dx.doi.org/10.5007/1980-0037.2016v18n4p483.
2. Brasil. Ministério da Saúde. Secretaria de Atenção à Saúde. Departamento de Atenção Básica. Política Nacional de Alimentação e Nutrição. Ministério da Saúde, Secretaria de Atenção à Saúde. Departamento de Atenção Básica. Básica. – 1. ed., 1. reimpr. – Brasília: Ministério da Saúde, 2013.

3. Alexandre VP, Peixoto MRG, Schmitz BAS, Moura EC. Fatores associados às práticas alimentares da população adulta de Goiânia, Goiás, Brasil. Rev Bras Epidemiol. v. 17, n. 1, p. 267-80, 2014. http://dx.doi.org/10.1590/1415-790x201400010021eng.
4. Jaime PC. Fatores associados ao consumo de frutas e hortaliças no Brasil. Rev. Saúde Pública. v. 43, supl. 2, p. 57-64, 2009. http://dx.doi.org/10.1590/S0034-89102009000900008.
5. Rangel ML; Lamego G, Gomes ALC. Alimentação saudável: acesso à informação via mapas de navegação na internet. Physis. v. 22, n. 3, p. 919-39, 2012. http://dx.doi.org/10.1590/S0103-73312012000300005
6. Moreira FP, Rodrigues KL. Conhecimento nutricional e suplementação alimentar por praticantes de exercícios físicos. Rev Bras Med Esporte. v. 20, n. 5, p. 370-3, 2014. http://dx.doi.org/10.1590/1517--86922014200500795.
7. Vieira FGK. Comparação do valor nutricional de dez cardápios segundo quatro programas computacionais. Rev Nutr. v. 22, n. 1, p. 29-38, Fev. 2009. http://dx.doi.org/10.1590/S1415-52732009000100003.
8. Castro MR. Função e imagem corporal: uma análise a partir do discurso de mulheres submetidas à cirurgia bariátrica. Rev. Bras. Ciênc. Esporte. v. 32, n. 2-4, p. 167-83, 2010. http://dx.doi.org/10.1590/S0101--32892010000200012.
9. Azevedo AP. Dismorfia muscular: a busca pelo corpo hiper musculoso. Motricidade. v. 8, n. 1, p. 53-66, 2013. doi:10.6063/motricidade.8(1).240
10. Almeida PE. Comportamento alimentar e transtorno alimentar: uma discussão de variáveis determinantes da anorexia e da bulimia. Rev Bras Ter Comport Cogn. v. 16, n. 1, p. 21-9, 2014.
11. Fontan JS, Amadio MB. O uso do carboidrato antes da atividade física como recurso ergogênico: revisão sistemática. Rev Bras Med Esporte. v. 21, n. 2, p. 153-7, 2015. http://dx.doi.org/10.1590/1517-86922015210201933.
12. Perini TA. Transtorno do comportamento alimentar em atletas de elite de nado sincronizado. Rev Bras Med Esporte. v. 15, n. 1, jan/fev 2009.
13. De Oliveira FP. Comportamento alimentar e imagem corporal em atletas. 2003.
14. Richardson CR. Integrating physical activity into mental health services for persons with serious mental illness. Psychiatric Services. v. 56, n. 3, p. 324-31, 2005.
15. De Sousa Fortes L, Ferreira MEC. Comparação da insatisfação corporal e do comportamento alimentar inadequado em atletas adolescentes de diferentes modalidades esportivas. Revista Brasileira de Educação Física e Esporte, v. 25, n. 4, p. 707-16, 2011.
16. Melin P, Araújo AM. Transtornos alimentares em homens: um desafio diagnóstico. Revista Brasileira de Psiquiatria; 2002.
17. Calañas Continente AJ. Ortorexia: un trastorno nutricional de los países desarrollados. Revista de Nutrición Práctica. n. 7, p. 47-50, 2003.
18. Pontes JB, Montagner MI, Montagner MÂ. Ortorexia nervosa: adaptação cultural do orto-15. Demetra: Alimentação, Nutrição & Saúde. v. 9, n. 2, p. 533-48, 2014.
19. Ribeiro PCP, De Oliveira PBR. Culto ao corpo: beleza ou doença? Adolescência e Saúde. v. 8, n. 3, p. 63-9, 2011.
20. Morgan CM, Vecchiatti IR, Negrão AB. Etiologia dos transtornos alimentares: aspectos biológicos, psicológicos e socioculturais. Revista Brasileira de Psiquiatria, 2002.
21. Davis L. Major depression and comorbid substance use disorders. Current Opinion in Psychiatry, v. 21, n. 1, p. 14-8, 2008.
22. Oliveira LL, Hutz CS. Transtornos alimentares: o papel dos aspectos culturais no mundo contemporâneo. Psicol Estud. v. 15, n. 3, p. 575-82, 2010. http://dx.doi.org/10.1590/S1413-73722010000300001553- Freitas SN. Nutricional risk in the urban population of Ouro Preto, southeastern region of Brazil: the Ouro Preto heart study. Arq Bras Cardiol. v. 88, n. 2, p. 191-9, 2007.
23. Dalle G. Enhanced cognitive behaviour therapy for adolescents with anorexia nervosa: an alternative to Family Therapy? Behav Res Ther. v. 51, n. 1, p. 9-12, 2013. doi: 10.1016/j. brat.2012.09.008
24. Duarte LC. Satisfação com a imagem corporal e uso de suplementos por frequentadores de academias de ginástica. Sci Med. v. 24, n. 2, p. 137-41, 2014.
25. Simas JPN, De Azevedo Guimarães AC. Ballet clássico e transtornos alimentares. Journal of Physical Education. v. 13, n. 2, p. 119-26, 2008.
26. Ribeiro LG, Veiga GV. Imagem corporal e comportamentos de risco para transtornos alimentares em bailarinos profissionais. Rev Bras Med Esporte. v. 16, n. 2, p. 99-102, 2010.
27. Robbeson JG, Kruger HS, Wright HH. Disordered eating behavior, body image, and energy status of female student dancers. International Journal of Sport Nutrition and Exercise Metabolism. v. 25, n. 4, p. 344-52, 2015.

28. Peric M. Disordered eating, amenorrhea, and substance use and misuse among professional ballet dancers: preliminary analysis. Med Pr. v. 67, n. 1, p. 21-7, 2016.
29. Viebig RF, Polpo AN, Corrêa PH. Ginástica rítmica na infância e adolescência: características e necessidades nutricionais. EFDeportes, v. 10, p. 1, 2006.
30. Vieira JLL. Distúrbios de atitudes alimentares e distorção da imagem corporal no contexto competitivo da ginástica rítmica. Rev Bras Med Esporte. v. 15, n. 6, nov/dez 2009.
31. Fleitlich BW. Anorexia nervosa na adolescência. Jornal de Pediatria. v. 76, n. 3, p. 323-9, 2000.
32. Teixeira PC. A prática de exercícios físicos em pacientes com transtornos alimentares. Revista de Psiquiatria Clínica. v. 36, n. 4, p. 145-52, 2009.
33. Vieira JLL. Distúrbios de atitudes alimentares e sua relação com a distorção da autoimagem corporal em atletas de judô do estado do Paraná. Journal of Physical Education. v. 17, n. 2, p. 177-84, 2008.
34. Schaal K. Psychological balance in high level athletes: gender-based differences and sport-specific patterns. PloS one. v. 6, n. 5, p. e19007, 2011.
35. Dubnov-Raz G. Can height categories replace weight categories in striking martial arts competitions? A pilot study. Journal of Human Kinetics. v. 47, n. 1, p. 91-8, 2015.
36. Cordás TA. Transtornos alimentares: classificação e diagnóstico. Revista de Psiquiatria Clínica. v. 31, n. 4, p. 154-7, 2004.
37. American Psychiatric Association (APA). Diagnostic and statistical manual of mental disorders. 4th ed. Washington DC; 1994.
38. Organização Mundial Da Saúde (OMS). Classificação de transtornos mentais e de comportamento da CID-10. Porto Alegre: Artes Médicas. 1998. ISBN 85-7307-326-8.
39. Nunes MAA, Albuchaim ALG. Anorexia nervosa. Parte I: quadro clínico, critérios diagnósticos e etiologia. J Bras Psiquiatr. p. S5-S9, 1995.
40. Borges NJBG. Transtornos alimentares-quadro clínico. Medicina (Ribeirão Preto. Online), v. 39, n. 3, p. 340-8, 2006.
41. Alves E. Prevalência de sintomas de anorexia nervosa e insatisfação com a imagem corporal em adolescentes do sexo feminino do Município de Florianópolis, Santa Catarina, Brasil. Cad Saúde Pública. v. 24, n. 3, p. 503-12, 2008.
42. De Assumpção CL, Cabral MD. Complicações clínicas da anorexia nervosa e bulimia nervosa. Medical complications of anorexia nervosa and bulimia nervosa. Rev Bras Psiquiatr. v. 24, n. Supl III, p. 29-33, 2002.
43. Heinkel TM, Bilibio BLE, Ferreira PF. Uma revisão bibliográfica sobre o transtorno da compulsão alimentar periódica (TCAP). Salão do Conhecimento, v. 2, n. 2, 2016.
44. Coutinho WF. Avaliação e tratamento da compulsão alimentar no paciente obeso. Einstein, supl, v. 1, p. 49-52, 2006.
46. Muñoz R, Martínez A. Ortorexia y vigorexia:¿ nuevos trastornos de la conducta alimentaria. Trastornos de la Conducta Alimentaria. v. 5, p. 457-82, 2007.
47. Martins MCT. Ortorexia nervosa: reflexões sobre um novo conceito. Revista de Nutrição. v. 24, n. 2, p. 345-57, 2011.
48. De Oliveira FP. Comportamento alimentar e imagem corporal em atletas. 2003.
49. Appolinário JC, Claudino AM. Transtornos alimentares. Revista Brasileira de Psiquiatria, v. 22, p. 28-31, 2000.
50. Vilela e Souza L, Dos Santos MA. A participação da família no tratamento dos transtornos alimentares. Psicologia em Estudo. v. 15, n. 2, 2010.
51. Theodoro H, Ricalde SR, Amaro FS. Avaliação nutricional autopercepção corporal de praticantes de musculação em academias de Caxias do Sul. Rev Bras Med Esporte. V. 15, n. 4, 2009.
52. Gil Á, Victoria EM, Olza J. Indicadores de evaluación de la calidad de la dieta. Rev Esp Nutr Comunitaria. v. 21, supl.1, p. 127-43, 2015. doi: 10.14642/renc.2015.21.sup1.5060
53. Freitas SN. Nutricional risk in the urban population of Ouro Preto, southeastern region of Brazil: the Ouro Preto heart study. Arq Bras Cardiol. v. 88, n. 2, p. 191-9, 2007.
54. Gomes FS, Anjos LA, Vasconcellos MTL. Antropometria como ferramenta de avaliação do estado nutricional coletivo de adolescentes. Rev. Nutr. v. 23, n. 4, p. 591-605, 2010. http://dx.doi.org/10.1590/S1415-52732010000400010.
55. Santos PL, Araujo RB. Synergistic cognitive behavioural treatment of chemical dependency, bulimia nervosa and bipolar disorder. Psicol Argum. v. 33, n. 83, p. 496-510, 2015. Doi: 10.7213/psicol.argum.33.083.AO05

capítulo 11

Cineantropometria e Avaliação Nutricional Aplicada ao Desempenho Físico

Antônio Carlos Leal Cortez
Paula Paraguassú Brandão

Estélio Henrique Martin Dantas

Objetivos do estudo

- Abordar os principais métodos de avaliação física e avaliação do estado nutricional para desempenho esportivo.
- Discutir os principais testes físicos como métodos de avaliação do desempenho físico.

Resumo

Existem diferentes métodos de aferição da composição corporal, alguns exemplos de métodos: antropometria e bioimpedância, absormetria de dupla emissão de raios X (*Dual-energy X-ray Absorptiometry* [DEXA]) e ressonância nuclear magnética (RMN). Nos métodos de antropometria, os critérios mais recentes são adotados pela *International Society for the Advancement of Kinathropometry* (ISAK) para aferição das dobras cutâneas e local de destaque de cada dobra cutânea. As principais fórmulas de aferição da composição corporal e as mais recentes devem ser consideradas para avaliação antropométrica. E ainda, a avaliação física deve ser contextualizada com ênfase no esporte abordando métodos como somatotipo e modelo de Phantom. Além de serem considerados os diferentes protocolos de avaliação nutricional nas diferentes fases da vida. Para crianças e adolescentes, os métodos mais importantes para avaliação da composição corporal consideram as curvas de crescimentos para: massa corporal, estatura e índice de massa corporal (IMC), além de dobras cutâneas e outros índices antropométricos. Sobre os índices antropométricos, os critérios científicos para diferentes populações devem ser considerados para obtenção de dados mais fidedignos, além da realização de testes físicos como métodos de avaliação do desempenho físico.

Palavras-chave

- Avaliação do desempenho físico
- Antropometria
- Avaliação do estado nutricional
- Somatotipo

Avaliação do estado nutricional

A avaliação do estado nutricional é um processo importante, sistemático e dinâmico que visa à identificação de situações de risco nutricional ou problemas ligados à alimentação e nutrição que necessitam de intervenção rápida para a recuperação e a manutenção do estado de saúde de um indivíduo.[1]

Nesse sentido, durante a anamnese clínica são verificadas a adequação de vários órgãos e sistemas com base no exame físico, história dietética e medicamentosa, aferições antropométricas, laboratoriais, história patológica pregressa, atual e familiar, além da situação socioeconômica que corroboram para o entendimento, interpretação e identificação das variáveis que implicam a alteração do estado nutricional.[2,3]

Dessa forma, o planejamento dietético considera e trabalha não somente nas questões de tradições culturais, religiosas e preferências alimentares de cada um, mas em uma orientação alimentar individualizada, capaz de atender às necessidades fisiológicas e metabólicas em quantidade, qualidade, harmonia e adequada a cada situação ou ciclo de vida de um indivíduo.[1,4]

Protocolos de avaliação nutricional nas diferentes fases da vida

Segundo o Sistema de Vigilância Alimentar e Nutricional,[5] para a classificação do estado nutricional, são adotados critérios segundo os índices antropométricos relacionados para cada fase da vida. Para a classificação do estado nutricional de crianças menores de 5 anos, são adotadas as curvas de crescimento infantil que foram inseridas no cartão da criança no Brasil [peso/idade, estatura/idade, peso/estatura e IMC/idade] e para as crianças de 5 a 10 anos incompletos são adotados os indicadores de peso/idade, estatura/idade, IMC/idade segundo a Organização Mundial da Saúde,[6] como mostra a Tabela 11.1.

Enquanto para a classificação do estado nutricional os indivíduos com idade entre 10 e 20 anos incompletos, adotam-se as variáveis IMC/idade e estatura/idade, conforme a Tabela 11.2, para observação do estirão de crescimento neste ciclo da vida adotam-se, além da verificação do desenvolvimento e estagiamento da maturação sexual de acordo com os critérios de Tanner,[7] lipidograma, glicemia, verificação de possível anemia e aferição da pressão arterial para melhor controle sistêmico.[5]

De forma diferente, em indivíduos com idade entre 20 e 60 anos incompletos, a classificação do estado nutricional adota os pontos de corte para o IMC do adulto segundo a recomendação da Organização Mundial da Saúde, estabelecendo como eutrofia os valores entre 18,5 e 24,9 kg/m^2, valores menores que 18,5 kg/m^2 são considerados como baixo peso, valores acima de 25 a 29,9 kg/m^2 são considerados como sobrepeso e valores superiores a 30 kg/m^2 considerados como obesidade.[8]

Além dessa variável são considerados: a circunferência da cintura, sendo valores > 80,0 cm para mulheres e de > 94,0 cm para homens considerados como risco aumentado para doenças cardiovasculares, e a avaliação do lipidograma, da glicemia e da pressão arterial para a adequação do estado nutricional nesse grupo.[9]

Enquanto em idosos, além dessa avaliação de lipidograma, glicemia e pressão arterial, são considerados os pontos de corte de IMC adotados pela Associação Dietética Norte-Americana, na qual se considera eutrófico o idoso com o IMC entre 22 e 27 kg/m^2, baixo peso quando o valor é menor que 22 kg/m^2 e sobrepeso quando o valor de IMC é superior a 27 kg/m^2.[10]

TABELA 11.1. Classificação do estado nutricional de crianças

VALORES CRÍTICOS		ÍNDICES ANTROPOMÉTRICOS						
		CRIANÇAS DE 0 A 5 ANOS INCOMPLETOS				CRIANÇAS DE 5 A 10 ANOS INCOMPLETOS		
		Peso para idade	Peso para estatura	IMC para idade	Estatura para idade	Peso para idade	IMC para idade	Estatura para idade
< Percentil 0,1	< Escore-z –3	Muito baixo peso para a idade	Magreza acentuada	Magreza acentuada	Muito baixa estatura para a idade	Muito baixo peso para a idade	Magreza acentuada	Muito baixa estatura para a idade
> Percentil 0,1 e < Percentil 3	> Escore-z –3 e < Escore-z –2	Baixo peso para a idade	Magreza	Magreza	Baixa estatura para a idade	Baixo peso para a idade	Magreza	Baixa estatura para a idade
> Percentil 3 e < Percentil 15	> Escore-z –2 e > Escore-z –1	Peso adequado para a idade	Eutrofia	Eutrofia	Estatura adequada para a idade[2]	Peso adequado para a idade	Eutrofia	Estatura adequada para a idade[2]
> Percentil 15 e < Percentil 85	> Escore-z –1 e < Escore-z +1							
> Percentil 85 e < Percentil 97	> Escore-z +1 e < Escore-z +2		Risco de sobrepeso	Risco de sobrepeso			Sobrepeso	
> Percentil 97 e < Percentil 99,9	> Escore-z +2 e < Escore-z +3	Peso elevado para a idade[1]	Sobrepeso	Sobrepeso		Peso elevado para a idade[1]	Obesidade	
> Percentil 99,9	> Escore-z +3		Obesidade	Obesidade			Obesidade grave	

Fonte: Protocolos do Sistema de Vigilância Alimentar e Nutricional (SISVAN) na Assistência à Saúde/Ministério da Saúde, 2008.

TABELA 11.2. Classificação do estado nutricional de adolescentes

VALORES CRÍTICOS		ÍNDICES ANTROPOMÉTRICOS	
		IMC para idade	Estatura para idade
< Percentil 0,1	< Escore-z –3	Magreza acentuada[1]	Muito baixa estatura para a idade
> Percentil 0,1 e < Percentil 3 > Percentil 3 e < Percentil 15	> Escore-z –3 e < Escore-z –2 > Escore-z –2 e > Escore-z –1	Magreza	Baixa estatura para a idade
> Percentil 15 e < Percentil 85	> Escore-z –1 e < Escore-z +1	Eutrofia	Estatura adequada para a idade[2]
> Percentil 85 e < Percentil 97	> Escore-z +1 e < Escore-z +2	Sobrepeso	
> Percentil 97 e < Percentil 99,9	> Escore-z +2 e < Escore-z +3	Obesidade	
> Percentil 99,9	> Escore-z +3	Obesidade grave	

Fonte: Protocolos do Sistema de Vigilância Alimentar e Nutricional – SISVAN na Assistência à Saúde/Ministério da Saúde, 2008.

Por outro lado, na classificação do estado nutricional de uma gestante, a utilização do gráfico de acompanhamento nutricional é recomendada. Nesse instrumento, são identificados possíveis: baixo peso, peso adequado, sobrepeso e obesidade durante o período gestacional considerando o IMC e a idade gestacional, além da investigação de possíveis anemias e acompanhamento do lipidograma, da pressão arterial, da glicemia e do controle de peso gestacional.[5]

Avaliação antropométrica

A prática de esportes é caracterizada por esforços contínuos e intervalados, variando os graus de intensidade de acordo com o tipo (modalidade), variáveis físicas e fisiológicas intervenientes para sua prática, como composição corporal, força, potência (aeróbica e anaeróbica), flexibilidade, agilidade e velocidade. Ressalta-se ainda que, em jovens atletas, o desempenho físico está diretamente relacionado com os componentes físicos, fisiológicos, técnicos e táticos, levando-se em consideração o estágio de desenvolvimento motor em que esse atleta se encontra.[11]

Esse estágio de desenvolvimento motor em que o atleta se encontra, leva em consideração sua maturação biológica, que é um processo de transformação quantitativa, relacionado com os aspectos biológicos, cronológicos e antropométricos do indivíduo, que influenciam no desenvolvimento das habilidades físicas e motoras intervenientes para a práticas dos esportes e, consequentemente, no desempenho.[12] Sendo assim, podemos elencar os seguintes métodos para avaliação antropométrica de atletas (Tabela 11.1 e 11.2).

Autoavaliação

1. Como podemos avaliar o estado nutricional de uma crianças e adolescentes?

2. A classificação do estado nutricional os indivíduos com idade entre 10 e 20 anos incompletos, adotam-se as variáveis IMC/idade e estatura/idade, para observação do estirão de crescimento neste ciclo da vida, além da verificação do desenvolvimento corporal puberal feitas por meio de qual critério?

Ver Gabarito na pág. 309

Referências bibliográficas

1. Dias MCG, Van Aanholt DPJ, Catalani LA, Rey JSF, Gonzales MC, Coppini L, et al. Triagem e avaliação do estado nutricional. Sociedade Brasileira de Nutrição Parenteral e Enteral. Associação Brasileira de Nutrologia. Projeto Diretrizes. Revista da Associação Médica Brasileira e Conselho Federal de Medicina. 2011;1-16.
2. Vannucchi H, Unamuno MRDL, Marchini JS. Avaliação do estado nutricional. Medicina (Ribeirão Preto). 1996;29(1):5-18.
3. Acuña K, Cruz TRP. Avaliação do estado nutricional de adultos e idosos e situação nutricional da população brasileira. Arquivos Brasileiros de Endocrinologia & Metabologia. 2004;48(3):345-61.
4. Biscegli TS, Polis LB, Santos LMD, Vicentin M. Avaliação do estado nutricional e do desenvolvimento neuropsicomotor em crianças frequentadoras de creche. Revista Paulista de Pediatria. 2007;25(4):337-42.
5. Brasil. Ministério da Saúde. Secretaria de Atenção à Saúde. Departamento de Atenção Básica. Protocolos do Sistema de Vigilância Alimentar e Nutricional – SISVAN na assistência à saúde / Ministério da Saúde, Secretaria de Atenção à Saúde. Departamento de Atenção Básica – Brasília: Ministério da Saúde. 2008;61.
6. World Health Organization. Child Growth Standards: Length/height-for-age, weight-for-age, weight-for-length, weight-for-height and body mass index-for-age. Methods and development. WHO (non serial publication). Geneva, Switzerland: WHO; 2006.
7. Colli AS, Coates V, Guimarães BEM, Coates V. Monitoração do crescimento e desenvolvimento físico. Coates V. Medicina do Adolescente. São Paulo: Sarvier; 1993:51-65.
8. World Health Organization. Physical status: the use of and interpretation of anthropometry, Report of a WHO Expert Committee. World Health Organization; 1995.
9. World Health Organization. Obesity: preventing and managing the global epidemic. Report of a WHO consultation on obesity. WHO Technical Report Series nº 894. Geneva, Switzerland: WHO; 2000.

10. American Diabetes Association (ADA). Diagnosis and classification of diabetes mellitus. Diabetes Care. 2004;27(Suppl.1):S5-S10.

11. Osiecki R, Glir FG, Fornaziero AM, Cunha RC, Dourado AC. Parâmetros antropométricos e fisiológicos de atletas profissionais de futebol. Revista da Educação Física. 2007;18(2):177-82.

12. Malina RM, Bouchard C, Bar-Or O. Crescimento, maturação e atividade física. 2. ed. São Paulo: Phorte; 2009:784.

13. Norton K, Olds T. Antropométrica: um livro sobre medidas corporais para o esporte e cursos da área de saúde. In: Antropométrica: um livro sobre medidas corporais para o esporte e cursos da área de saúde. Porto Alegre: Artmed; 2005:398.

14. Jackson AS, Pollock ML. Generalized equations for predicting body density of men. British Journal of Nutrition. 1978;40(3):497-504.

15. Jackson AS, Pollock ML, Ward ANN. Generalized equations for predicting body density of women. Medicine and Science in Sports and Exercise. 1980;12(3):175-81.

16. Siri WE. Body composition from fluid spaces and density: analysis of methods apud: Brozek, J and Henschel. Techniques for measuring body composition. Washington National Academic of Science; 1961.

capítulo 12

Exercício, Saúde e Doença

Jani Cleria Pereira Bezerra
Flávia Maria Campos de Abreu

Estélio Henrique Martin Dantas
Paula Paraguassú Brandão

Objetivos do estudo

- Discutir os efeitos da ergomotricidade e diferentes graus de condicionamento.
- Reconhecer o potencial da atividade física para reabilitação funcional precoce de saúde.
- Conceituar da relação saúde-doença.
- Compreender a importância composição corporal relacionada com a saúde.
- Entender a relação do condicionamento, capacidade funcional e qualidade de vida.

Resumo

A ergomotricidade adotada age em harmonia com a sua autoimagem em diferentes graus de condicionamento do ser humano. O movimento, a sensação, o sentimento e o pensamento são elementos que envolvem a autoimagem e se qualquer um enfraquecer, a própria existência fica comprometida. Para transformar o estilo de ação é necessário modificar a imagem que está inserida na mente e a mutação na dinâmica das reações. Os indivíduos envelhecem e adoecem em ritmos diferentes, mas diversas alterações de corpo e de espírito, de competência e de atitude que se sucedem, tornam-se críticas para o trabalho e para algumas tarefas da vida cotidiana. A atividade física, utilizada como reabilitação funcional precoce, é vastamente reconhecida por órgãos nacionais e internacionais de saúde. A proposta para um programa de exercícios surge da necessidade de realizar atividade física com indivíduos que estejam em tratamento e, embora com algum tipo de debilidade, que sejam capazes de realizar atividades da vida diária sem necessitar de auxílio. A prática do exercício físico ainda no interior das clínicas e hospitais permite ao paciente e à equipe multidisciplinar um acompanhamento da evolução do tratamento, tendo em vista a possibilidade de retorno mais rápido às atividades funcionais.

Palavras-chave

- Exercício
- Doença
- Capacidade funcional
- Qualidade de vida
- Saúde

Conceituando saúde

Na velha Grécia duas divindades estabeleciam os conceitos de saúde: Hygeia, que simbolizava saúde, como o descobrimento de como viver em perfeita integração com as leis da natureza e do meio ambiente e, Asclepius, que representava a saúde pela intervenção do homem, tentando evitar as doenças. Seria o triunfo de homem sobre a natureza.[1]

A Organização Mundial da Saúde,[2] no entanto, define Saúde como "o completo bem-estar físico, mental e social e não meramente a ausência de doenças ou enfermidades" (Figura 12.1), dessa forma, ao tornar-se mais abrangente o conceito de saúde, passa-se a perceber que existem outros fatores a serem considerados além da inexistência de doenças e que o conceito, na sua nova dimensão, não pode ser analisado exclusivamente pelas estatísticas obtidas a partir da incidência das doenças, mortalidade e morbidade.

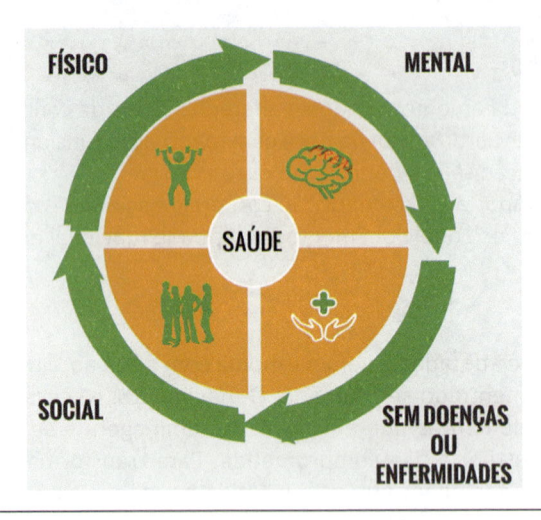

FIGURA 12.1. Conceito de saúde (WHO, 1958).[2] *Fonte*: elaborada pelas autoras.

Com o objetivo de considerar a expectativa de vida de um indivíduo, deve-se avaliar não só a longevidade, mas, também, a sobrevida na ausência de doenças. O conceito de expectativa de vida deve ser conexo ao conceito de expectativa de vida útil, ativa, produtiva e com bem-estar. O conceito de sobrevida, ou de aumento da expectativa de vida deve ser ligado ao conceito de plenitude, de bem-estar, de prazer.[1]

Ao se considerar o bem-estar como índice imprescindível para a determinação do conceito de saúde, ou vice-versa, passa-se a analisar que os parâmetros atualmente utilizados – a doença e sua mortalidade – não são suficientes para se estabelecer o conceito e que, pela multiplicidade de variáveis que interferem na plenitude, os médicos teriam dificuldade de sozinhos, estabelecerem os critérios indicativos de saúde de uma população. Assim, expande-se o campo de trabalho numa área que, até pouco tempo, era exclusiva de uma única classe profissional.[1]

O conceito de saúde é individual e cada indivíduo deve procurar atingir a todo momento, conforme os seus objetivos e possibilidades pessoais, o mais alto nível de plenitude e bem-estar e, portanto, de saúde. Assim a saúde, dentro desta visão, possui características que ultrapassam e podem, em alguns casos, até não considerar as doenças.

O atual conceito de saúde deve abranger fatores de ordem genética, cultural, econômica, social e ecológica além daqueles vinculados às doenças. O conceito de saúde, quando associado ao conceito de qualidade de vida, deve, antes de tudo, respeitar os objetivos de cada indivíduo.[3]

Na conceituação atual, as limitações impostas por má formação de caráter genético ou as limitações físicas adquiridas em consequência de doenças ou acidentes não são, necessariamente, limitantes da qualidade de vida embora, dentro do conceito clássico, possa ser limitante da saúde.

A saúde é, antes de qualquer coisa, uma opção pessoal, determinada em consonância com as expectativas e possibilidades do indivíduo e, portanto, sujeita a reformulações constantes, de acordo com os determinantes de saúde (Figura 12.2).[4]

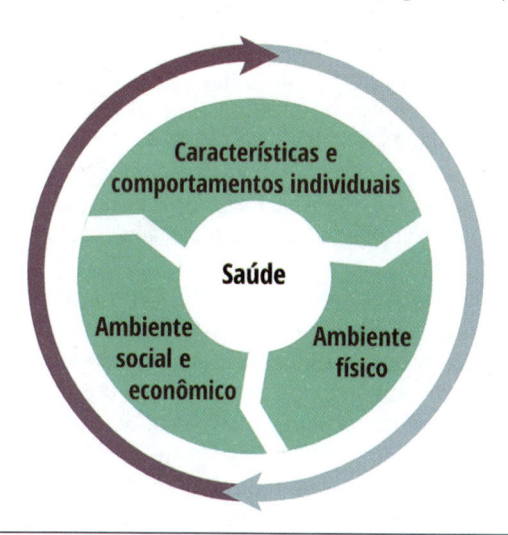

FIGURA 12.2. Determinantes de saúde. *Fonte*: elaborada pelas autoras.[4]

Se não fosse assim, o que seria, por exemplo, dos deficientes visuais, auditivos, paraplégicos e outros que fogem dos padrões usualmente estabelecidos de normalidade e, ainda assim, podem usufruir um adequado nível de saúde.

Saúde tem, portanto, dinâmica própria e deve ser um parâmetro em que todos devem respeitar a individualidade, evitando padrões herméticos e impositivos.

A imposição de modelos ou padrões preestabelecidos pode atender a preceitos sociais, mas, se não atender aos objetivos e expectativas individuais, certamente estará fadada ao fracasso. Não se pretende negar a importância dos programas coletivos direcionados para hábitos de vida saudáveis. Pretende-se, entretanto, reforçar a observação de respeito ao indivíduo na sua capacidade decisória.[1]

Relação saúde-doença

Na realidade, a tecnologia pode, aparentemente, melhorar a qualidade de vida em alguns aspectos, mas pode piorar em outros. Por exemplo, os equipamentos eletroeletrônicos, que tanta satisfação propiciam aos indivíduos (prazer), representam, na realidade, um desvio do tempo útil disponível, desprendido no aprendizado da utilização plena dos seus recursos e, invariavelmente, na incapacidade de dominá-los ou ter de reaprendê-los a cada atualização (*upgrade*). O controle remoto do aparelho de televisão aumenta o conforto e aumenta a hipocinesia.[1]

A medicina foi, dentro de todas as atividades profissionais, sem dúvida, uma das grandes beneficiárias do desenvolvimento tecnológico deste século. Ao mesmo tempo em que as tecnologias aperfeiçoam os equipamentos e incrementam a pesquisa farmacêutica, o médico perdia o poder do diagnóstico para as indústrias e grupos que detêm esses equipamentos.

A população brasileira, predominantemente urbana, adotou hábitos semelhantes aos de países desenvolvidos como a ingesta de alimentos industrializados e álcool; o sedentarismo; o tabagismo, que são precursores de doenças crônicas não transmissíveis (DCNT) (diabetes, doenças cardiovasculares, doenças respiratórias crônicas, doenças renais e do sistema nervoso) e alguns tipos de cânceres (Brasil, 2009a), inclusive sendo causadoras de 72% dos óbitos no Brasil no ano de 2007.[5-7]

Não só a mudança da posição do médico, em função da perda do poder de diagnóstico, contribuiu para o surgimento das práticas alternativas.[8] A medicalização de quase todas as necessidades humanas, entre elas a saúde à qual procurou-se, durante muito tempo, associar a ausência de doenças, fez com que o médico, originalmente mais habilitado tecnicamente a lidar com as doenças, fosse incapaz de gerenciar adequadamente a saúde. A solução foi a ótica holística da saúde e a conclusão pela necessidade da inclusão de vários outros profissionais na sua análise. A medicina social e preventiva deve ser hoje uma meta nos estudos dos profissionais de saúde e a interação com profissionais de outras áreas nos programas de saúde um imperativo.[9]

Se as doenças não são obrigatoriamente determinantes da saúde em função das adaptações do ser humano, a saúde plena é considerada por todos o objetivo maior.

Do estado de quase absoluta morbidade até a saúde plena embora exista uma distância expressiva se observam as manifestações de múltiplas atuações profissionais que podem ser contingenciadas nos diversos itens de atendimento à saúde.

Com uma perspectiva de melhor identificação desse perfil, foi realizada uma pesquisa referente aos índices de mortalidade geral e mortalidade por doenças cardiovasculares no Brasil. A alta taxa de mortalidade geral deu-se em decorrência de doenças infecciosas e parasitárias, doenças crônico-degenerativas e causas externas. A mortalidade por doenças cardiovasculares é explicada pela alta prevalência dos fatores de risco como fumo, hipertensão, obesidade e sedentarismo no Brasil; pelas doenças transmissíveis e não transmissíveis acometendo a população pobre; e pela demanda reprimida aos hábitos de saúde do adulto, aumentando a incidência de doenças crônico-degenerativas.[10]

Partindo da lógica do desempenho motor, foco da atuação profissional da Educação Física, pode-se entender este *continuum*, conforme apresentado na Figura 12.3. Convém ressaltar que na mesma figura, se faz uma divisão dicotômica entre o campo do desempenho ótimo para o campo do desempenho máximo pois ambos representam paradigmas mutuamente excludentes.

A construção do saber em saúde perpassa por consciência dos estados do ser e por políticas públicas. É preciso buscar ajuda nos centros de reabilitação, sendo fundamental encontrá-los em equipes eficazes e com suporte adequado.[11] Programas de incentivo e conscientização da promoção da saúde enfatizam a prática da educação física em suas diversas modalidades.[11,12]

Os programas apresentados possuem em seu arcabouço a participação cooperativista dos indivíduos, a prática do positivismo e a multi-interdisciplinaridade; desenvolvem

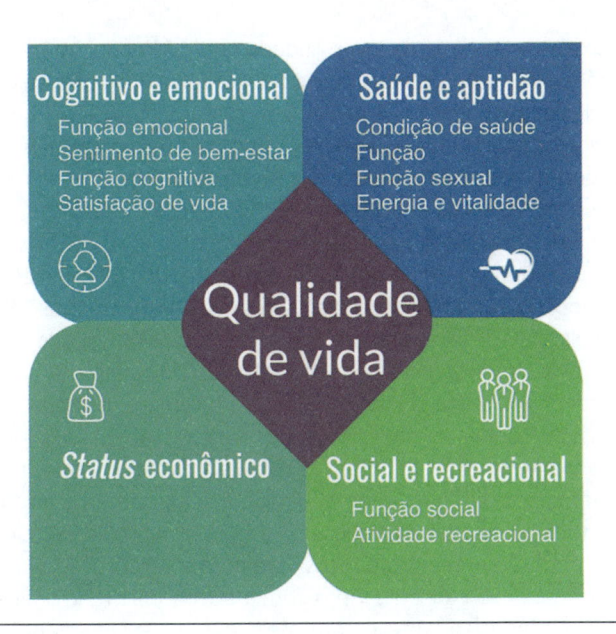

FIGURA 12.3. Relação do *continuum* saúde-doença. *Fonte*: elaborada pelas autoras.

incrementos: à autonomia física, mental e espiritual; buscam: a compreensão da imagem corporal e o aumento da autoestima.[11]

Hoje, um dos desafios fundamentais dos países em desenvolvimento é deliberar e programar estratégias efetivas para a prevenção e controle das DCNTs.[6,13] Esses agravos passaram a predominar nas estatísticas de saúde, constituindo problemas imprescindíveis, representando despesas em tratamento ambulatorial, internações hospitalares e reabilitação pelo Sistema Único de Saúde (SUS).[14,15] No Brasil, as doenças cardiovasculares, o câncer, as causas externas e o diabetes representam 55,2% do total de causas de óbito.[6,13]

Mediante avanços científico-tecnológicos, a medicina tem prosperado de maneira inigualável, investindo, surpreendentemente, em métodos diagnósticos e arsenal terapêutico disponíveis para várias doenças.[16]

Exercício relacionado com a saúde

As pessoas necessitam ser ativas para serem saudáveis. O estilo de vida moderno e todas as conveniências transformaram o ser humano em sedentário. Os hábitos adotados como sentar-se em frente à televisão ou ao computador, percorrer de carro pequenas distâncias, utilizar elevadores e não escadas ou rampas são atitudes que conduzem a inatividade e que são tão prejudiciais para a saúde, quanto o álcool e tabagismo.

A ergomotricidade como comportamento motor, observada e controlada sob o ângulo do rendimento e da produtividade nos mostra que atividade física planejada, estruturada, repetitiva e intencional pode aumentar a expectativa de vida de uma população decorrente da melhoria das condições de vida e de trabalho, do nível educacional e de escolaridade e do atendimento às necessidades de saúde dessa mesma população.[17]

A carência na motricidade provocada pela perda da autonomia e diminuição da independência motora provoca a necessidade de acompanhamento pessoal em tempo integral.

O movimento humano, cada vez mais, é estudado sob diferentes óticas, onde se procura estabelecer relações entre o homem e o mundo que o cerca. Compreende-se, dessa forma, que a habilidade de se movimentar é inerente e necessária para o ser humano.

A ciência da Motricidade Humana, numa tentativa de interpretação e explicação da natureza e dos fenômenos que a regem, ocupa-se com o estudo da conduta motora intencional do homem, expresso por meio de um código léxico particular. É possuidora de peculiaridades tais como a "forma interdisciplinar", apontando para a integração de áreas pertinentes que possuam em comum o homem como objeto de estudo teórico e formal e o movimento por ele realizado como objeto de estudo teórico e prático; e a "forma transdisciplinar" mostrando que, por mais que algumas das áreas de estudo, inseridas na Motricidade Humana, consigam uma total interdisciplinaridade com a ciência da Motricidade Humana, tal área não conseguirá abranger toda a identidade dessa última porque haverá sempre múltiplas intencionalidades. A produção de um novo conhecimento em uma das áreas do saber relacionadas com a Motricidade Humana gera um novo saber comum às demais áreas interligadas.[17]

O envelhecimento e a diminuição da atividade física poderão aumentar o risco para o surgimento de doenças agudas e crônicas. Já a manutenção de exercícios físicos e boa qualidade de vida poderão prevenir doenças cardíacas e cerebrovasculares, manutenção da cognição, memória, fluxo cerebral, junto com a autonomia funcional, que levará essa população a ser mais independente e com melhores desenvolvimentos nas atividades básicas da vida diária. Situações comuns que proporcionarão melhora na qualidade de vida em níveis físicos, psicológicos, de independência, de relações sociais, ambientais, espirituais, religiosos e de crenças pessoais.[18]

Nos últimos anos, evidências científicas têm mudado dramaticamente as ideias sobre exercício para pacientes com DCNT,[19,20] alertando que a atividade física reduz o risco tanto diretamente, por meio do impacto sobre os hormônios, como indiretamente, pelo impacto sobre o controle do peso corporal.[5,6,21-23]

A idade avançada não é barreira para a atividade física[24] e um exercício efetivo por um período de trinta minutos por dia pode melhorar significativamente a saúde e o bem-estar dos idosos. Esses benefícios incluem o ganho de equilíbrio, coordenação, força muscular, flexibilidade, resistência muscular e cardiovascular e metabolismo corporal, bem como podem desempenhar um importante papel na prevenção e no tratamento de doenças.

Os efeitos da atividade física não se limitam à melhora das funções cardiovascular ou muscular, melhoram também a capacidade física, aumentam a sensação de autocontrole, independência e autoestima. O aumento da autoconfiança gera melhor interação social e redução da ansiedade e do medo. Semelhante ao que foi deflagrado nos anos 1960, sobre a inclusão de exercícios físicos em programas de reabilitação de pacientes após infarto do miocárdio, aclama alterações sobre a visão de exercício físico, como instrumento para prevenção e reabilitação em pacientes portadores de doenças crônicas, dentre elas o câncer, com possibilidade de alterações sobre o sistema imune. A American Association of Retired Persons (AARP) ilustrou alguns dos benefícios que podem ser atingidos por meio de atividade física regular (Tabela 12.1) e que podem tornar a vida mais saudável.[25-28]

Um estilo de vida ativo, com um programa regular de exercícios, pode produzir melhores medidas na saúde e na aptidão, especialmente se forem trabalhadas, especialmente, as necessidades de cada indivíduo. Dentre os benefícios, já relacionados, a WHO[24] ainda acrescenta alguns outros (Tabela 12.2), que podem ser alcançados, apenas com a mudança de alguns hábitos, como caminhar, andar de bicicleta, dançar ou praticar algum esporte.

TABELA 12.1. Benefícios do exercício físico

Fator de saúde	Benefícios do exercício físico
Saúde cardiovascular	Melhora desempenho do miocárdio Aumenta o pico de enchimento diastólico Aumenta a contratilidade do músculo cardíaco Reduz as contrações ventriculares prematuras Melhora o perfil lipídico do sangue Aumenta a capacidade aeróbica Reduz a pressão sanguínea sistólica Melhora a pressão sanguínea diastólica Melhora a resistência
Obesidade	Diminui o tecido adiposo abdominal Aumenta a massa muscular magra Reduz a percentagem de gordura corporal
Lipoproteínas/intolerância à glicose	Reduz a lipoproteína de baixa densidade Reduz o colesterol/a lipoproteína de densidade muito baixa Reduz triglicerídeos Aumenta a lipoproteína de alta densidade Aumenta a tolerância à glicose
Osteoporose	Baixos declínios na densidade mineral óssea Aumenta a densidade óssea
Bem-estar fisiológico	Melhora o bem-estar percebido e a satisfação Aumenta os níveis de catecolaminas, norepinefrina e serotonina
Enfraquecimento muscular e capacidade funcional	Reduz o risco de incapacidade musculoesquelética Melhora a força e a flexibilidade Reduz o risco de queda em razão do aumento da força Reduz o risco de fraturas Aumenta o tempo de reação, força do quadríceps Sustenta a perfusão cerebral e a cognição

Fonte: adaptada pelos autores.[28]

TABELA 12.2. Vida ativa

- Reduz o risco de morrer prematuramente
- Reduz o risco de morrer por doença ou ataque cardíaco, que são responsáveis por um terço de todas as mortes
- Reduz em 50% o risco de desenvolver doença cardíaca e câncer de cólon
- Reduz em 50% o risco de desenvolver diabetes do tipo II
- Ajuda a prevenir/reduzir a hipertensão arterial, que afeta um quinto da população adulta do mundo
- Ajuda a prevenir/reduzir a osteoporose em mulheres, reduzindo em 50% o risco de fratura de quadril
- Reduz o risco de desenvolver dores lombares
- Promove bem-estar psicológico, reduz o estresse, a ansiedade e a sensação de depressão e solidão
- Ajuda a prevenir ou controlar riscos de conduta, especialmente em crianças e jovens, como fumo, álcool ou o uso de outra substância, dieta insalubre ou violência
- Ajuda a controlar o peso e diminui o risco de tornar-se obeso em 50% comparadas com pessoas com estilo de vida sedentário
- Ajuda a construir e manter ossos saudáveis, músculos e articulações e melhora o vigor de pessoas com incapacidades crônicas
- Pode auxiliar na condução de estados dolorosos, como dores lombares e nos joelhos

Fonte: adaptada pelos autores.[24]

Foi evidenciado que nas pessoas com câncer (incluindo câncer em estágio avançado), o exercício, em uma variedade de intensidades e formas, incluindo yoga, caminhada, ciclismo e natação, apresenta muitos benefícios para a saúde, podendo reduzir a ansiedade, o estresse e a depressão, melhorando os níveis de dor, de fadiga, de falta de ar, de constipação e de insônia constituindo uma importante prática a ser inserida nos planejamentos ou programas cuidados paliativos.[29]

A melhora da capacidade física aumenta a sensação de controle, independência e autoestima dos pacientes. Essa autoconfiança majorada resulta em melhor interação social e uma redução da ansiedade e do medo.[27] Observa-se que pacientes participantes de um programa de treinamento físico são mais autoconfiantes e melhoram o humor na proporção em que o exercício lhes conduz a melhor capacidade funcional e, a altos níveis de independência física.[30-33]

O efeito do exercício sobre o sistema imune[34,35] apresentou redução da incidência e da severidade de infecções em pacientes com câncer em diferentes estágios, aumentando o número de granulócitos e reduzindo o quantitativo de linfócitos e monócitos; e aumentando os níveis de células destruidoras naturais (*natural killer* [NK]).[36,37]

Numa análise equacionada e equilibrada, os cinco componentes relacionados com a saúde pública,[38] que compõem o constructo global e que contribuem, igualmente, para a aptidão física relacionada com a saúde,[39] são definidos como: composição corporal, resistência cardiorrespiratória, resistência muscular, força e flexibilidade (Figura 12.4).

O condicionamento físico relacionado com a saúde responde à necessidade de realização de exercícios físicos numa visão mais ampla, ratificando e ampliando a ênfase sobre a prescrição normal e formal, incluindo a perspectiva de saúde pública.[39]

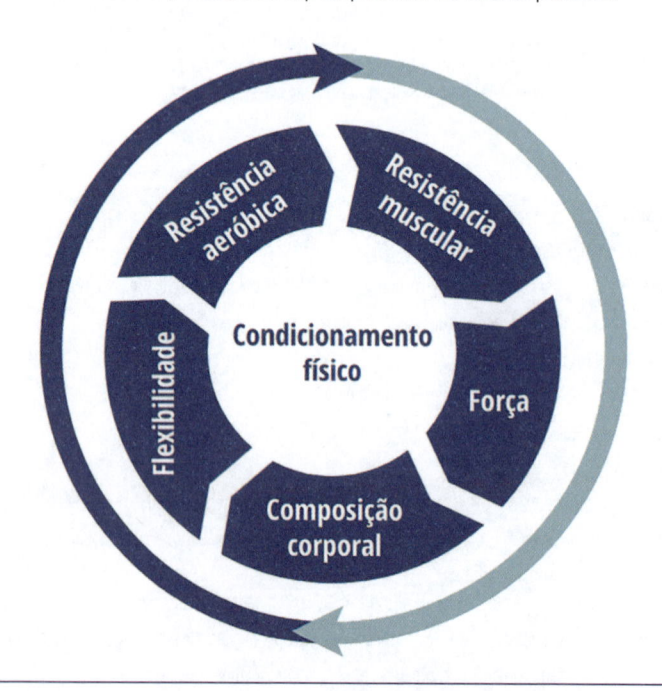

FIGURA 12.4. Componentes do condicionamento físico relacionado com a saúde. *Fonte*: elaborada pelas autoras.[38,39]

Relações inversamente proporcionais de dose-resposta para o condicionamento físico para a morbidade e/ou mortalidade devida a todas as causas de doenças já foram relatadas na literatura, bem como a confirmação da hipótese de que a atividade física regular favorece a longevidade,[39] e uma dose-resposta cujo volume seja a metade (ou menos) do recomendado, sendo de leve a moderada, poderá apresentar benefícios e ser utilizada como tratamento adjuvante.[10]

■ Composição corporal relacionada com a saúde

Já está bem estabelecido na literatura que o excesso de gordura corporal é um fator de risco associado com doenças crônicas, como diabetes, doenças coronarianas, hipertensão arterial, doenças musculoesqueléticas e com alguns tipos de câncer.[37-45]

A composição corporal é um componente primordial para o estabelecimento da saúde,[41] podendo ser definida como a proporção relativa dos principais componentes do corpo humano, sendo estas a massa muscular, massa de gordura, ossos, água e sais minerais.[40] Tais estruturas podem ser divididas em dois compartimentos: magro (músculos, ossos e órgãos), que possui alta densidade; e gordo (gordura), que possui baixa densidade.[43] A vantagem desse sistema consiste no fato de que, quando conhecido o conteúdo de gordura, o compartimento magro poderá ser conhecido realizando uma simples subtração aritmética do peso corporal total.[46]

No condicionamento físico relacionado com a saúde, a medida da composição corporal incide em avaliar o percentual de gordura do indivíduo.[43]

Existe certa preocupação sobre a distribuição regional do tecido adiposo, justificado pela estreita associação entre algumas patologias decorrentes de disfunções cardiovasculares e metabólicas e do acúmulo de gordura na região central do corpo.[46,47] A obesidade é classificada de acordo com a distribuição de gordura, acarretando em diferentes taxas de morbidade e mortalidade (Tabela 12.3).[48]

TABELA 12.3. Tipos de fenótipos da obesidade	
Tipo I	Obesidade alimentar
Tipo II	Obesidade do "estômago nervoso"
Tipo III	Obesidade do glúten
Tipo IV	Obesidade aterogênica metabólica
Tipo V	Obesidade venosa
Tipo VI	Obesidade como resultado de inatividade

Fonte: Green et al., 2016.[48]

A obesidade do tipo I é proveniente da má alimentação ou do excesso de comida; a do tipo II é acarretada pela depressão, pelo estresse ou pela ansiedade; a do tipo III ocorre mais frequentemente em adolescentes ou mulheres na menopausa – que passam por grandes mudanças hormonais; a do tipo IV apresenta a maior taxa de gordura corporal no centro do corpo, o que causa problemas respiratórios; a do tipo V costuma ser genética e ocorre em pessoas com inchaço nas pernas e em grávidas; e a do tipo VI costuma atingir as partes do corpo que costumavam estar em atividade, mas não estão mais, como quando o indivíduo para de realizar alguma atividade física (Figura 12.5).[48]

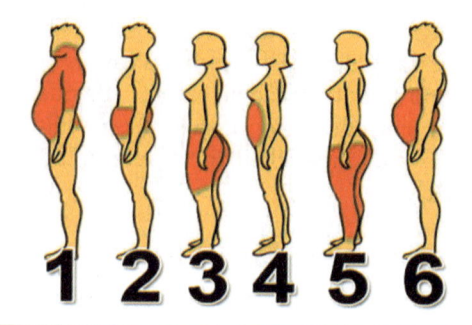

FIGURA 12.5. Tipos de obesidade. *Fonte*: http://www.healthyfoodteam.com/wp-content/uploads/2015/07/fats.jpg

Baixo nível de atividade física é um fator de risco para o desenvolvimento de doenças hipocinéticas, incluindo a obesidade; entretanto, para reverter esse quadro, é necessário o incremento de atividade física que promova a restauração dos balanços energéticos e de gorduras, por meio do aumento de consumo energético e da oxidação de gorduras, quer durante os exercícios, quer durante o repouso.[12,47,48]

O sobrepeso e a obesidade contribuem para desenvolver inúmeras doenças crônicas, incluindo diabetes, doenças dos sistemas circulatório e respiratório, câncer e desordens musculoesqueléticas.[41] A obesidade é comumente associada à hábitos alimentares insalubres e estilo de vida sedentário e risco elevado para o desenvolvimento de câncer de cólon.[49]

Um nível excessivamente baixo de gordura também interfere, negativamente, na função fisiológica do indivíduo. Os baixos níveis de massa magra e a perda de tecido magro colaboram para a aquisição de complicações metabólicas, tanto direta quanto indiretamente, por meio de uma capacidade funcional prejudicada e uma redução na atividade física e no gasto energético, provocando um risco aumentado para o ganho de massa gorda.[38,39]

Capacidade funcional

Parece ser evidente a associação entre a perda da independência física e o declínio das capacidades fisiológicas, em se tratando de capacidade funcional relacionada com a saúde. A deficiência funcional pode ocorrer em diversos domínios, as quatro áreas comuns são: funções físicas, sociais, emocionais e cognitivas. A deficiência funcional caracteriza aberrações no desempenho sensório-motor, por exemplo, disfunções nas atividades básicas da vida diária (AVD), como andar e subir escadas; como também surgem alterações nas atividades instrumentais da vida diária (AIVD), por exemplo, economia doméstica, preparação de alimentos e compras de mercado. A deficiência social destaca, com restrições, a interação do indivíduo com outras pessoas do seu envolvimento social e com problemas no desempenho em várias funções sociais e responsabilidades. A inabilidade em manter um emprego é um exemplo de deficiência social. A deficiência dos domínios emocional e cognitivo rodeia alterações nas habilidades afetiva e mental do indivíduo.[50]

A melhora da mobilidade e da capacidade funcional por meio de atividade física em gerontes, também têm sido associada à diminuição de dores nas articulações dos joelhos; melhora nas doenças vasculares periféricas, que prejudicam o funcionamento dos membros inferiores; melhora nas atividades cognitivas e melhora do equilíbrio.[51-53]

Um sistema musculoesquelético adequadamente funcional é a chave para a manutenção da capacidade funcional, da independência e de boa qualidade de vida. Uma capacidade funcional prejudicada e doenças degenerativas do sistema musculoesquelético são, predominantemente, as maiores fontes de morbidade, sofrimento e institucionalização na maturidade.[54]

Condicionamento-capacidade funcional-qualidade de vida

Não existe nenhuma intervenção farmacológica que possa prevenir a obesidade, melhorar a saúde, o condicionamento físico ou promover autonomia e maior nível de qualidade de vida. Somente o exercício físico pode trazer estes benefícios.[17]

Somente dessa forma será possível incrementar vitalidade, resistência, força, flexibilidade, equilíbrio e um senso geral de bem-estar gratificando tanto o usuário quanto o profissional de Educação Física.[55]

Um programa de atividade física para a autonomia e qualidade de vida não tem a pretensão de criar atletas, mas sim melhorar as variáveis do condicionamento físico relacionado com a saúde[56] (Figura 12.6).

Se os indivíduos conseguirem envelhecer preservando, pelo maior tempo possível, a sua autonomia e independência, as dificuldades serão menores para eles, para suas famílias e para a sociedade, consequentemente, sua qualidade de vida será resguardada.[57]

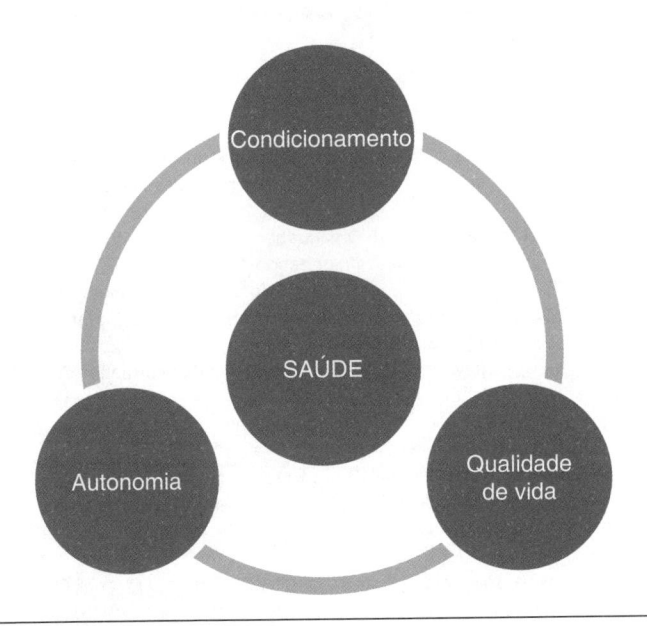

FIGURA 12.6. Condicionamento físico relacionado com a saúde. *Fonte*: elaborada pelas autoras.[56]

Autoavaliação

1. O atual conceito de saúde deve abranger quais fatores?

2. Quais as principais doenças crônicas não transmissíveis (DCNT)?

3. As pessoas necessitam ser ativas para serem saudáveis?

4. O envelhecimento e a diminuição da atividade física poderão aumentar o risco para o surgimento de doenças agudas e crônicas?

5. Quais os principais benefícios da atividade física na idade avançada?

6. Os cinco componentes relacionados com a saúde pública, que compõem o constructo global e que contribuem, igualmente, para a aptidão física relacionada com a saúde, são definidos como?

7. A composição corporal está diretamente relacionada com a saúde?

8. Quais os tipos de fenótipos da obesidade?

9. A deficiência funcional pode ocorrer em quais principais domínios?

10. Como é possível melhorar a saúde, o condicionamento físico, a qualidade de vida e promover a autonomia?

Ver Gabarito na pág. 309

Referências bibliográficas

1. Dantas EHM, Mello DB, Aragão JCB. Fitness, saúde, wellness e qualidade de vida. In: Vianna J, Novaes J. (ed.). Personal training & condicionamento físico em academia. 3. Rio de Janeiro: Shape Editora, 2009. Cap. 10, p. 297-335.
2. WHO. The first ten years of the World Health Organization. Organization WH. Palais des Nations, Geneva, Switzerland: Constitution of the World Health Organization, 1958.
3. Dantas EHM, Aragão JCB, Cader SA. Atividade física e qualidade de vida: panorama e perspectivas In: Melo VA, Tavares C. (ed.). O exercício reflexivo do movimento: educação física, lazer e inclusão social. Rio de Janeiro: Shape Editora, 2006. p.142-62.
4. CIHI. Select highlights on public views of the determinants of health. Information, C. I. F. H. Ottawa, Ontario, Canada: Canadian Institute for Health Information, 2005.
5. Brasil. Políticas e ações para prevenção do câncer no Brasil: alimentação, nutrição e atividade física / Instituto Nacional do Câncer. Rio de Janeiro: INCA, 2012.
6. Brazil, Ministério da Saúde, Secretaria de Vigilância à Saúde, Secretaria de Atenção à Saúde. Diretrizes e recomendações para o cuidado integral de doenças crônicas não-transmissíveis: promoção da saúde, vigilância, prevenção e assistência. Brasília, DF: Ministério da Saúde, Secretaria de Vigilância em Saúde : Secretaria de Atenção à Saúde; 2008. 72 p.
7. Schmidt MI, Duncan BB, Silva GA e, Menezes AM, Monteiro CA, Barreto SM, et al. Chronic non-communicable diseases in Brazil: burden and current challenges. The Lancet. 2011;377(9781):1949–61.
8. Carvalho RT de, Parsons HA, organizadores. Manual de Cuidados Paliativos ANCP. 2o ed. Academia Nacional de Cuidados Paliativos; 2012. 590 p.

9. Dans M, Smith T, Back A, Baker JN, Bauman JR, Beck AC, et al. NCCN Guidelines Insights: Palliative Care, Version 2.2017. J Natl Compr Canc Netw. 2017;15(8):989–97.
10. Warburton DER, Bredin SSD. Health benefits of physical activity: a systematic review of current systematic reviews. Curr Opin Cardiol. 2017;32(5):541–56.
11. Pinho MCG de. Trabalho em equipe de saúde: limites e possibilidades de atuação eficaz. Ciênc Cognição [Internet]. 2006 [citado 19 de fevereiro de 2021];8. Disponível em: http://www.cienciasecognicao.org/revista/index.php/cec/article/view/582
12. Santos L de M dos, Da Ros MA, Crepaldi MA, Ramos LR. Grupos de promoção à saúde no desenvolvimento da autonomia, condições de vida e saúde. Rev Saúde Pública. 2006;40(2):346–52.
13. Brasil. Plano de ações estratégicas para o enfrentamento das doenças crônicas não transmissíveis (DCNT) no Brasil . 2011 . 2022. Brasília: Ministério da Saúde, 2011a.
14. Brasil. Saúde Brasil 2008: 20 anos de Sistema Único de Saúde (SUS) no Brasil/Ministério da Saúde, Secretaria de Vigilância em Saúde, Departamento de Análise de Situação em Saúde. Brasília: Ministério da Saúde, 2009b.
15. REDE. Indicadores básicos para a saúde no Brasil: conceitos e aplicações/Rede Interagencial de Informações para a Saúde- Ripsa. 2. Brasília: Organização Pan-Americana da Saúde, 2008.
16. Souza MRB, Bifulco VA. Planejando o futuro: como os cuidados paliativos podem ajudar o paciente com câncer. In: Bifulco VA, Fernandes Jr. HJ. (Ed.). Câncer: uma visão multiprofissional. Barueri, SP: Minha Editora, 2010. p. 369-90.
17. Aragão JCB. Efeitos da resistência muscular localizada visando a autonomia funcional e a qualidade de vida do idoso. 2002. (Dissertação de Mestrado). Laboratório de Biociências da Motricidade Humana, Universidade Castelo Branco, Rio de Janeiro.
18. Carlson C, Merel SE, Yukawa M. Geriatric Syndromes and Geriatric Assessment for the Generalist. Med Clin North Am. 2015;99(2):263–79.
19. Cust AE, Armstrong BK, Friedenreich CM, Slimani N, Bauman A. Physical activity and endometrial cancer risk: a review of the current evidence, biologic mechanisms and the quality of physical activity assessment methods. Cancer Causes Control. 2007;18(3):243–58.
20. Dallal CM. Long-term Recreational Physical Activity and Risk of Invasive and In Situ Breast Cancer: The California Teachers Study. Arch Intern Med. 26 de fevereiro de 2007;167(4):408.
21 Brasil, Instituto Nacional de Câncer (Brasil). Alimentos, Nutrição, Atividade Física e Prevenção de Câncer: uma perspectiva legal [Internet]. Rio de Janeiro: INCA; 2011 [citado 19 de fevereiro de 2021]. 11 p. Disponível em: https://www.inca.gov.br/publicacoes/relatorios/alimentos-nutricao-atividade-fisica-e-prevencao-de-cancer-uma-perspectiva
22. Estabrooks PA, Glasgow RE, Dzewaltowski DA. Physical activity promotion through primary care. JAMA. 2003;289(22):2913–6.
23. Eyre H, Kahn R, Robertson RM, ACS/ADA/AHA Collaborative Writing Committee. Preventing cancer, cardiovascular disease, and diabetes: a common agenda for theAmerican Cancer Society, the American Diabetes Association, and the American Heart Association. CA Cancer J Clin. 2004;54(4):190–207.
24. WHO. Global Recommendations on Physical Activity for Health. Organization WH. Geneva: World Health Organization, 2010.
25. Dimeo FC. Effects of exercise on cancer-related fatigue. Cancer. 2001;92(S6):1689–93.
26. Berger AM, Mooney K, Alvarez-Perez A, Breitbart WS, Carpenter KM, Cella D, et al. Cancer-Related Fatigue, Version 2.2015. J Natl Compr Canc Netw. 2015;13(8):1012–39.
27. Dimeo F. Exercise for cancer patients: a new challenge in sports medicine. Br J Sports Med. 2000;34(3):160–1.
28. AARP. In the Middle: A Report on Multicultural Boomers Coping With Family and Aging Issues. Washington, DC; 2001.
29. Albrecht TA, Taylor AG. Physical activity in patients with advanced-stage cancer: a systematic review of the literature. Clin J Oncol Nurs. 2012 June 1;16(3):293-300.
30. Alfano CM, Rowland JH. Recovery issues in cancer survivorship: a new challenge for supportive care. Cancer J. 2006 September/October;12(5):432-43.
31. Demark-Wahnefried W. Cancer Survival – Time to Get Moving? Data Accumulate Suggesting a Link between Physical Activity and Cancer Survival. J Clin Oncol Off J Am Soc Clin Oncol. 2006;24(22):3517–8.
32. Demark-Wahnefried W, Pinto BM, Gritz ER. Promoting health and physical function among cancer survivors: potential for prevention and questions that remain. J Clin Oncol Off J Am Soc Clin Oncol. 2006;24(32):5125–31.
33. Mock V, Pickett M, Ropka ME, Muscari Lin E, Stewart KJ, Rhodes VA, et al. Fatigue and quality of life outcomes of exercise during cancer treatment. Cancer Pract. 2001;9(3):119–27.

34. Pedersen BK, Hoffman-Goetz L. Exercise and the immune system: regulation, integration, and adaptation. Physiol Rev. 2000;80(3):1055–81.
35. Shephard RJ, Shek PN. Associations between physical activity and susceptibility to cancer: possible mechanisms. Sports Med Auckl NZ. 1998;26(5):293–315.
36. Dimeo F, Knauf W, Geilhaupt D, Böning D. Endurance exercise and the production of growth hormone and haematopoietic factors in patients with anaemia. Br J Sports Med. 2004;38(6):e37.
37. Nieman DC, Henson DA, Austin MD, Brown VA. Immune response to a 30-minute walk. Med Sci Sports Exerc. 2005;37(1):57–62.
38. American College of Sports Medicine (ACSM). Diretrizes do ACSM para testes de esforço e sua prescrição. 10. ed. Rio de Janeiro: Guanabara Koogan; 2018.
39. American College of Sports Medicine (ACSM). Manual do ACSM para avaliação da aptidão física relacionada à saúde. 3. ed. Rio de Janeiro: Guanabara Koogan; 2011.
40. Freitas RHD. Medida e avaliação: para o esporte e a saúde. Rio de Janeiro: Livraria e Editora Rubio; 2004.
41. Heyward VH. Avaliação física e prescrição de exercício: técnicas avançadas. 4. ed. Porto Alegre: Artmed; 2004.
42. McMillan DC, Sattar N, Lean M, McArdle CS. Obesity and cancer. BMJ. 2006;333(7578):1109–11.
43. Morrow JR. Medida e avaliação do desempenho humano. Porto Alegre: Artmed; 2003.
44. Norton K, Olds T, Albernaz NMF de. Antropométrica: um livro sobre medidas corporais para o esporte e cursos da área de saúde. Porto Alegre: ArtMed; 2005.
45. Tritschler K. Medida e avaliação em educação física e esporte de Barrow & McGee. 5. ed. São Paulo: Manole; 2003.
46. Guedes DP, Guedes JERP. Manual prático para avaliação em Educação Física. São Paulo: Manole, 2006.
47. Bouchard, C. Atividade física e obesidade. São Paulo: Manole; 2003.
48. Green MA, Strong M, Razak F, Subramanian SV, Relton C, Bissell P. Who are the obese? A cluster analysis exploring subgroups of the obese. J Public Health. 1o de junho de 2016;38(2):258–64.
49. Haydon AMM, MacInnis RJ, English DR, Giles GG. Effect of physical activity and body size on survival after diagnosis with colorectal cancer. Gut. 2006;55(1):62–7.
50. Casemiro FG, Rodrigues IA, Dias JC, Alves LC de S, Inouye K, Gratão ACM, et al. Impact of cognitive stimulation on depression, anxiety, cognition and functional capacity among adults and elderly participants of an open university for senior citizens. Rev Bras Geriatr E Gerontol. 2016;19(4):683–94.
51. Fidelis LT, Patrizzi LJ, Walsh IAP de. Influência da prática de exercícios físicos sobre a flexibilidade, força muscular manual e mobilidade funcional em idosos. Rev Bras Geriatr E Gerontol. 2013;16(1):109–16.
52. Leal F de J, Couto RC, Silva TP da, Tenório V de O. Fisioterapia vascular no tratamento da doença venosa crônica. J Vasc Bras. 2015;14(3):224–30.
53. Merege Filho CAA, Alves CRR, Sepúlveda CA, Costa A dos S, Lancha Junior AH, Gualano B. Influência do exercício físico na cognição: uma atualização sobre mecanismos fisiológicos. Rev Bras Med Esporte. 2014;20(3):237–41.
54. Dantas CM de HL, Bello FA, Barreto KL, Lima LS. Capacidade funcional de idosos com doenças crônicas residentes em Instituições de Longa Permanência. Rev Bras Enferm. 2013;66(6):914–20.
55. Heath JM, Stuart MR. Prescribing exercise for frail elders. J Am Board Fam Pract. 2002;15(3):218–28.
56. Bezerra JCP, Varejão RV, Dantas EHM. Condicionamento físico do geronte. In: Dantas EHM, Vale RGDS. (eds.). Atividade física e envelhecimento saudável. Rio de Janeiro: Shape, 2008.
57. Aragão JCB, Dantas EHM. Treinamento da RML na autonomia e na qualidade de vida de idosos. In: Dantas EHM, Oliveira RJ. (ed.). Exercício, maturidade e qualidade de vida. Rio de Janeiro: Shape Editora, 2003. Cap. 3, p. 49-78.

capítulo 13

Resposta Inflamatória e Imunológica ao Exercício

Júlio César Camargo Alves
Luiz Claudio Pereira Ribeiro

Paula Paraguassú Brandão
Estélio Henrique Martin Dantas

Objetivos do estudo

- Entender como a inflamação ocorre no corpo humano.
- Discutir os diferentes mecanismos fisiológicos e imunológicos desencadeantes da resposta pró e anti-inflamatória.

Resumo

Uma inflamação ocorre no corpo humano quando há algum tipo de lesão tecidual, seja ela causada por contrações musculares, bactérias, agentes químicos, calor, dentre outros fenômenos. Os linfócitos T regulam a imunidade inata e adquirida por meio de mensageiros como as interleucinas, que atuam no reparo tecidual com um balanço de fatores pró-inflamatórios (IL-1-α, IL-2, IL-8, IL-12, IL-15, TNF-α e IFN-γ) e anti-inflamatórios (IL1ra, IL-4, IL-10 e IL-13). A IL-6 é pró-inflamatória, mas desencadeia reações que indiretamente se tornam anti-inflamatórias, além disso, influencia em reações do metabolismo energético e na síntese proteica. Ainda é controverso o efeito crônico do exercício nas interleucinas. As células do sistema imunológico se adaptam à atividade física, com respostas diferentes nos treinos aeróbico e resistido, sendo recomendado o treinamento concorrente, inclusive para pessoas com HIV. No tratamento de câncer de mama, a elevação da concentração de IL-12 e diminuição de IL-10 indicam diminuição do tumor maligno, e a atividade física parece influenciar nesse prognóstico positivo. Doenças autoimunes, como esclerose múltipla e lúpus, podem ser beneficiadas com o treinamento físico. Algumas doenças da síndrome metabólica, como a obesidade, mostram elevadas concentrações de interleucinas pró-inflamatórias, desencadeando respostas que podem prejudicar a saúde dessa população e o exercício físico parece reverter esse quadro.

Palavras-chave

- Inflamação
- Lesão tecidual
- Interleucina
- Resposta pró-inflamatória
- Resposta anti-inflamatória

Sistema imunológico

A fim de manter a integridade do funcionamento do corpo humano, o sistema imunológico reage a agentes infecciosos e substâncias nocivas advindos do ambiente externo. Ele é dividido em imunidade inata e imunidade adquirida, realizando as funções de monitoramento, regulação da resposta imunológica e produção de memória para geração de uma resposta imediata em encontros subsequentes com o mesmo patógeno.

Existem barreiras físicas e químicas que impedem a entrada de patógenos no nosso organismo, entretanto, uma vez superadas essas barreiras, o sistema imune entra em ação. A imunidade inata apresenta um tempo de resposta ao agente nocivo mais rápido do que a adaptativa e é mediada por células que atuam de forma inespecífica, já nascemos com elas. As células e as moléculas que compõe a defesa inata identificam o "agente estranho" no corpo, os inibem e os destroem de forma imediata.

As células da imunidade inata têm funções específicas. Os neutrófilos atuam contra bactérias; os monócitos são transformados em macrófagos nos tecidos e representam a primeira linha de defesa; os eosinófilos possuem um papel expressivo no combate a parasitas; os basófilos atuam em contextos de alergias e as células *natural killer* (NK) respondem de forma inespecífica à presença de infecção, reconhecendo e matando células anormais como tumorais e células infectadas por vírus, mas possuem origem linfoide.

A imunidade adaptativa produz uma resposta que é tardia; porém, direcionada e mais intensa que a gerada na inata. Esta identifica o agente estranho e desenvolve mecanismos para combatê-lo e parte do arsenal produzido persistirá após sua destruição, otimizando a ação do sistema imune em encontros futuros (reinfecções pelo mesmo patógeno). Isso cria a memória (via linfócitos T e B) de todos os agentes estranhos que adentram o corpo, para que em uma próxima invasão esse sistema possa agir de forma mais eficaz para inibi-lo e destruí-lo. As ações no sistema imunológico são controladas pelos linfócitos T e toda a comunicação intercelular é mediada por moléculas sinalizadoras, como interleucinas.

Por fim, os linfócitos T efetores são divididos em: células T do subtipo CD4 Th1 que ativam macrófagos infectados e auxiliam as células B na produção de anticorpos; as células T do subtipo CD4 Th2 possuem um papel significativo no contexto de infecções por parasitas, assim como quadros alérgicos; as células T do subtipo CD4 Th17 intensificam a resposta de neutrófilos, dentre outras funções; as células T citotóxicas CD8 possuem um papel expressivo na destruição de células infectadas por vírus; células T reguladoras (vários tipos) que inibem as respostas de outras células T.

Sistema imunológico e exercício

A relação entre exercício físico e sistema imunológico vem sendo estudada e apresenta resultados interessantes. Segundo alguns autores, há uma dose-resposta entre o sistema imunológico e o controle das variáveis do treinamento físico, seja ele aeróbico, resistido ou concorrente. O efeito do treinamento físico pode levar à imunossupressão, quando em excesso, e a uma ativação do sistema imunológico quando controladas as cargas adequadamente.

O treinamento aeróbico (TA) caracteriza-se por exercícios, que para sua continuação, utilizam predominantemente o oxigênio para a ressíntese de adenosina trifosfato. Existem controvérsias quanto ao benefício do TA para melhoria do sistema imunológico.

Há um fenômeno conhecido como "janela aberta", que é o momento em que ocorre uma redução das defesas do corpo, podendo o indivíduo estar mais suscetível a adquirir doenças infecciosas pulmonares, alguns estudos mostram que o treinamento excessivo, principalmente em esportes com características aeróbicas, aumenta a probabilidade de ocorrência desse tipo de evento.

Em um estudo, 10 ciclistas fizeram 120 minutos no cicloergometro a 90% do limiar ventilatório 2, foram coletadas amostras de sangue antes, logo após a atividade e nos tempos de 2, 4, 6, 8 e 24 horas. O valor de linfócito diminuiu significativamente até após 2 horas em relação ao repouso, mas aumentou significativamente após 4 horas e manteve elevado até 24 horas, houve diminuição de TCD4 logo após o treino, mas seu valor aumentou significativamente em relação ao momento antes do treino entre 4 e 6 horas após e também, os neutrófilos diminuíram significativamente de 4 até 24 horas depois do treino. O que pode explicar essa queda da imunidade em alguns momentos específicos depois do treino aeróbico é o aumento das concentrações de cortisol, que inibe a sinalização de interleucinas pró-inflamatórias, principalmente IL-12, e, consequentemente, a atuação de células imunológicas.

Se por um lado o excesso de TA pode causar imunossupressão, por outro lado, tempo de treino relativamente pequeno pode ser utilizado para melhorar o sistema imunológico. Pesquisas com ratos mostraram que 5 a 15 minutos com intensidade leve ou moderada, são estímulos suficientes para aumento da capacidade fagocitária de macrófagos teciduais, possibilitando uma melhora da função imune. Tanto o treinamento contínuo quanto o intervalado por cinco semanas mostraram resultados positivos na diminuição de mortes de células TCD4, quando analisados os resultados em uma avaliação com hipoxia induzida. Contudo, o treino intervalado levou uma leve vantagem sobre o contínuo por ser mais eficaz na redução do estresse oxidativo.

TA de curta duração (30 minutos) com intensidade de 60% ou 80% do VO_{2pico} foi eficaz em melhorar o sistema imunológico quando comparado com o TA para as mesmas intensidades, mas com tempo de treino de 120 minutos, corroborando com O'Brien *et al.*, (2004) que apontaram ser suficiente para melhorar o sistema imunológico o tempo de 20 minutos de TA, contínuo ou intervalado. Outro estudo mostrou que o treino de alta intensidade pode diminuir células TCD8, em comparação ao treino de intensidade moderada. O TA realizado três vezes por semana leva ao aumento de células TCD4.

Diferente do TA, o treinamento resistido (TR) promove efeitos contrários no sistema imunológico; porém, ainda positivos. Ao final de uma sessão de TR há um aumento na função imune; contudo, esse aumento parece durar até 72 horas e não há adaptação crônica do TR em células do sistema imune.

Em estudo que realizou sessão de TR utilizando o método *triset*, com intensidade de 75% de uma repetição máxima (1RM), houve aumento significativo de leucócitos e suas diferenciações, como monócitos e neutrófilos logo após o término da sessão, mas 24 horas após o encerramento da sessão houve aumento em relação à situação de repouso apenas para leucócitos. Entretanto, houve diminuição significativa dos monócitos.

Ademais, células do sistema imunológico, além de realizarem a função de proteger o corpo contra agentes infecciosos, têm a função de restaurar a musculatura das microlesões causadas após estímulo acima do rotineiro. Assim que ocorrem as microlesões, há uma atuação maior de macrófagos teciduais e neutrófilos, que vão desencadear a secreção de várias interleucinas, dentre elas, a interleucina-6 (IL-6), sobretudo depois do TR, que atua tanto no processo inflamatório quanto no anti-inflamatório e estimula uma cascata de reações intracelulares para síntese proteica e organização celular (mTORC1 e mTORC2, respectivamente) todo esse processo pode levar até 96 horas, caso seja um estímulo propício a causar mais microlesões, como TR excêntrico.

A realização em uma única sessão de TA e TR é considerada treinamento concorrente (TC). A junção dos dois treinos aproveita o efeito de cada um no sistema imunológico, ou seja, a adaptação crônica promovida pelo TA, e o aumento da função imune após a sessão de TR, evitando assim a janela aberta desencadeada pelo TA. Não há estudos sobre a melhor sequência para melhoria do sistema imunológico, mas o cortisol, que é o principal inibidor do sistema imunológico, teve redução significativa independente da ordem aeróbico/resistido ou resistido/aeróbico no TC.

■ Citocinas

As citocinas são glicoproteínas, e, dentre suas funções, destaca-se sua participação como mensageira no sistema imunológico e também interagindo com respostas metabólicas e endócrinas. Podem ser sintetizadas e secretadas por diferentes tipos celulares.

As citocinas podem ser classificadas em pró ou anti-inflamatórias, conforme a Tabela 13.1 e também com atuação intra ou extracelular. As células TCD4 e TCD8 podem ser tanto intra (Th1 e Tc1, respectivamente) quanto extracelular (Th2 e Tc2, respectivamente), algumas citocinas são biomarcadores do funcionamento dessas células, como interferon-γ (IFN-γ), fator de necrose tumoral (TNF-α) e interleucina-2 (IL-2) que são pró-inflamatórias e relacionadas com Th1 e Tc1, enquanto a interleucina-4 (IL-4), interleucina-5 (IL-5) e interleucina-10 (IL-10) são anti-inflamatórias e relacionadas com Th2 e Tc2.

Além dessas, outras são apresentadas na literatura de acordo com sua função. Pró-inflamatória: interleucina-1 alfa e beta (IL-1-α e β), interleucina-12 (IL-12), interleucina-18 (IL-18) e interleucina-17 (IL-17); anti-inflamatória: antagonista do receptor de IL-1 (IL-1ra), interleucina-13 (IL-13) e fator de transformação de crescimento beta (TGF-β).

Por fim, há também as miocinas, que são citocinas originárias principalmente do músculo e são responsivas à contração muscular, são elas: IL-6, interleucina-8 (IL-8) e interleucina-15 (IL-15). A IL-6 parece ter efeitos tanto pró quanto anti-inflamatório, ela é secretada durante o exercício e aumenta sua liberação dependendo da massa muscular envolvida, intensidade e volume do exercício. Inicialmente, estimula a fase aguda da inflamação no músculo, junto com TNF-α; na fase seguinte, estimula liberação de IL-1-a e IL-10, que são anti-inflamatórias, apesar das contradições sobre a IL-6, quando atua sem a presença de TNF-α, ela apresenta uma excelente resposta anti-inflamatória.

Há poucos estudos sobre IL-8 e IL-15, mas já se sabe suas respectivas funções no corpo. A IL-8 parece ter a função de angiogênese no tecido muscular e a IL-15 responde a condição anaeróbica no músculo e contribui na restauração muscular pela síntese da proteína miosina. Contudo, são necessários mais estudos para elucidar as funções de cada interleucina.

■ Resposta inflamatória e exercício

A resposta inflamatória é um processo que visa restaurar a integridade do tecido lesionado, principalmente pelo exercício físico, ou para destruir vírus, fungos ou bactérias. Ambas as situações são necessárias para manter a saúde do corpo humano, contudo, o excesso de inflamação pode prejudicar a integridade do corpo. Com o estímulo do exercício

TABELA 13.1. Relação das citocinas pró-inflamatórias e anti-inflamatórias

Citocinas	
Pró-inflamatórias	Anti-inflamatórias
IFN-γ	IL-4
TNF-α	IL-5
IL-2	IL-6
IL-1-α	IL-10
IL-1-β	IL-1ra
IL-12	IL-13
IL-18	TGF-β
IL-17	
IL-8	
IL-15	
IL-6 + TNF-α	

há uma elevada liberação de TNF-α, IL1-β e IL-6 (pró-inflamatórias) por conta da atuação dos macrófagos, dentre essas citocinas, principalmente a IL-6, acopla em seu receptor no sarcolema (membrana plasmática da fibra muscular), estimula uma cascata de reações de segundos mensageiros no sarcoplasma (citoplasma da célula muscular) que dentre eles está a enzima phosphoinositide 3-kinase (PI3-k), que, por sua vez, estimula a proteinoquinase B (AKT) e assim desloca o transportador de glicose tipo 4 (GLUT4) para o sarcolema, captando glicose plasmática para ajudar no fornecimento de energia durante o exercício.

Além disso, a via de sinalização PI3-k/AKT tem o papel de desencadear a restauração muscular por meio da liberação de proteína alvo de rapamicina em mamíferos (mTOR), que se divide em duas, a mTORC1 e a mTORC2, que fazem a síntese proteica e a organização celular no músculo exercitado, respectivamente.

Após algumas horas do fim do treino, sem a presença de TNF-α, a IL-6 estimula as citocinas anti-inflamatórias como a IL-1ra e IL-10, que por sua vez aumenta o metabolismo de arginina dos macrófagos, cominando na liberação de fator de crescimento semelhante à insulina tipo 1 (IGF1) que potencializa a miogênese, a proliferação de célula satélite e o aumento do tamanho da fibra muscular, finalizando o processo com restauração muscular e supercompensação da fibra muscular para suportar o mesmo estresse muscular e com a vantagem de ter uma menor microlesão.

A intensidade do exercício físico influencia diretamente a resposta inflamatória. Neves et al. (2014) mostraram que treino aeróbico a 80% da velocidade associada ao consumo de oxigênio pico (VO_{2pico}) elevou significativamente a concentração de IL-6 comparado com a intensidade de 40% da VO_{2pico}. Uma função da IL-12 é a diferenciação de TCD4 para Th1 (atuação intracelular); com isso, um estudo observou a relação de IL-12 com IFN-γ, que é produzido principalmente por Th1, em intensidade moderada, 60% da frequência cardíaca máxima ($FC_{máx}$) em treinamento aeróbico por seis meses. Os autores mostraram que houve aumento significativo de IL-12 e IFN-γ após seis meses de treinamento. Além disso, seus potenciais inibidores IL-4 e IL-6 não foram elevados, mostrando uma maior proteção contra lesões e infecções intracelulares.

Tanto IFN-γ e TNF-α são pró-inflamatórias e alguns protocolos de treino visam diminuir suas concentrações para evitar o excesso de inflamação crônica no corpo. Dessa forma, oito semanas de treinamento aeróbico com intensidade de 50% a 70% da $FC_{máx}$ desencadeou diminuição significativa de IFN-γ. Assim, em pessoas com doenças com processo inflamatório excessivo crônico (arteriosclerose e síndrome metabólica) pode ser vantajoso o treinamento aeróbico com a intensidade utilizada nesse estudo.

Uma estratégia utilizada por pessoas que praticam treinamento físico há muito tempo é o treinamento excêntrico, que pode utilizar cargas acima da máxima, o que não é possível em treinos concêntrico-excêntricos (convencional), isso proporciona teoricamente maior microlesão e com isso maior supercompensação na restauração muscular. Um estudo mostrou que até 96 horas após o treinamento excêntrico o processo inflamatório ainda estava ativo, situação diferente de um treino convencional em que a duração fica entre 24 e 48 horas. Esta duração de 96 horas foi associada à elevada concentração de neutrófilos. Contudo, é importante controlar as cargas de treino para que o excesso de estímulo não cause *overtraining*.

O treinamento em circuito é uma das possíveis intervenções de treinamento resistido, entretanto, sua carga é baixa, o que pode ter influenciado em nenhuma alteração das citocinas analisadas após 10 semanas de treinamento. Já para o TC, oito semanas proporcionou uma diminuição na resposta anti-inflamatória por diminuir significativamente IL-10. Para uma resposta aguda, a ordem do TC mostrou ter influência na resposta de citocinas pró-inflamatórias, independentemente da ordem, a IL-6 aumentou significativamente após ambas as sequências; entretanto, TNF-α obteve uma elevação estatisticamente significante apenas depois da sequência aeróbico-resistida.

■ Resposta inflamatória e imunológica ao exercício para populações especiais

Pessoas vivendo com HIV

O agravamento causado pelo HIV (vírus da imunodeficiência humana) desencadeia uma imunossupressão do sistema imunológico (sobretudo pelo vírus atacar as células TCD4), podendo chegar a AIDS (síndrome da imunodeficiência adquirida), além do tratamento antirretroviral é sugerido o treinamento físico, principalmente o concorrente para auxiliar na manutenção do sistema imunológico. Algumas variáveis do TC vêm sendo estudadas, como o tempo de treino parece ter papel importante na resposta imunológica. Um estudo realizou 16 semanas de TC em pessoas vivendo com HIV, com uma periodização crescente das cargas de treinamento; porém, esse treino durava 2 horas por sessão. Dessa forma, não houve melhora no sistema imunológico.

Já outros estudos com TC apresentaram melhoras significativas no sistema imunológico. Garcia *et al.*, (2014) realizaram TC de 20 semanas em pessoas vivendo com HIV, a intensidade da parte aeróbica foi de 60 a 75% do consumo máximo de oxigênio e a intensidade do resistido de 40 a 60% de 1 repetição máxima (1RM) no método circuito. Houve aumento significativo de TCD4 de 529 para 694. Além disso, 16 semanas de TC diminuiu significativamente IL-8 em pessoas com HIV e também houve modulação em IL-5 e IL-10.

Utilizando o limiar anaeróbio para a parte aeróbica e circuito para o resistido, uma pesquisa encontrou valores significativamente maiores de TCD4 após 16 semanas de TC em pessoas com HIV. O mesmo foi observado em pessoas idosas também vivendo com HIV após 6 meses de TC. Como parâmetros utilizaram para o treino aeróbico o limiar do duplo produto e para o resistido utilizaram faixas de repetições de 8 a 10. Houve melhoras significativas no TCD4 e no IFN-γ.

Câncer

O câncer é a replicação descontrolada de células anormais, que gradativamente destrói o tecido corporal, seja ele em qualquer parte do corpo. A situação ainda pode se agravar com a metástase (células cancerígenas saindo de um lugar para outro no corpo, por exemplo, saindo da mama para o cérebro), tendo o risco inclusive de morte.

Como o câncer pode se desenvolver em diversos tecidos corporais, e para cada local e/ou pessoa a resposta é diferente, vamos nos limitar a falar apenas do câncer de mama, que corresponde a 28% dos casos novos de câncer no Brasil por ano. Ocorre principalmente em mulheres, mas pode ocorrer também em homens, em raros casos.

Os macrófagos, células do sistema imunológico, é a linha de defesa para o agravamento do câncer. Há uma diferenciação de macrófagos ligados na célula cancerígena, macrófagos do tipo 1 atua diminuindo o câncer ou evitando a transformação de um tumor benigno (que não prejudica o tecido corporal) para maligno (câncer propriamente dito), já o macrófago do tipo 2 faz o inverso do tipo 1, ele aumenta o tumor maligno e pode até causar a metástase.

As citocinas têm papel importante na diferenciação de macrófagos do tipo 1 para tipo 2 ou o contrário. As principais citocinas para diferenciar macrófagos para o tipo 1 são: IFN-γ, IL-1, IL-12, e TNF-α (citocinas com características pró-inflamatórias), já para diferenciar macrófagos para o tipo 2 podemos destacar: IL-4, IL-10, IL-13 e TGF-β (citocinas com características anti-inflamatórias).

Há contradição na intensidade do treinamento aeróbico para ser utilizado, a revisão científica feita por Goh *et al.*, (2012) mostrou que intensidade modera está relacionada com o aumento de IFN-γ e a intensidade elevada no treino aeróbico aumenta IL-12. Dessa forma, independentemente da intensidade, parece que o treino aeróbico é favorável para diferenciação de macrófagos do tipo 1.

Contudo, treinos longos aumentam a secreção de cortisol, que inibi IL-12, não sendo recomendado para pessoas com câncer, já que a inibição de IL-12 tende a proporcionar diferenciação de macrófagos do tipo 2 e ainda inibe a diferenciação de TCD4 para Th1, o que diminui ainda mais a liberação de IFN-γ, sendo recomendado treinos de curta duração. Há pouca evidência de resultados com pessoas com câncer de mama, entretanto, as que são classificadas como fisicamente ativas parecem mostrar melhor resposta aos tratamentos de câncer (quimioterapia ou radioterapia) do que pessoas sedentárias.

Há uma teoria de que o treinamento resistido eleve a concentração de miocinas pró--inflamatórias, como IL-6 e IL-15, em contrapartida, estimula a secreção de interleucinas anti-inflamatórias (IL-4 e IL-10), que podem desencadear a diferenciação para macrófagos do tipo 2. Embora seja somente uma hipótese, ainda não podemos afirmar ou discordar dessa teoria. Existem pouquíssimos estudos analisando o sistema imunológico de pessoas em tratamento de câncer; assim, a prescrição de treinamento físico deve ser realizada com cautela, sempre com o acompanhamento de um oncologista para que o profissional de educação física trabalhe de forma segura.

Doenças autoimunes

Doenças autoimunes são causadas por disfunção do sistema imunológico que, em vez de proteger o corpo humano, acaba atacando células saudáveis e, com isso, prejudicando a saúde, por exemplo, a esclerose múltipla. O sistema imunológico destrói as bainhas de mielina nos axônios dos neurônios causando mudanças sensoriais, aumento da fadiga, desordem no equilíbrio, espasticidade, fraqueza e desempenho muscular prejudicado.

A esclerose múltipla funciona da seguinte forma: receptores nas células neurais atacadas, como o receptor TLR, são modificados por conta da genética ou por algum evento capaz de mudar os receptores, por exemplo, vírus, fungos ou bactérias muito fortes alteram os receptores TLR, com isso, as células dendríticas (que são células apresentadoras de antígeno, ou seja, elas se ligam em um agente estranho no corpo e avisam às células TCD4 para mandar outras células imunológicas como células citotóxicas e/ou macrófagos para atacar os agentes estranhos marcados por elas) sinalizam para os macrófagos atacarem células neurais saudáveis; porém, com problemas nos receptores.

Dessa forma, deve-se então reverter à disfunção nos receptores e/ou diminuir citocinas pró-inflamatórias como IFN-γ e TNF-α. Estudos recentes mostram resultados conflitantes, Deckx *et al.*, (2016) não encontraram resultados positivos com treinamento concorrente por 12 semanas em pessoas com esclerose múltipla, enquanto Mokhtarzade *et al.*, (2017) encontraram redução de TNF-α após oito semanas de TA intervalado em pessoas com esclerose múltipla.

Outra doença autoimune é o lúpus eritematoso sistêmico, ele é uma doença caracterizada por uma inflamação crônica, ou seja, níveis de IFN-γ, IL-6 TNF-α estão elevados o tempo todo, essa condição está associada com a aceleração de um quadro de arteriosclerose, fadiga, disfunção do controle autonômico cardíaco e ainda apresenta dores nas articulações.

Perandini *et al.*, (2015) analisaram mulheres com lúpus ativo e inativo depois de um treino aeróbico com 30 minutos de intensidade moderada (50% do VO_{2pico}) e depois de um treino aeróbico com 30 minutos de intensidade alta (70% do VO_{2pico}), os autores constataram que independentemente da intensidade, em mulheres com lúpus ativo ou não, há um aumento das citocinas pró-inflamatórias, houve também uma redução significativa de IL-6 após 60 minutos do fim do treino de intensidade moderada, todos os níveis de citocinas voltaram ao normal 24 horas depois de ambos os treinos. Pode-se dizer que o treinamento aeróbico não aumenta a inflamação em pessoas com lúpus.

Obesidade

A obesidade é uma condição em que há excesso de peso corporal em uma pessoa, que pode desencadear outras doenças, como a síndrome metabólica. Não há um fator principal para causá-la e sim multifatorial; por isso, vamos nos limitar a falar somente da relação do sistema imunológico com a obesidade.

O tecido adiposo tem várias funções conhecidas, como endócrino e metabólico, com a síntese de gordura os macrófagos são atraídos para dentro do tecido adiposo para restaurar as células, que foram danificadas ou por lesão no retículo endoplasmático ou por falta de oxigenação por conta dos vasos sanguíneos comprimidos pela expansão dos adipócitos. Dessa forma, a infusão de macrófagos no tecido adiposo secreta de TNF-α e IL-6, que, por sua, vez inibe a adiponectina, que é uma citocina secretada pelo tecido adiposo e tem algumas funções como reduzir a TNF-α; diminuir a quimiotaxia de macrófagos para o tecido adiposo; inibir a adesão de monócitos; aumentar a produção de óxido nítrico; estimular a angiogênese e inibir a resistina (inibidor de insulina).

Com a adiponectina inibida, o processo inflamatório aumenta cada vez mais, a resistência à insulina aumenta (sobretudo pela elevação de TNF-α), há uma desregulação no hormônio da saciedade (leptina), a pessoa se alimenta cada vez mais, o tecido adiposo se expande mais ainda e, com isso, o processo inflamatório é potencializado.

Esse ciclo vicioso pode ser uma das explicações, do porquê é tão difícil a diminuição do processo inflamatório na obesidade. Um estudo de 12 semanas com adultos obesos mostrou que o TC foi eficaz para reduzir o peso corporal, circunferência de cintura e percentual de gordura; entretanto, houve um aumento de TNF-α depois de 12 semanas de treinamento, o que mostra a dificuldade em reverter o processo inflamatório em obesos.

Já outro estudo, com treinamento aeróbico para adultos obesos, mas com seis meses de treinamento, foi suficiente para diminuir TNF-α, IL-2, IL-4 e IL-6, além de LDL, triglicerídeos e peso corporal. Ainda, em pessoas com síndrome metabólica, 10 semanas de TC aumentaram significativamente a concentração IL-10 (anti-inflamatória). Por ser uma doença complexa, para a diminuição da obesidade, o melhor caminho parece ser dieta e exercício juntos, claro que com acompanhamento profissional de nutricionista e profissional de educação física.

Conclusão

- Após um patógeno romper as barreiras física e química, o sistema imunológico age para combatê-lo, inicialmente pela imunidade inata e depois pela imunidade adquirida, ambas são controladas pelos linfócitos T.
- Treinamento resistido aumenta a imunidade logo depois do treino até 72 horas. O treinamento aeróbico em intensidade elevada e longa duração promove a chamada "janela aberta", mas com treinos moderados isso não é observado. O treinamento concorrente parece ser mais indicado por aproveitar os benefícios do treinamento aeróbico e resistido.
- Há citocinas especializadas em respostas pró e anti-inflamatória e têm como funções serem mensageiras no sistema imunológico e também interagirem com respostas metabólicas e endócrinas. O ideal é ter equilíbrio entre as citocinas pró e anti-inflamatórias.
- A IL-6 quando liberada junto com o TNF-α proporciona resposta pró-inflamatória, com a diminuição de TNF-α, a IL-6 estimula as citocinas anti-inflamatórias como a IL-1ra e IL-10. Além disso, ela inicia a sinalização intracelular para captação de glicose no músculo durante o exercício e também de restauração muscular. Sua liberação é mais estimulada em treinamento resistido e no aeróbico a 80% do VO_{2pico}.
- O treinamento concorrente é eficaz para melhorar o sistema imunológico de pessoas vivendo com HIV.
- Independentemente da intensidade no treino aeróbico há uma resposta positiva para pessoas com câncer e com uma duração de treino curto.
- Treino aeróbico parece ser mais indicado para pessoas com doenças autoimunes, principalmente para pessoas com esclerose múltipla.
- A obesidade em termos imunológicos é uma condição pró-inflamatória excessiva, em que é necessário um trabalho multidisciplinar para reverter essa situação.

Autoavaliação

1. Quais as funções dos linfócitos T no sistema imunológico?

2. Cite as citocinas pró e anti-inflamatórias.

3. O que significa o fenômeno "janela aberta"? Qual o tipo de treino em que ocorre esse fenômeno?

4. O que diferencia a IL-6 ser pró ou anti-inflamatória? Qual a melhor intensidade para estimular maior liberação de IL-6 no treinamento aeróbico?

5. Qual a principal célula do sistema imunológico prejudicada pelo vírus HIV?

6. Qual interleucina é inibida pelo cortisol?

7. Como o sistema imunológico estimula a mudança de um tumor benigno para um maligno no desenvolvimento do câncer?

8. Como os receptores podem desencadear esclerose múltipla?

9. Descreva o início do processo inflamatório no tecido adiposo.

10. Quais as funções da adiponectina? O que pode ocorrer quando ela é inibida?

Ver Gabarito na pág. 309

Bibliografia

Abbas AK, Lichtman AH, Pillai SHI. Imunologia celular e molecular. 7. ed. Rio de Janeiro: Elsevier; 2012.

Barry A. Impact of exercise on innate immunity in multiple sclerosis progression and symptomatology. Frontiers in Physiology, v. 7, n. 194, 2016. DOI: 10.3389/fphys.2016.00194.

Brunelli DT, Caram K, Nogueira FR, et al. Immune responses to an upper body tri-set resistance training session. Clin Physiol Funct Imaging, v. 34, n. 1, p. 64-71, 2014. DOI: 10.1111/cpf.12066.

Colato A. Effects of concurrent training on inflammatory markers and expression of CD4, CD8, and HLA-DR in overweight and obese adults. Journal of Exercise Science & Fitness, v. 12, n. 2, p. 55-61, 2014. DOI: 10.1016/j.jesf.2014.06.002.

Deckx N. 12 weeks of combined endurance and resistance training reduces innate markers of inflammation in a randomized controlled clinical trial in patients with multiple sclerosis. Mediators of Inflammation, v. 2016, 2016. DOI: 10.1155/2016/6789276.

Dennis RA. Immune function and muscle adaptations to resistance exercise in older adults: study protocol for a randomized controlled trial of a nutritional supplement. Trials, v. 16, n. 1, p. 121, 2015. DOI: 10.1186/s13063-015-0631-3.

Diment BC. Exercise intensity and duration effects on in vivo immunity. Medicine and Science in Sports and Exercise, v. 47, n. 7, p. 1390-8, 2015. DOI: 10.1249/MSS.0000000000000562.

Dolan SE, Frontera W, Librizzi J. Effects of a supervised home-based aerobic and progressive resistance training regimen in women infected with human immunodeficiency virus. Archives of Internal Medicine, v. 166, n. 12, p. 1225-31, jun 2006. DOI:10.1001/archinte.166.11.1225.

El-Kader SMA. Treadmill walking exercise modulates bone mineral status and inflammatory cytokines in obese asthmatic patients with long term intake of corticosteroids. African Health Sciences, v. 16, n. 3, p. 798-808, 2016. DOI: 10.4314/ahs.v16i3.21.

Fernandes TAB, Garcia A, Trombeta JCS. Efeitos do treinamento físico combinado realizado na intensidade do limiar anaeróbio sobre a composição corporal e sistema imune de sujeitos HIV+. Rev Bras Ciência e Mov, v. 21, n. 4, p. 5-12, 2013. DOI: 10.18511/0103-1716/rbcm.v21n4p5-12.

Ferreira CKO, Prestes J, Donatto FF. Efeitos agudos do exercício de curta duração sobre a capacidade fagocitária de macrófagos peritoneais em ratos sedentários. Rev Bras Fisioter, v. 11, n. 3, p. 191-7, 2007. DOI: 10.1590/S1413-35552007000300004.

Ferreira FC. Circuit resistance training in sedentary women: body composition and serum cytokine levels. Applied Physiology, Nutrition, and Metabolism, v. 35, n. 2, p. 163-71, 2009. DOI: 10.1139/H09-136.

Freidenreich DJ, Volek JS. Immune responses to resistance exercise. Exercise Immunology Review, v. 18, p. 8-41, 2012.

Garcia A, Fraga GA, Vieira RCJ, et al. Effects of combined exercise training on immunological, physical and bio-chemical parameters in individuals with HIV/AIDS. Journal of Sports Sciences, v. 32, n. 8, p. 785-92, 2014. DOI: 10.1080/02640414.2013.858177.

Goh J, Niksirat N, Campbell KL. Exercise training and immune crosstalk in breast cancer microenvironment: exploring the paradigms of exercise-induced immune modulation and exercise-induced myokines. American Journal of Translational Research, v. 6, n. 5, p. 422, 2014.

Goh J, Kirk EA, Lee SX, Ladiges WC. Exercise, physical activity and breast cancer: the role of tumor-associated macrophages. Exercise Immunology Review, v. 18, 2012.

Guyton AC, Hall JE. Tratado de fisiologia médica. Rio de Janeiro: Elsevier; 2006.

Hand GA, Phillips KD, Dudgeon WD, et al. Moderate intensity exercise training reverses functional aerobic impairment in HIV-infected individuals. AIDS Care, v. 20, n. 9, p. 1066-74, oct, 2009. DOI: 10.1177/1559827609342198.

Ide NB, Nunes ASL, Brenzikofer R, Macedo DV. Time course of muscle damage and inflammatory responses to resistance training with eccentric overload in trained individuals. Mediators of Inflammation, v. 2013, 2013. DOI: 10.1155/2013/204942.

Inoue DS. Immunometabolic responses to concurrent training: the effects of exercise order in recreational weightlifters. The Journal of Strength & Conditioning Research, v. 30, n. 7, p. 1960-7, 2016. DOI: 10.1519/JSC.0000000000001281.

Instituto Nacional do Câncer. Tipos de câncer – Mama. Instituto Nacional do Câncer, José Alencar Gomes da Silva. Disponível em: http://www2.inca.gov.br/wps/wcm/connect/tiposdecancer/site/home/mama/cancer_mama. Acesso em: 22/08/2017.

Jahromi AS. Effects of endurance training on the serum levels of tumour necrosis factor-α and interferon-γ in sedentary men. Immune Network, v. 14, n. 5, p. 255-9, 2014. DOI: 10.4110/in.2014.14.5.255.

Johns DJ. Diet or exercise interventions vs combined behavioral weight management programs: a systematic review and meta-analysis of direct comparisons. Journal of the Academy of Nutrition and Dietetics, v. 114, n. 10, p. 1557-68, 2014. DOI: 10.1016/j.jand.2014.07.005.

Kakanis MW, Peake J, Brenu EW, et al. The open window of susceptibility to infection after acute exercise in healthy young male elite athletes. Exercise Immunology Review, v. 16, p. 119-37, 2010. DOI: 10.1016/j.jsams.2010.10.642.

Kanda K, Sugama K, Hayashida H, et al. Eccentric exercise-induced delayed-onset muscle soreness and changes in markers of muscle damage and inflammation. Exerc Immunol Rev, v. 19, p. 72-85, 2013.

Leite LD, Rocha ÉDM, Brandão-Neto J. Obesidade: uma doença inflamatória. Ciência & Saúde, v. 2, n. 2, p. 85-95, 2009.

Mokhtarzade M, Ranjbar R, Majdinasab N, Patel D, Shamsi MM. Effect of aerobic interval training on serum IL-10, TNFα, and adipokines levels in women with multiple sclerosis: possible relations with fatigue and quality of life. Endocrine, 1-10, 2017. DOI: 10.1007/s12020-017-1337-y.

Monteiro PA. Modulation of inflammatory response arising from high-intensity intermittent and concurrent strength training in physically active males. Cytokine, v. 91, p. 104-9, 2017. DOI: 10.1016/j.cyto.2016.12.007.

Murphy K. Imunobiologia de Janeway. 8. ed. Porto Alegre: Artmed; 2014.

Neves PRN. Efeitos de diferentes intensidades de exercício sobre a concentração sérica de interleucinas. Revista Brasileira de Educação Física e Esporte, v. 28, n. 4, p. 545-52, 2014. DOI: 10.1590/1807-55092014000400545.

O'Brien K, Nixon S, Tynan AM, Glazier RH. Effectiveness of aerobic exercise in adults living with HIV/AIDS: systematic review. Medicine and Science in Sports and Exercise, v. 36, p. 1659-66, 2004. DOI: 10.1249/01.MSS.0000142404.28165.9B.

Papacosta E, Gleeson M. Effects of intensified training and taper on immune function. Revista Brasileira de Educação Física e Esporte, v. 27, n. 1, p. 159-76, 2013. DOI: 10.1590/S1807-55092013005000001.

Passos GS. Exercise improves immune function, antidepressive response, and sleep quality in patients with chronic primary insomnia. BioMed Research International, v. 2014, 2014. DOI: 10.1155/2014/498961.

Pedersen BK, Åkerström TC, Nielsen AR, Fischer CP. Role of myokines in exercise and metabolism. Journal of Applied Physiology, v. 103, n. 3, p. 1093-8, 2007. DOI: 10.1152/japplphysiol.00080.2007.

Pedersen BK, Hoffman-Goetz L. Exercise and the immune system: regulation, integration, and adaptation. Physiological Reviews, v. 80, n. 3, p. 1055-81, jul 2000.

Pedro RE. Exercise improves cytokine profile in HIV-infected people: a randomized clinical trial. Cytokine, v. 99, p. 18-23, 2017. DOI: 10.1016/j.cyto.2017.06.019.

Perandini LA. Inflammatory cytokine kinetics to single bouts of acute moderate and intense aerobic exercise in women with active and inactive systemic lupus erythematosus. Exercise Immunology Review, v. 21, 2015.

Rosa G, Abdalla ADS, Dantas EHM, Mello DBD. Efeitos de distintas ordens de execução do treinamento concorrente sobre os níveis de cortisol de adultos fisicamente ativos. Revista de Atenção à Saúde (antiga Rev Bras Ciên Saúde), v. 8, n. 26, 2011.

Shimizu K, Kimura F, Akimoto T, et al. Effect of moderate exercise training on T-helper cell subpopulations in elderly people. Exerc Immunol Rev, v. 14, p. 24-37, 2008.

Terra R, Da Silva SAG, Pinto VS, Dutra PML. Efeito do exercício no sistema imune: resposta, adaptação e sinalização celular. Revista Brasileira de Medicina do Esporte, v. 18, n. 3, p. 208-14, mai/jun 2012. DOI: 10.1590/S1517-86922012000300015.

Tibana RA. Enhancing of women functional status with metabolic syndrome by cardioprotective and anti-inflammatory effects of combined aerobic and resistance training. PloS One, v. 9, n. 11, p. e110160, 2014. DOI: 10.1371/journal.pone.0110160.

Walsh NP. Position statement part one: immune function and exercise. Exercise Immunology Review, v. 17, p. 6-63, 2011.

Weng T, Huang SC, Chuang YF, Wang JS. Effects of interval and continuous exercise training on CD4 lymphocyte apoptotic and autophagic responses to hypoxic stress in sedentary men. PLoS One, v. 8, n. 11, p. e80248, 2013. DOI: 10.1371/journal.pone.0080248.

Witard OC. High-intensity training reduces CD8+ T-cell redistribution in response to exercise. Medicine & Science in Sports & Exercise, v. 44, n. 9, p. 1689-97, 2012. DOI: 10.1249/MSS.0b013e318257d2db.

Zamani A, Salehi I, Alahgholi-Hajibehzad M. Moderate exercise enhances the production of interferon-γ and interleukin-12 in peripheral blood mononuclear cells. Immune network, v. 17, n. 3, p. 186-91, 2017. DOI: 10.4110/in.2017.17.3.186.

Zhao G, Zhou S, Davie A, Su Q. Effects of moderate and high intensity exercise on T1/T2 balance. Exerc Immunol Rev, v. 18, p. 98-114, 2012.

capítulo 14

Fadiga e Sua Consequência à Motricidade Humana

Gilmar Weber Senna

Estevão Scudese

Paula Paraguassú Brandão

Estélio Henrique Martin Dantas

Objetivo do estudo

- Ao final do capítulo, o leitor deverá saber conceituar fadiga e compreender seus principais aspectos fisiológicos.

Resumo

O movimento humano requer a ação principalmente dos sistemas músculo esquelético e neural. O potencial de movimento é de ordem finita e altamente individualizado, não apenas entre sujeitos, como também, entre distintos músculos de um mesmo organismo. Especificamente, contrações musculares demandam energia para a manutenção de uma ação muscular. Este dispêndio é totalmente dependente da intensidade aplicada. De acordo com o custo energético e do volume de determinado exercício, diversos processos fisiológicos ocorrem para a manutenção do mesmo. Quando o movimento é mantido em elevado dispêndio de energia (elevada relação volume × intensidade) este culminará em sensações de fadiga. Este fenômeno é provavelmente essencial para manter a integridade física, evitando possíveis lesões musculares. Assim, fica evidente que a fadiga possui características fisiológicas que permitem que o sujeito atinja o limiar contrátil com alguma segurança mecânica e metabólica. Neste capítulo discutiremos os principais aspectos fisiológicos que ocorrem nos músculos durante os processos de fadiga muscular. Neste sentido, o nosso principal objetivo será abordar os mecanismos fisiológicos, bioquímicos e psicológicos relacionados ao fenômeno da fadiga.

Palavras-chave

- Exercício
- Desempenho
- Sistema neuromuscular
- Sistema nervoso central

Introdução

A *fadiga* é um conceito que tem incomodado os profissionais da área da saúde. Atualmente, diversos estudos utilizam esse conceito ou variáveis que se propõem a identificar as modificações fisiológicas decorrente desse processo,[1] possivelmente pela elevada redução ao desempenho do treinamento físico (de forma aguda) ou por sua alta prevalência nas mais diversas populações e até prejuízo causado à qualidade de vida. Contudo, o entendimento do conceito que norteia as mais diferentes ações na literatura científica sobre esse tema, pode ser distinto em relação às diferentes áreas do conhecimento. Conceito é um pensamento, uma noção ou uma ideia.

Assim, para a Psicologia a fadiga pode ser entendida como um estado de desgaste relacionado com a redução da motivação,[2] já para a enfermagem vários conceitos são aceitos, como: a) uma sensação opressiva e sustentada de exaustão e de capacidade diminuída para realizar trabalho físico e mental no nível habitual;[3] b) sintoma subjetivo, desagradável que incorpora toda sensação do corpo variando de cansaço a exaustão, criando uma condição geral de falta de alívio, que interfere na capacidade do indivíduo realizar suas habilidades normais;[4] c) experiência aguda ou crônica caracterizada pelo desempenho não efetivo de tarefas, inadequação autopercebida, aversão a atividades, cansaço ou sensação de fraqueza e/ou desconforto.[5]

Para a grande área da Medicina, podemos identificar que a fadiga possui vários conceitos. A biblioteca norte americana de medicina[6] considera como estado de desgaste que segue um período de esforço, mental ou físico, caracterizado por uma diminuição da capacidade de trabalhar e redução da eficiência para responder a um estímulo. Segundo o *Dorland's illustrated Medical Dictionary* (1981) é um estado com aumento do desconforto e diminuição da eficiência resultante de um esforço prolongado ou excessivo. Na subárea de oncologia, denomina-se fadiga como a condição caracterizada por sofrimento e diminuição da capacidade funcional em razão da redução de energia.[7]

Já para a educação física, tal conceito tem sua utilização mais definida pela função aguda de redução do desempenho, assim observamos conceitos como o sugerido por McArdle *et al.* (1998), que seria o declínio na capacidade de gerar tensão muscular com a estimulação repetida. Especificamente, fadiga humana é um complexo fenômeno que inclui a incapacidade de uma série de sistemas orgânicos por meio de uma cadeia de eventos que estimulam as fibras musculares.

Embora esse fenômeno possa ser indissociável, estando associado a variáveis diversas e intrínsecas, relacionadas com a homeostase do organismo, Komi (2003) propõe que a fadiga humana envolva um componente "central" que impõe um limite superior no número de sinais de comando enviados aos músculos. Adicionalmente, possui um componente "periférico" que especificamente sugere a incapacidade muscular em produzir força e provavelmente é consequência de alterações no próprio sistema de miofilamento. Portanto, depois de mais de um século de investigação sobre fadiga, não existe ainda um conceito que satisfatoriamente abranja sua totalidade.

De fato, mais que um mecanismo fisiológico isolado, a fadiga representa uma manifestação complexa e multicausal que incorpora basicamente componentes de ordem neurais, musculares, hormonais e metabólicas em interações dinâmicas.[8,9] Sendo assim, durante este capítulo consideraremos as diferentes formas de manifestação relativas a queda do desempenho humano e seus diversos fatores.

Fadiga induzida pelo exercício: uma visão geral

Por mais de um século, a fadiga e o cansaço induzidos pelo exercício têm sido uma área de interesse para muitos fisiologistas do mundo todo. O fato, é que a maioria dos estudos relacionados com o exercício se concentra no sistema neuromuscular, entretanto, envolva demais sistemas orgânicos.

A fadiga causada pelo exercício é uma sensação comum, que todos experimentaram. Durante o exercício, a carga de trabalho pode criar uma sensação tão intensa que haverá a necessidade de reduzir ou mesmo interromper o exercício. Considerando que o exercício físico é uma atividade que consome energia, logo, em determinado momento, a esperada redução dos estoques de energia impactará o desempenho.

Uma grande e constante utilização dessas ações, sem o adequado reabastecimento, teria efeitos deletérios sobre nossa saúde física. Portanto, as sensações de fadiga e exaustão são provavelmente essenciais para manter nossa integridade física. Assim, fica evidente que a fadiga possui características fisiológicas que se distinguem inteiramente; porém, possuem elevada interação, como características bioquímicas e psicológicas.

A fadiga é uma entidade psicológica, que representa uma variável subjetiva e mental. Além da fadiga, a "exaustão" é outra entidade psicológica relacionada com o exercício físico. Apesar do desgaste/produção constante de energia durante o exercício, a "sensação de esforço" pode aumentar gradualmente.[10] Às vezes, essa sensação de esforço pode ser tão intensa que possui o potencial de reduzir a produção de força (por meio de mecanismos psicológicos).[11] Nesse sentido, a fadiga possui um conceito aparentemente muito similar ao conceito de exaustão, no qual ambos podem der definidos como o momento em que um sujeito não consegue manter a contração muscular requerida ou a carga de trabalho realizada.

A sensação de esforço percebido reflete aproximadamente todas as sensações subjetivas acompanhadas durante o decorrer do exercício. Diferentes escalas foram desenvolvidas com o objetivo de identificar uma taxa de esforço percebido, sendo que destas, a escala de Borg (1990) e a escala de OMNI[1] são as mais utilizadas na prática de exercícios e em pesquisas científicas.

Outra forma de entendermos a fadiga, por exemplo, é através do *"output motor"*. Essa resposta é a produção mecânica produzida pelas propriedades contrácteis do músculo esquelético, que pode ser medida objetivamente como força de contração (em newtons) ou como potência (em watts).

Adicionalmente, cabe ainda citar, que o sistema nervoso central (SNC) e as unidades motoras formam o sistema neuromuscular. O *output* neural do córtex motor é o resultado final de muitos centros no SNC que atuam sobre o córtex motor. Esses centros estão situados no córtex cerebral, nos núcleos subcorticais e nos núcleos situados no tronco encefálico. Para uma interação ideal de todos esses sistemas, um equilíbrio físico e químico deve ser mantido. Tal equilíbrio, o *steady state* do ambiente interno, é mantido por sistemas corporais distintos. O exercício afeta o sistema neuromuscular, bem como o ambiente interno em vários níveis. Ainda, o exercício é acompanhado de uma série de fenômenos psicológicos.

Principais respostas bioquímicas ao exercício

A fonte de energia para a contração das fibras musculares (células musculares) é a adenosina trifosfato (ATP).[12] Na célula muscular, as principais vias para a produção de ATP incluem:

- Uma produção rápida de ATP a partir de reservas sarcoplasmáticas de fosfato de creatina.
- Uma produção um pouco mais lenta por meio da glicólise anaeróbica. As enzimas e o combustível (isto é, glicogênio) para essas reações estão localizadas no sarcoplasma.
- Uma produção mais lenta, mas muito eficaz de ATP usando caminhos aeróbicos para glicólise e metabolismo de gordura pelas mitocôndrias.

Independentemente daquela via que predomine, as contrações musculares estarão sempre associadas a um aumento da produção de fosfato inorgânico (PI) na produção de adenosina difosfato (ADP). A glicólise anaeróbica leva a uma produção aumentada de íons de hidrogênio (H+) e uma diminuição mensurável do pH intra e extracelular. A concentração desses três metabolitos (ADP, PI e H+) será particularmente aumentada nas contrações de elevada força e potência muscular, e todos eles têm efeitos diretos sobre a eficiência das pontes cruzadas das unidades contráteis (sarcômero).

A eficiência da interação da ponte cruzadas é estimada por dois fatores:[13]

■ A duração da fixação e desprendimento dos filamentos de actina e miosina durante o ciclo de movimento da ponte cruzada.
■ A velocidade de todo o ciclo de movimento das pontes cruzadas.

Estes fatores estão ligados à liberação de Pi durante o movimento das pontes cruzadas.[14] Um aumento de ADP retarda o período de fixação durante a contração isométrica.[15,16] O acúmulo de fosfato inorgânico reduz a força de contração isométrica[17,18] e diminui a atividade da ATPase miofibrilar.[19] De fato, o aumento das concentrações de Pi e H+ ocasiona uma redução da capacidade de produção de força dos filamentos.

Outro fator que pode ocasionar a fadiga muscular é a disponibilidade de glicose na musculatura que está sendo exercitada. Nesse sentido, o exercício de intensidade insuficiente para ocasionar o acúmulo de lactado sanguíneo, pode ser mantido durante períodos mais longos; porém, acaba sendo limitado pela não disponibilidade de glicose.[20]

A concentração de glicose no sangue é mantida em níveis constantes e é regulada pela interação de muitos hormônios. Transportadores de glicose (p. ex., os GLUT's) são os principais mediadores da absorção de glicose durante o exercício.[21] Outra substância que desempenha um papel importante na absorção de glicose é o óxido nítrico (NO). As células musculares contêm NO-sintetase.[22] Muito provavelmente, a NO-sintetase é ativado pelo aumento de cálcio no sarcoplasma durante a contração muscular. O efeito é que a contração muscular libera NO, o que aumenta a atividade de se transportar glicose, resultando em um aumento na absorção desse substrato.

Especificamente em uma ação prática durante o exercício de resistência (aeróbios), por exemplo, as reservas de glicogênio intracelular diminuem pouco a pouco e o tecido muscular aumenta gradualmente o consumo de glicose no sangue. Finalmente, a disponibilidade de glicose é menor que o consumo de glicose e a concentração de glicose no sangue pode diminuir. Isso geralmente ocorre 1 a 2 horas após o início do exercício (em uma maratona, isso ocorre aproximadamente após do quilômetro 30). Assim o atleta ou o entusiasta experimenta uma sensação muito desagradável. Esta, pode ser uma reação direta do cérebro à diminuição da concentração de glicemia, pois o tecido cerebral precisa de uma quantidade mínima de suprimento contínuo de glicose para a função normal.

As interações das pontes cruzadas e a produção de força são iniciadas como resultado de uma sequência de eventos que levam à liberação de íons cálcio do retículo sarcoplásmico. Esta sequência de eventos é referida como o *acoplamento excitação-contração*. Uma diminuição da eficiência ou bloqueio desse acoplamento resulta em uma diminuição ou desaparecimento da força contrátil. Tais mudanças desempenham um papel importante na fadiga das fibras musculares.

A amplitude dos potenciais de ação pode diminuir durante a ativação prolongada, talvez em parte como resultado de mudanças nas concentrações de eletrólitos transmembranares (refluxo de potássio, influxo de sódio).[23] Outro efeito comumente visto durante a atividade intensa é uma diminuição na velocidade de propagação dos potenciais de ação ao longo do sarcolema.[24,25] O espectro de frequência da EMG muda para frequências mais baixas, e esta mudança pode ser interpretada como um sinal de fadiga muscular.

Ainda, as mudanças na concentração de eletrólitos transmembranares são particularmente propensas a aparecer ao longo dos túbulos-t muitos finos, como resultado, a propagação do potencial de ação ao longo desses túbulos parece se tornar gradualmente mais bloqueada durante a atividade intensa (levando a uma inibição da ativação de fibra muscular). Não se sabe até que ponto o acúmulo de metabolitos musculares (ADP, Pi, H[+]) afeta a atividade das bombas iônicas do sarcolema, que, por sua vez, podem afetar a propagação do potencial de ação.

Nos músculos cansados, a velocidade de relaxamento no final de uma contração muscular geralmente possui um aumento do tempo de relaxamento, provavelmente em grande parte como resultado de uma diminuição da taxa de transporte de $Ca2^+$ de volta para o sarcolema. Essa inibição da bomba SR $Ca2^+$ pode ser causada pela concentração aumentada de íons H[+] (pH diminuído) que ocorre durante a atividade muscular intensa.

Os íons Mg_2^+ também desempenham um papel importante no funcionamento do sarcolema. Durante a ativação muscular, uma concentração aumentada de Mg_2^+ no sarcoplasma reduz os fluxos de Ca_2^+ por meio da membrana da célula. Westerblad e Allen (1992)[26] demonstraram aumento das concentrações intracelulares de Mg_2^+ durante o exercício e concluíram que isso poderia causar uma diminuição da força muscular. Durante a atividade, a concentração de Mg_2^+ livre no sarcoplasma aumenta, em parte porque esses íons são ligados às moléculas de ATP e aos sensores de tensão do sarcolema. A ativação desses sensores de tensão removem os íons de Mg_2^+ e permitem a liberação dos canais de Ca_2^+.

As concentrações máximas de Ca_2^+ obtidas são de 1 a 2 mmol/L.[27] Nas fibras musculares de contração rápida (tipo II), esse mecanismo evolui mais rapidamente do que nas fibras de contração lenta (tipo I).

Outra razão poderia ser o efeito da concentração de Pi sarcoplasmática relativamente alta, que tem dois efeitos na liberação de Ca_2^+ retículo sarcoplasmático:

■ Precipitação de fosfato de cálcio no lúmen do retículo sarcoplasmático. Por meio de altas concentrações sarcoplasmáticas, Pi entra no lúmen da retículo sarcoplasmático por um processo passivo pelos canais de cloreto.

  Portanto, provavelmente o Ca (HPO4) precipita dentro do lúmen do retículo sarcoplasmático, reduzindo a concentração de Ca_2^+ livre, que por sua vez reduz o gradiente de concentração de Ca_2^+ entre o lúmen do retículo sarcoplasmático e o sarcoplasma.

■ O outro efeito da concentração alta de Pi no sarcoplasma, é a fosforilação dos canais de libertação de Ca_2^+ do retículo sarcoplasmático. Esses canais de libertação de Ca_2^+ são estruturas polipeptídicas muito grandes e complexas contendo quatro tetrâmeros, cada um de cerca de 565 kDa.[28] A fosforilação desses canais de Ca_2^+ inibe a liberação de Ca_2^+ retículo sarcoplasmático.[27] O aumento do Mg_2^+ sarcoplasmático durante o exercício aumenta o efeito da inibição de Pi, ocasionando no final de todas essas cascatas bioquímicas, o aumento da concentração de Pi sarcoplasmática durante a contração.

As mudanças de íons através do sarcolema durante o exercício têm consequências para o ambiente interno. Os potenciais de ação estão associados ao fluxo de potássio e ao influxo de sódio. Sjøgaard et al. (1985) encontraram uma perda líquida de 20 mmol de potássio do exercício máximo de músculos durante um exercício de extensão de joelho.

■ Fadiga e a sinapse neuromuscular

A sinapse neuromuscular tem sido objeto de muitas investigações no contexto da fadiga periférica; porém, seus resultados são inconsistentes. Vários autores encontraram uma diminuição na quantidade de acetilcolina liberada na área terminal do nervo pré-sináptico durante a estimulação nervosa repetitiva.[29,30]

Outros observaram sinais de dessensibilização pós-sináptica.[31] No entanto, tais mudanças não significam que a transmissão das terminações nervosas às fibras musculares se bloqueie. O potencial pós-sináptico normalmente tem uma amplitude que excede em grande parte a amplitude necessária para provocar um potencial de ação pós-sináptico. Bigland-Ritchie *et al.* (1982) concluíram que, apesar da intensa ativação voluntária, a propagação do potencial de ação através da placa final do motor (do nervo terminal ao músculo) permaneceu inalterada.

Nos músculos adultos, cada fibra do músculo esquelético recebe inervação de apenas um neurônio motor, enquanto cada neurônio motor faz contato com várias fibras. O número médio de fibras musculares por neurônio motor é de cerca de 1/10 para o pequeno músculo extraocular, cerca de 1/100 para os músculos intrínsecos da mão e até cerca de 1/2.000 para os músculos gastrocnêmios. Quanto maior o índice de inervação, maior o número de pontos de ramificação axonial de uma unidade motora. Os pontos do ramo axonial são considerados particularmente suscetíveis à falha de propagação do potencial de ação axonial. No entanto, o papel da falha de propagação axonial na fadiga muscular ainda não é claro.

■ Fadiga em diferentes tipos de fibras musculares

Praticamente todos os músculos contêm fibras e unidades motoras de propriedades bioquímicas e fisiológicas amplamente variáveis. Estudos fisiológicos de unidades motoras mostraram que, dentro de um único músculo, tipicamente variam muito em sua velocidade contrátil, força máxima e resistência à fadiga. Além disso, essas várias propriedades são covariáveis, de modo que as unidades mais lentas tendem a ser resistentes à fadiga (fibras de tipo I) e fracas e as mais fortes são rápidas, mas relativamente sensíveis à fadiga (fibras de tipo II). As diferenças na resistência à fadiga são parcialmente associadas a diferenças na "vulnerabilidade" do acoplamento excitação-contração.

As propriedades bioquímicas da atividade de ATPase de miofibrilar são diferentes entre as fibras de tipo I e II. Vários subtipos de miosina podem ser distinguidos. Os diferentes subtipos de miosina apresentam diferentes taxas de atividade da ATPase e propriedades biomecânicas. A taxa de ciclo das pontes cruzadas é mais lenta no tipo I do que as fibras de tipo II e, portanto, o *turnover* da ATPase é menor nas fibras de tipo I. As taxas de ciclo das pontes cruzadas podem diferir até 30 vezes entre os diferentes subtipos de fibras de tipo I e II.[17] Nesse sentido, as fibras resistentes à fadiga tendem a ter uma maior atividade de enzimas envolvidas no metabolismo oxidativo do que as fibras mais sensíveis à fadiga.

A geração de força isométrica de fibras de tipo II diminui mais do que as fibras de tipo I durante o acúmulo de Pi à 30 mmol/L.[17,19] Contudo, a velocidade de contração das fibras de tipo I é mais suscetível à acumulação de Pi do que as fibras de tipo II.[32]

A distribuição dos diferentes tipos de fibras varia muito entre diferentes músculos. Por exemplo, as fibras de tipo I tendem a ser relativamente mais frequentes nos músculos com um papel crucial na postura.

A frequência de disparo de um neurônio motor declina durante as contrações isométricas sustentadas. O motivo desse declínio da frequência de disparo é provavelmente um *loop* de *feedback* aferente.[33] Assim, a velocidade da interação das pontes cruzadas na célula muscular diminui em razão do acúmulo de ADP intracelular. A redução da frequência de disparo do neurônio motor em combinação com a diminuição da velocidade da interação entre pontes cruzadas permite que a célula muscular contrátil mantenha sua produção mecânica com menor custo de energia. Alguns pesquisadores levantam a hipótese de que existe um mecanismo específico para as frequências de disparo do neurônio motor de acordo com a mudança nas propriedades biomecânicas nas fibras musculares durante as contrações isométricas sustentadas.[34] Esse fenômeno é conhecido como "sabedoria muscular".

■ Exercício e suas interações intra e extracelulares

Durante o processo de ativação muscular, a mudança do repouso para a atividade intensa são muito rápidas para que um suprimento externo supra imediatamente as demandas energéticas necessárias, de modo que as reservas intracelulares de energia são de fundamental importância para essa fase da realização do exercício. A energia utilizada para a contração muscular, deve ser fornecida por meio da molécula de ATP. Nesse sentido, diferentes formas de aquisição da ATP podem auxiliar a realização do exercício. Uma delas é o "estoque" intracelular de creatina fosfato (CP).

Além disso, a ATP pode ser gerada de forma relativamente rápida pela glicólise anaeróbica, utilizando armazenamentos intracelulares de glicogênio como combustível e produzindo ácido lático (que posteriormente se transformará em lactato e íons de H^+) como um dos principais metabólitos. Somente depois de algum tempo, o aumento dos requisitos metabólicos de um músculo ativado pode ser equilibrado, parcial ou completamente, aumentando o nível de funcionamento dos sistemas cardiovascular e respiratório. Mais oxigênio e combustível (glicose, ácidos graxos) precisam ser fornecidos e mais CO_2 e outros produtos de resíduos (p. ex., ácido lático) precisam ser removidos. A intensidade da carga de trabalho, a quantidade de tecido muscular envolvido e o tipo e duração do exercício influenciam no impacto dos músculos ativos no ambiente intracelular. Após o início súbito de um nível constante de exercício, normalmente leva vários minutos antes da frequência cardíaca e a absorção de oxigênio ter atingido um novo estado, mais alto e estável, ou como é comumente chamado *steady state*. Em condições anaeróbicas, a degradação da glicose (glicogênio) gera ácido lático como um dos produtos finais. Sob condições aeróbicas, o piruvato pode ser processado, gerando mais ATPs. O desempenho de uma taxa correspondente de glicólise aeróbica torna-se cada vez menos autossustentável em cargas de trabalho gerais mais elevadas. O aumento da concentração de lactato no sangue e nos fluidos extracelulares mostra uma aceleração acentuada acima de uma determinada carga de trabalho, ou seja, o "limiar de lactato". O limiar de lactato pode ser definido como a carga de trabalho na qual a produção de lactato tecidual está exatamente em equilíbrio com o consumo de lactato tecidual. Acima dessa carga de trabalho, a concentração de lactato no sangue começa a aumentar. Uma maior concentração lactato sanguíneo significa uma concentração aumentada de íons de H^+, isto é, uma redução do pH.

Como resultado, haverá um aumento no quociente respiratório durante as últimas etapas do exercício pesado. Para sujeitos não treinados, isso ocorre em cerca de 50 a 60% de VO_2 max e para indivíduos treinados em cerca de 70 a 80% de VO_2 max. No exercício de força, por exemplo, a condição de tempo de intervalo reduzido (p. ex., 1 minuto) entre as séries (variável metodológica de treinamento de força) pode enfatizar a glicólise anaeróbica em maior medida para compensar a ressíntese incompleta da fosfocreatina. A maior dependência da glicólise anaeróbica está associada ao acúmulo de H^+, que diminui o pH do líquido intracelular.

O efeito resultante é o *feedback* aferente de quimiorreceptores musculares e nociceptores que se associam a um aumento na percepção de esforço. Assim, o SNC responde com aumento da ventilação pulmonar e o recrutamento adicional de unidades motoras, o que resulta em um aumento da taxa de esforço percebido. Adicionalmente ao acúmulo de lactato, o metabolismo da glicólise anaeróbia e da destruição de nucleotídeos de purina estão correlacionados. A amônia emerge como adenosina 5'-monofosfato e é dividida em inosina monofosfato. Como consequência, as concentrações sanguíneas de amônia e lactato aumentarão durante o exercício graduado.

É bem sabido que as cargas de trabalho acima do limiar de lactato podem ser mantidas por apenas um período de tempo limitado antes que os indivíduos se cansem seriamente e sejam forçados a parar o exercício por causa do esgotamento. Portanto, as sensações de fadiga associadas ao exercício tendem a aumentar em paralelo com o acúmulo de metabólitos associados ao exercício (p. ex., lactato). Contudo outra causa que contribui para o esgotamento é o calor. Durante o exercício de intensidade progressiva, apenas aproximadamente 20 a 25% de toda a energia metabólica consumida é convertida em trabalho mecânico, enquanto o resto emerge como calor. Assim, o exercício causa uma *carga de calor* no ambiente interno extremamente grande, que, dependendo da dissipação desse calor, poderia influenciar diretamente na fadiga e na interrupção do exercício.

A função do SNC é complexa. Ele desempenha um papel crucial na manutenção do estado estável do ambiente interno. O córtex motor do cérebro é responsável pela geração movimento durante o exercício. Muitas vezes estamos conscientes do motor primário de determinado movimento, mas não nos damos conta, do controle motor concomitante dos músculos que regulam nossa postura durante o exercício, por exemplo. Apesar da complexidade de uma série de funções, nossa mente pode concentrar-se em apenas uma questão por vez. Nesse sentido, temos um estado de consciência muito limitado. Gradualmente, percebemos sensações de cansaço durante o exercício. Do ponto de vista fisiológico, a consciência dessas sensações tem um papel de advertência. Além dessas sensações de fadiga, mudanças neurofisiológicas também ocorrem no SNC durante o exercício.

O SNC controla o comportamento do motor usando sinais sensoriais de muitos modos. Nos seres humanos, a visão é muito importante para o controle do motor, assim como a sensibilidade da pele é essencial para a orientação de movimentos em contato direto com o mundo externo. Em todos os movimentos, os neurônios aferentes provenientes muitas vezes dos próprios músculos em movimento também desempenham um papel importante.

Os neurônios aferentes musculares têm diâmetros amplamente variáveis e suas funções estão relacionadas com o tamanho axonal e, portanto, à velocidade de condução. Todos os neurônios aferentes musculares estão conectados a múltiplas partes diferentes do SNC, e seus sinais podem ser usados de muitas maneiras. No entanto, em todas as contrações musculares, os neurônios aferentes do fuso muscular desempenham um papel protetor, pois têm conexão direta com neurônios motores, produzindo uma excitação monossináptica. A atividade dos neurônios aferentes do fuso muscular é causada pela atividade em neurônios motores gama. Assim, na ativação voluntária do músculo, uma (menor) parte da entrada excitatória total para os neurônios motores chega pelo circuito reflexo do *loop gamma*: neurônios motores gama/ fusos musculares/neurônios motores. Durante as contrações isométricas sustentadas na contração voluntária máxima (MVC), o EMG e a força de contração diminuem de forma síncrona.

Bigland-Ritchie *et al.* (1986) registraram a taxa de disparo de unidades motoras do músculo bíceps braquial durante a MVC por microeletrodos em circunstâncias normais e isquêmicas. Durante a MVC, as taxas de disparo diminuíram e se recuperaram dentro de 3 minutos depois da contração. A recuperação da taxa de disparo fica ausente caso se aplique isquemia. Os neurônios motores estão posicionados na medula espinal e mostram uma diminuição na taxa de disparo. Tais experiências sugerem um *loop* de *feedback* aferente entre o músculo e seu neurônio motor na medula espinal.

A hipótese é que os pequenos neurônios aferentes musculares (quimioterapia e nociceptiva; fibras finas mielinadas ou não mielinadas) são responsáveis por esse ciclo de *feedback*. Martin *et al.* (2006) provocaram a contração dos músculos bíceps e tríceps braquiais em dois diferentes níveis no trato neuromuscular por estímulos elétricos. Os tratos corticospinal e reticulospinal foram estimulados por meio dos processos mastoides à nível neural. A resposta a este estímulo foi uma contração de contração de ambos os músculos, que são antagonistas uns dos outros. Essa experiência foi aplicada com e sem isquemia muscular produzida com um manguito inflado.

Os resultados desse estudo sugerem que há um "circuito" de *feedback* de fibras nervosas mielinadas (III) ou não mielinadas (IV) nos músculos extensores. Foi encontrada uma resposta a tal estímulo de fadiga no músculo extensor. Surpreendentemente, o *loop* de *feedback* do músculo extensor também facilita as propriedades de contração do antagonista flexor. O "circuito" de *feedback* das fibras nervosas III e IV do músculo flexor mostraram uma resposta no antagonista (extensor).

Nesse sentido, podemos afirmar que Bigland-Ritchie *et al.* (1981) mediram a taxa de frequências das unidades motoras, e Martin *et al.* (2006) testaram a excitabilidade do trato corticospinal. Tais observações sugerem dois sistemas de *feedback* diferentes. Uma pesquisa mais recente de Martin *et al.* (2008) mostrou que as fibras nervosas tipo III e IV estimuladas por infiltrações salinas (desencadeando sensações de dor por esses nervos) reduziu a resposta do potencial de ação à estimulação do córtex motor eletromagnético. O trato corticospinal não possui inibição pré-sináptica. Isso sugere que o trato corticospinal é inibido no nível cortical pelas fibras nervosas dos tipos III e IV.

■ Fadiga central e periférica

Podem distinguir-se dois tipos de fadiga, a fadiga central e a periférica. Na fadiga periférica, a origem da fadiga está fora do SNC. A fadiga periférica é definida como a perda de força de contração ou pode causada por processos distais à junção neuromuscular e a fadiga central é uma perda similar proximal à junção neuromuscular.[35] A fadiga central é a ocorrida nos demais mecanismos e tem influência direta do SNC.

Durante o exercício muscular, uma sensação de esforço aumentada provavelmente significa que, por algum motivo, o exercício ou contração só pode ser continuado à custa de uma intensidade aumentada de comandos corticais. As razões para tais requisitos de comando alterados são muitas vezes periféricas (queda da capacidade de produção de força nos músculos), mas também podem estar situadas dentro do SNC (p. ex., mudanças nas propriedades neuronais e/ou sinápticas).

O grau de fadiga nos próprios músculos pode ser estimado usando, por exemplo, estimulação elétrica para avaliar se sua força máxima diminuiu. Em algumas condições experimentais, o componente da *fadiga central* pode ser estimado comparando a força máxima obtida voluntariamente contra a força resultante de uma estimulação elétrica máxima mais a contração voluntária (p. ex., a *técnica de interpolação de contração*).

Durante as contrações isométricas sustentadas, os músculos são ativados eletricamente. Essa ativação cria uma contração sobreposta. Por meio dessa técnica, pode-se distinguir entre componentes de fadiga no músculo contratante (fadiga periférica) e componentes dentro do SNC (fadiga central).

Nesse sentido, as mudanças centrais que causam uma unidade central menos eficiente dos neurônios motores, a exposição a prolongados e intensos exercícios também podem causar alterações qualitativas no controle do movimento pelo SNC, ocasionando a perda de coordenação e erros de correção dos movimentos.

■ Fadiga central

Grandes partes do cérebro estão envolvidas na produção e no controle do comportamento motor. Muitos dos comandos finais parecem ser canalizados pelo córtex motor primário, que também é uma das porções mais conhecidas do sistema motor. Em seres humanos conscientes e intactos, podem ser usados pulsos magnéticos fortes para ativar o córtex motor transcranialmente, fazendo com que as contrações e as respostas EMG sejam facilitadas e/ou ocorram em vários músculos. Tal técnica é conhecida como *estimulação transcraniana*. Ao usar essa técnica, é possível investigar o trato corticospinal desencadeando o córtex motor e medindo o sinal EMG e a produção mecânica produzida.

O pulso eletromagnético induzido pela estimulação transcraniana provoca uma ativação dos neurônios do córtex motor. Por meio de seus potenciais de ação, esses neurônios corticais ativam os neurônios motores na medula espinal. O efeito final é a contração das unidades motoras relativas a esses neurônios. Tal técnica utiliza uma corrente de 1 a 2 mA por 3 a 20 min, o que pode aumentar a excitabilidade cortical. Nesse sentido, Okasa *et al.*, (2013) verificaram a melhora no desempenho durante o treinamento máximo.

Adicionalmente, investigações sugerem que tanto em sistemas nervosos normais ou que sofram de alguma doença a sensação de esforço, durante as contrações musculares, de alguma forma reflete a intensidade dos *comandos* emitidos a partir do córtex motor.[36] Assim, essa informação de sensação diz respeito a processos internos do SNC. Ainda é desconhecida em qual região cortical a percepção do esforço ocorre exatamente.

Como relatamos anteriormente o calor é um dos fatores que podem influenciar a fadiga periférica. Entretanto, a fadiga central pode ser potencializada em ambientes e exercícios que produzam calor em excesso. Com isso, a fim de manter uma temperatura constante do corpo, o calor corporal adicional deve ser dissipado.

Nos últimos anos, os pesquisadores mostraram uma ligação clara entre hipertermia e o desempenho motor. O SNC é vulnerável à hipertermia. Os neurônios especiais na área pré-óptica do hipotálamo são sensíveis às mudanças de temperatura e o hipotálamo desempenha um papel importante na regulação da temperatura. Durante o exercício físico, a contração muscular produz calor, que atua sobre a temperatura, inclusive do SNC. Gonzalez-Alonso *et al.* (1999) mediram um aumento gradual da temperatura corporal até 40°C durante o exercício prolongado. Ainda, Nielsen *et al.* (2000) mediram a atividade cerebral de sete indivíduos treinados durante exercícios de resistência com aumento gradual da temperatura do corporal central.

Os sujeitos pararam a atividade a uma temperatura média de cerca de 39,8°C. Provavelmente, uma temperatura central de cerca de 40°C é uma temperatura crítica. Muito provavelmente, a temperatura do cérebro durante essas circunstâncias poderia ser um importante fator limitante. Supõe-se que os centros termorreguladores do hipotálamo desempenham um papel crucial nesse processo. O nível de inibição poderia estar agindo diretamente no córtex motor ou agindo a um nível antes do córtex motor. Outro mecanismo possível é que o bloqueio cerebral de NO-sintetase provoca uma diminuição da eficiência mecânica durante o exercício.

Cheung e Sleivert (2004) descrevem dois modelos que mostram como a hipertermia induzida pelo exercício pode afetar o estímulo motor do SNC durante o exercício. Um modelo afirma que, durante o exercício, a elevação progressiva do calor ocasionará um estresse adicional no sistema cardiovascular, o que, por sua vez, poderia limitar o fluxo sanguíneo para o cérebro. Além de fornecer nutrição, o fluxo sanguíneo do cérebro também drena o calor. Portanto, um fluxo sanguíneo cerebral reduzido é acompanhado por uma diminuição da perda de calor do cérebro. O outro modelo sugere que o aumento da temperatura do cérebro pode introduzir as sensações de fadiga e a sensação de esforço durante o exercício diretamente.

Outro mecanismo importante para a fadiga central é o consumo pelo tecido muscular esquelético de aminoácidos de cadeia ramificada ou BCAAs (isto é, leucina, isoleucina, valina). Esse consumo de BCAAs é aumentado durante o exercício, ou seja, a concentração de BCAA no sangue tenderá a diminuir. Os BCAAs permeiam-se ao cérebro usando o mesmo transportador que o triptofano. Se a concentração de BCAA cair sem uma alteração correspondente no nível de triptofano, mais triptofano entrará no cérebro. O triptofano é o precursor da serotonina, uma importante substância transmissora no cérebro.

Sob condições de exercício prolongado, a concentração de BCAAs diminui, alterando assim a proporção de triptofano/BCAA que entra no cérebro em favor do triptofano. Em adição, o exercício prolongado leva ao aumento dos níveis de ácidos graxos no sangue. O aumento nos ácidos gordos livres provoca um aumento na proporção de triptofano de plasma livre, o que, por sua vez, provoca um aumento adicional da quantidade de triptofano que entra no cérebro. Os níveis aumentados de triptofano cerebral levam a um aumento nos efeitos da transmissão serotoninérgica. O efeito final parece ser um aumento do nível de cansaço.[37] Inspirados por essas descobertas, alguns atletas tentam neutralizar sensações de fadiga consumindo bebidas contendo BCAA durante o exercício prolongado. Essa discussão na literatura será apresentada mais adiante neste capítulo.

Outro fator que devemos levar em consideração é a ativação do sistema imunológico reagindo em uma cascata de reações e suas influencia cerebrais a fadiga. As citocinas (termo genérico empregado para designar um extenso grupo de moléculas envolvidas na emissão de sinais entre as células durante o desencadeamento das respostas imunes) desempenham um papel importante nessas reações. Há um aumento em vários tipos de citocinas durante a doença ou mesmo após um exercício extenuante. A *sensação de fadiga* durante a doença ou após o exercício que provoque o dano muscular induz o comportamento indolente e lento, uma resposta adaptativa para minimizar o metabolismo.

A hipótese é que as citocinas possam induzir a esse comportamento adaptativo. O exercício do músculo esquelético é acompanhado pelo aumento da produção de várias citocinas.[38] A hipótese é que o mesmo tipo de citocinas que atua no início da doença apresenta sensações de fadiga durante e após o exercício. As citoquinas são produzidas e secretadas por muitas células diferentes. A mesma citocina pode ser produzida por diferentes tipos de células. A produção de citocinas é induzida por estímulos específicos, como infecção, estresse físico e químico ou eventos traumáticos. A liberação de algumas citocinas também pode desencadear a liberação de outras citocinas. Portanto, a cinemática da liberação de citocinas é bastante complexa.

As citocinas atuam sobre suas células alvo ligando-se a um receptor de membrana específico. Após a ligação, o receptor é estimulado seletivamente pela citoquina induz a expressão gênica nessas células alvo por meio de um segundo mensageiro. Os efeitos finais da citocina dependem das propriedades das células alvo.

O exercício físico é acompanhado por aumento das concentrações plasmáticas no sangue da interleucina-6 (IL-6).[39,40] Isso ocorre normalmente em função (sinalização) de uma migração leucocitária necessária para as áreas lesionadas (dano muscular pós-exercício). Demonstrou-se que a contração dos próprios músculos são as fontes da IL-6, e estas são produzidas durante o exercício (Peak *et al.*, 2011).[38] O aumento da IL-6 causado pelo exercício físico pode ser até 50 vezes os valores durante as condições de descanso.[41] Muito provavelmente, o influxo de cálcio recorrente do retículo sarcoplasmático para o sarcoplasma durante a contração muscular é um fator importante que induz a liberação de IL-6 dos músculos. É bem sabido que o exercício intenso é acompanhado por danos nas fibras musculares, introduzindo um processo inflamatório pós-exercício.

O efeito final da liberação de IL-6 induzida pelo exercício e talvez da reação inflamatória do músculo "pós-exercício" é um aumento em muitas citocinas diferentes incluindo IL-1 e fator de necrose tumoral (TNF). O aumento da IL-1 e TNF provavelmente é induzido por exercício extenuante. Após intensas cargas de exercício de resistência os valores de RNA-mensageiro das células musculares (mRNA), o TNF e IL-1 é elevado. Nesse sentido, provavelmente, além da IL-6, as citocinas IL-1 e TNF também são produzidas pelas células musculares ativas.

O SNC é sensível para algumas citocinas especificamente secretadas após o exercício extremo. A IL-1 e IL-6 promovem o sono, e TNF, IL-6 e IL-1 possuem capacidade pirogênica. A administração da IL-6 em atletas apresentou uma sensação aumentada de fadiga e um desempenho reduzido no exercício. Além disso, IL-1 introduz comportamento de doença, a intensidade das sensações de doença em pacientes correlaciona-se com os níveis de IL-1 e IL-6 liberados espontaneamente a partir de culturas de células mononucleares desses pacientes. Essas observações sugerem que IL-1 e IL-6, entre outros fatores, podem apresentar sensações de fadiga. Ambas as interleucinas aumentam após o exercício, introduzindo assim o comportamento que tenta evitar o exercício por causa da fadiga, e isso pode durar por algum período de tempo.

Adicionalmente, sabemos que o metabolismo cerebral altera-se durante o exercício. Segundo Ide *et al.* (1999) encontrou-se uma diminuição entre o teor de oxigênio do sangue arterial *versus* sangue venoso em uma carga de exercício a 30% do VO_2 max. No entanto, com uma carga de trabalho de 60% da absorção máxima de oxigênio, um aumento foi verificado. Tais dados corroboram com os achados de Dalsgaard *et al.* (2002). Se o fluxo sanguíneo cerebral aumenta durante o exercício, essas observações sugerem que a absorção de oxigênio pelo tecido cerebral é aumentada, sobretudo durante a carga mais intensa. Em condições de repouso, o metabolismo cerebral depende quase completamente da oxidação da glicose para a sua produção de ATP. Isso significa que a proporção de absorção de oxigênio do tecido cerebral para a absorção de glicose no cérebro é de 6/1. Durante a fome, a oxidação dos corpos de cetona contribui para uma proporção considerável (até 25 a 50%) do metabolismo cerebral.

A proporção da absorção de oxigênio/glicose cerebral diminui durante uma carga de exercício de 60% do VO_2 max.[42] Contudo, durante o exercício, o tecido cerebral mostra uma absorção desproporcionalmente maior de glicose e lactato do que de oxigênio.

Aspectos psicológicos ao exercício

As sensações de fadiga que se desenvolvem durante diferentes exercícios são distintas entre si. Por exemplo, a sensação de fadiga de uma repetição máxima no supino horizontal é diferente das sensações de fadiga que se desenvolvem durante a execução de uma maratona. Em ambas as situações, a sensação de esforço aumenta, mas os dois tipos de exercício diferem nos efeitos fisiológicos para sua execução assim como a reposta fisiológica associada. Nesse sentido, fica evidente que as sensações experimentadas de fadiga são distintas. A contração muscular no exercício de força muscular leva a um acúmulo de metabolitos musculares e respostas inflamatórias. Entretanto, para executar uma maratona, há uma redução proeminente dos estoques de glicogênio muscular. No dia seguinte ao treinamento de força, pode-se não notar sensações duradouras associadas ao exercício, enquanto, após uma maratona, é provável que tenha cansaço por um ou vários dias. Assim, um aumento da sensação de esforço pode estar associado a diferentes padrões de *fadiga*.

Supõe-se que os comandos motores gerados centralmente criem a sensação de esforço por um sistema de *feedback* corticofugal. O exercício, com adequadas intensidade e volume, altera o *steady state* do ambiente interno. Não se sabe quais exatamente quais estruturas neuroanatômicas no SNC geram sensação de esforço. Os sistemas de controle homeostático do SNC estão situados nos núcleos do tronco encefálico e do hipotálamo. Esses núcleos integram as mudanças fisiológicas do ambiente interno e provavelmente modulam os centros superiores do cérebro.

A sensação de esforço é afetada por uma diminuição de movimento produzido por causa das mudanças fisiológicas dentro do próprio músculo, que foram apresentadas acima. Assim, em condições fisiológicas de fadiga, deve-se ampliar a ativação de unidades motoras recrutadas com o objetivo de manter o mesmo *output motor*. Isso produz um aumento da associação ou uma mudança na frequência de disparo de neurônios ativos do córtex motor, o que, por sua vez, pode criar um aumento na sensação do esforço. Segundo Lagally *et al.* (2006), as principais alterações são por conta da ênfase na compensação da ressíntese incompleta da fosfocreatina durante o exercício de alta intensidade. A maior dependência da glicólise anaeróbica está associada ao acúmulo de H^+ que diminui o pH do líquido intracelular. O efeito resultante é o *feedback* aferente de quimiorreceptores musculares e nociceptores que se associam a um aumento na percepção de esforço. O SNC responde ao aumento da percepção do esforço e aumenta a ventilação pulmonar e o recrutamento de unidades motoras.

Escalas de percepção do esforço

Muitas formas práticas foram experimentadas para se chegar ao valor de esforço percebido e fadiga. Borg (1990) desenvolveu uma escala psicofísica (escala Borg) que ligava as sensações experientes de esforço à intensidade do exercício executado. Mais tarde, como exemplo, outra escala (bastante similar) foi desenvolvida com o propósito de identificar o esforço percebido em todo o corpo e a fadiga muscular ocasionada por exercícios de força.[1] Tais escalas contêm variáveis de grande importância, um *componente físico* e a *magnitude percebida*. A magnitude percebida, é um componente psicológico e representa a intensidade das sensações percebidas durante o desempenho do exercício. Obviamente, todas as escalas psicofísicas que tentam representar a fadiga ou o esforço, representam, na verdade, uma relação entre essas duas variáveis. Com relação ao componente físico, dois parâmetros principais estimam as propriedades físicas do exercício, o tipo de exercício realizado e o tempo de resistência. No exercício dinâmico (aeróbico), existe uma relação linear entre intensidade do exercício (VO_2 max e frequência cardíaca).[43] A escala Borg contém uma pontuação de 15 pontos (do 6 ao 20) para o esforço percebido. Como parâmetro físico, Borg usou a frequência cardíaca durante o exercício.

Os mecanismos de integração do SNC com o senso geral de esforço no exercício, não estão claros. Parece que além de todos os mecanismos descritos durante este capítulo, outra possibilidade é a contribuição ao músculo cardíaco onde a atropina inibe sua inervação parassimpática bloqueando o receptor de acetilcolina. Bloqueadores de receptores beta inibem sua inervação simpática. Eklblom e Goldbarg (1971) encontraram um aumento não significativo de percepção de esforço após a administração de bloqueadores de receptores β-adrenérgicos (β-bloqueadores) e atropina. Resultados similares foram encontrados em outros experimentos durante distintos exercícios.[44,45]

Fadiga e *overtraining*

O *overtraining* é o estágio tardio de treinamento intenso e prolongado durante o qual o desempenho do exercício diminui em vez de se tornar progressivamente melhor. No entanto, nem todos os aspectos do desempenho são afetados simultaneamente, nem ao mesmo grau, tornando confusa a predição e/ou interpretação desta síndrome. Também é provável que outros sinais ou sintomas tipicamente associados ao *overtraining* sejam evidentes antes de uma redução no desempenho. Estes podem incluir:

- Fadiga generalizada.
- Depressão.
- Dor muscular.
- Dor articular.
- Perda de apetite.

No entanto, é o declínio no desempenho frequentemente associado a um aumento do volume ou carga de treinamento, que capta a atenção do atleta e do treinador. Um grande número de sintomas associados ao excesso de treinamento, foram relatados na literatura. Os principais são: diminuição do desempenho; diminuição da ferritina sérica; depleção de minerais (Zn, Co, Al, Mn, Se, Cu etc.); aumento das concentrações de ureia; incapacidade de cumprir padrões ou critérios de desempenho alcançados anteriormente; necessidade de recuperações prolongadas; tolerância reduzida ao treinamento; diminuição da força muscular; diminuição da capacidade máxima em exercício; perda de coordenação; diminuição da eficiência ou diminuição da amplitude de movimento; capacidade reduzida de diferenciação e correção de falhas técnicas no esportes; padrão de onda T anormal no ECG; desconforto cardíaco durante o esforço; mudanças na pressão arterial; alterações na frequência cardíaca em repouso, exercício e recuperação; aumento da frequência respiratória; fadiga crônica; insônia com suores noturnos; dores de cabeça; distúrbios gastrintestinais; dano muscular; elevado valor da proteína C reativa; rabdomiólise; sentimentos de depressão; instabilidade emocional; mudanças na personalidade; aumento da suscetibilidade e gravidade das doenças, resfriados e alergias; doença semelhante às da gripe; febre glandular não confirmada; diminuição da atividade funcional dos neutrófilos; diminuição da contagem total de linfócitos; reativação da infecção viral por herpes; variações significativas nos linfócitos CD4: CD8.

O fato é que o *overtraining* é um, se não o mais claro, dos efeitos hormonais que podem estar envolvidos na fadiga (central) relacionada com o exercício. Nessa hipótese, sob estas condições, há uma perturbação na regulação do *feedback* dos corticosteroides.

Nesses indivíduos saudáveis, a concentração sanguínea de cortisol diminui nos estágios iniciais de um exercício progressivo, e aumenta nos estágios finais quando há altas intensidades. Durante os níveis de exercício em cerca de 60% do VO_2 máx, a concentração de cortisol começa a aumentar após cerca de 1 hora de exercício.

Nos estágios iniciais do *overtraining* em atletas, a resposta adrenal à corticotropina (hormônio adrenocorticotrópico) é reduzida e, finalmente, com a corticotropina gravemente prejudicada e respostas concomitantes ao cortisol se tornam elevadas. Outra hipótese para a causa do *overtraining* é a sobrecarga mecânica crônica das frequentes sessões de treinamento, que induz o microtrauma.

Esse microtrauma, por sua vez, induz uma reação inflamatória crônica acompanhada pela ativação de citocinas, especialmente IL-6, IL-1 e TNFα (fator de necrose tumoral-alfa). Tal modelo de *overtraining* foi descrito por Smith (2000) no qual a hipótese é que o próprio músculo esquelético produz sinais de *feedback* desconhecidos que atuam no eixo hormonal. Os sintomas da síndrome do excesso de treinamento melhoram se a intensidade do treinamento for reduzida ou interrompida. Este fenômeno da necessidade da redução ou interrupção da intensidade do treinamento por um período e a melhora concomitante nos sintomas de *overtraining* é uma indicação do papel protetor da sensação de fadiga.

Autoavaliação

1. Como podemos definir a fadiga para a Educação Física?

2. A fadiga pode se subdividir? Se sim, como?

3. Muito se critica a utilização de escalas para a observação da fadiga, cite por que ela pode ser importante?

(Continua)

(Continuação)

4. O *turnover* de fibras do tipo I é mais rápido ou mais lento?

5. Em qual fibra o muscular podemos perceber maiores taxas de produção de força?

6. A distribuição dos tipos de fibras musculares nos músculos é similar?

7. É bem sabido que as cargas de trabalho acima do limiar de lactato podem ser mantidas por apenas um período limitado antes que os indivíduos se cansem seriamente e sejam forçados a parar o exercício por causa do esgotamento. Como se comporta a sensação de fadiga?

8. Defina as subdivisões da fadiga?

9. Na prática, qual a forma mais eficiente de se observar a fadiga?

10. O que é o *overtraining*?

Ver Gabarito na pág. 309

Referências bibliográficas

1. Lagally KM et al. Construct validity of the OMNI resistance exercise scale. J Streng Cond Res. 2006:20:252-6.
2. Lee KA, Hicks G, Nino-Murcia G. Validity and reliability of a scale do assess fatigue. Psychiatr Res. 1991;36:299-305.
3. North American Nursing Diagnosis Association (NANDA). Nursing diagnoses: definitions and classification 2003-2004. Philadelphia: NANDA Internacional; 2003. p. 74.
4. Ream E, Richardson A. Fatigue: a concept analysis. Int J Nurs Stud. 1996;33(5):519-29.
5. Varrichio CG. Selecting a tool for measuring fatigue. Oncol Nurs Forum. 1985;12:122-7.
6. Index Medicus. Washington: NIH Publications; 2002.
7. National Cancer Institute (NCI). Fatigue. [text on the internet]. 2002 [cited 2002 Jun 14]. Available from: www.cancer.gov.
8. Silva PA. Fadiga: um século de investigação. In: Silva PA (ed.). Fadiga e desempenho. Faculdade de Motricidade Humana – Universidade Técnica de Lisboa; 2006b, 13-31.
9. Costa LOP, Samulski DM. Overtraining em atletas de alto nível – uma revisão literária. Rev Bras Ciên e Mov. 2005;13(2):123-34.
10. Enoka RM, Stuart DG. Neurobiology of muscle fatigue. J Appl Physiol. 1992;72:1631-48.
11. Human muscle fatigue: physiological mechanism. CIBA Foundation Symposium n. 82. London: Pitman Medical; 1981.
12. McArdle WD, Katch FI, Katch VL. Fisiologia do exercício: energia, nutrição e desempenho humano. 4. ed. Rio de Janeiro: Guanabara Koogan; 1998. Cap. 19. p. 333.
13. Cooke R. Modulation of the actomyosin interaction during fatigue of skeletal muscle. Muscle & Nerve. 2007;36(6):756-77.
14. Lamb GD, Stephenson DG. Effects of intracellular pH and [Mg2+] on excitation-contraction coupling in skeletal muscle fibres of the rat. J Physiol. 1994;478:331-9.
15. Cooke R, Pate E. The effects of ADP and phosphate on the contraction of muscle fibers. Biophys J. 1985;48:789-98.
16. Metzger JM. Effects of phosphate and ADP on shortening velocity during maximal and submaximal calcium activation of the thin filament in skeletal muscle fibers. Biophys J. 1996;70:409-17.
17. Millar NC, Homsher E. Kinetics of force generation and phosphate release in skinned rabbit soleus muscle fibers. Am J Physiol. 1992;262:C1239-45.

18. Stienen GJ, Roosemalen MC, Wilson MG, et al. Depression of force by phosphate in skinned skeletal muscle fibers of the frog. Am J Physiol. 1990;259:C349-57.
19. Potma EJ, van Graas IA, Stienen GJM. Influence of inorganic phosphate and pH on ATP utilization in fast and slow skeletal muscle fibres. Biophys J. 1995;67:2580-9.
20. McArdle WD, Katch FI, Katch VL. Exercise physiology: nutrition, energy, and human performance. Lippincott Williams & Wilkins; 2010.
21. Hayashi T, Wojtaszewski JF, Goodyear LJ. Exercise regulation of glucose transport in skeletal muscle. Am J Physiol. 1997;273:E1039-51.
22. Frandsen U, Lopez-Figueroa M, Hellsten Y. Localization of nitric oxide synthase in human skeletal muscle. Biochem Biophys Res Commun. 1996;227:88-93.
23. Juel C. Potassium and sodium shifts during in vitro isometric muscle contraction, and the time course of the iongradient recovery. Eur J Appl Physiol. 1986;406:458-63.
24. Juel C. Muscle action potential propagation velocity changes during activity. Muscle Nerve. 1988;11:714-9.
25. Lindstrom L, Kadefors R, Petersen I. An electromyographic index for localized muscle fatigue. J Appl Physiol. 1977;43:750-4.
26. Westerblad H, Allen DG. Myoplasmic free Mg2+ concentration during repetitive stimulation of single fibres from mouse skeletal muscle. J Physiol. 1992;453:413-34.
27. Allen DG, Lamb GD, Westerblad H. Skeletal muscle fatigue: cellular mechanisms. Physiol Rev. 2008;88:287-332.
28. Marx SO, Reiken S, Hismatsu Y, et al. Phosphorylation-dependent regulation of ryanodine receptors: a novel role for leucine/isoleucine zippers. J Cell Biol. 2001;153:699-708.
29. del Castillo J, Katz B. The effect of magnesium on the activity of motor nerve endings. J Physiol. 1954;124:553-9.
30. Smith DO. Acetylcholine storage, release and leakage at the neuromuscular junction of mature and aged rats. J Physiol. 1984;347:161-76.
31. Feltz A, Trautmann A. Desensitization at the frog neuromuscular junction: a biphasic process. J Physiol. 1982;332:257-72.
32. Widrick JJ. Effect of P(i) on unloaded shortening velocity of slow and fast mammalian muscle fibers. Am J Physiol. 2002;282:C647-53.
33. Kleine BU, Stegeman DF. Stimulating motor wisdom. J Appl Physiol. 2007;102:1737-38.
34. Enoka RM, Stuart DG. Neurobiology of muscle fatigue. J Appl Physiol. 1992;72:1631-48.
35. Gandevia SC, Allen GM, Butler JE, et al. Supraspinal factors in human muscle fatigue: evidence for suboptimal output from the motor cortex. J Physiol. 1996;490:529-36.
36. McCloskey DI. Corollary discharges: motor commands and perception. In: Brookhart JM, Mountcastle VB, Brooks VB, editors. Handbook of physiology, section 1: the nervous system (volume II, part II), Motor control. New York: Oxford University Press. 1981:1415-48 (ISBN 0-683-01105-7).
37. Newsholme EA, Blomstrand E. Tryptophan 5-hydroxytryptamine and a possible explanation for central fatigue. Fatigue: neural and muscular mechanisms advances in medicine and biology. New York & London: Plenum Press; 1995,315-20.
38. Peak J, Nosaka KK, Suzuki, K. Characterization of inflammatory responses to eccentric exercise in humans. Research Online. n. 1, 2011, p. 64-85.
39. Gerosa-Neto J et al. Impact of short and moderate rest intervals on the acute immunometabolic response to exhaustive strength exercise: Part II. Journal of Strength and Conditioning Research, v. 30, n. 6, p. 1570-6, 2016.
40. Rossi FE et al. Impact of short and moderate rest intervals on the acute immunometabolic response to exhaustive strength exercise. Journal of Strength and Conditioning Research, v. 30 n. 6, p. 1563-9, 2016.
41. Pedersen BK, Hoffman-Goetz L. Exercise and the immune system: regulation, integration and adaptation. Physiol Rev. 2000;80:1055-81.
42. Ide K, Horn A, Secher NH. Cerebral metabolic response to submaximal exercise. J Appl Physiol. 1999;87:1604-8.
43. American College of Sports Medicine. ACSM's guidelines for exercise testing and prescription. Baltimore: Lippincott Williams & Wilkins; 2014.
44. Tesch PA, Kaiser P. Effects of b-adrenergic blockade on O_2 uptake during submaximal and maximal exercise. J Appl Physiol. 1983;54:901-5.
45. Eston R, Connolly D. The use of ratings of perceived exertion for exercise prescription in patients receiving b-blocker therapy. Sports Med. 1996;21:176-90.

capítulo 15

Suplementação e Recursos Ergogênicos Nutricionais

Paula Paraguassú Brandão
Marcus Vinicius Santos do Nascimento

Estélio Henrique Martin Dantas

Objetivos do estudo

- Mostrar os riscos e os benefícios da suplementação e do uso de recursos ergogênicos.
- Discutir os efeitos fisiológicos, a ação e a eficácia dos principais suplementos alimentares voltados para a prática de exercícios físicos.
- Reconhecer o momento e a quantidade de uso dessas substâncias.

Resumo

Anualmente, inúmeros suplementos alimentares são lançados no mercado com alegação ergogênica. No entanto, poucos são analisados em trabalhos científicos, o que torna duvidosa a ação desses produtos em relação à segurança, e ao seu possível efeito sobre o desempenho físico. Dessa forma, o presente capítulo tem o objetivo de apresentar e discutir os efeitos fisiológicos, a ação e a eficácia dos principais suplementos alimentares voltados para a prática de exercícios físicos assim como os mecanismos fisiológicos e protocolos de administração existentes em relação: a suplementação de carboidratos, a suplementação de proteínas, a suplementação de cafeína, a suplementação de creatina, a suplementos tamponantes e ao uso de óleos, vitaminas e minerais no esporte.

Palavras-chave

- Suplementos alimentares
- Desempenho físico
- Recursos ergogênicos

Introdução à suplementação

Um recurso ergogênico nutricional é qualquer prática nutricional que possa melhorar a tolerância ao exercício, aumentar o rendimento ou facilitar a recuperação. Anualmente, inúmeros suplementos alimentares são lançados no mercado com alegação ergogênica. No entanto, poucos são analisados em trabalhos científicos, o que torna duvidosa a ação desses produtos em relação à segurança, e ao seu possível efeito sobre o desempenho físico.

Dessa forma, este capítulo tem o objetivo de apresentar e discutir os efeitos fisiológicos, a ação e a eficácia dos principais suplementos alimentares voltados para a prática de exercícios físicos assim como os mecanismos fisiológicos e protocolos de administração existentes em relação a toda suplementação citada anteriormente.

■ Proteínas

A proteína possui papel fundamental nos processos de recuperação após o exercício. Um suprimento adequado de aminoácidos essenciais ajuda a reparar e a regenerar proteínas que foram danificadas durante o treino, assim como a sintetizar uma variedade de novos compostos, incluindo as proteínas miofibrilares, mitocondriais, células do sistema imune, estruturas ósseas, ligamentares e tendíneas.

As recomendações de proteína para a população em geral giram em torno de 0,8 g/kg/dia, no entanto, atletas e indivíduos fisicamente ativos necessitam de uma maior quantidade desse nutriente. As recomendações atuais sugerem a ingestão de 1,2 a 2,0 g de proteína por kg/dia a fim de maximizar os processos de síntese proteica e recuperação muscular. A ingestão acima de 2,0 g/kg não está associada a maiores taxas de síntese proteica, mas sim a uma maior oxidação de aminoácidos.

Além da ingestão proteica total diária, o tipo de proteína a ser ingerido e a quantidade total por refeição também tem sido alvo de pesquisas. As taxas de síntese proteica após o exercício são maximizadas após a ingestão de 10 g de aminoácidos essenciais, os quais são provenientes de 0,25 a 0,3 g de proteína/kg ou 20 a 25 g de proteína de alto valor biológico. Dessa forma, a distribuição dessas quantidades de proteína em 3 a 5 refeições com intervalos de aproximadamente 3 horas poderá ser uma alternativa para maximizar as taxas de síntese proteica ao longo do dia e promover um saldo proteico muscular positivo.

Entretanto, a literatura é unânime quanto à importância da ingestão de proteína após o treino como forma de maximizar as taxas de síntese proteica induzidas pelo exercício. Aragon e Schoenfeld recomendam que a ingestão da refeição pós-treino ocorra 3 a 4 horas após a refeição pré-treino e que a mesma contenha 20 a 25 g de proteína de alta qualidade. Exemplo: considerando que um indivíduo realizou a refeição pré-treino às 12 horas, a refeição pós-treino pode ser realizada até as 16 horas.

A Tabela 15.1 mostra alguns exemplos de porções de alimentos e suplementos que podem ser utilizados como proteínas de alta qualidade. As principais fontes alimentares de proteínas são o bife, peito de frango, peixes, clara de ovo e o leite. Os principais suplementos são *whey*, caseína, proteína da soja e albumina. Apesar de esses suplementos possuírem um teor de aminoácidos e velocidade de digestão diferentes (*whey protein* é mais rapidamente digerido do que soja e caseína, sendo essa última o suplemento proteico de digestão mais lenta), em função da baixa quantidade de trabalhos comparando o efeito da ingestão de diferentes tipos de suplementos e dos resultados conflitantes, ainda não é possível relatar qual desses é o mais eficaz.

É importante ressaltar que quando a ingestão proteica se encontra na faixa recomendada, a suplementação não forneceu efeitos adicionais ao treinamento. Além disso, as fontes alimentares podem ter a mesma eficácia que o suplemento.

■ Suplementação de creatina

A creatina (Cr) é considerada o suplemento alimentar mais eficaz para aumentar a tolerância ao exercício, a força e o ganho de massa magra, se tornando então um dos suplementos mais consumidos entre atletas amadores e profissionais.

TABELA 15.1. Medida caseira e teor de proteína em diferentes alimentos e suplementos

Alimento	Medida caseira (peso da medida)	Teor de proteína (g)
Bife	Um pedaço médio (100 g)	36
Peito de frango	Um pedaço médio (100 g)	32
Peixe	Um filé médio (100 g)	26,6
Clara de ovo	Seis claras de ovos (180 g)	24,12
Leite	Três copos duplos (750 mL)	24
Whey protein	2 medidores (30 g)	20 a 25*
Caseína	2 medidores (30 g)	20 a 25*
Soja	2 medidores (30 g)	20 a 25*
Albumina	2 medidores (30 g)	20 a 25*

Fonte: Lima (2006) e Simoni *et al.* (2013).
*Varia de acordo com a marca do suplemento.
As medidas caseiras acima refletem a quantidade de proteína para maximizar as taxas de síntese proteica. No entanto, aumentos nas taxas podem ser verificados a partir de doses menores (p. ex., 10 g de proteína).

A disponibilidade de fosfocreatina é considerada uma das maiores limitações no desempenho físico de exercícios de alta intensidade e curta duração. A depleção desse componente resulta na inabilidade em sintetizar ATP na quantidade necessária. Esse fato sugere que um aumento na concentração da creatina muscular poderia reduzir a depleção dos estoques de PCr durante o exercício, limitando também a redução na síntese de ATP. Dessa forma, a suplementação de creatina é recomendada como forma de aumentar os níveis de fosfocreatina muscular.

Creatina e hipertrofia muscular

Existem evidências suficientes para se afirmar que a suplementação de creatina acompanhada de treinamento resistido resulta em aumentos de hipertrofia e força maiores do que aqueles vistos quando da suplementação ou treinamento isoladamente. Em metanálise conduzida por Branch (2003), dos 67 estudos que mensuraram a massa corporal, reportaram aumentos na massa corporal total e/ou massa magra decorrentes da suplementação de creatina.

Os mecanismos fisiológicos que explicam o maior aumento da musculatura com a suplementação de creatina juntamente com o treinamento de força ainda não foram esclarecidos. No entanto, a hipótese mais defendida é a de que a suplementação parece ter grande efeito sobre o aumento no volume de treinamento. Dessa forma, a creatina possibilitaria que o sujeito desempenhasse mais repetições com a mesma carga, o que poderia se traduzir em maiores ganhos de massa magra num programa de treinamento a longo prazo. Existem muitas hipóteses sendo investigadas.

Uma metanálise mostrou que a creatina é capaz de melhorar o desempenho em exercícios com até 30 segundos de duração. Isso acontece provavelmente pelo fato da ressíntese de creatina, mesmo acelerada pelo uso do suplemento, demorar no mínimo 30 segundos para ocorrer.

Protocolos de suplementação de creatina

Os efeitos da suplementação de creatina ocorrem após a suplementação crônica. Os protocolos mais usados na literatura científica sugerem a ingestão de 20 g/dia do suplemento na primeira semana, seguida de uma dose de manutenção de 3 a 5 g por aproximadamente um mês. A ingestão de dose menores (3 a 5 g), sem a utilização da sobrecarga na primeira semana, também tem mostrado efeitos ergogênicos semelhantes e que duram por mais um mês após o fim do suplemento.

Apesar dos achados positivos com relação a suplementação de creatina, é importante destacar que alguns estudos envolvendo atletas de diferentes modalidades e praticantes de exercício físico não mostraram melhora do desempenho após a suplementação. Além disso, apesar de significativos, os efeitos da creatina são pequenos (até 15% de melhora no desempenho). A variabilidade nos estoques de creatina obtidos após a suplementação também mostra que existem indivíduos não respondentes (pouco ou nenhum aumento após a suplementação) e respondentes.

■ Cafeína

A cafeína (1,3,7 trimetilxantina) é a droga mais consumida no mundo e pode ser encontrada em cafés, chás, chocolates e refrigerante. A popularidade da cafeína aumentou na última década também em função dos seus possíveis efeitos ergogênicos, sendo inclusa em bebidas energéticas e géis esportivos.

O principal mecanismo proposto para a ação ergogênica da cafeína está relacionado com a ativação do sistema nervoso central. A cafeína atua como antagonista dos receptores de adenosina, um composto formado por adenina e ribose. O metabolismo da adenosina é regulado pela quebra de nucleotídeos. Durante a prática de exercícios físicos, a quebra de ATP aumenta os níveis de adenosina no músculo, no sistema circulatório e no cérebro. A adenosina inibe a liberação de neurotransmissores excitatórios e diminui a transmissão de impulsos nervosos gerando sono, aumento da percepção de dor e depressão da atividade locomotora.

Como a cafeína tem estrutura semelhante à adenosina, ela pode se ligar aos receptores inibindo esses efeitos. A redução da percepção de dor e de esforço é capaz de aumentar o recrutamento de unidades motoras, a contração voluntária áxima e a velocidade do movimento. Em uma metanálise, Doherty e Smith (2005) mostraram que a cafeína reduz a percepção de dor em 5,6%. Uma análise de regressão na mesma pesquisa também revelou que 29% da variância no efeito ergogênico da cafeína pode ser explicada pela redução da percepção de esforço.

Os estudos citados anteriormente mostram que a cafeína quando ingerida na dose 3 a 6 mg/kg uma hora antes do exercício é capaz de melhorar o desempenho físico. É importante ressaltar que esses resultados foram avaliados em indivíduos treinados. Quando testada em indivíduos não treinados, a suplementação não tem mostrado ação ergogênica. Isso acontece provavelmente em função da grande variabilidade no desempenho físico que é observada nesses indivíduos, o que pode mascarar o efeito da cafeína. Doses maiores que 6 mg/kg não têm mostrado efeito adicional e aumentam o risco de efeitos adversos como taquicardia, insônia, problemas gastrointestinais, dor de cabeça e ansiedade.

Suplementação lipídica

Apesar de a gordura ser uma importante fonte de energia, a sua eficiente utilização depende do tipo de esporte, intensidade e das alterações promovidas pela prática deste exercício físico (Figura 15.1). No entanto, sua utilização como suplementação se justifica em esportes de longa duração como forma de poupar o glicogênio muscular e para que a oxidação de glicose seja menor.

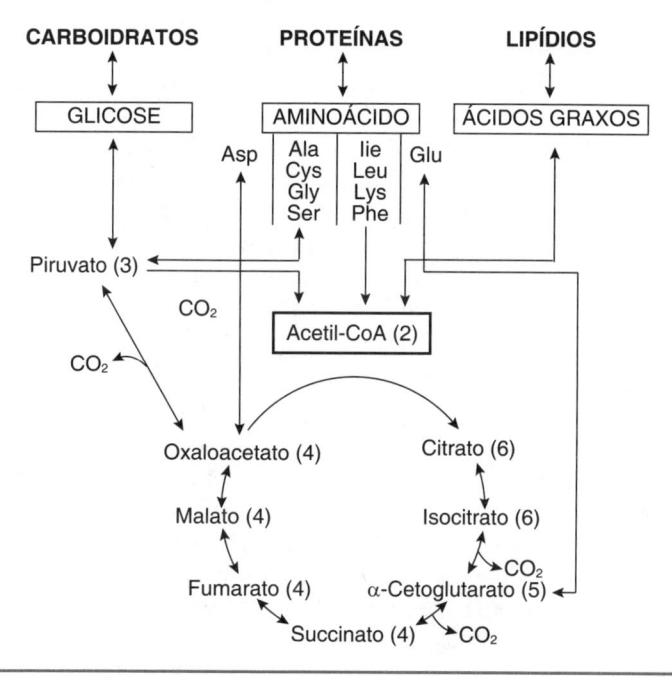

FIGURA 15.1. Vias metabólicas de produção de energia dos macronutrientes (carboidratos, proteínas e lipídeos). *Fonte*: adaptada de Katch FI, Katch V, Mcardle WD, 1991.

■ Ácido linoleico conjugado

Apesar da larga comercialização de ácido linoleico conjugado (CLA) com o propósito de aumentar a resposta dos fatores de crescimento em tecidos, hormônios, células mensageiras e massa muscular,seus efeitos a longo prazo são desconhecidos, podendo ocasionar hepatomegalia e dislipidemias, além de não existirem publicações suficientes que comprovem sua segurança de uso e resultados, constantemente, sendo positivos.

Nesse sentido, sua comercialização em território brasileiro foi banida pela Agência Nacional de Vigilância Sanitária (Anvisa) desde 2007. No entanto, de forma contrária, existem trabalhos que sugerem efeitos positivos desses ácidos graxos conjugados existentes na gordura do leite e na carne bovina com atividades bioquímicas e fisiológicas que podem proteger contra doenças crônicas e alguns tipos de câncer.

O óleo de cártamo, por exemplo, contém ácido linoleico, que é produzido por bactérias que vivem no interior do intestino de animais ruminantes e está presente em alimentos de origem animal. Foram sugeridos que os efeitos positivos do CLA sejam resultados das interações entre os isômeros cis-9/trans-11 (ruminantes) e trans-10/cis-12, havendo melhora do sistema imunológico, aumento da mineralização óssea, redução da aterosclerose e a melhora na *performance* dos exercícios com o aumento da massa muscular magra.

Adicionalmente, existe uma maior especulação de que este produto diminui o percentual da gordura corporal. Além da propriedade anticarcinogênica, a gordura do leite rica em CLA ainda apresenta propriedade hipocolesterolêmica, sendo outra característica benéfica à saúde. Outrossim, também atua por mecanismos antioxidantes, na inibição da síntese de nucleotídeo, na redução da atividade proliferativa, na inibição da formação de DNA tumoral e na inibição da ativação da carcinogênese.

Entretanto, entre os efeitos negativos causados pelo uso do ácido linoleico estão a interferência na ação da insulina, aumento do estresse oxidativo (pela produção de radicais livres) piorando a ação deste hormônio e, em ratos, foi verificado o aumento dos níveis de gordura hepáticos. Nesse sentido, espera-se que esse efeito seja acarretado pela alteração do receptor PPAR encontrado nesse órgão, responsável por controlar o metabolismo lipídico. Ainda há estímulo a ação inflamatória por induzir a resposta inflamatória do tecido adiposo e outros efeitos adversos podem ser encontrados com o uso do CLA, como a dor de estômago, a diarreia, a flatulência e as náuseas.

■ Ômega-3 e ômega-6

O ômega-3 (ω-3) encontrado em peixes de águas profundas e salgadas (salmão, arenque, atum, sardinha, cavalinha e linguado) tem sido sugerido como anti-inflamatório e potencializador da síntese proteica muscular quando associado à ingestão de proteína e com a realização regular do treinamento físico. No entanto, a alta ingestão parece não ser benéfica à saúde. Seus efeitos benéficos parecem ter relação com a existência de EPA (ácido eicosapentaenoico, 20:5 n-3) e DHA (ácido docosa-hexaenoico, 22:6 n-3).

Enquanto o ômega-6 (ω-6) encontrado em muitos óleos vegetais, como os óleos de soja, canola, girassol, milho, linhaça dourada, cártamo, semente de groselha negra, gordura de palma e até mesmo nas aves, carnes, leite e açafrão, parece se relacionar com a perda de gordura em casos de sobrepeso moderado, controlar os níveis da colesterolemia, além do efeito anticancerígeno quando administrada a dose diária de 3 a 6 gramas.

Apesar de vários benefícios, o uso contínuo de ômega 6, contém ácido araquidônico, 20:4 n-6, e parece estar relacionado com o desenvolvimento de doença neurodegenerativa, como a doença de Alzheimer.

De forma diferente, os ácidos graxos essenciais encontrados em óleos de peixe, possuem atividades neuroprotetoras e antidepressivas. Em 24 homens saudáveis foram distribuídos aleatoriamente para consumir um suplemento rico em EPA e DHA contra o uso do placebo em um ensaio duplo-cego durante 8 semanas. Foi observado que o uso desse suplemento antes do exercício possui efeito prolongado até 5 dias após o exercício, atenua a dor muscular, atenua a perda de força e a amplitude de movimento articular limitada após as contrações excêntricas.

Além disso, o uso de óleo de peixe de forma suplementar atenuou a resposta inflamatória cerebral, com a ação antidepressiva, reduziu reações oxidativas e a apoptose neural no cérebro de ratos, pela diminuição da produção de malondialdeído (MDA). Atividades aumentadas de catalase foram observadas. Adicionalmente, esta suplementação inibiu a ativação de fatores estressores como o NF-κB e iNOS induzida, e possui um potencial mecanismo anti-inflamatório para PUFAs, restabelecendo a perturbação neuroquímica, especialmente o equilíbrio entre os ramos de ação e secreção da serotonina e cinurenina do metabolismo do triptofano, fortemente associado à depressão.

■ Óleos de coco, palma e oliva

Outros efeitos benéficos têm sido descritos com o uso do óleo da polpa do coco, fonte principalmente de ácidos graxos de cadeia média. Tal óleo é facilmente digerido e absorvido, e não altera a resposta insulínica, pois consegue ultrapassar a membrana celular, além de ser fonte de energia, aumentar a queima de gordura corporal, bem como sua própria utilização energética pelo corpo em cerca de 30% ou mais.

Foi descrita como redutora dos níveis da lipoproteína LDL, associada a efeitos aterogênicos, e ao aumento da lipoproteína HDL, protetora desses efeitos carcinogênicos. Esse óleo possui efeitos termogênicos conhecidos como o aumento da temperatura corpórea por aceleração do metabolismo, e seu conteúdo lipídico favorece ainda a diminuição do apetite.

No entanto, o uso de óleo de coco após o treino com o intuito de perda de peso parece ter maior eficiência por ser rico em triglicerídeos de cadeia média eficazes na reposição de glicogênio após atividade esportiva. Importante ressaltar que os valores nutricionais do óleo de coco (vitaminas e minerais antioxidantes) são preservados quando o óleo é extraído a frio e o consumo em excesso pode levar a dislipidemia por ser um ácido graxo saturado, assim como o óleo de dendê.

Outro fator positivo do uso deste produto é observado na culinária, pois favorece a preparação de alimentos. Os óleos de coco e de palma (óleo de dendê) não possuem interferência da hidrogenação (observada nos demais óleos vegetais como o azeite) ante o aquecimento, no entanto, seu alto custo parece ser um fator que restringe seus usuários.

O azeite de oliva possui conhecidamente o efeito cardioprotetor. Porém, tem sido recomendado o uso combinado do óleo de coco e do azeite de oliva para potencializar o efeito cardioprotetor, contudo maiores estudos são necessários para comprovar essa suposição.

De forma exótica, o uso de suplementos a base de sais de cetona e ésteres sugerem que estes podem ser usados para aumentar rapidamente a disponibilidade de corpos cetônicos como substrato energético, sem a necessidade de primeira adaptação a uma dieta cetogênica. Contudo, a forma que tais substâncias regulam a bioenergética do músculo esquelético e o metabolismo durante o exercício prolongado e de resistência, com alta intensidade e duração permanecem desconhecidos e o uso dessas substâncias merecem mais estudos clínicos humanos para a elucidação de sinais e sintomas após o uso, além do conhecimento sobre a dosagem segura.

Vitaminas e minerais

A ingestão suplementar de vitaminas e de minerais no esporte não são proibidas. Contudo, recomenda-se que os atletas devam utilizar produtos de empresas confiáveis e evitar produtos que associem vitaminas e minerais a outras substâncias com o risco de *doping*.

Quando limitada a 100% da recomendações de ingestão diárias (DRI), ou seja, quando a ingestão desses produtos não ultrapassa o limite de ingestão máximo tolerável (UL) pelo organismo, a suplementação de vitaminas e minerais é considerada segura. As maiores indicações de suplementação dessas vitaminas podem ocorrer em casos de restrição dietética para controle de peso entre atletas. Assim, suplementar atletas bem nutridos com vitaminas e minerais de forma consciente, parece beneficiar o desempenho desses atletas.

O consumo menor do que um terço da Recomendação de Ingestão Adequada (RDA) das vitaminas B1 (Tiamina), B2 (riboflavina), B6 (piridoxina) e C (ácido ascórbico) pode levar a uma queda significativa do VO_2máx e do limiar anaeróbio em menos de 4 semanas de atividade desportiva. Adicionalmente, a suplementação de ferro e da vitamina B12 (cianocobalamina) podem ser de grande interesse para atletas do sexo feminino e para aqueles adeptos a dietas veganas.

Enquanto a suplementação de ferro, vitamina D e cálcio faz-se necessária quando esses nutrientes possam estar deficientes na dieta de atletas jovens. Em casos de restrição dietética de vitamina B12, há a recomendação de suplementação para vegetarianos e atletas que têm deficiência na sua absorção devido a uma baixa produção de fator intrínseco, como observada em pessoas idosas ou portadores de gastrite atrófica.

O exercício aumenta o consumo de oxigênio e provoca uma perturbação da homeostase intracelular pró-oxidante de atletas de alta *performance*. Para a preservação do funcionamento adequado do sistema imunológico e obtenção de efeitos protetores antioxidantes recomenda-se a ingestão das vitaminas E e C; pois as altas demandas de O_2 geradas pela alta intensidade do exercício físico em atletas pode estar associada com o estresse oxidativo, gerado pelo aumento de 100 a 200 vezes no consumo de O_2 pelos músculos ativos. No entanto, a suplementação vitamínica não deve ser generalizada pois o consumo adequado de vegetais e frutas na dieta pode garantir uma ingestão adequada de antioxidantes sem que o atleta precise de suplementação.

Em um trabalho que observou o efeito da suplementação por 15 dias sobre defesas antioxidantes de neutrófilos basais em atletas corredores *endurance* utilizando placebo contra um coquetel de antioxidante rico em vitamina E em 500 mg/dia, betacaroteno em 30 mg/dia, vitamina C em 1 g/dia, observou o grupo que recebeu o coquetel antioxidante apresentou uma resposta antioxidante com a ação da glutationa significativamente maior do que o placebo. Ainda foi observado que o uso do coquetel antioxidante aumentou a atividade antioxidante da enzima superóxido-dismutase e da catalase nos neutrófilos.

Enquanto outro ensaio clínico com 14 corredores do sexo masculino de 32 a 36 anos, randomizados, que receberam suplementação com 152 mg de vitamina C/dia e 50 mg de vitamina E/dia, obtiveram efeito semelhante. Rokitzki *et al.* (1994) observaram que em ciclistas o uso de 300 mg de α-tocoferol/dia durante 20 semanas apresentou menor concentração de malonaldeído (MDA), produto da peroxidação lipídica, após exercício extenuante.

De forma a enaltecer as práticas culinárias culturais brasileiras, mais especificamente da região Centro-Oeste do Brasil, Ribeiro *et al.* (2013) observou que a suplementação com 400 mg de óleo de pequi (Caryocar brasiliense Camb.) em cápsulas ingeridas diariamente por 14 dias consecutivos, possuía efeitos antioxidantes, diminuía polimorfismos nos genes da actinina-3 (ACTN-3), aumentava a ação da eritropoetina (EPO) e de seu receptor (EPOR), além de diminuir os marcadores bioquímicos de peroxidação lipídica em 123 corredores de rua em Brasília.

Em um estudo com 24 atletas de balé foi observado o efeito da suplementação diária de 2.000 UI de vitamina D durante quatro meses de inverno tendo-se observado melhorias significativamente expressivas para a força muscular isométrica e salto vertical nas bailarinas. A deficiência em vitamina D também foi verificada em atletas que praticam exercício físico ao ar livre, além de ser relacionada com infeções do trato respiratório superior, e concentrações mais elevadas de marcadores de inflamação em corredores, o que poderá ter implicações no desenvolvimento tecidual ósseo relacionando-se com o risco maior de lesões.

No caso de futebolistas, foi verificado que a deficiência severa em vitamina D estaria associada a uma depleção da massa magra comparativamente aos que têm níveis satisfatórios de vitamina D. Evidenciando a importância da boa ingestão desse nutriente e a possibilidade de consideração da suplementação com vitamina D em casos de níveis séricos diminuídos para a melhora da *performance* muscular em *sprint* de 10 m e em salto em altura.

O cálcio participa do metabolismo da vitamina D, dessa forma, a suplementação desse mineral tem sido indicada para atletas em restrição calórica. No entanto, foi observado que a ingestão de quantidades maiores que 500 mg não são bem absorvidas, logo, é recomendado dividir as doses ao longo do dia, além da ingestão junto de alimentos, pois a liberação de ácidos gástricos pode auxiliar na absorção desse nutriente. Outro fato importante, seria não fazer uso da suplementação rica em ferro e zinco juntos de outros suplementos, com o propósito de evitar a competição pelo mesmo sítio de absorção intestinal de ambos.

Por fim, o uso suplementar do picolinato de cromo tem sido descrito em academias por aumentar a ação da insulina promovendo aumento da massa muscular. Entretanto, quantidades suficientes deste nutriente podem ser obtidas em uma dieta balanceada sem a necessidade de suplementação.

Suplementação e risco de *doping*

Além dos perigos para o risco de *doping*, a autossuplementação pode ser uma grande armadilha para o esporte de alto rendimento, pois existem suplementos adulterados em alta comercialização em toda parte do mundo.

Na maioria dos países, a produção de suplementos não está adequadamente regulamentada pelo governo. Assim, o produto pode conter substâncias proibidas que não estão informadas em seu rótulo e que podem provocar riscos para a saúde do atleta.

No Brasil, o órgão público fiscalizador e regulamentador destes produtos é a Anvisa. Ela alerta que o uso de suplementos de forma indiscriminada, sem a devida orientação do médico ou do nutricionista, pode trazer malefícios a saúde. Além da comercialização e marketing de produtos que não possuem efeito comprovado, eles podem conter substâncias inseridas na lista de *doping*, proibidos para o uso de atletas.

Em geral, alguns desses suplementos são adulterados para que o consumidor perceba o efeito do produto de forma mais rápida, por exemplo, a inclusão de sibutramina e hormônios na fórmula ou *blend* não descritivo das informações nutricionais de muitos suplementos termogênicos, ou ainda contaminação de muitas vitaminas e minerais com hormônios, tornando-se um grande problema para o atleta.

Segundo a Autoridade Brasileira para Controle de Dopagem (ABCD), caso o teste para controle de dopagem dê um resultado analítico adverso (positivo) por ingerir alguma substância proibida, o atleta terá que responder por esse fato ocorrido perante a justiça desportiva, além de sofrer sanções disciplinares aplicáveis em caso de *doping* positivo. O objetivo desse controle visa o *fair play*, traduzido do inglês como jogo limpo, com a ideia de que os atletas tenham condições iguais de competir entre si sem fatores externos auxiliadores.

Autoavaliação

1. Com relação ao uso de creatina e proteínas no esporte, marque a alternativa correta.

   A. Atletas de exercícios de resistência aeróbia necessitam de menos proteína do que atletas de modalidades de força e potência.

   B. A ingestão de proteínas acima de 2,0 g/kg de peso é benéfica para praticantes de musculação.

   C. A ingestão de 20 a 25 g de proteínas de alto valor biológico fracionadas a cada refeição pode ser uma alternativa para atletas que visam o ganho de massa muscular; no entanto, a ingestão total diária não deverá ser superior a 2,0 g/kg de peso por dia.

   D. A ingestão de creatina deve ser evitada por indivíduos saudáveis pois pode causar dano renal.

   E. Suplementos proteicos promovem maior hipertrofia muscular do que alimentos ricos em proteína.

Ver Gabarito na pág. 309

Bibliografia

Agência Nacional de Vigilância Sanitária (Anvisa). Esclarecimentos sobre as avaliações de segurança e eficácia do Ácido Linoleico Conjugado – CLA; 2007.

Aquino Junior AE et al. Efeito da suplementação com ácido linoleico conjugado e do treinamento em natação sobre a composição corporal e os parâmetros bioquímicos de ratos Wistar em crescimento. Rev Nutr Campinas, v. 22, n. 4, p. 493-502, Aug. 2009. http://dx.doi.org/10.1590/S1415-52732009000400005.

Aragon AA, Schoenfeld, BJ. Nutrient timing revisited: is there a post-exercise anabolic window? J Int Soc Sports Nutr, v. 10, n. 1, p. 5, 2013.

Arciero PJ et al. Protein-pacing from food or supplementation improves physical performance in overweight men and women: the PRISE 2 study. Nutrients, v. 8, n. 5, p. 288, 2016.

Assunção ML et al. Effects of dietary coconut oil on the biochemical and anthropometric profiles of women presenting abdominal obesity. Lipids, v. 44, n. 7, p. 593-601, 2009. https://doi.org/10.1007/s11745-009-3306-6

Autoridade Brasileira Controle de Dopagem (ABCD) e Agência Mundial Antidopagem (WADA-AMA). Resolução n. 42 do Conselho Nacional do Esporte, de 25 de junho de 2015 . determina o Código Mundial Antidopagem como legislação específica e pertinente sobre matéria relativa à antidopagem e promove a harmonização do Código Brasileiro de Justiça Desportiva com o Código Mundial Antidopagem – Retificação; 2015.

Baylis A, Cameron-Smith D, Burke LM. Inadvertent doping through supplement use by athletes: assessment and management of the risk in Australia. International Journal of Sport Nutrition and Exercise Metabolism, v. 11, n. 3, p. 365-383, 2001.

Botelho AP et al. O efeito da suplementação com ácido linoleico conjugado sobre o perfil lipídico sérico em ratos. Revista Brasileira de Tecnologia Agroindustrial, v. 1, n. 2, 2007. DOI: 10.3895/S1981-36862007000200001

Branch JD. Effect of creatine supplementation on body composition and performance: a meta-analysis. Int J Sport Nutr Exerc Metab, v. 13, n. 2, p. 198-226, 2003.

Bueno AL, Czepielewski MA. The importance for growth of dietary intake of calcium and vitamin D. Jornal de Pediatria, v. 84, n. 5, p. 386-94, 2008.

Cerqueira FM, Medeiros MHG, Augusto O. Antioxidantes dietéticos: controvérsias e perspectivas. Química Nova, v. 30, n. 2, p. 441, 2007. http://dx.doi.org/10.1590/S0100-40422007000200036

Churchward-Venne TA, Burd NA, Phillips SM. Nutritional regulation of muscle protein synthesis with resistance exercise: strategies to enhance anabolism. Nutr Metab, v. 9, n. 1, p. 40, 2012.

Close GL et al. Assessment of vitamin D concentration in non-supplemented professional athletes and healthy adults during the winter months in the UK: implications for skeletal muscle function. Journal of Sports Sciences, v. 31, n. 4, p. 344-53, 2013.

Cooper R et al. Creatine supplementation with specific view to exercise/sports performance: an update. J Int Soc Sports Nutr, v. 9, n. 1, p. 33, 2012.

Cunha RC. Sanções disciplinares aplicáveis em caso de doping a atletas profissionais e não profissionais. 2009. Dissertação de Mestrado. Universidade Federal do Rio Grande do Norte.

Dang R et al. Fish oil supplementation attenuates neuroinflammation and alleviates depressive-like behavior in rats submitted to repeated lipopolysaccharide. European Journal of Nutrition, p. 1-14, 2017. doi: 10.1007/s00394-016-1373-z.

D'Antona G et al. Suplementação de creatina, L-carnitina e ácidos graxos poliinsaturados ω3 de músculo esquelético saudável a doente. BioMed Research International, 2014.

Davies JK, Green JM. Caffeine and anaerobic performance. Sports Med, v. 39, n. 10, p. 813-32, 2009.

De Albuquerque F, Nailton JB. Creatina: exercício físico e funções terapêuticas. Revista Brasileira de Fisiologia do Exercício. 2014; 13(3):176-81.

De Lorgeril M, Salen P. New insights into the health effects of dietary saturated and omega-6 and omega-3 polyunsaturated fatty acids. BMC medicine, v. 10, n. 1, p. 50, 2012. PMID: 22613931 PMCID: PMC3394202 DOI: 10.1186/1741-7015-10-50.

De Oliveira Otto MC et al. Circulating and dietary omega-3 and omega-6 polyunsaturated fatty acids and incidence of CVD in the Multi-Ethnic Study of Atherosclerosis. Journal of the American Heart Association, v. 2, n. 6, p. e000506, 2013. https://doi.org/10.1161/JAHA.113.000506

De Rose EH et al. Uso referido de medicamentos e suplementos alimentares nos atletas selecionados para controle de doping nos Jogos Sul-Americanos. Rev Bras Med Esporte, v. 12, n. 5, p. 239-42, 2006.

Deacon G et al. Omega 3 polyunsaturated fatty acids and the treatment of depression. Critical reviews in food science and nutrition, v. 57, n. 1, p. 212-23, 2017. http://dx.doi.org/10.1080/10408398.2013.876959

Degirolamo C, Rudel LL. Dietary monounsaturated fatty acids appear not to provide cardioprotection. Current Atherosclerosis Reports, v. 12, n. 6, p. 391-6, 2010. ISSN: 1523-3804 (Print) 1534-6242 (Online)

Devries MC, Phillips SM. Supplemental protein in support of muscle mass and health: advantage whey. J Food Sci, v. 80, n. S1, 2015.

Doherty M, Smith PM. Effects of caffeine ingestion on rating of perceived exertion during and after exercise: a meta-analysis. Scandinavian Journal of Medicine and Science in Sports. 2005; 15(2):69-78.

Driskell JA (ed.). Sports nutrition: fats and proteins. CRC Press, 2007. ISBN-13: 978-0-8493-9079-1.

Engelen MPKJ et al. Casein protein results in higher prandial and exercise induced whole body protein anabolism than whey protein in chronic obstructive pulmonary disease. Metabolism, v. 61, n. 9, p. 1289-300, 2012.

Enig MG. Health and nutritional benefits from coconut oil: an important functional food for the 21st century. In: AVOC Lauric Oils Symposium, Ho Chi Min City, Vietnam; 1996.

Farrokhyar F et al. Prevalence of vitamin D inadequacy in athletes: a systematic-review and meta-analysis. Sports Medicine, v. 45, n. 3, p. 365-78, 2015.

Fernández SSM, Ivanauskas T, Ribeiro SML. Nutritional strategies in the management of Alzheimer disease: systematic review with network meta-analysis. Journal of the American Medical Directors Association. doi: http://dx.doi.org/10.1016/j.jamda.2017.06.015

Fink HH, Mikesky AE. Nutrients: Ingestion to Energy Metabolism. Practical Applications in Sports Nutrition, Jones&Bartlett Learning, United States of America, 2013:46.

Fink HH, Mikesky AE. Practical applications in sports nutrition. Jones & Bartlett Learning, 2017.

Geyer H et al. Nutritional supplements cross-contaminated and faked with doping substances. Journal of Mass Spectrometry, v. 43, n. 7, p. 892-902, 2008.

Goldstein ER et al. International society of sports nutrition position stand: caffeine and performance. J Int Soc Sports Nutr, v. 7, n. 1, p. 5, 2010.

Gualano B et al. Efeitos da suplementação de creatina sobre força e hipertrofia muscular: atualizações:[revisão]. Rev Bras Med Esporte, v. 16, n. 3, p. 219-23, 2010.

Gualano B et al. In sickness and in health: the widespread application of creatine supplementation. Amino Acids, v. 43, n. 2, p. 519-29, 2012.

Hamilton B et al. Vitamin D concentration in 342 professional football players and association with lower limb isokinetic function. Journal of Science and Medicine in Sport, v. 17, n. 1, p. 139-43, 2014.

Hamsi MA et al. Effect of consumption of fresh and heated virgin coconut oil on the blood pressure and inflammatory biomarkers: an experimental study in Sprague Dawley rats. Alexandria Journal of Medicine, v. 51, n. 1, p. 53-63, 2015. https://doi.org/10.1016/j.ajme.2014.02.002

Han JR et al. Effects of dietary medium-chain triglyceride on weight loss and insulin sensitivity in a group of moderately overweight free-living type 2 diabetic Chinese subjects. Metabolism, v. 56, n. 7, p. 985-91, 2007. https://doi.org/10.1016/j.metabol.2007.03.005

Jäger R et al. International Society of Sports Nutrition Position Stand: protein and exercise. J Int Soc Sports Nutr, v. 14, n. 1, p. 20, 2017.

Kreider RB et al. ISSN exercise & sport nutrition review: research & recommendations. J Int Soc Sports Nutr, v. 7, n. 1, p. 7, 2010.

Krishna AGG et al. Óleo de coco: química, produção e suas aplicações-uma revisão. Indian Coconut Journal. 2010; 53(3):15-27.

Laaksi I et al. An association of serum vitamin D concentrations < 40 nmol/L with acute respiratory tract infection in young Finnish men. The American Journal of Clinical Nutrition, v. 86, n. 3, p. 714-7, 2007.

.eal JB, Fanaro GB, Coutinho VF. Conjugated linoleic acid (CLA) and exercise: effects on body composition/Ácido linoleico conjugado (CLA) e exercício físico: efeitos na composição corporal. Revista Brasileira de Nutrição Esportiva, v. 8, n. 44, p. 129-38, 2014. ISSN 1981-9927 versão eletrônica.

Marina AM et al. Chemical properties of virgin coconut oil. Journal of the American Oil Chemists' Society, v. 86, n. 4, p. 301-7, 2009. ISSN: 0003-021X (Print) 1558-9331 (Online)

Mettler S, Mannhart C, Colombani PC. Development and validation of a food pyramid for Swiss athletes. International Journal of Sport Nutrition and Exercise Metabolism, v. 19, n. 5, p. 504-18, 2009. PMID: 19910652 ISSN: 1526-484X (Print)1543-2742 (Online)

Moore DR et al. Beyond muscle hypertrophy: why dietary protein is important for endurance athletes. Appl Physiol Nutr Metab, v. 39, n. 9, p. 987-97, 2014.

Nevin KG, Rajamohan T. Beneficial effects of virgin coconut oil on lipid parameters and in vitro LDL oxidation. Clinical biochemistry, v. 37, n. 9, p. 830-5, 2004. https://doi.org/10.1016/j.clinbiochem.2004.04.010

Pinckaers PJM et al. Ketone bodies and exercise performance: the next magic bullet or merely hype? Sports Medicine, v. 47, n. 3, p. 383-91, 2017. doi: 10.1007/s40279-016-0577-y.

Posadzki P et al. Dietary supplements and prostate cancer: a systematic review of double-blind, placebo-controlled randomised clinical trials. Maturitas, v. 75, n. 2, p. 125-30, 2013.

Prestes J et al. Metabolismo lipídico: suplementação e performance humana. Saúde Rev, v. 8, n. 18, p. 49-54a, 2006. ISSN Eletrônico: 2238-1244

Ribeiro JA, Sebastião AM. Caffeine and adenosine. J Alzheimers Dis, v. 20, n. S1, p. 3-15, 2010.

Rodriguez NR et al. Position of the American dietetic association, dietitians of Canada, and the American college of sports medicine: nutrition and athletic performance. Journal of the American Dietetic Association, v. 109, n. 3, p. 509-27, 2009. DOI: 10.1016/j.jada.2009.01.005

Santos AM, Bahrke MS. Autoridade Brasileira de Controle de Dopagem (ABCD). Substance use & misuse, v. 49, n. 13, p. 1844-7, 2014. http://dx.doi.org/10.3109/10826084.2014.937622

Simopoulos AP. Omega-3 fatty acids and athletics. Current Sports Medicine Reports, v. 6, n. 4, p. 230-6, 2007. PMID: 17617998. https://www.ncbi.nlm.nih.gov/pubmed/17617998

Sociedade Brasileira de Medicina do Esporte (SBME). Hernandez AJ, Nahas RM. Diretriz: Modificações dietéticas, reposição hídrica, suplementos alimentares e drogas: comprovação de ação ergogênica e potenciais riscos para a saúde. Rev Bras Med Esporte, v. 15, n. 3, supl. 0, p. 3-12, 2009.

Spriet LL. Exercise and sport performance with low doses of caffeine. Sports Med, v. 44, n. 2, p. 175-84, 2014.

Sureda A et al. Influence of an antioxidant vitamin-enriched drink on pre-and post-exercise lymphocyte antioxidant system. Annals of Nutrition and Metabolism, v. 52, n. 3, p. 233-40, 2008. doi: 10.1159/000140515.

Tajmanesh M et al. Conjugated linoleic acid supplementation has no impact on aerobic capacity of healthy young men. Lipids, v. 50, n. 8, p. 805-9, 2015. https://doi.org/10.1007/s11745-015-4031-y

Tang JE, Phillips SM. Maximizing muscle protein anabolism: the role of protein quality. Curr Opin Clin Nutr Metab, v. 12, n. 1, p. 66-71, 2009.

Tauler P et al. Diet supplementation with vitamin E, vitamin C and β-carotene cocktail enhances basal neutrophil antioxidant enzymes in athletes. Pflügers Archiv European Journal of Physiology, v. 443, n. 5, p. 791-7, 2002. DOI 10.1007/s00424-001-0770-0.

Tsuchiya Y et al. Eicosapentaenoic and docosahexaenoic acids-rich fish oil supplementation attenuates strength loss and limited joint range of motion after eccentric contractions: a randomized, double-blind, placebo-controlled, parallel-group trial. European Journal of Applied Physiology, v. 116, n. 6, p. 1179-88, 2016. DOI: 10.1007/s00421-016-3373-3.

Vysakh A, Ratheesh M, et al. Polyphenolics isolated from virgin coconut oil inhibits adjuvant induced arthritis in rats through antioxidant and anti-inflammatory action. Int Immunopharmacol. 2014;20(1):124-30.

Wadler GI et al. Drugs and the athlete. Philadelphia: FA Davis Company, 1989.

Weinheimer EM, Conley TB, Kobza VM, Sands LP, Lim E, Janle EM, et al. Whey protein supplementation does not affect exercise training-induced changes in body composition and indices of metabolic syndrome in middle-aged overweight and obese adults. J Nutr. 2012;142(8):1532-9.

Willis KS et al. Vitamin D status and biomarkers of inflammation in runners. Open Access Journal of Sports Medicine, v. 3, p. 35, 2012.

Wu Y-Q et al. Long chain omega-3 polyunsaturated fatty acid supplementation alleviates doxorubicin-induced depressive-like behaviors and neurotoxicity in rats: involvement of oxidative stress and neuroinflammation. Nutrients, v. 8, n. 4, p. 243, 2016. DOI: 10.3390/nu8040243.

Wyon MA et al. The influence of winter vitamin D supplementation on muscle function and injury occurrence in elite ballet dancers: a controlled study. Journal of Science and Medicine in Sport, v. 17, n. 1, p. 8-12, 2014.

Ybarra LM. Interação cálcio e ferro: uma revisão Calcium and iron interaction: a review. Food Nutr, v. 22, p. 85-107, 2001.

Zárate R et al. Significance of long chain polyunsaturated fatty acids in human health. Clinical and translational medicine, v. 6, n. 1, p. 25, 2017. DOI: 10.1186/s40169-017-0153-6.

Índice Remissivo

Gabarito

Capítulo 1

Fisiologia Celular

1. Sim, pois a cafeína tem demonstrado contribuir na melhora do desempenho físico e também de redução da inflamação e oxidação celular.

2. V-V-V-F.

3. P-N-N-N-N.

4. B.

5. D.

6. B.

7. B, V-V-F-V-F.

8. A.

9. V-V-F-V-F.

Capítulo 2

Contração Muscular Esquelética

1. O *input* de informações externas e proprioceptivas proveniente de diferentes sensores forma uma projeção cortical, via conexão das fibras sensoriais a interneurônios na medula espinal. Na medula, tronco encefálico e córtex ocorre a integração aferente, que resulta da combinação de sinapses inibitórias e excitatórias com os neurônios aferentes descendentes musculares relacionadas com o MNγ. A ação desse MN implica a estabilização dinâmica do sistema locomotor.

2. D, C, A, B.

3. C.

4. D.

5. B, C, A.

6. Segundo o princípio do tudo ou nada, o estímulo de uma UM causará a ativação de todas as fibras musculares por ela inervadas.

7. F, V, F, V.

Capítulo 3

Bioenergética: Energia nos Seres Vivos

1. A

2. E.

3. F

4. A.

5. D.

6. A.

7. C.

8. A.

9. A.

10. C.

Capítulo 4

Fisiologia do Sistema Respiratório

1. C.

2. A.

3. C.

4. C.

5. B.

6. A.

7. C.

8. C.

Capítulo 5
Fisiologia do Sistema Circulatório

1. D.
2. C.
3. C.
4. B.
5. D.
6. B.
7. A.
8. C.
9. C.
10. D.

Capítulo 6
Fisiologia do Sistema Renal

1. B
2. A
3. D
4. D
5. E
6. A
7. C
8. C
9. D
10. B
11. D

Capítulo 7
Sistema Endócrino

1. B
2. D

3. A
4. C
5. B
6. D
7. A
8. D
9. C
10. A

Capítulo 8
Neurociência do Exercício e Saúde Mental

1. Em 2004, Bramble e Lieberman sugeriram, por meio da hipótese da corrida de resistência, que humanos haviam evoluído de ancestrais parecidos com macacos, especificamente devido à sua capacidade de correr longas distâncias. Segundo os autores, a forte seleção para a corrida foi crucial na modelagem do corpo do homem moderno, sendo exatamente a habilidade em correr, um fator crucial para o aparecimento de características anatômicas específicas. Os autores concluem que a corrida nos tornou humanos, pelo menos no sentido anatômico, e o nosso aparecimento está intimamente ligado à evolução da corrida. Deste modo, o que está implícito na hipótese da corrida de resistência é que o corpo humano evoluiu para suportar longos períodos de estresse cardiovascular, adaptando-se a um estilo de vida extremamente ativo, que por sua vez pode ter direcionado o crescimento do cérebro há dois milhões de anos. Como consequência, o movimento teve um papel crucial na modelagem da estrutura e forma do cérebro humano. A possibilidade da ligação íntima entre exercício

e evolução humana é sugerida pelo fato de a inatividade nos tornar doentes, física e mentalmente. Na verdade, no que diz respeito ao sistema nervoso, estudos vêm demonstrando que o movimento é tão essencial para humanos que o cérebro não só precisa, mas requer atividade física regular para funcionar de modo adequado.

2. A hipótese da corrida de resistência sugere que o corpo humano evoluiu para suportar longos períodos de estresse cardiovascular, adaptando-se a um estilo de vida extremamente ativo,o que por sua vez pode ter direcionado o crescimento do cérebro há dois milhões de anos. Como consequência, o movimento teve um papel crucial na modelagem da estrutura e forma do cérebro humano. A possibilidade da ligação íntima entre exercício e evolução humana é sugerida pelo fato de a inatividade nos tornar doentes, física e mentalmente. Na verdade, no que diz respeito ao sistema nervoso, estudos vêm demonstrando que o movimento é tão essencial para humanos que o cérebro não só precisa, mas requer atividade física regular para funcionar de modo adequado.

3. Dentre as características únicas e tipicamente humanas, estão: tendões dos pés que funcionam como molas; estrutura de pé e dedos que permite um uso propulsor eficiente; ombros que fazem rotação independentemente da cabeça e do pescoço, permitindo equilíbrio durante a corrida; um ligamento que se estende da nuca até as vértebras torácicas e atua como absorvente de choque à medida que ajuda os braços a contrabalancearem com o peso da cabeça durante a corrida (ligamento nucal); presença de grandes glúteos, massas musculares críticas para a estabilização do tronco especificamente

durante a corrida; corpos longos; pernas alongadas, entre outras características tipicamente humanas. Os autores afirmam que apesar de hoje a corrida de resistência (*endurance running*) ser uma forma de recreação e exercício, sua raiz pode ser tão antiga quanto o aparecimento do gênero humano e suas demandas, um fator significativo na forma e fisiologia do corpo humano

4. A ativação do eixo HPA, envolvido na regulação de hormônios do estresse, como o cortisol, parece ter papel fundamental no efeito do exercício no cérebro. Quando estimulado, o hipotálamo libera o hormônio liberador de corticotrofina (CRH), que por sua vez estimula a glândula pituitária a sintetizar o hormônio adrenocorticotrófico. Este último interage com a glândula adrenal promovendo a síntese do cortisol (corticosterona em animais). Paradoxalmente, apesar de o exercício agudo ser um agente estressor, o exercício crônico tem efeito neuroprotetor. Estudos mostram que indivíduos submetidos a um programa de exercícios apresentam menores níveis de cortisol em repouso ou em resposta a um agente estressor, quando comparados a sedentários. Algumas hipóteses sugerem que alterações na atividade do eixo HPA, como maior densidade e eficiência de receptores mineralocorticoides, menores níveis de cortisol e inibição da síntese de cortisol, podem representar mecanismos eficientes de *feedback* negativo.

5. Evidências mostram que o exercício agudo promove alterações cerebrais em consequência do aumento no metabolismo, oxigenação e fluxo sanguíneo no cérebro. No entanto, a maioria das evidências disponíveis provém de pesquisas em animais. Estes estudos mostram que o exercício agudo modula a maioria dos

neurotransmissores no sistema nervoso central associados a inibição e sedação (GABA), estado de alerta (norepinefrina), sistema de recompensa (dopamina) e humor (serotonina). A ativação das monoaminas pela atividade física reduz a incidência e aumenta as chances de recuperação de transtornos mentais como depressão, ansiedade e estresse. De fato, os efeitos antidepressivos do exercício em humanos têm se mostrado tão potentes quanto o de medicações agonistas de serotonina, aumentando a possibilidade de a neurogênese ser o mecanismo comum terapêutico por trás das melhoras nos sintomas. Análises de varredura mostraram que tanto o exercício agudo quanto o crônico afetam a expressão de genes hipocampais associados à plasticidade sináptica de uma forma geral. Mais especificamente, genes relacionados com o sistema glutamatérgico são regulados para cima e aqueles associados ao sistema GABAérgico, para baixo. Na verdade, a função glutamatérgica no giro denteado pode regular a neurogênese. As alterações na função glutamatérgica induzidas pelo exercício podem, desse modo, influenciar a produção e função de novos neurônios no cérebro adulto. No entanto, é improvável que esse aumento de ativação resulte em excitotoxidade associada ao glutamato, já que o exercício também eleva os níveis de proteínas neuroprotetoras como o BDNF.

6. Dentre todos os efeitos da atividade física no cérebro, é a neurogênese o fenômeno neuroquímico mais associado ao impacto do exercício no SNC. O aumento da neurogênese hipocampal é um fenômeno robusto e claramente evidenciado. Estudos mostraram, no entanto, que parece não haver produção de novos neurônios ou células gliais em consequência do exercício, em outras regiões do cérebro, como por exemplo no bulbo olfatório ou zona subventricular. Isso não se deve à falta de plasticidade na neurogênese olfatória. Na verdade, foi observado que o nascimento de novos neurônios olfatórios pode ser induzido por exposição a um ambiente rico em odores. Em outras regiões, as evidências de neurogênese induzida pelo exercício ainda são controversas. O exercício é capaz também de aumentar a proliferação de células da glia em camadas corticais superficiais, córtex motor e córtex pré-frontal de animais. Ainda não se sabe, até então, o significado funcional desse aumento na gliogênese. O exercício não só aumenta o número de novos neurônios, mas também influencia a morfologia de neurônios recém-nascidos, sugerindo que os efeitos do exercício nos novos neurônios são quantitativos e qualitativos. Utilizando uma estratégia de marcação retroviral, mostrou-se que neurônios recém nascidos em consequência do exercício desenvolveram-se por meses no cérebro adulto. Além disso, foram observadas também alterações sinápticas nas mesmas regiões em que ocorreu neurogênese, sugerindo que as novas células têm papel funcional na integração do circuito neural. A neurogênese em consequência do exercício parece estar acompanhada ainda de um aumento no tamanho de espinhas dendríticas em áreas do hipocampo de corredores e na proliferação de células da glia (gliogênese) em camadas corticais superficiais, córtex motor e córtex pré-frontal de animais.

A correlação entre exercício, neurogênese e memória também tem sido observada durante o envelhecimento normal. O exercício tem mostrado efeitos neuroprotetores contra o declínio cognitivo associado a idade e atrofia cerebral em cérebros adultos.

Nos estudos em roedores e primatas não humanos, se observou que a neurogênese cai a níveis baixos em consequência do envelhecimento e tem sido associada a déficits cognitivos. A análise morfológica dos neurônios recém-nascidos em animais jovens e idosos mostrou não haver diferença entre os grupos no que diz respeito à morfologia dendrítica.

6. Outros fatores neuroquímicos liberados durante o exercício agudo incluem o aumento na síntese de opioides e endocanabinoides, responsáveis pela sensação de euforia, bem-estar, sedação e redução à sensibilidade da dor. Além disso, agonistas externos exógenos, como a morfina e a heroína, suprimem a neurogênese *in vivo*, enquanto, endorfinas e encefalinas estimulam a gênese celular *in vitro*. Os complexos efeitos dos opioides na produção de novos neurônios, no entanto, ainda permanecem incertos. Outros estudos em animais mostraram ainda que o sistema endocanabinoide pode ter um papel relevante na sensação de sedação e bem-estar após o exercício, conhecida como "onda de corredor". As endorfinas não atravessam a barreira hematencefálica, mas a molécula lipossolúvel da anandamida, um endocanabinoide, pode entrar no cérebro e desencadear as conhecidas sensações. Os autores fornecem uma visão completa de como esse importante sistema de recompensa está envolvido na melhora do estado psicológico e na sensibilidade à dor, em consequência do exercício.

8. Fatores neurotróficos, proteínas essenciais para sobrevivência, proliferação e maturação neuronal, também são ativados e sintetizados durante o exercício agudo. Estudos em animais mostram aumento nos níveis de expressão de diversas neurotrofinas como o fator neurotrófico derivado do cérebro (BDNF), fator de crescimento semelhante à insulina tipo 1 (IGF-1), fator de crescimento vascular endotelial (VEGF), neurotrofina-3 (NT3), fator de crescimento de fibroblasto (FGF-2), fator neurotrófico derivado da glia (GDNF), fator de crescimento epidérmico (EGF) e fator de crescimento nervoso (NGF), após exercício.

Nas últimas décadas, vem crescendo o interesse na relação entre fatores angiogênicos e neurogênese. No giro denteado, no hipocampo, os novos neurônios se aglomeram próximos aos vasos sanguíneos e se proliferam em resposta aos fatores vasculares, como VEGF e IGF-1. Isto levou à hipótese de que células neurais progenitoras estão associadas a um nicho vascular e que a neurogênese e a angiogênese estão intimamente relacionadas. Em particular, estudos mostraram que a expressão do gene hipocampal de VEGF em animais adultos resulta em aproximadamente o dobro do número de neurônios no giro denteado e melhoras na cognição. Além disso, a infusão periférica de IGF-1 também aumenta a neurogênese no cérebro de animais adultos, além de reverter a redução neuronal relacionada com o envelhecimento. Deste modo, muitos autores concluem que as alterações vasculares no cérebro em consequência do exercício podem ser mediadas por fatores como o IGF e o VEGF. Os efeitos de longo prazo do exercício parecem resultar de diferentes respostas e adaptações, comparados com os efeitos do exercício agudo. Uma série de alterações neuroquímicas, como o aumento na expressão de fatores neurotróficos e a indução de processos anti-inflamatórios que promovem angiogênese, neurogênese e sinaptogênese, advém do aumento no fluxo sanguíneo cerebral em decorrência do exercício crônico.

Apesar de a maioria dos estudos serem realizados em animais, alguns destes resultados já foram concluídos com sucesso para humanos, já que os mecanismos adjacentes apresentam respostas muito similares em animais e humanos.

9. Mecanismos sistêmicos apontam uma redução de fatores de risco periféricos em consequência do exercício. Um conceito emergente fundamental é que a saúde do cérebro e as funções cognitivas são moduladas pela inter-relação de diversos fatores centrais e periféricos. Especificamente, a função cerebral depende da presença de fatores de risco periféricos para declínio cognitivo, incluindo hipertensão, hiperglicemia, resistência à insulina e dislipidemia – um amontoado de fatores que foram conceituados como *síndrome metabólica.* Alguns dos vários aspectos dessa síndrome, os mais cruciais para a função cognitiva, são a hipertensão e a intolerância à glicose. Uma característica comum de muitas dessas condições é a inflamação sistêmica, que contribui para a maioria das condições na síndrome metabólica. Além disso, a inflamação sistêmica aumenta a inflamação no SNC e está associada ao declínio cognitivo. Surpreendentemente, o exercício reduz todos os fatores de risco periféricos, melhorando a capacidade cardiovascular, equilíbrio lipídio-colesterol, metabolismo energético, utilização de glicose, sensibilidade à insulina e inflamação. Os efeitos centrais e periféricos do exercício, que resultam em melhoras da saúde cerebral e funções cognitivas, podem ser mediados por mecanismos comuns que convergem na modulação da sinalização de fatores de crescimento. Particularmente, o exercício pode induzir a sinalização de fatores de crescimento por meio do aumento direto destes fatores e da redução de citocinas pró-inflamatórias, que prejudicariam a sinalização de fatores neurotróficos.[38] Os efeitos do exercício na sinalização central e periférica de IGF-1 são um exemplo. Estudos mostram que a presença de citocinas pró-inflamatórias prejudica a transdução do sinal de IGF-1 e é um mecanismo de resistência à insulina. O IGF-1 periférico é essencial para o metabolismo de glicose, manutenção do tecido, função cerebrovascular e, observou-se ainda que um baixo nível de IGF-1 traz riscos de prejuízo cognitivo. O exercício aumenta o IGF-1 periférico, levando a melhoras na sua sinalização e na sensibilidade à insulina e, consequentemente, na saúde cerebral e funções cognitivas. Além disso, citocinas pró-inflamatórias prejudicam a transdução do sinal de IGF-1 em neurônios. O exercício pode contra-atuar com os efeitos negativos desta inflamação por meio da recuperação do sinal de IGF-1, já que reduz a circulação de citocinas pró-inflamatórias.

Outros estudos mostraram ainda que a redução na inflamação pelo exercício melhora a sinalização de BDNF. Citocinas pró-inflamatórias prejudicam a sinalização de BDNF nos neurônios, levando a uma condição conhecida como resistência à neurotrofina, que é conceitualmente similar à resistência à insulina. Dados recentes indicam ainda que o exercício melhora a condição imune do cérebro, reduzindo, por exemplo a IL-1b (uma citocina pró-inflamatória) em modelos animais de Alzheimer e, desta forma, reduzindo a resposta inflamatória ao derrame ou infecção periférica. Desse modo, o efeito do exercício no cérebro é único, no sentido de melhorar a saúde cerebral e as funções cognitivas por meio da redução de fatores de risco periféricos (indiretos) para declínio cognitivo e diretamente pelas inúmeras alterações neuroquímicas mencionadas anteriormente. No entanto, apesar de evidências consistentes apoiarem a ideia de o exercício facilitar a memória e a aprendizagem em humanos e animais, há uma lacuna na literatura sobre quais tipos de aprendizagem podem melhorar com o exercício. Por exemplo, estudos em humanos sobre os efeitos do exercício na cognição têm observado alterações em tarefas associadas à área frontal ou funções executivas e estudos em animais avaliaram primariamente aprendizagem e plasticidade relacionada com o hipocampo. Pesquisas futuras devem refinar os estudos que investigam os efeitos do exercício na cognição, de modo a melhorar a relevância tradução dos resultados em humanos.

10. Diversos estudos têm demostrado que o exercício físico promove benefícios em portadores de doenças neurodegenerativas como Alzheimer e Parkinson. Atualmente, o Alzheimer tornou-se a forma mais comum de demência em idosos, acometendo cerca de 50% de indivíduos acima de 90 anos. As alterações fisiopatológicas, como acúmulo de placas β-amiloide e emaranhados neurofibrilares, estão relacionadas com a diminuição do volume cerebral, do número de neurônios, do número de sinapses e da extensão das ramificações dendríticas. O exercício físico vem sendo apontado como uma eficaz estratégia não farmacológica, cujo efeito protetor retarda o declínio cognitivo em consequência do envelhecimento. Estudos em animais verificaram que o exercício de corrida voluntária aumenta a expressão de BNDF (fator neurotrófico derivado do cérebro), IGF1 (fator de crescimento semelhante a insulina tipo 1) e VEGF (Fator de crescimento endotelial vascular). Como já mencionado, o BNDF é um importante regulador da plasticidade sináptica e níveis diminuídos dessa proteína causam redução da plasticidade sináptica em áreas do cérebro afetadas, durante o processo de envelhecimento mostraram também que uma redução nos níveis de IGF-1 no cérebro pode contribuir para o declínio das funções cognitivas durante o envelhecimento, afirmando que maiores níveis de IGF1 em idosos saudáveis possuem correlação positiva com o aumento no volume do hipocampo e melhor desempenho verbal. Por outro lado, o exercício físico é capaz de regular para cima as concentrações de IGF-1 no cérebro. Verificou-se também que o exercício aeróbico aumenta a complexidade dendrítica, o número de espinhas dendríticas no giro denteado e a perfusão hipocampal em estado de repouso, tanto em roedores como em seres humanos jovens, evidenciando a correlação entre angiogênese e neurogênese. É possível que esse aumento do fluxo sanguíneo cerebral e maior metabolismo cerebral da glicose tenha relação com a degradação da proteína β-amiloide, cujo acúmulo é responsável pela morte de neurônios colinérgicos no Alzheimer.

Capítulo 9
Tecido Adiposo

1. O metabolismo e secreções do adipócito são fundamentalmente modulados por moléculas bioativas presentes no

ambiente tecidual. Hormônios, fatores de crescimento, citocinas se ligam em receptores específicos num modelo do tipo chave-fechadura, desencadeando a formação dos segundos-mensageiros intracelulares e promovendo a regulação da expressão gênica. A expressão de moléculas secretadas é controlada no microambiente em que o adipócito está localizado, com distintas respostas para os tecidos adiposos subcutâneo e visceral. Além disso, observam-se diferenças metabólicas e secretórias diferentes no adipócito branco, bege e marrom.

2. Os diferentes tipos de tecido adiposo, branco, bege e marrom, não são funcionalmente uniformes: o perfil de moléculas sinalizadoras secretadas e de enzimas e receptores celulares expressos, o modo como os lipídeos são armazenados e utilizados nesses tecidos e sua distribuição, são distintos, o que resulta em adaptações específicas de cada tipo de tecido adiposo à dieta e à prática de exercício físico. O tecido adiposo branco é especializado no armazenamento de energia e na secreção de diversas substâncias bioativas. O tecido adiposo marrom tem o potencial de rapidamente produzir grande quantidade de calor no processo da termorregulação, gerando calor corporal. O tecido adiposo bege é intermediário, podendo apresentar a capacidade termogênica semelhante à do tecido marrom, embora menor, porém tem uma origem ainda não totalmente elucidada, ou a partir de células precursoras de adipócitos brancos ou de adipócitos brancos maduros, e se encontra infiltrada no tecido adiposo branco.

3. As reações metabólicas que ocorrem nos adipócitos consistem em lipogênese, lipólise, liponeogênese e glicólise e ocorrem em resposta a alterações no estado energético. Essas reações são reguladas por interações entre mediadores endócrinos e o sistema nervoso simpático, e sinais locais do microambiente do tecido adiposo, com a insulina promovendo o armazenamento de triacilglicerol em fases pós-prandiais e as catecolaminas iniciando a lipólise nos períodos de jejum e durante a atividade física. O número e a atividade das mitocôndrias também afetam as reações metabólicas da fosforilação oxidativa e da termogênese.

4. Classicamente, hormônios com efeitos endócrinos são produzidos por uma célula específica, liberados no sangue e transportados para o corpo até atingir a célula-alvo. Leptina, estrogênios e componentes do sistema renina-angiotensina são representantes de hormônios produzidos pelo tecido adiposo com efeitos endócrinos.

5. Durante a diferenciação de pré-adipócitos em adipócitos, ou adipogênese, mudanças na expressão e atividade de fatores de transcrição produzem adipócitos brancos, marrons, ou beges, com diferentes características morfológicas e funcionais, que modulam o estoque de lipídeos da célula, a homeostase energética e a capacidade secretora. A angiogênese também acontece a partir da diferenciação de células precursoras no tecido adiposo, sendo importante para a manutenção das funções endócrinas e da capacidade de armazenamento de lipídeos dos adipócitos e da produção de calor pelos adipócitos, e para a disponibilidade de nutrientes para os adipócitos. Alguns dos fatores de transcrição importantes na diferenciação de adipóciots são o PPAR-γ e a C/EBP, que promovem a expressão de genes envolvidos na adipogênese e na lipogênese. Os adipócitos marrons se

originam de precursores que apresentam o fator miogênico Myf-5, comum a células musculares. Já as células precursoras dos adipócitos brancos e beges não apresentam o Myf-5. Alguns fatores de transcrição que induzem tanto o desenvolvimento de adipócitos marrons a partir de precursores miogênicos como a diferenciação de pré-adipócitos no tipo bege são a BMP-7, o PPAR-α, e o PGC-1α, que reprimem a miogênese, suprimem genes específicos para adipócitos brancos, ativam genes mitocondriais, e estimulam a expressão de proteínas mitocondriais, como a UCP-1, que é essencial para a termogênese.

6. A ligação se dá a partir da comunicação intercelular entre dois componentes fundamentais do tecido adiposo: o adipócito e o leucócito. Neste sentido, há uma modulação parácrina entre as moléculas bioativas produzidas por ambos os tipos celulares, bem como uma modulação endócrina. Esta modulação se dá por vias bidirecionais, repercutindo na resposta inflamatória local ou sistêmica. O adipócito hipertrófico apresenta modificações no seu metabolismo acompanhado por um aumento ou redução da secreção de moléculas bioativas: leptina, PAI-1, resistina, MCP-1, etc e os leucócitos sofrem alterações da resposta inflamatória. Como resultado observa-se uma mudança no padrão hormonal local bem como uma inflamação crônica de baixo grau do tecido adiposo. Esse pequeno desbalanço hormonal se expande gradativamente para outros tecidos como uma cascata crescente. São detectadas alterações metabólicas em tecidos-chave como músculos, fígado e o próprio tecido adiposo. No plasma, é possível detectar a presença de marcadores inflamatórios inespecíficos e metabólitos em diferentes graus de desbalanço, inicialmente subclínico e posteriormente em proporções maiores e mais relevantes.

7. O tecido adiposo secreta várias moléculas bioativas tais como leptina, resistina, proteínas do sistema renina-angiotensina, adiponectina, visfatina, TNF-α, IL-6, PAI-1, 2-araquidonoil glicerol, dentre outros, e expressa enzimas, como a aromatase e o hidroxiesteroide desidrogenases (HSD), capazes de modificar a atividade biológica de outros hormônios. Assim, os produtos secretados pelo tecido adiposo são capazes de interferir, direta ou indiretamente, nos processos fisiológicos de todos os tecidos do organismo.

8. Mudanças na dieta, adoção de práticas de atividades físicas, medicamentos para tratar a obesidade (indicação médica), cirurgia bariátrica (quando e se houver indicação médica), acompanhamento psicológico (combate ao estresse, motivações), terapias alternativas. A atividade física é um elemento controlador relevante das reservas metabólicas do tecido adiposo. A prática de exercícios físicos pode alterar tanto a concentração de adipocinas circulantes como a expressão de adipocinas pelo tecido adiposo. Essas alterações sobre o tecido adiposo, além dos já bem estabelecidos efeitos sobre o músculo esquelético e outros sistemas, representam parte do mecanismo pelo qual o exercício melhora a saúde metabólica do organismo e combate a obesidade. Moléculas que agem sobre o adipócito marrom e determinam a sua diferenciação e capacidade termogênica, têm sido vistas como potenciais candidatas para intervenções farmacológicas na obesidade, pois a modulação do metabolismo dos adipócitos marrons influencia

o equilíbrio energético do organismo, e sua atividade aumentada se contrapõe à obesidade. O sistema endocanabinoide, por seu envolvimento no controle do metabolismo energético, termogênese e inflamação, também está sendo avaliado como alvo terapêutico (farmacológico) na obesidade. Os receptores de endocanabinoides do tipo 2 (CB2) têm capacidade de aumentar a atividade termogênica, e a exposição ao frio para aumentar a atividade do tecido marrom é atualmente um importante marco na pesquisa de estratégias para combate à obesidade.

9. Sim, pois o tecido adiposo produz hormônios que controlam as funções do organismo. O tecido adiposo é capaz de sintetizar e secretar hormônios, citocinas e fatores de crescimento. As moléculas bioativas secretadas por esse tecido apresentam propriedades endócrinas e parácrinas, tendo um papel importante na regulação do metabolismo, resposta imunológica e regulação de outros hormônios. Este tecido tem sido reconhecido como parte do sistema endócrino há décadas principalmente após a descoberta da leptina e, subsequentemente, pela descoberta de novas moléculas com atividade biológica relevante sintetizadas por este tecido. Estas moléculas secretadas têm atividades imunorregulatórias (pro-inflamatórias ou anti-inflamatórias) e a produção e secreção desregulada de adipocinas, causada pelo excesso de adiposidade e/ou por disfunções dos adipócitos, pode contribuir para a patogênese das complicações associadas à obesidade.

10. O exercício físico pode promover adaptações no tecido adiposo branco, tanto subcutâneo quanto visceral, como redução no tamanho do adipócito e no conteúdo lipídico, aumento da atividade mitocondrial, alterações na secreção de adipocinas e até mesmo alterações na expressão de genes. A influência do exercício sobre o metabolismo do adipócito marrom ainda não está bem definida. Como o próprio exercício já é uma atividade termogênica, resulta em aumento da temperatura muscular e corporal, então não seria de se esperar que o exercício aumentasse a termogênese do adipócito marrom. Entretanto, como o exercício também estimula o sistema nervoso simpático e a liberação de catecolaminas (norepinefrina), dependendo da duração e intensidade, é possível que o exercício possa estimular o adipócito marrom, e aumentar desse modo a expressão de UCP-1 e a biogênese mitocondrial. O exercício também tem sido associado à estimulação da atividade do tecido adipose bege (semelhante à do tecido adiposo marrom no tecido adiposo branco). Alguns estudos têm conseguido demonstrar os efeitos do exercício físico sobre a diferenciação do tecido adiposo bege a partir do tecido branco subcutâneo em animais, no entanto esse efeito ainda não foi demonstrado em humanos.

Capítulo 10
Nutrição no Esporte e no Exercício

1. A.

2. A.

3. VFFV.

4. D.

5. Os principais inquéritos alimentares são: Recordatório 24 horas; Registro diário de consumo alimentar; Questionário de frequência de consumo alimentar e História alimentar ou anamnese alimentar.

6. B.

7. E.

8. B.

9. D.

10. E (01+02+03+04+05+06+07+08 = 36)

Capítulo 11

Cineantropometria e Avaliação Nutricional Aplicada ao Desempenho Físico

1. Por meio de indicadores de crescimento e desenvolvimento, como Peso por idade, peso por estatura, estatura por idade. Se for um bebe ainda podemos considerar perímetro cefálico. Se forem adolescentes podemos considerar o índice de massa corporal por idade e o indicador a estatura por idade.

2. Por meio de estagiamento da maturação sexual de acordo com os critérios de Tanner.

Capítulo 12

Exercício, Saúde e Doença

1. Deve abranger os fatores de ordem genética, cultural, econômica, social e ecológica além daqueles vinculados às doenças. Quando associado ao conceito de qualidade de vida, deve, antes de tudo, respeitar os objetivos de cada indivíduo.

2. Diabetes, doenças cardiovasculares, doenças respiratórias crônicas, doenças renais e do sistema nervoso) e alguns tipos de cânceres.

3. Sim, a atividade física planejada, estruturada, repetitiva e intencional pode aumentar a expectativa de vida de uma população decorrente da melhoria das condições de vida e de trabalho, do nível educacional e de escolaridade e do atendimento às necessidades de saúde dessa mesma população.

4. Sim, já a manutenção de exercícios físicos e boa qualidade de vida poderão prevenir doenças cardíacas e cerebrovasculares, manutenção da cognição, memória, fluxo cerebral, junto com a autonomia funcional, que levará essa população a ser mais independente e com melhores desenvolvimentos nas atividades básicas da vida diária.

5. Um exercício efetivo por um período de trinta minutos por dia pode melhorar significativamente a saúde e o bem-estar. Esses benefícios incluem o ganho de equilíbrio, coordenação, força muscular, flexibilidade, resistências muscular e cardiovascular e metabolismo corporal, bem como podem desempenhar um importante papel na prevenção e no tratamento de doenças

6. Composição corporal, resistência cardiorrespiratória, resistência muscular, força e flexibilidade.

7. Sim, o excesso de gordura corporal é um fator de risco associado com doenças crônicas, como diabetes, doenças coronarianas, hipertensão arterial, doenças musculoesqueléticas e com alguns tipos de câncer.

8. Tipo I Obesidade alimentar.
Tipo II Obesidade do "estômago nervoso".
Tipo III Obesidade do glúten.
Tipo IV Obesidade aterogênica metabólica.
Tipo V Obesidade venosa.
Tipo VI Obesidade como resultado de inatividade.

9. Funções físicas, sociais, emocionais e cognitivas.

10. Somente o exercício físico pode trazer estes benefícios. Somente dessa forma será possível incrementar vitalidade, resistência, força, flexibilidade, equilíbrio e um senso geral de bem-estar gratificando tanto o cliente quanto o profissional.

Capítulo 13
Resposta Inflamatória e Imunológica ao Exercício

1. Controla as ações do sistema imunológico, seja ela para produção de anticorpos, controle de infecções por parasitas ou em quadros alérgicos. Ainda, possuem um papel expressivo na destruição de células infectadas por vírus.

2. Citocinas pró-inflamatórias: IL-1-α, IL-2, IL-8, IL-12, IL-15, TNF-α e IFN-γ.
   Citocinas anti-inflamatórias: IL1ra, IL-4, IL-10 e IL-13
   A IL-6 pode ser considerada tanto pró quanto anti-inflamatória.

3. A janela aberta é um fenômeno que representa uma baixa nos parâmetros do sistema imunológico. Ocorre principalmente em treinamento aeróbico de alta intensidade e/ou de longa duração.

4. Inicialmente, estimula a fase aguda da inflamação no músculo, junto com TNF-α, na fase seguinte, estimula liberação de IL-1-α e IL-10, que são anti-inflamatórias, apesar das contradições sobre a IL-6. Quando atua sem a presença de TNF-α, ela apresenta uma excelente resposta anti-inflamatória, ou seja, sem a presença de TNF-α, a IL-6 estimula as citocinas anti-inflamatórias como a IL-1ra e IL-10. A melhor intensidade para estimular a IL-6 no treino aeróbico é a 80% VO_{2pico}.

5. As células TCD4, que controlam as funções de todas as outras células do sistema imunológico.

6. A IL-12 é inibida pelo cortisol, esta interleucina tem o papel de estimular a diferenciação de linfócitos T em TCD4.

7. Quando há uma diminuição ou inibição das citocinas IFN-γ, IL-1, IL-12 e TNF-α, principalmente a IL-12 e/ou um aumento de citocinas IL-4, IL-10, IL-13 e TGF-β pode estimular a diferenciação de macrófagos do tipo 1 para o tipo 2, consequentemente mudando tumor benigno para maligno.

8. Receptores nas células neurais atacadas, como o receptor TLR, são modificados por conta da genética ou por algum evento capaz de mudar os receptores, como vírus, fungos ou bactérias, e muito fortes alteram os receptores TLR. Com isso, as células dendríticas, sinalizam para macrófagos atacarem células neurais saudáveis; porém, com problemas nos receptores.

9. Com a síntese de gordura, os macrófagos são atraídos para dentro do tecido adiposo para restaurar as células que foram danificadas ou por lesão no retículo endoplasmático ou por falta de oxigenação por conta dos vasos sanguíneos comprimidos pela expansão dos adipócitos, assim, a infusão de macrófagos no tecido adiposo secreta TNF-α e IL-6, que por sua vez, inibem a adiponectina.

10. As funções da adiponectina são reduzir a TNF-α; diminuir a quimiotaxia de macrófagos para o tecido adiposo; inibir a adesão de monócitos; aumentar a produção de óxido nítrico; estimular a angiogênese e inibir a resistina (inibidor de insulina). Com a adiponectina inibida, o processo inflamatório aumenta cada vez mais, a resistência à insulina aumenta (principalmente pela elevação de TNF-α), há uma

desregulação no hormônio da saciedade (leptina), a pessoa se alimenta cada vez mais, o tecido adiposo se expande mais ainda e, com isso, o processo inflamatório é potencializado.

Capítulo 14

Fadiga e Sua Consequência à Motricidade Humana

1. A fadiga humana é um complexo fenômeno que inclui a incapacidade de uma série de sistemas orgânicos por meio de uma cadeia de eventos que estimulam as fibras musculares.

2. Sim. Podemos dividir a fadiga em central e periférica.

3. A sensação de esforço percebido reflete aproximadamente todas as sensações subjetivas acompanhadas durante o decorrer do exercício.

4. São mais lentos.

5. Nas fibras do tipo II.

6. A distribuição dos diferentes tipos de fibras varia muito entre diferentes músculos. Por exemplo, as fibras de tipo I tendem a ser relativamente mais frequentes nos músculos com um papel crucial na postura.

7. As sensações de fadiga associadas ao exercício tendem a aumentar em paralelo com o acúmulo de metabólitos associados ao exercício.

8. Na fadiga periférica, a origem da fadiga está fora do SNC. A fadiga periférica é definida como a perda de força de contração ou pode causada por processos distais à junção neuromuscular. Na fadiga periférica, a origem da fadiga está fora do SNC. A fadiga periférica é definida como a perda de força de contração ou pode causada por processos distais à junção neuromuscular

9. Por meio das escalas subjetivas de esforço.

10. É o estágio tardio de treinamento intenso e prolongado durante o qual o desempenho do exercício diminui em vez de se tornar progressivamente melhor.

Capítulo 15

Suplementação e Recursos Ergogênicos Nutricionais

1. C. As maiores taxas de síntese proteica foram verificadas em adultos após a ingestão de 20 a 25 g de proteína de alto valor biológico, sendo provenientes de suplementação ou de alimentos. No entanto, ingestões diárias maiores que 2,0 g/kg não têm proporcionado maiores taxas de síntese.